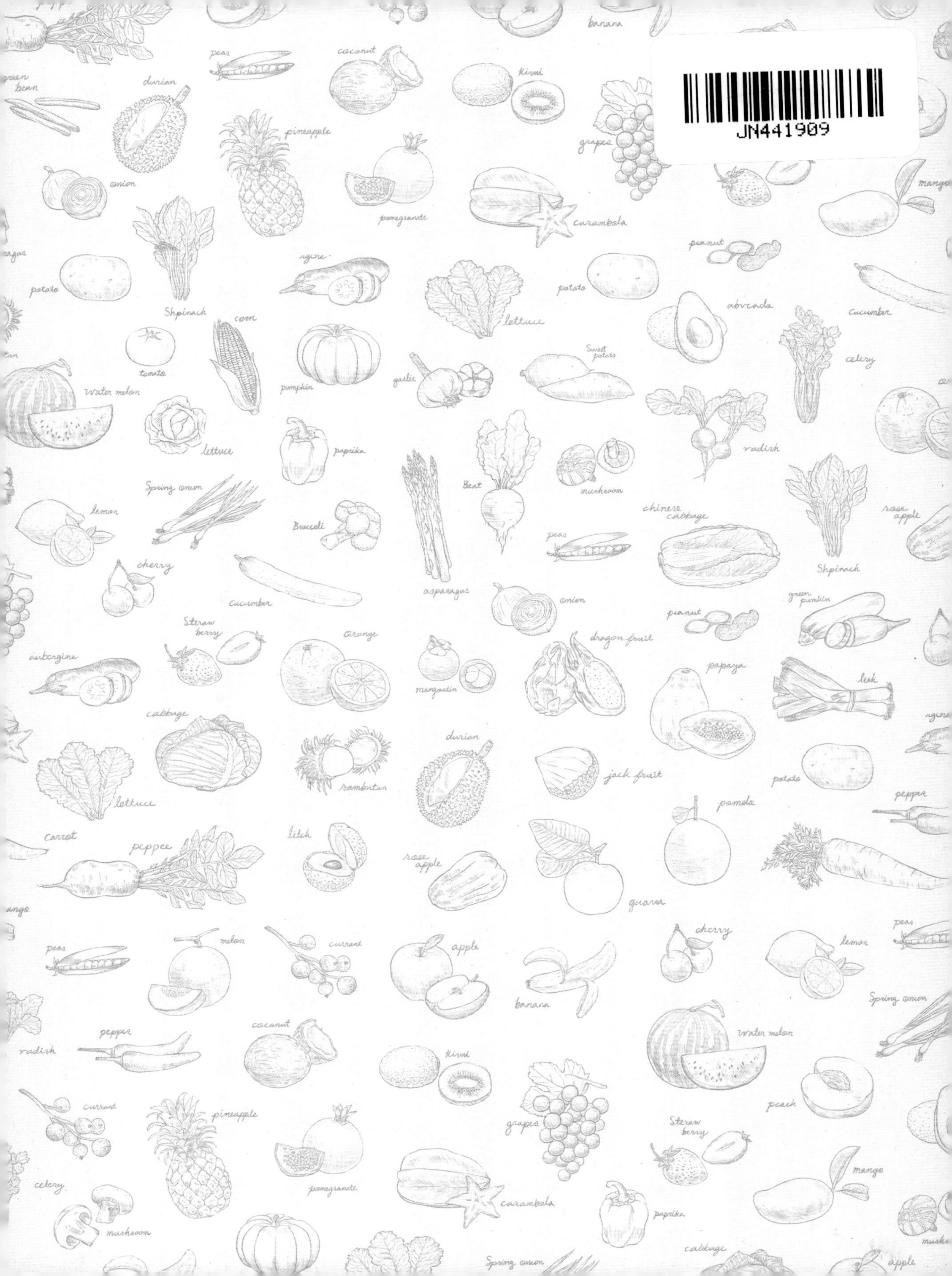
banana
peas
coconut
kiwi
green bean
durian
pineapple
grapes
onion
pomegranate
carambola
mango
peanut
potato
Shpinach
corn
lettuce
potato
avocado
cucumber
tomato
pumpkin
garlic
Sweet potato
celery
water melon
lettuce
paprika
radish
Spring onion
Beat
mushroom
lemon
Broccoli
chinese cabbage
rose apple
peas
cherry
asparagus
Shpinach
cucumber
onion
peanut
green pumkin
Straw berry
orange
dragon fruit
aubergine
mangostin
papaya
leek
cabbage
durian
jack fruit
potato
rambutan
lettuce
pamela
pepper
Carrot
litch
peppee
rose apple
guava
peas
melon
currant
apple
cherry
lemon
banana
Spring onion
pepper
coconut
water melon
radish
kiwi
peach
currant
pineapple
grapes
Straw berry
celery
pomegranate
mango
carambola
paprika
mushroom
cabbage
Spring onion
apple

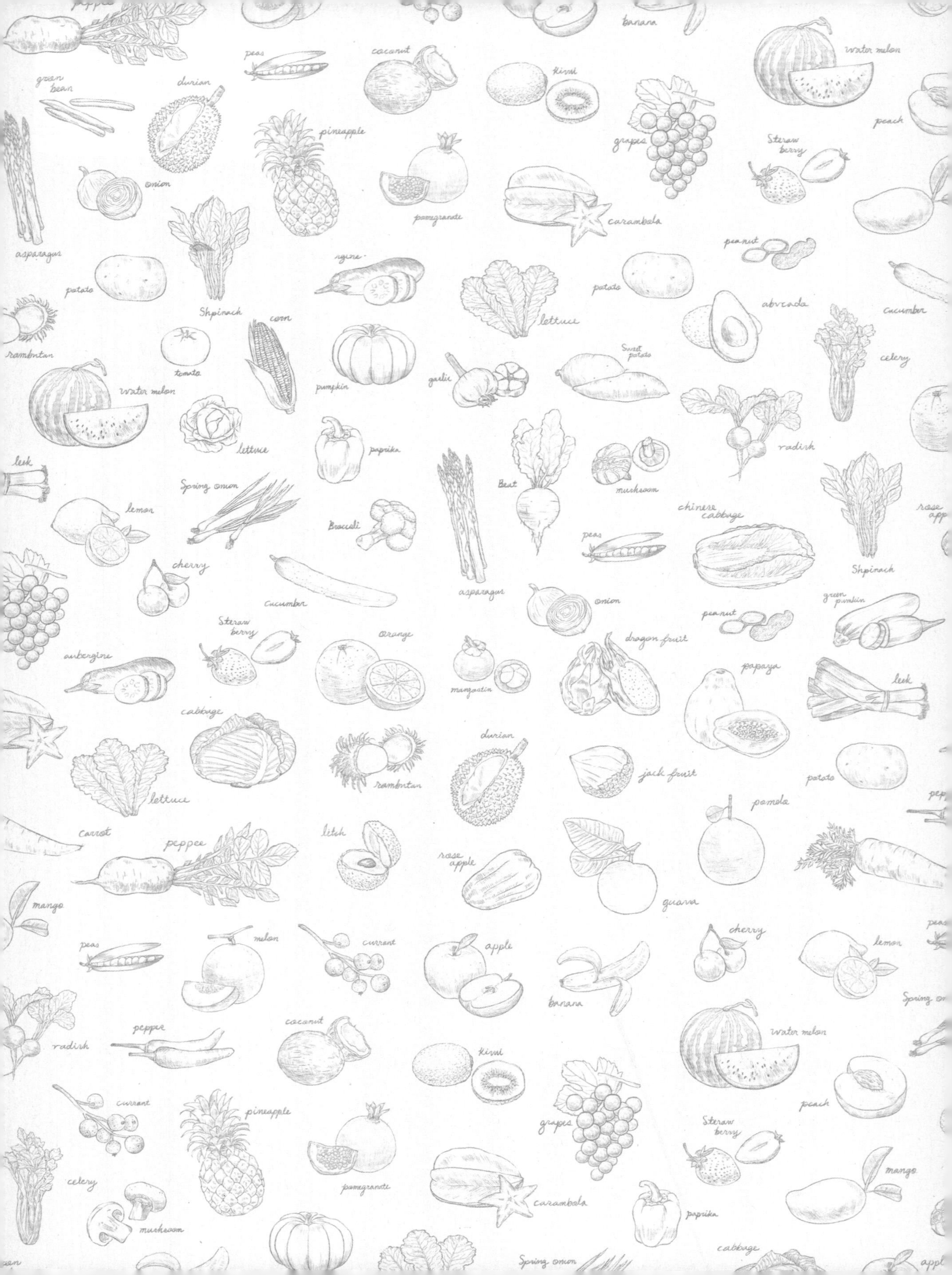

banana
peas
cacanut
water melon
kiwi
gran bean
durian
peach
grapes
pineapple
Steraw berry
onion
pomegranate
carambola
asparagus
peanut
potato
Shpinach
corn
potato
lettuce
abvcada
cucumber
rambutan
tomato
Sweet potato
celery
water melon
pumpkin
garlic
lettuce
radish
paprika
leek
Beat
mushroom
Spring onion
lemon
Broccoli
chinese cabbage
peas
Shpinach
cherry
cucumber
asparagus
onion
green pumkin
peanut
Steraw berry
aubergine
orange
dragon fruit
papaya
mangostin
leek
cabbage
durian
rambutan
jack fruit
potato
lettuce
pamela
carrot
peppee
litch
rose apple
guava
mango
peas
melon
currant
apple
cherry
lemon
banana
pepper
radish
cacanut
water melon
kiwi
currant
pineapple
peach
grapes
Steraw berry
celery
pomegranate
mango
carambola
mushroom
paprika
Spring onion
cabbage

현대인의 교양감성과 외식문화의 質을 높여줄

향노화

기본 외식경영 전문叢書

허브라이프

박선아 · 이정자 공저

Sustainable Health, Healing & Quality of Life

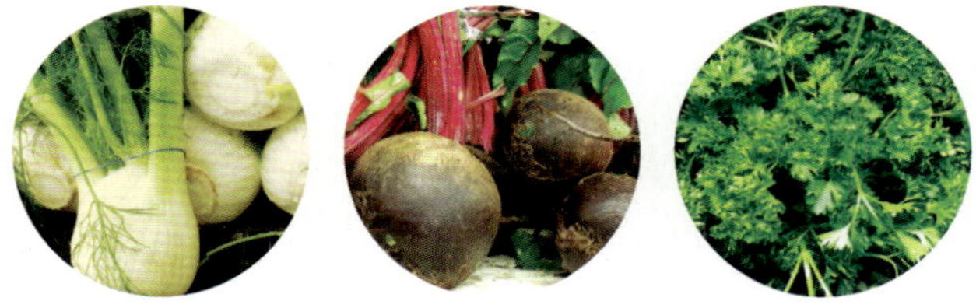

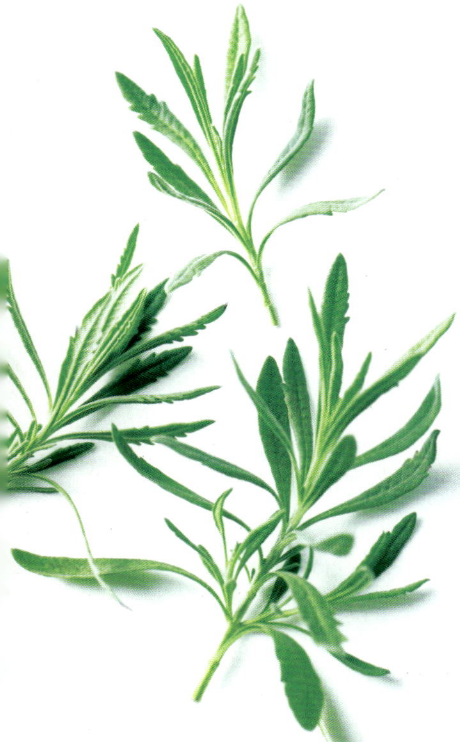

백산출판사

머리말

허브(Herb)는 아름답고 향도 좋지만 배우고 익혀 유익하게 활용하면 약재로, 영양으로, 그리고 감성을 통하여 심신 건강에 탁월한 효능을 미치므로 지속가능한 삶의 질 제고에 크게 기여할 수 있을 것이다. 글로벌 시대에 허브(Herb)는 건강하고 행복한 음식준비의 기본이며 생활교양의 기초로 가정에서나 식품산업에서나 관련 종사자가 친숙하게 알고 다룰 가치가 큰 식물자원이다.

허브는 행복한 소통거리를 증진시켜 삶에 활력소가 됨으로써 외식과 생활문화에 격조 있는 시발점을 제공할 것이다. 단순히 한 그루 허브재배에 관심을 둔 초심자라도 활용이나 마음먹기에 따라선 이 책이 허브전문가로 발전할 마법의 지침서가 될 수도 있다. 허브학습의 기쁨과 지식을 함께 나눌 대화상대가 필요한 이유도 때론 진솔한 나눔이 학습에 활력과 기쁨을 더할 것(學而時習之不亦說乎)이기 때문이다. 범람하는 지식홍수 속에서 분망한 현대인의 교류마저 방해해 고립을 촉진할 문화와 교양이라면 허브에 대한 공부의 의미는 반감될 것이다. 가정식 중심의 허브지식과 경험 및 나눔은 독자들을 자신감과 행복지수 높은 행복전달자(storyteller)로 만들고 어느새 삶의 질로 보상될 것이다.

'허브라이프'는 생활에서 누적된 스트레스 해소의 새로운 잠재력으로 가족 간 대화와 마인드를 바꿔줄 활력적인 생활을 제안하고 있다. 이 시대 가족의 단절은 경제나 성적 등 반복된(stereotype) 기피주제 중심 대화에서 초래되고 있다. 주말 같은 때 가족이 모여 허브를 가꾸고 그 향미를 체험하면서 부담없는 공동관심사에 참여하고 나누는 것은 가족결집의 해법이요 외로움을 치유해 줄 심신 힐링이며 고령화시대에 항노화 대책이고 청량감 있는 건강관리의 복음뉴스가 될 것이다. 실로 허브는 삶에 향기를 더할 멋진 변화 리드의 잠재력으로 다양한

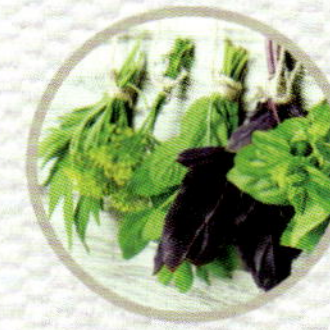
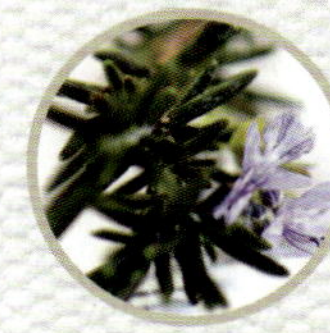
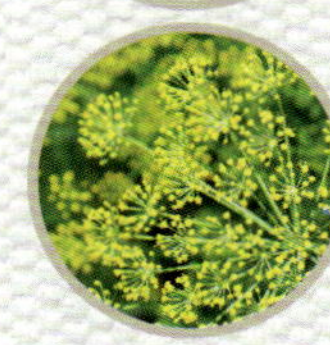

계층의 개별적 효용기대를 충족시킬 역량 있는 식물이다. 따라서 신선한 호기심과 자극에 목마른 현대 지성들의 최첨단 감성 뇌관을 자극하여 생활리듬을 이끌 5감 동원의 행복DNA 생성의 차별적 대안이 될 것으로 확신한다. 식품과 관련된 개인 삶, 기업조직, 그리고 국가의 식음료 문화 및 산업에서의 경쟁우위 전망과 변화혁신의 길목에서 늘상 보고 먹던 허브조차 전략대안으로 재조명해 볼 필요성은 크다. 이 책은 이런 체험가치 제공의 구체적인 전략대안으로 나오게 된 것이다. 서 말의 구슬도 꿰어야 보물이듯 허브의 진정한 의미는 마치 달란트처럼 숨겨두기보다는 나눔, 소통, 향유, 기쁨과 만족체험을 통하여 허브효과의 생성과 활용빈도가 높아질수록 배가되고 발산될 것이다.

그만큼 체험빈도에 의존된 허브학습의 기쁨과 행복도 독자들만의 고유한 허브체험 프로그램 수립을 요한다. 격변과 다양한 위기의 시대적 환경에서 소위 허브 플랫폼 구축을 향한 허브지식의 저변확대 목표가 작은 시도로 출발되더라도 소풍날 보물찾기처럼 허브의 고유가치 발굴에 마음 쓴다면 반드시 그 끝은 창조적 성과로 이어질 수 있을 것이다. 모두의 외식문화와 식품산업 창달에 한 알의 밀알이 되어 삶의 질을 향한 지속가능한 역량결집에 주력한다면 웰빙사조의 경쟁기반은 행복한 삶으로 성과가 되돌려질 것이라고 본다. 출판을 위해 물심 양면으로 후원해 주신 백산출판사 진욱상 대표님과 편집부 제위께 감사드리며 저자가 그린 허브도감 스캐닝 작업에 참여한 제자들에게 고마운 마음을 전한다.

2015년
봄내 강변 연구실에서
공저자 식

이 책의 특징과 독서안내

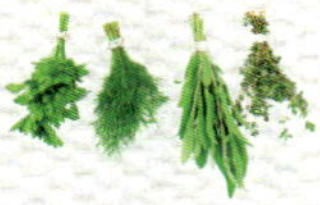

"일찍 그리고 높이 나는 새가 먹이를 문다."

"허브라이프"는 안전하고 건강한 가정식과 외식 식음료 준비, 그리고 식품제조 및 국내외 교역을 포함한 마케팅 서비스의 차별성 및 사업성 개발을 통한 미래의 식품경쟁력 기반을 구축해 보려는 전략적 목적의 허브지식에 대한 저변확대와 역량제고를 위해 집필되었다. 이는 현재 식품거래의 국제동향이나 빈발되는 질병에 대한 면역력과 치료 및 크고 작은 지구촌의 정치 · 경제 · 문화적 교류를 고려할 때 전략 부재의 현실에 대한 만시지탄감은 있다.

금년에 겪었던 메르스의 고통은 물론 사스, 신종플루 등 새로운 질병이 강타할 때마다 마늘, 고추, 아니스 등의 허브와 식품에 대하여 재조명되어 왔다. 허브는 조금만 넣어도 식음료의 맛과 향과 풍미를 놀랍게 변화시키고 차별화해 줄 강력한 비기와 건강 잠재력의 자원식물이다. 허브는 대부분 초본식물로 실험재배가 까다롭지도 않고 작은 공간에서의 재배나 효능수혜도 허용하는 **소박하고 착한 열린 식물**로 모두를 편안케 해줄 면역, 항노화 및 치유(healing)농업의 주역이기도 하다.

이 책에서 허브는 두 개의 가치로 조명된다.

하나는 인간적 차원으로 가족건강과 행복 지향의 로하스(LOHAS: 건강과 지속가능한 생활양태)에 대한 것이다. 재배하는 이의 마음, 시간, 노력 등의 작은 투자로 온 가족이 모여 허브를 감상하고 새로운 가정식을 통해 허브의 효능을 즐기며 향유의 기쁨을 나눌 허브라이프의 실천과 확산에 목표를 둔 것이다.

또 하나는 허브를 국가경쟁력 차원의 전략적 대안으로 보려는 시각으로 열악한 부존자원 환경에서 장단기 국가경쟁력 제고와 성과실현의 대상으로 허브를 재조명하고 대안을 구상해 보려는 것이다. 외식산업이나 농림축수산식품 서비스 및 관광산업의 경쟁 인프라 측면에

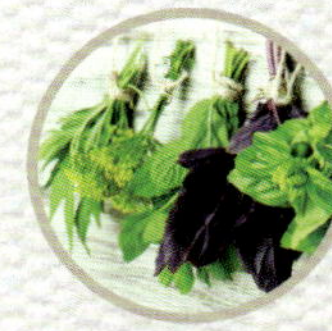
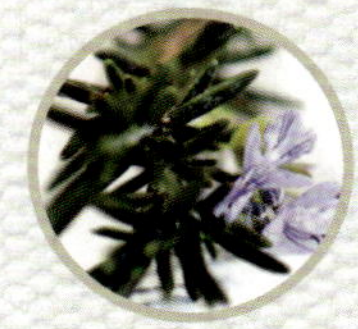
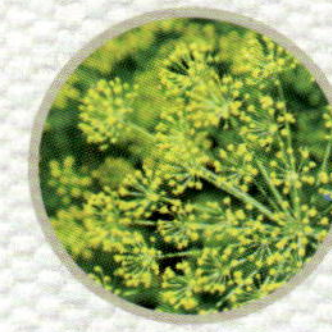

서 허브(Herb)에 대한 통섭적 연구는 관련분야 경쟁우위와 성장동력 확보에 출발점이 될 수 있다는 조망과 타당성 타진의 구체적인 대상이 될 수 있다. 이것은 규모의 경쟁보다는 차별성 경쟁을 통한 전략우위 확보의 구상이다.

그러므로 허브 활용의 산업적 · 전략적 접근책을 통하여 외식교양, 식품산업, 관련 농업정책과 상품화 및 사람들의 참여방안(일자리와 고용 창출) 등, 인프라 차원에서 허브에 대한 인식과 잠재력의 확산을 위한 허브이해의 저변확대를 도모해 보려는 것이다.

본서에서 허브, 향료, 향신료는 거의 동의어로 혼용되며 식물학 연구분야의 업적을 존중하면서 식품산업의 측면에서 식품으로서의 허브를 외식문화교양과도 관련짓고 있다. 이미 기원전에도 수백 종이 연구되었던 허브(Herb)는 약의학 및 식물학 연구와 더불어 수천 종이 개발되고 있다.

본서에서는 식생활에 활용도가 높은 식용가능 향 · 신 · 채를 중심으로 행복한 생활과 삶의 질 향상을 위한 교양과 지식대상으로도 허브를 조명 · 접근하고 있다. 전문 외식, 관광 및 경영경제학의 시각에서 인접과학의 성과로 허브식물을 고찰하면서 식품을 통한 활용에 대한 차기과제를 구상해 보고 있다.

본서에서 외국어는 괄호로 처리했고 식물분류학적인 표기기준과 무관하게 시각적 효과를 위해서 대부분 대문자로 처리했다. 또한 독자의 풍부한 외식문화 교양증진 차원에서 허브와 관련된 용어와 내용들은 본문과 구별하여 프레임으로 처리해 줌으로써 쉽게 참고하시도록 하였다.

모쪼록 이 책이 허브 저변 확대와 활용기반 구축으로 식품산업의 글로벌 경쟁력과 문화적 식견 강화 및 심신 치유와 항노화(anti-aging) 웰빙 라이프 실현에 반영되길 바라는 마음 간절하다.

목차

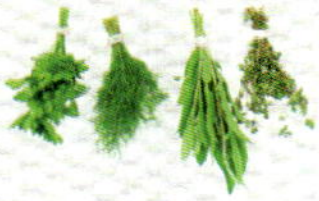

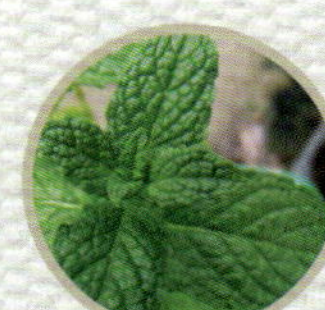

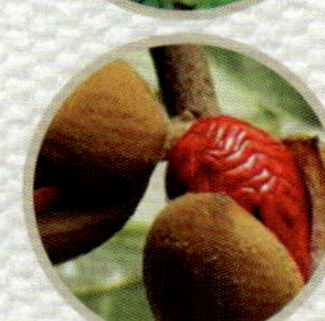

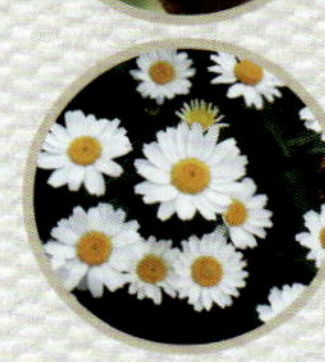

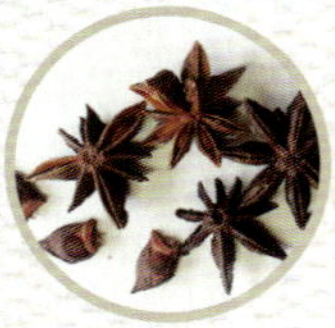
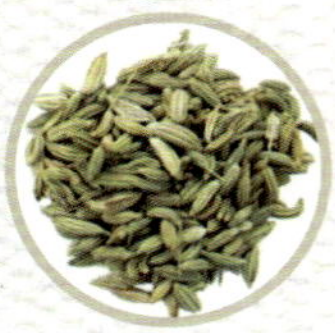
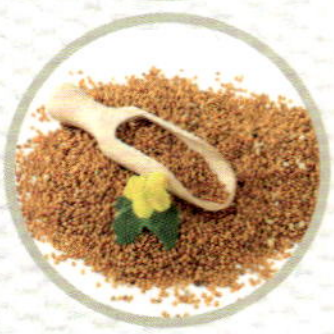

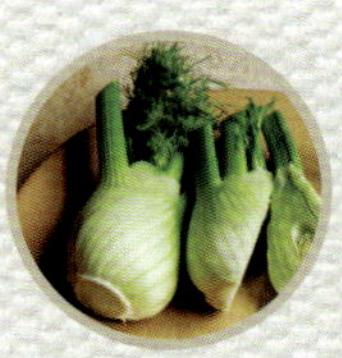

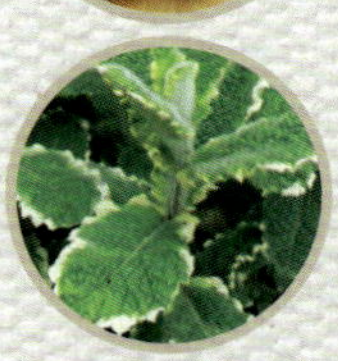

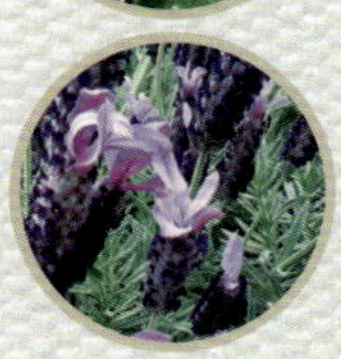

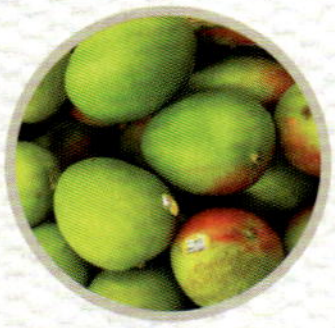
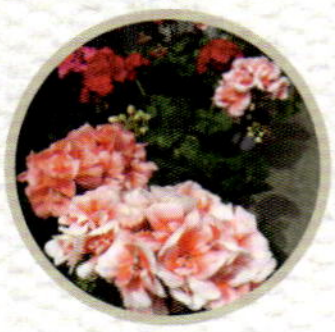
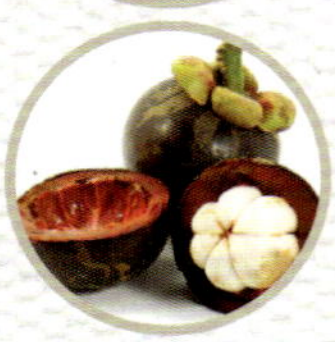

H e r b · L i f e

제 1 편

허브의 이해

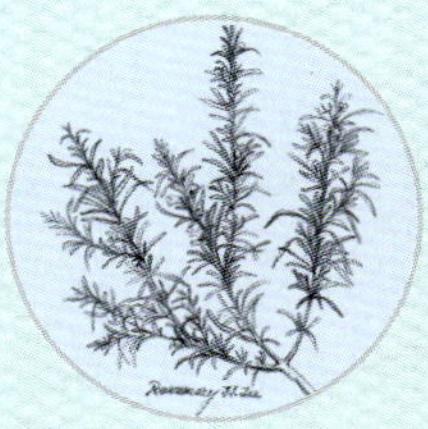
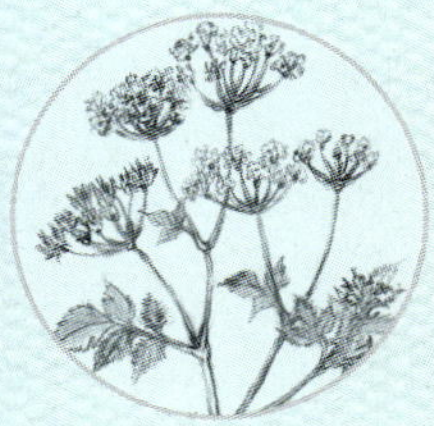
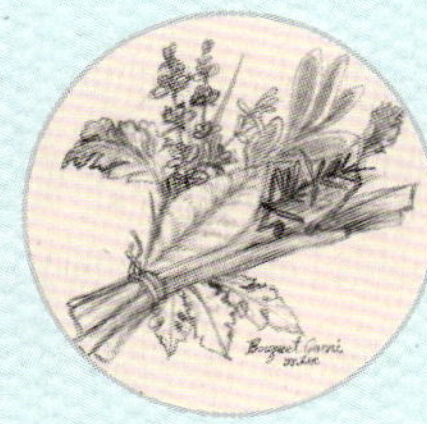
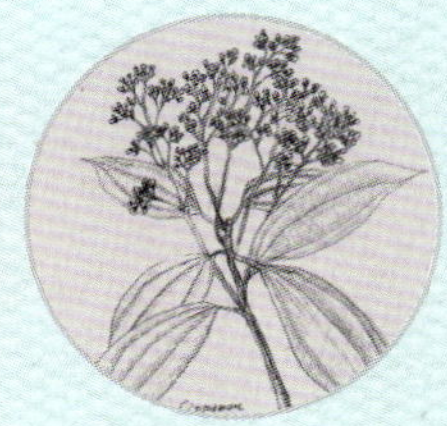

제 1 장

향신료의 기본개념과 기능 및 발전

1. 허브 연구의 역사

토인비(Arnold J. Toynbee, 1889~1975)는 자연환경과 인문환경 양 측면에서 제기되는 제 도전에 대한 적절한 응전 가능성만이 문명의 생존과 발전을 가능하게 해왔던 역사적인 사실에 주목하면서 문명 내부의 자기결정력 감퇴에 의한 쇠퇴는 외부자극에 선행된 것임을 간파하고 주장한 바 있다. 오늘날 제 전략은 통제가 어렵거나 불가능한 외부환경에 초점을 맞추고 있지만 이것을 극복하고 발전하게 만드는 것은 내부적인 제 역량에 의한 문제라고 생각한다.

그러므로 대단찮은 일로 치부할지 모르는 허브연구도 우리가 살고 있는 시대와 장소의 다면적인 경쟁과 대응을 통한 발전대안 모색의 명제하에서 생각하고 수행하지 않으면 안 될 문명의 계층과 발전 지향적 시각으로 임해야 할 연구이다.

이런 점에서 기원전 4세기경 이미 허브(Herb)란 용어를 사용했던 테오프라스토스(Theophrastos)는 무언가 자기 결정력에 근접했던 부류의 문명론적 성찰과 예지를 지닌 식물학자였던 것 같다.

허브는 원래부터 푸른 풀을 의미하는 말이다.

푸른 풀을 의미하는 라틴어 'Herba'에 어원을 두고 있는 허브(herb)는 '초본식물(hervaceous plant)'의 약어이다. 이미 허브(herb)는 기원전 수천 년 전 중국, 바빌로니아 및 이집트에서 연구와 실용을 시작했던 것으로 알려질 정도로 오랜 역사를 지니고 있다. 당초 허브는 향료와 약초(medical herb)로 사용되어 오다가 기원전 4세기경 그리스에서 최초로 허브(Herb)란 용어를 사용했다고 전해진다(하혜순, 2006).

A.D. 40년경에는 그리스의 디오스코리데스(Dioscorides, Pedanios)가 600여 종의 약용 및 식물연구로 『약물지』(De Materia Medica)를 출판한 후 중세기까지 활발히 활용되었다.

그러나 시간의 경과와 더불어 허브는 고대 로마제국을 중심으로 한 부와 권세의 과시 수단이나 미용재 혹은 사치품으로 용도가 바뀌면서 발전이 촉진되기도 했다. 중세 수도원의 약용 허브(medical herb) 재배목적의 허브 및 과수정원은 현대 의약품 제조와 허브의 활용 및 관상목적을 겸한 허브정원의 효시 혹은 모태가 되었으며 오늘날에는 점차 꽃과 관상수 중심의 아름다운 허브정원이 나오게 되었다.

전 세계에 분포된 자생종 허브들은 점차 수요에 따라 혹은 적극적인 수요창출을 위해서 오늘날 산업 목적으로 대량재배되기도 한다. 허브(Herb)는 꿀풀과, 지치과, 국화과, 미나리과, 백합과 등 초본식물이 주종을 이루지만 월계수 잎(Bay leaf)이나 정향나무(Clove tree) 등 나무로 된 목본식물도 있기는 하다. 허브는 주로 그 잎(파슬리, 코리앤더 등 많음), 줄기나 꽃(Clove)을 먹거나 이용하는 작은 식물들이 주종을 이룬다. 이들은 강한 방향(aroma)성 물질을 갖고 있기 때문에 식재료로 사용되는 일반 채소들과는 달리 주로 향과 맛을 내는 향신료 및 조미료 용도 그리고 심신의 건강에 대한 치유나 상승작용을 위해서 맛과 향을 내는 데 소량 사용한다.

허브(Herb)는 대체로 달거나 매콤하고 시거나 씁싸름한 쓴맛을 가지고 청량감을 주는 등 다양한 풍미를 통해 육류 · 가금류나 생선 등에서 나는 특유의 냄새를 완화 · 제거하거나 조미, 담그기 및 맛을 더해 음식 맛을 좋은 방향으로 변화 · 고양시키는 등 품질과 심리적인 안정을 높이는 천연의 식용약재이자 향료이며 영양소로 사용되고 있다. 뿐만 아니라 허브(Herb)가 함유한 비타민이나 기타 약리성분들로 인하여 약재사용 목적으로 재배되는 약용식물들을 지칭하는 것(고대 이집트의 파피루스, 잉카유적지의 향료와 훈연흔적이 증거로 얘기됨)으로 통용되기도 한다. 본서에서는 음식에 대한 허브특성의 이해를 촉진하기 위해 이런 효능들에 대해 간략히 소개하고 있다. 소화, 방부제 효과가 있는 아니스(Anise)나 커민(Cumin), 살균이나 방충효과의 로즈메리(Rosemary), 항균, 치료목적으로는 시력향상에 쓰이는 회향(Fennel), 신경통이나 관절염 치료에 사용되는 겨자기름(Mustard Oil), 만병통치약으로 알려진 세이지(Sage), 말라리아나 간장병에 사용되는 치커리(Chickery), 진정작용의 딜(Dill), 진통에 쓰이는 오레가노(Oregano) 등이 있다. 이들은 모두 흔히 사용되거나 접하는 허브로 우리의 생활 속에 깊숙이 침투되어 애용되는 향신료들이다. 향료는 우리 몸에 유익한 차(herb tea)나

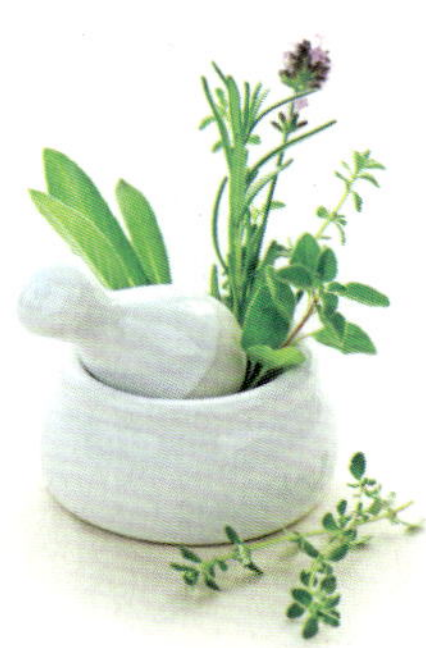

기타 아로마향을 이용한 혈액순환, 몸을 따뜻하게 해주는 보온강장, 스트레스 해소와 심신안정과 치유 및 피부진정 등 피부미용 효능기대 외의 미용재로도 다대한 효과가 잠재되어 있다.

우리나라 식생활에서도 파, 마늘(다양한 건강식재로의 효능), 양파, 생강(보온), 고추, 미나리, 쑥갓이나 쑥(몸을 덥게 하는), 익모초(복통 등), 눈이 맑아진다는 결명자차(눈을 씻어주면 좋은 회향의 효능처럼) 등 많은 향신료(Herb and Spices)나 향채류들이 사용되고 있다.

2. 허브 연구와 인접과학

이처럼 허브(Herb)는 식용과 약용으로 구별될 수 있지만 이런 두 기능의 구분 없이 동시에 음식으로 즐길 수 있는 식물자원이란 점에서 사람들의 건강과 식생활에 밀접하게 관련된 유용한 자원으로 향후 농업의 미래산업화(가령 6차 산업화를 포함해서)에 중요한 역할을 담당할 측면으로 부상하고 있다.

허브(Herb)는 구전의 민간요법에 그치지 않고 실제 현대의학으로 그 효능들이 입증되고 있고 경험을 중시하는 현대 경제와 관광에 있어서 농업을 제6차 혹은 7차산업으로 이끌어 경쟁력을 통한 생활수준을 높여줄 산업잠재력 그 자체이다. 식물분류학이나 생물학의 연구가 자연과학에 대한 것이라면 외식관련 허브식품의 연구는 활용과 경쟁전략으로 접근될 문제이다. 본격적인 FTA 가동과 더불어 식품은 곧 농업경쟁력이고 그 유통과 관련된 산업경쟁력의 요체가 되고 있다. 허브의 생산, 이용, 효과 및 경제력 상승을 위한 자원의 본격적 육성책에 관심을 둔다면 허브자원 육성을 향한 다양한 분야의 융 · 복합적 접근은 농업경쟁력과 지역경제를 위한 절실한 해법이 될 것이다. 개인보다 정책적 차원에서 다각적인 연구와 접근이 균형있게 이루어질 때 실질적 산업성과도 기대되는 것이기 때문이다. 향후 지속적인 약의학 · 식물학 같은 인접과학의 연구업적은 허브의 분류, 약리적 성분이나 효능 등을 통하여 장기적인 생산 및 유통관련 전략기획을 가능하게 하는 데 기여할 것이다.

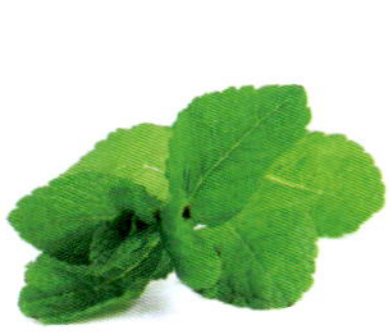

3. 허브의 발전과 종교적 영향

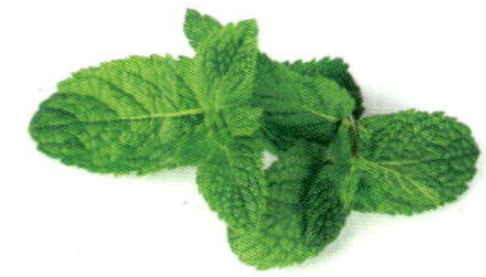

허브(Herb)의 발전이 다양한 종교나 샤머니즘과 관련됨을 부인할 수 없다. 실제로 특정 허브들이 종교문헌에 언급 · 기술되고 있고 많은 허브들이 종교의식이나 종교적 관습과 밀접한 관련성을 가지고 사용되어 온 만큼 종교문화 유산으로 접근될 여지도 크다. 기독교 경전 중에도 몰약(myrrh)과 유향 등이 여러 곳에서 언급되고 있다. 몰약(myrrh)은 감람과의 식물인 몰약나무와 유향나무 껍질의 진을 주재료로 해서 만들어지는데, 성경에 보면 "열 처녀의 비유"나 동방박사들의 "아기예수 탄생 선물목록"에 나오는 유향도 유사한 과정으로 얻어지는 향료(Herb)들이다. 이렇듯이 좋은 향을 지닌 허브(Herb)는 기독교나 고대 종교의식에서도 귀하게 사용되었음을 알 수 있다.

허브계에서는 이집트의 미라 제조에 사용되었던 아니스(Anise)의 얘기가 새로울 것도 없다. 소위 아유르베다식, 즉 힌두교식 허브(Ayurvedic herb)는 세계 허브계에서 간과할 수 없는 중요성을 갖는다. 그러므로 유대식이나 이슬람식을 제외한다면 힌두교식 식품(Ayurvedic food)에 대한 관심이 고조될 것으로 예측된다. 당초 바질은 오늘날의 허브식물 바질(Basil)과는 달리, 신께 올리는 신성한 허브(Holy Basil)란 의미로 인도에서 사용되었다. 오늘날 인도에서 흔한 바질(Basil) 재배(민트재배)는 힌두교라는 종교와 무관하지 않다. 12세기경 중세시대 이후 허브(12C) 및 식물(16C)관련 연구와 저서들이 나오면서 이탈리아 등지의 수도원이나 수녀원에서 약용목적으로 재배되던 허브(Herb)와 주로 피부질환방지용 화장품 제조법 등으로 전수되던 제약의 비기가 현대에 와서는 입소문을 타고 대중적 수요증대로 이어지면서 중소규모의 산업으로 발전되기도 했다. 이들 제품의 브랜드명(주로 수녀원 등의 명칭)과 유사한 브랜드가 나올 정도로 허브의 약용 및 미용목적에 대한 대중적 관심과 그 이용사례들을 쉽게 찾아볼 수 있다. 또한 이 지역을 여행한 관광객들이라면 이런 상품이나 판매소를 접하기는 어렵지 않을 것이다. 이처럼 긴 역사를 자랑하는 종교적 목적의 허브 재배와 활용은 건강목적에 의한 허브의 발전과 활용은 물론 제약의 발전에도 기여한 바 크다.

4. 허브의 재배와 활용전략

물론 허브의 종류는 더 발견되고 개발될 여지가 큰 만큼 생물학의 연구에 대한 기대도 크다. 새로운 육종연구가 품종개량이나 대량생산을 초래할 수도 있다. 그러나 아직까지도 바질(Basil), 파슬리(Parsley) 등 대중적으로 이용되는 허브들은 제한적인 상태라고 하겠고 활용방법 또한 대부분 과학적 실험보다는 선험 의존적인 전수를 통하여 발전되었다고 해도 과언이 아니다.

허브(Herb)는 대부분 일년생, 2년생 혹은 다년생 초본식물들로 이루어져 있고 목본이 드물다. 특히 우리나라 민간요법이나 민속식품 등과 관련지어 보아도 자생식물이나 재배종들 중에는 채소면서 향을 지닌 향채거나 혹은 향료나 약재로 사용되는 것들도 상당수(파, 마늘, 양파, 결명자 등) 있다. 본서에서는 이들 구분을 중요하게 다루지 않았지만, 허브는 약재면서 채소, 종자, 꽃 등 식품이고 향의 재료면서 양념인 향신료이다. 향은 또한 식물이나 식품뿐만 아니라 육류나 물고기 같은 동물에서도 나오지만 먹는 용도는 주로 식품에서 채취하거나 식물 그 자체를 그대로 이용한다. 역사적으로 고찰해보면 향신료는 초기에 매우 희귀해서 잘 이용할 줄도 몰랐고 깊숙이 침투한 만큼 모든 사람들이 부담 없이 즐길 수 있는 성숙된 여건구축을 위해서도 많은 연구정진이 요구된다.

향신료나 채소 등 식물이 잘 자랄 수 있는 생육조건은 종별로 차이가 있겠지만 대체로 유기질 토양과 햇볕 잘 들고 통풍 잘 되는 양지 바른 지형과 보온 및 배수성이 좋은 곳 등을 꼽을 수 있다. 향후 농작물 재배 차원에서 그 연구의 필요성이 제기된다. 이상에서 밝힌 바, 학제적 · 통합적 목적에는 미흡한 연구지만 여기서 소개되는 허브해설을 통하여 허브의 기초지식을 넓히고 활용성을 제고할 수 있도록 반복적인 실험정신과 이용을 통하여 허브의 가치를 제고할 수 있을 것이다.

1. 심신 진정과 새로운 형식의 여가 및 농업의 가치창조

음식은 맛과 영양과 즐거움의 대상이라고 생각하지만 현대인들의 식생활에 긴요한 착한 먹거리의 키워드는 무엇이 되어야 할까? 이제 음식은 그저 생물학적인 생명유지를 위한 영양공급원으로보다는 이런 기능을 전제한 심신의 휴식과 건강을 배가시켜 줄 여가활동(leisure activities)이나 신체 감각기관을 동원한 여유로운 향유를 전제한 물리적인 식생활 환경을 포함한 서비스스케이프(servicescape)로 추구되고 있다.

식품이 건강에 안전하고 좋으며 지속가능한 웰빙 라이프에 기여할 수 있는 이용이 관건이 되지 않으면 안되는 대상이 되고 있다.

2. 허브는 글로벌 문화다양성 이해의 매체

글로벌 사회의 현저한 특성은 다양성에 있다. 일상생활에서 외국인, 한국에 귀화한 외국인을 접하는 것은 다반사가 되고 있다. 글로벌 사회의 식생활에서 이런 외부환경적 흐름은 불가항력적인 추세이며 수용과 적응책의 개발이 시급한 상황이다.

매일 먹는 가정식은 주로 한식으로, 재료들은 세계 각국으로부터 수입되지만 국제화를 위한 개선노력은 단지 기관이나 사업자들의 몫으로 간과되고 있다. 사교나 사업상 혹은 기타 목적으로 만나는 외국인과의 모임이나 식사는 점차 증대되고 일상화되고 있다. 그들과의 식사에 나올 음식 또한 국적이나 재료 면에서 다양해질 것이고 또 호스피탈리티(hospitality) 관점에서 응당 그래야만 한다. 일부러 노력하지 않아도 프랑스 원조의 서양요리나 중국, 일본, 베트남, 서양, 남미, 중앙아시아, 서남아시아 등 세계 문화권에서 각기 애호하는 민속요리들–쌀국수, 쌈요리, 터키식 케밥, 파스타나 피자 등등–에 이미 익숙해져 있다.

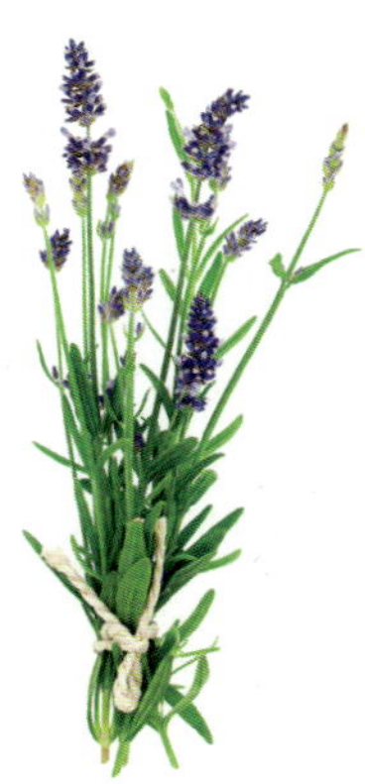

어쩌다 집에서 준비해 보면 같은 맛이 나질 않는다. 가장 중요한 요인은 사용돼야할 향신료나 재료들을 사용하지 않았기 때문이다. 간혹 다른 나라 민속요리를 맛볼 기회가 와도 거기에 포함된 오묘한 맛의 근원을 잘 이해하지 못한다면 적극적으로 이를 음미하며 즐길 수도 없을 것이다.

알지 못해 익숙하거나 친근해질 수 없는데 피할 수도 없다면 음식이나 식품은 낯설고 식사는 계륵(鷄肋)처럼 불편하고 어려워질 것이다.

3. 방어적 식품경쟁보다 선입견 해소의 적극적인 수용

피터 딜(Peter Thiel)은 '제로투섬' 대신에 '제로투원(zero to one)'을 제기하면서 경쟁하지 말고 독점하라고 한다. 그만큼 강력한 경쟁우위 중시의 권고 혹은 지적이라 하겠다.

식사는 영양섭취의 과정에서 함께하는 사람들과의 대화와 이해 및 새로운 관계형성의 작업이며 즐거운 놀이(leisure)가 돼야 한다.

현대생활에서 접하는 외국인들과의 만남과 회합이 증대되고 외국 민속요리(Ethnic Food) 메뉴 선정이 의도적이거나 불가피한 것이거나를 막론하고 빈도가 증대되는 환경에서 편견보단 수용이 상책일 것이다. 인간적이거나 사무적인 생활에서 친해지려면 외연에서 돌지 않고 적극 참여해야 한다. 외국음식도 마찬가지다. 낯설게 보고 생소하게 대하면 피곤하고 즐길 수도 없기에 차라리 익숙하고 친해지는 전략의 선택이 즐겁고 경쟁력 있는 대응이 될 것이다. 음식에 대한 생각을 확대해 보면 제로투원의 경쟁력을 포착하는 역량연마의 계기가 될 것이라고 본다.

4. 지식기반 식생활을 위한 허브지식

세계 도처에서 생산되는 허브, 채소류 및 화훼 중에는 인체에 유익한 건강식품들이 많은데 지속적인 연구와 개선을 거듭하고 있다. 그만큼 풍요롭고 다채로운 식생활은 건강과 삶의 질 개선에 기여하고 있다. 세계 어느 곳에서든 경제적 부담이 좋은 식품의 이용에 장애는 될 수 있지만 이에 대한 지식과 활용역량은 이용기회 증진을 촉진할 것이다.

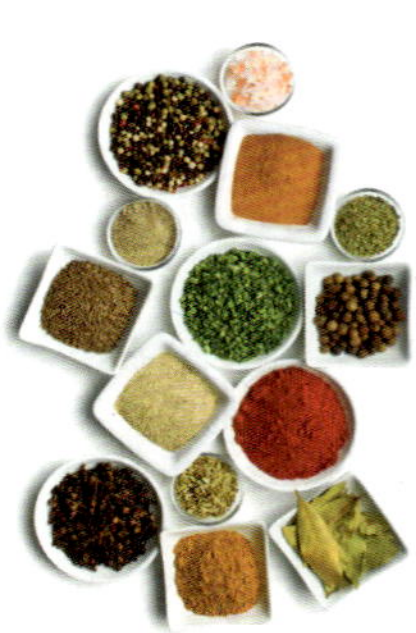

이처럼 허브나 식품을 알고 선택하며 활용하는 역량은 세계화의 경쟁역량이 된다. 개인은 사회생활의 역량이고 기업들은 경쟁에서 생존하고 경영성과를 창출할 경쟁역량으로 전환될 수 있으므로 다른

활동과의 연계에 있어서도 시너지 효과를 증진할 가능성이 될 것이다.

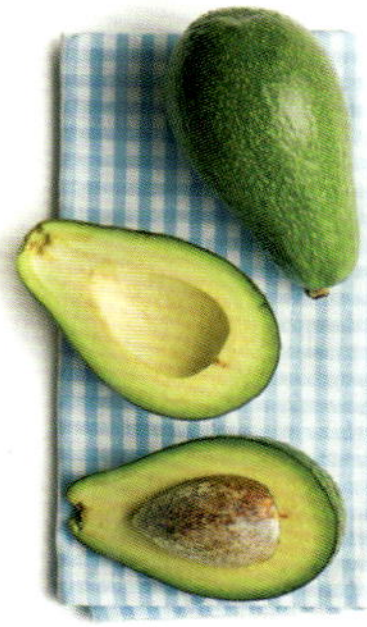

개인적 친교 또는 사업이나 외교석상에서 사려 깊은 식사메뉴의 선택과 준비, 그리고 식사예법과 관련된 세련된 매너는 친절한 대접과 그로부터 얻어내려는 성공적인 업무수행에 긴요한 인간적 관계 수립에 기본요건이 되고 있기 때문이다. 환대와 서비스(hospitality)를 위해서는 조리사나 서비스요원이 아니라도 향신료와 식품재료들에 대한 기초지식 정도는 있어야 대화를 통한 문화적 교류도 가능해질 것이므로 좀 더 우호적으로 다가갈 수 있을 것이다.

흔히들 현대를 열린 사회(관계, 기회 못지않게 경쟁도)라고 한다. 경쟁의 관점에서 사람들은 어디에서 어떤 고유문화나 이념을 가지고 살던 간에 현대인들은 글로벌 사회의 구성원들로 경쟁해야 한다는 의미로 봐도 무방하다. 현대인이 이 시대를 이렇게 살아야 할 이유들은 너무나 많다.

'시작이 반'이듯이 허브학습도 이런 관계를 이해하는 데 필요한 관심과 관찰 및 노력을 통하여 습득하면 허브는 또한 이 시대의 원리들을 이해하는 데 도움을 줄 것이다.

여기서 소개될 몇 가지 요리나 설명이 비록 제한적이고 불명해 보이지만 대표적인 향신료(spices & herbs) 사용 식품이나 요리명들을 통하여 제기될 부가적인 외식 지식과 소양이 바로 허브와 외식의 본격적인 입문의 첫걸음이라는 데 의미가 크다. 이것은 허브와 식품에 대한 연구에 있어서 매우 중요하고 가치 있는 출발이 될 것이다.

5. 허브와 국제화 관리의 기초역량

정치, 경제, 문화, 사회적인 제 성과는 사람에 의해서 이루어지며 특히 인간적인 관계와 교류를 통하여 성취된다. 외국 내방객의 만족도 제고를 통한 재방문 유도나 상품판매에서도 고객만족을 통하여 지속적인 애고를 유도하기 위한 많은 학계, 실무계의 연구노력도 모두 관계증진 혹은 관계마케팅을 통한 성과제고에 목표를 둔 활동과 무관하지 않다.

허브에 대한 지식이나 사용은 일반화되지 못해 아직도 유명 요리사나 고급 레스토랑의 요리사들만이 알고 다루는 특별함은 크게 개선되지 못한 것 같다. 일반인들도 이런 여유와 그 효능수혜를 자유롭게 하도록 열려 있는 글로벌 시대정신과는 엇박자가 나는 불균형이 여기에 있다.

또한 국내외인의 내왕과 소통증진이 되어도 외국 민속요리(ethnic food)에 대한 일반인들의 이해는 저조한 수준에 갇혀 있다.

외국과의 좋은 이해, 대접, 관계를 통하여 국제경쟁력을 이루어가는 민간 외교적 측면에서 친구나 손님 접대는 불가피해지고 있다. 손님 접대의 기초는 친절과 안전, 식음료를 포함하여 먹는 즐거움을 도외시하지 못한다. 이런 기초적인 국제화관리의 하나로 외국인들이 먹는 그들 고유 음식에 대한 이해가 중요하지만 허브를 모르면 불가능한 일이다. 집에서 간단히 만든 외국요리에도 적정한 허브가 빠지면 제대로 된 풍미가 나질 않는다. 솜씨나 조리기술에도 불구하고 외국요리의 비기 요소인 허브지식의 결여나 무지는 외식의 질이나 즐거움을 상실하게 한다. 한식에 들어갈 고춧가루, 마늘, 파, 깨 소금이나 참기름이 빠진 요리를 가정해 보면 이해가 빠를 것이다. 음식은 여가처럼 즐기는 것이며 5감을 총동원하는 행복한 작업이기 때문이다.

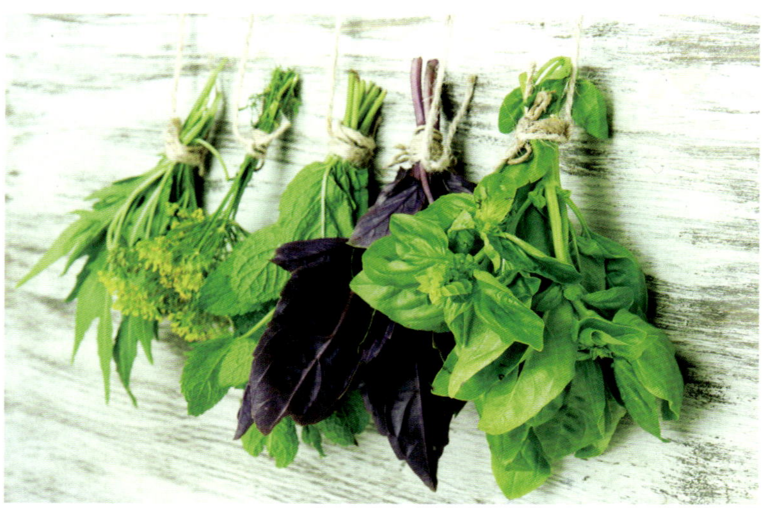

제 3 장

허브 플랫폼과 허브의 역할

시간의 경과와 환경변화로 인한 적응과 대응을 통한 지속가능한 생존을 위하여 모든 노력의 조합이나 역량에는 혁신과 변화가 필요하다.

지구환경의 변화는 먹거리에 대한 부정적인 효과와 더불어 식생활에도 적잖은 위협요인이 되고 있음은 새삼스런 얘기가 아니다. 증대되는 환경오염과 지구온난화 등은 생태계를 위협함으로써 육지나 바다나 대기권에 위험신호를 보내오고 있다.

질병은 물론이고 안전하게 음용할 물이나 식재료 확보의 어려움 등 현실적으로 적잖은 문제들을 초래하고 있기 때문이다.

그 속에서 생활하는 사람들은 어떻게 하면 건강과 함께 행복하고 질 높은 삶을 유지할 수 있을 것인가에 대한 해답을 찾아 정치, 경제, 사회, 문화적으로 다양한 분야에서의 문제해결을 위해 고심하고 있다.

그중 먹거리 안전과 식량 확보는 기본 중의 기본 문제가 되고 있다.

지금껏 외식산업이나 문화에 불어닥친 역동적인 변화와 발전은 과연 무엇을 주축으로 해서 움직여 왔을까?

여기엔 많은 견해와 논리와 추리들이 가능하겠지만, 사람들의 관심이 점차 웰빙과 건강과 미용 및 항노화에 집중되는 시대적 요청과 흐름은 어느 곳에서나, 누구에게나 감지되고 있다.

허브의 3C 플랫폼

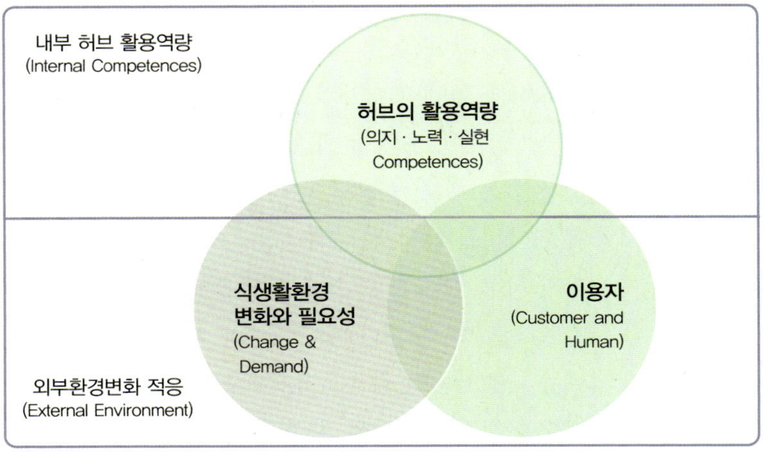

특히 이런 메시지가 담긴 식음료 광고나 식품관련 선전 문구들은 사람들의 마음을 움직이고 있다. 전에 없이 새로운 관심이 부상하는 분야에는 이런 가치들이 중심에 놓여 있다. 이런 와중에서 좋은 식생활의 기본을 찾을 플랫폼을 생각해 보는 것은 지극히 당연한 조치일 것이다.

허브는 음식을 준비하고 차별성을 개발하는 데 필요한 식품의 기초요 건강을 지키는 식음료에 필요한 기본이기도 하다. 그러므로 더 맛있고 더 건강하며 사람들의 심신에 유리하고 외식 및 식품시장에서도 만족할 만한 결과를 위해서는 허브식물을 알고 다루지 않으면 안된다. 그러므로 식품 혹은 외식분야에서는 가정식이던 외식을 막론하고 반드시 허브를 알고 익숙하게 다룰 수 있도록 하지 않으면 안된다.

허브는 교양을 넘어 삶에 절실한 식품이 되고 있다.

과연 어디에서 외식의 플랫폼(platform)을 추구하고 구축할 것인가에 대해 고심하다가 얻은 결론이다. 이것은 즉 향후의 외식문화를 선도하고 지배하며 바람직한 방향제시를 해줄 원동력의 근원은 세계 어느 곳에서든 건강하고 심미적이며 미각 등 오감을 자극하고 충족시켜 줄 향신료와 무관할 수 없다는 것이다. 일찍이 중국의 진시황도 불사불노초를 찾아 애썼지만 그보다 살 수 있는 동안 건강한 삶을 영위하도록 노력하는 것이 더 현실적이고 가치가 있어 보인다.

예부터 푸성귀 몇 가지에 물 마시는 소박한 조상들의 반소사음수(飯蔬食飮水)하는 지혜롭고 검소한 식생활 속에는 전래 관습, 전통 및 경험을 동원해서 산과 들에서 대가없이 채취해 먹던 건강 식재료들이 많았다. 오늘날 이들은 예외 없이 건강식의 근간을 이루면서 많은 이들의 사랑을 받는 허브(Herb)들이다.

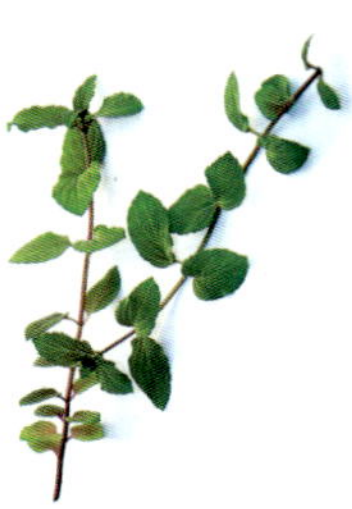

발달된 서양의 외식문화가 다시금 그리스나 지중해 연안의 음식들에 대한 재조명과 더불어 급부상하면서 회귀하는 추세임을 볼 때 동서양의 식생활 추세도 맥이 통한다는 것을 알 수 있다. 야생종에서 재배종에 이르는 다양한 향신료를 포함한 식물들에 대한 지식기반은 비단 식재료뿐 아니라 지구자원 및 식물종 보호차원에서도 필

요하므로 식물분류학적 체계를 갖춘 허브연구의 통섭이 절실하다.

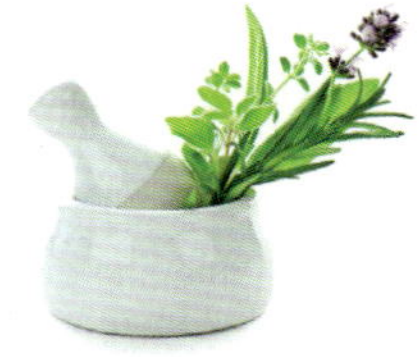

이 책의 출판은 저자의 '바람직한 건강 외식생활을 지향한 허브 플랫폼(Herb Platform)'에 대한 장기전략의 일환으로 이루어진 것(p. 23의 "허브의 3C 플랫폼" 그림 참조)으로 허브 문외한들을 위한 외식중심의 허브를 소개하고 있지만 추후 이를 보강하기 위한 식물분류학적인 정진을 약속드린다.

현 시대의 심화되는 지구온난화와 지구오염 환경에서 국가나 지역을 막론하고 위기의식이 팽배해졌다. 또한 건강생활을 이끌 식생활에 대한 세간의 관심은 외식사회문화를 풍미하고 있다. 그러자면 지식기반의 식재료 재배나 채취, 구매, 준비나 조리 및 식사에 필요한 역량과 변화가 필요하다.

여기서 허브 플랫폼(Herb Platform)은 웰빙지향의 먹거리 문화운동 정도로 생각해 두면 된다. 그리고 3C(3C's)란 역량(competences)과 변화(change)와 사용자(customer) 등 지속가능한 환경적응의 새로운 외식문화 준비와 개발추진에 필요한 구성요소의 개념들이라고 보면 된다.

첫째, 누구나 기본적인 허브지식을 통하여 쉽게 이용할 수 있는 능력이 곧 허브역량이다.

그러므로 허브 활용역량이란 실제로 건강식생활을 지향해서 변화되는 환경에 실질적으로 적응하고 그 변화를 수용하는 능력 혹은 실천역량을 말한다. 뜻(意志)이 있어도 몰라서 할 수 없다면 아무런 긍정적인 변화는 일어날 수(成就) 없다. 본서는 이러한 역량에 대한 구체적인 첫 단계의 노력으로 나오게 된 것이다.

둘째, 이용자란 허브이용을 적극적으로 수용하는 사회적 수요(사람들)를 형성하기 위한 개념이다.

허브에 대한 수요형성이 되지 못한다면 지속가능한 건강과 안전을 지켜줄 식생활이 이루어지긴 어렵다. 그러므로 사람들의 이러한 생각(思潮)과 행동경향(態度)이 중요하다.

새로운 가치추구에 대한 적극적인 관념과 행동변화의 경향이 조성돼야만 식생활과 관련된 여러 분야에서 새로운 시도들을 창출시키게 될 것이므로 매체, 저술, 연구, 동호단체, 시도, 운동 등 다양한 선도노력과 활동선행이 요구된다. 이러한 결집노력은 곧 지속가능한 외식문화 창달과 창의력 개발을 통해 식문화의 경쟁역량으로 전환됨으로써 농수산 식품관련 국내외 교역량, 건강관련 실적, 웰빙과 생활수준 향상 등의 총체적인 식생활관련 성과로 되돌려지게 될 것이다. 이처럼 허브의 활용역량이란 사람들의 생각과 행동을 예측, 조사, 선도하는 데 필요한 전문지식과 생활의 지혜에 접근하는 구체적인 노력이라고 이해해 두자.

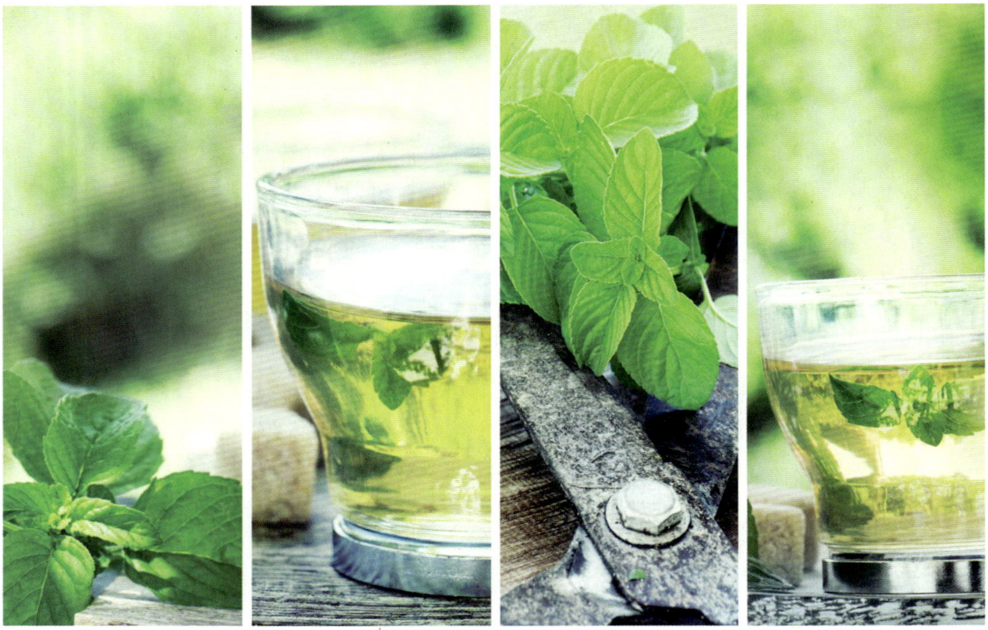

1. 서비스스케이프(Servicescape)는 주로 산업적인 성공에 관점을 두고 서비스받는 고객이 공간에서 느끼는 감성에 초점을 둔 개념으로 볼 수 있다. 그러나 실제로 산업적이지 않은 다른 곳에서도 분위기나 무드 등은 외식 외에 내식에서도 중요하다.

서비스스케이프(Servicescape)란 고객과 서비스 직원의 관점에서 이런 환경적인 여건을 서비스 성과에 대해 환경심리학적(Mehrabian & Russell, 1974)으로 해석하면서 이것을 기반으로 더 좋은 서비스로 사람들의 경험의 질을 만족스럽게 이끌고 그 결과 사업성과를 높이려는 데 주력하는 연구 개념이다.

서비스스케이프(Servicescape)란 자연적 · 사회적 환경과 이와 대조를 이루는 물리적 환경을 정의하기 위한 개념이다. 즉 물리적 환경이란 서비스하는 공간 내에서 가시적으로 인공적 및 물리적 환경과 기타 고객이나 서비스접점 직원 등에게서 보이는 서비스 공간 내에서의 유형적인 단서(clue)들을 포함하는 개념으로 구분될 수 있다.

2. 서비스스케이프(Servicescape)를 구성하는 요소로는 온도, 색상, 음악, 조명, 향기 등의 주변요소, 건축, 색상, 배치, 안정성 등의 디자인적 요소(Baker, 1987), 그리고 고객과 직원 행동의 특징을 중심으로 보는 사회적 요소 등이 있다.

외식사업 등 현대 서비스업의 경영에서는 서비스스케이프(Servicescape)가 중요하게 다루어지는데 그 까닭은 이런 요소들이 식음료 등의 상품과 외식사업체의 경영성과 창출에 중요한 영향을 미치기 때문이다. 즉 서비스직원의 행동 등이 외식하는 소비자들에게 외식사업소나 점포에 대한 긍정적인 이미지를 형성하게 함으로써 상품의 구매의사결정이나 모든 고객들(서비스를 제공하는 내부 종업원과 서비스를 받는 외부고객)의 만족을 창출할 수 있도록 하기 위한 물리적 환경을 조성하려는 것과 관계된다. 식품을 구매하거나 식음료를 이용하는 고객들의 구매는 깨끗한 점포, 착한 사업체인지의 여부에 대해 고객이 가지고 있는 이미지와 기대하는 경험 여하에 의존되고 있다. 서비스 동기화된 서비스직원들의 자발적인 생산성 제고의욕과 일을 통하여 고객과 좋은 관계를 맺고 고객만족 경험을 가능하게 해줄 좋은 품질의 서비스를 생산 · 제공할 때 소비자의 구매의사결정과 충성도에 대한 기대가 된다고 보기 때문이다. 실제로 물리적인 환경여건은 점포 내에서의 고객의 체류 시간이나 재방문 효과를 높이고 기업이미지와 고객만족은 물론 직원의 직무태도나 만족 등의 행동에 영향을 주고 있다.

3. 서비스스케이프(Servicescape)의 이론적 체계와 연구모형을 처음으로 제시한 학자는 Bitner(1992) 등이다.

사업상 고객만족이 중요한 이유는 이것이 매출증진 외에도 소비자의 행동을 예측하는 데 주요 지표나 개념으로 유용하기 때문이다(Oliver, 1980).

만족한 고객만이 기존 점포와 브랜드에 대한 충성도가 높아서 이를 통해 민감도 감소를 기대할 수 있고 신규고객 창출 등 사업체의 마케팅관련 비용을 감소할 수 있는 동시에 점포 명성을 향상시키는 효과가 크기 때문에 중요한 개념이다(Fornell, 1992).

그런 점에서 외식사업이나 식품관련 장소에서는 식음료의 맛과 향(aroma), 색상과 모양도 중요하고 이런 상품을 생산 · 제공하는 서비스를 수행하는 식당환경도 중요하다.

허브(Herb)는 예부터 신성시되고 값비싼 대상이 되기도 했지만 요리방법과 절차에 대해 그 효과성이 마술에 견줄 만한 식물이다. 허브의 이용은 요리를 하거나 식음료를 준비하는 과정에서 새로운 색과 향을 입히고 맛에 대한 긍정적인 창의력 개발대안이 될 수 있다. 가정이나 외식업소에서나 기존 레시피로는 똑같은 식음료만 생산할 수 있는 데 비해 이 레시피에 향신료(Herb or Herb and Spices)를 배합하거나 얹는 등의 방식으로 내용을 차별화할 수 있다. 식음료의 생산과 서비스에 있어서 허브는 종전과는 다른 차별적인 결과(성과) 도출을 가능하게 해줄 기회(opportunity)의 식물이다.

이런 허브의 긍정적 효과에 대한 기대는 가정식, 외식 혹은 외식산업 등 모두를 위한 식품생산과 활용의 정책차원에서 허브를 식품계의 신성장동력으로 새롭게 조명해 볼 필요성을 제기하는 동시에 그 인식과 구상을 요한다. 갈수록 격화되는 농산물의 국제경쟁에서 식품산업, 외식산업, 서비스산업의 전략개발로 경쟁우위를 점할 수 있다면 사회(community) 구성원들의 생활이 더 풍요로워질 수 있을 수 있단 측면에서 허브의 역할과 효용에 대한 새로운 가능성의 타진과 구체적인 정책-전략적 모색은 가치가 크다.

서비스스케이프와 접목된 허브(Herb)의 실험적 요소들과 관련된 R&D 투자에의 전략적 고려는 가능한 성과나 잠재력의 현실화 측면에서 허브이해의 저변확대와 활용의 기초역량 구축으로부터 시작될 수 있을 것이다.

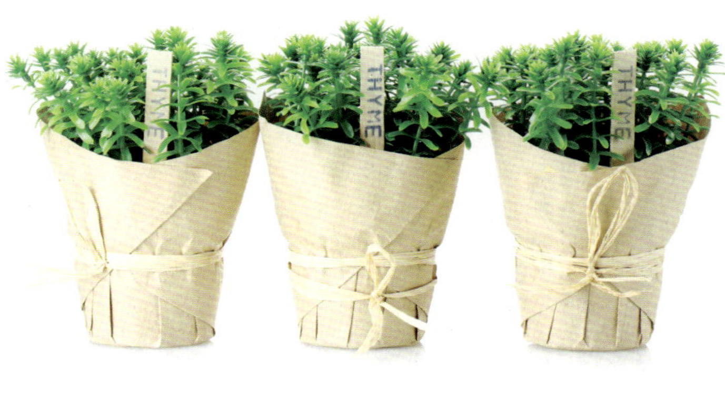

Herb Life

H e r b · L i f e

제 2 편

요리에 사용되는 향신료도감과 기능

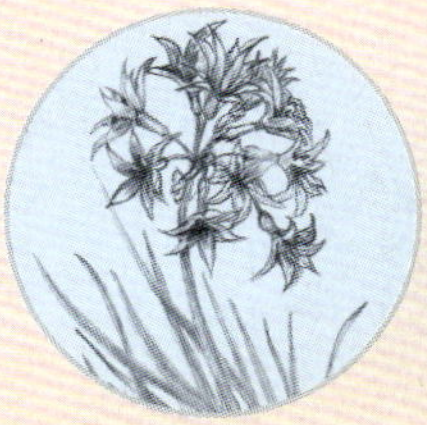
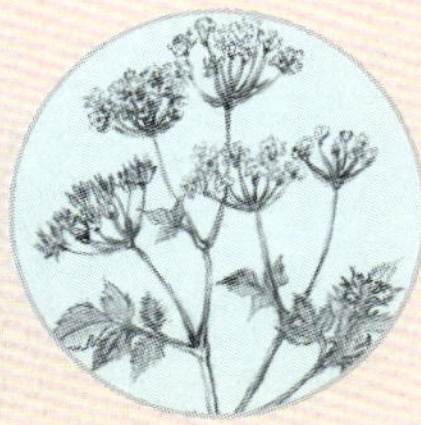
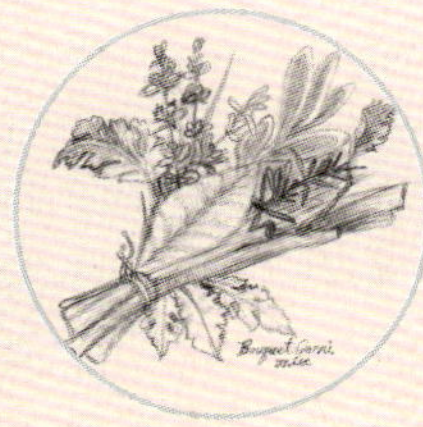
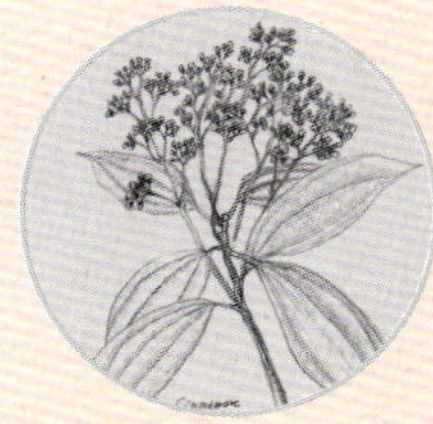

제1장

요리에 사용되는 향신료

향신료와 채소 및 과일은 별도로 분리되기도 하지만 이런 재료들이 경우에 따라서는 채소나 요리코스 중 어떤 요리재료로 사용되기도 한다. 그러나 많은 요리의 경우 이런 것들은 특별한 구분 없이 향신료로 사용되고 있다. 그러므로 이들을 정확하게 언제 어디서나 향신료로 구분하는 데는 무리가 따른다는 점을 이해할 필요도 있다. 이 책에서는 원래 많은 사람들이 해왔던 분류방식과 어느 정도 유사하게 허브를 분류해 놓긴 했지만 반드시 그래야만 한다는 견해는 아니라는 점을 밝혀둔다.

향신료, 꽃, 과일, 채소 등은 모두 외식사업이나 가정식을 포함한 모든 식생활에 있어서 창의력을 동원하기에 따라서는 얼마든지 다른 용도로 사용될 수 있고 또 그런 창의력 발휘에 대한 기대가 이 책 집필의 한 목적이기도 하다. 요즘같이 건강생활의 중요성을 소리 없이 부르짖는 시대에 이런 향신료나 식재료들이 또 다른 측면에서는 일찍부터 약용목적이나 건강비책 개발 차원에서 더 넓고 다양한 영역에서 연구되고 활용되어 왔던 것도 사실이다.

이런 점에서 향신료를 접하고 이용하는 것은 비단 보기 좋고 향 좋은 식품들에서 그치지 않고 동시에 혹은 기본적으로 인체 건강에 크게 공헌하지 않으면 안된다는 원칙하에서 접근돼야 한다는 생각이다. 그러자면 약학이나 식물학 등 인접과학과의 연계나 연구성과 이용을 향한 융합적 접근과 지혜도 불가피해진다.

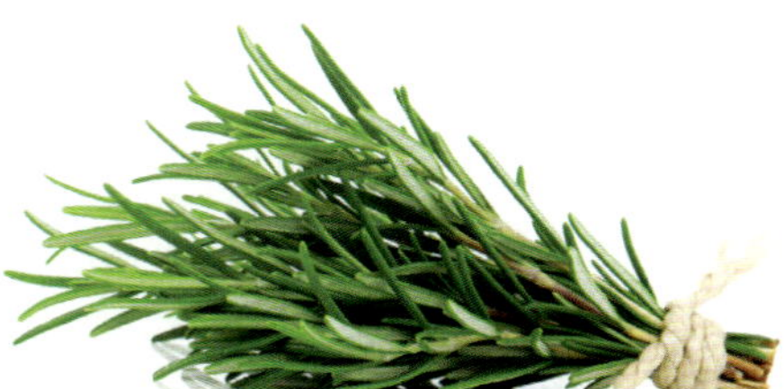

제2장

저자가 그린 향신료 도감

01. 차이브

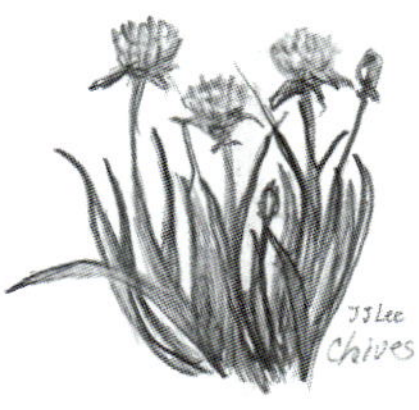

02. 샤프란

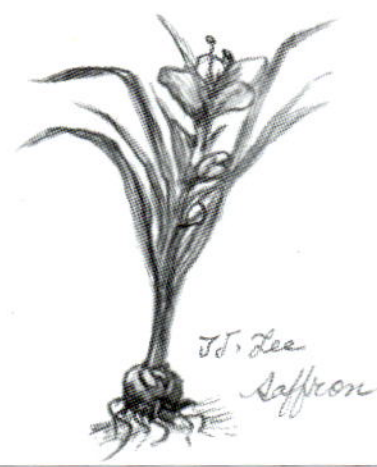

03. 터메릭

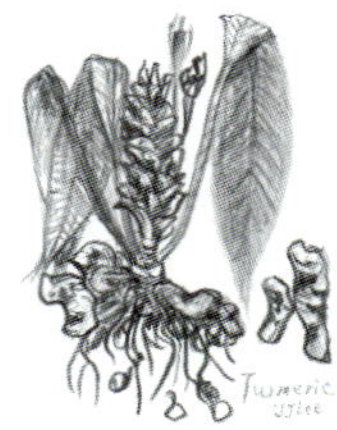

04. 카더먼

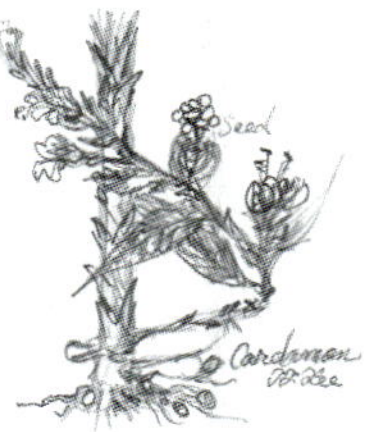

05. 카더먼씨앗

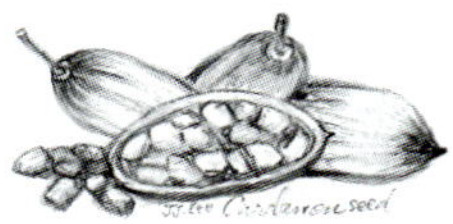

06. 카더먼포드

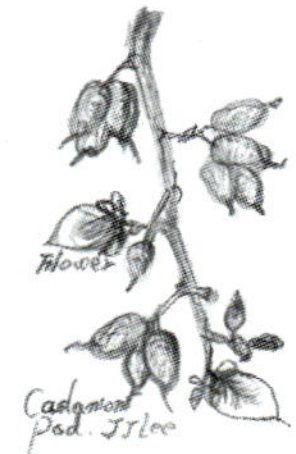

07. 아니스

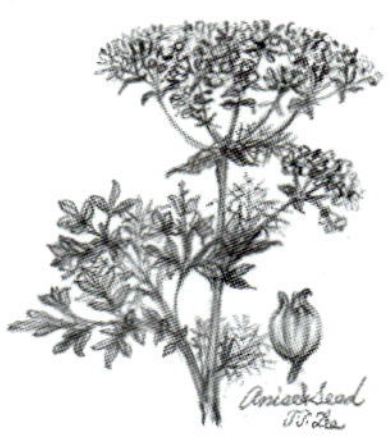

08. 아니시드

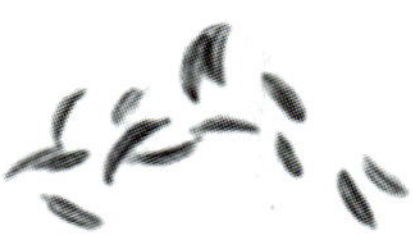

09. 타임

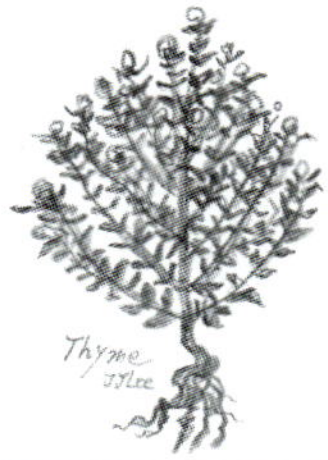

10. 세이지

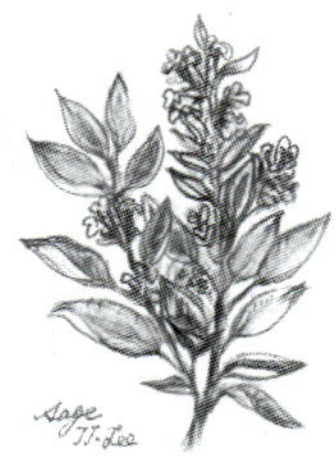

11. 이탤리언파슬리

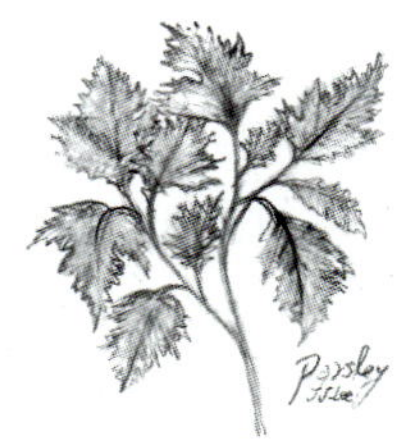

12. 로즈메리

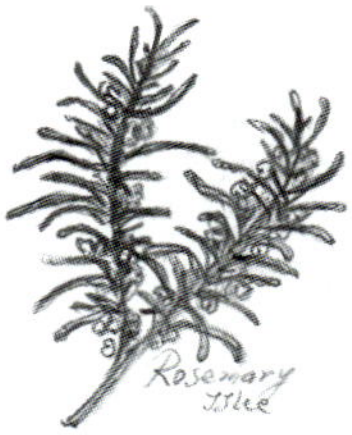

13. 시나몬

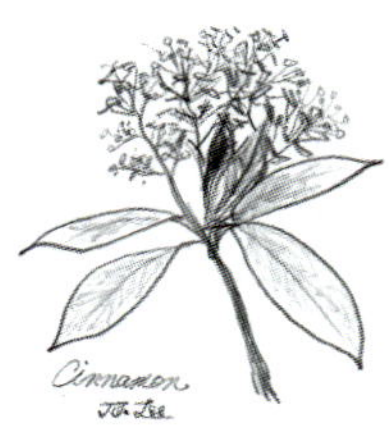

14. 나무껍질과 시나몬롤

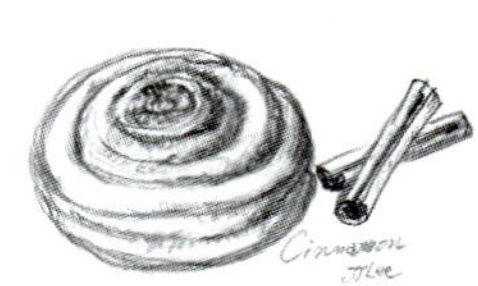

15. 올스파이스

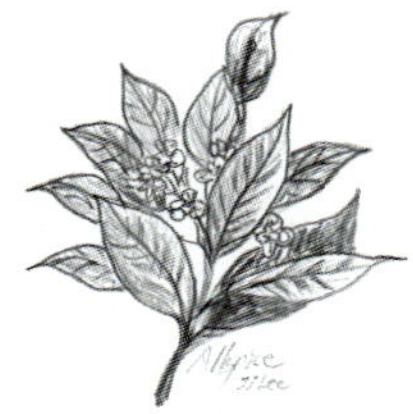

16. 메이스

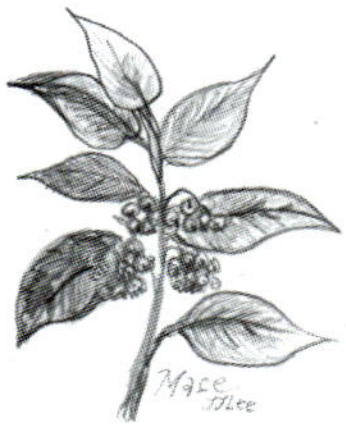

17. 너트메그

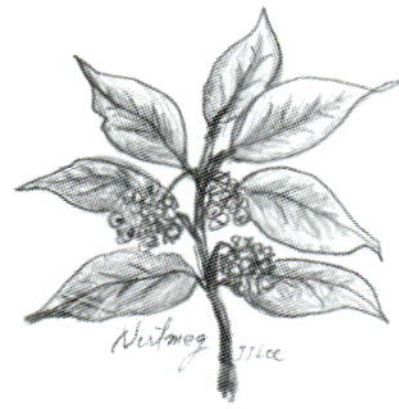

18. 너트메그 열매

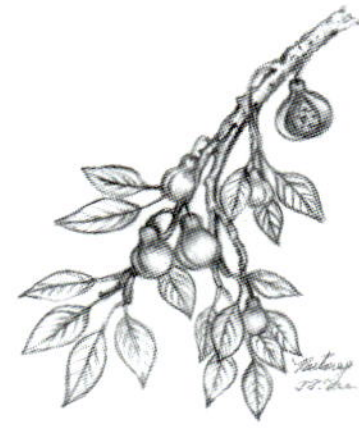

19. 타라곤

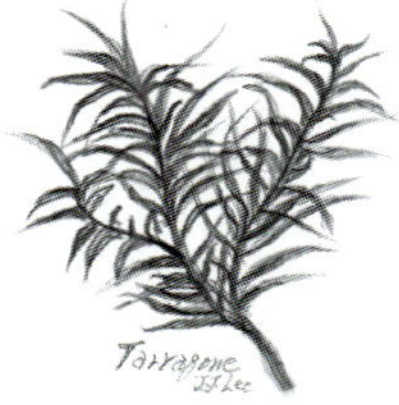

20. 타라곤 잎

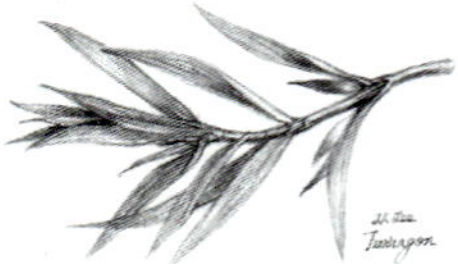

21. 커민

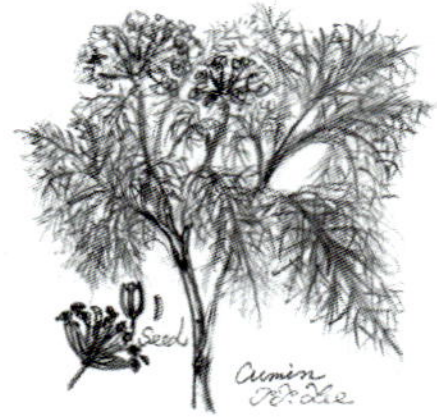

22. 커민시드

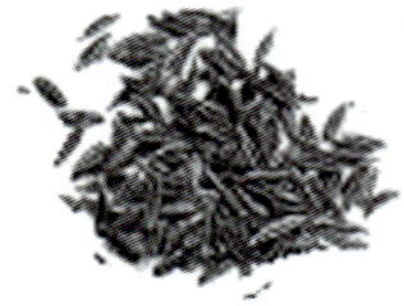

23. 클로브

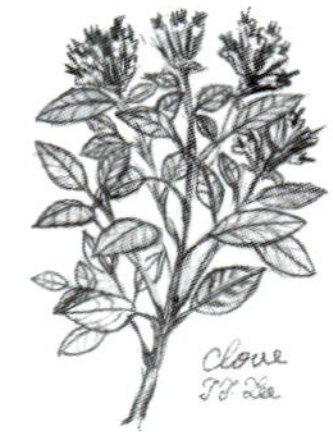

24. 말린 정향

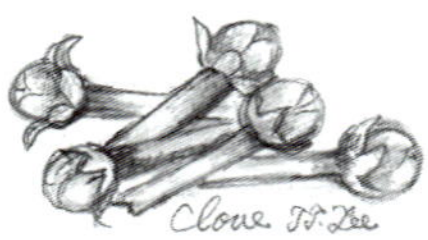

25. 딜 잎

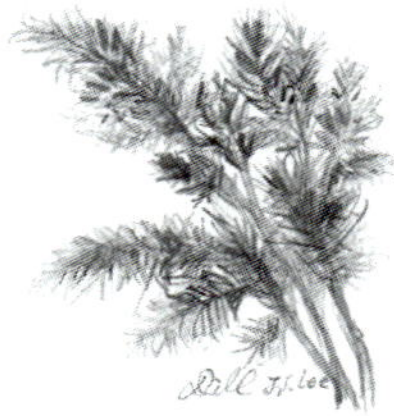

26. 딜

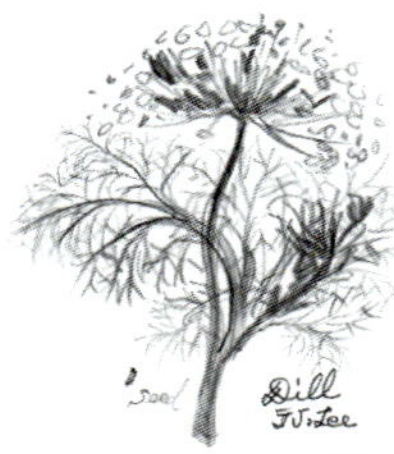

27. 부케가르니

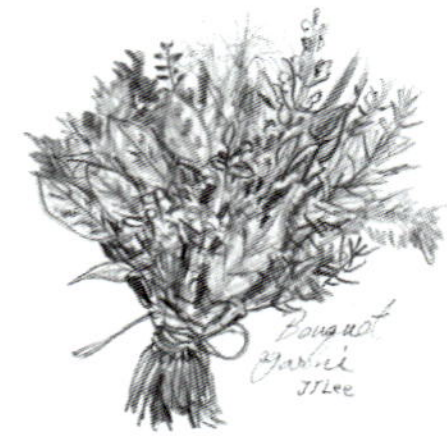

28. 딜시드(Dill Seed)

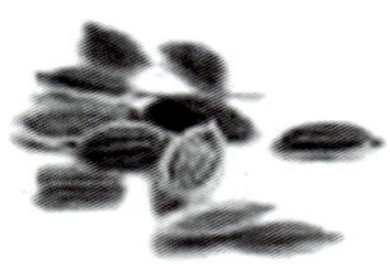

29. 회향(Fennel)

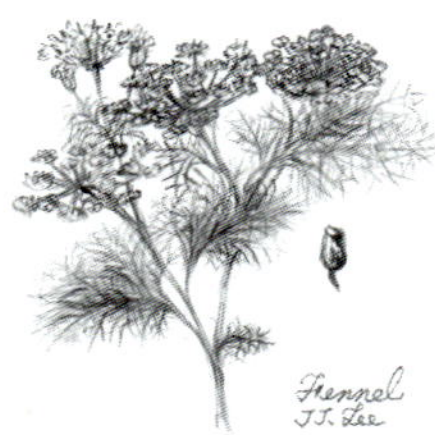

30. 펜넬시드(Fennel Seed)

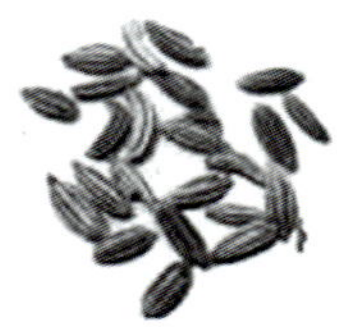

31. 페퍼민트

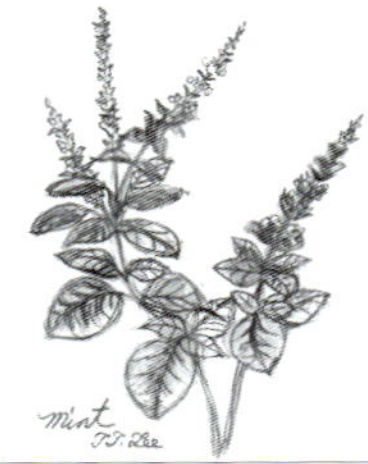

32. 민트리프

33. 케이퍼

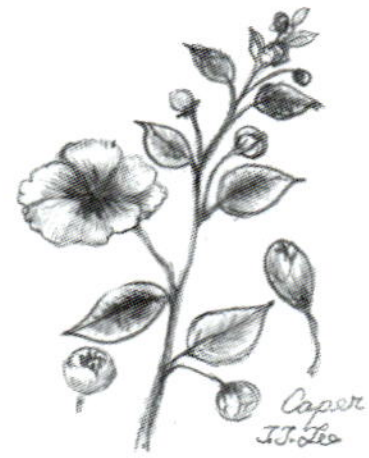

34. 체빌리프

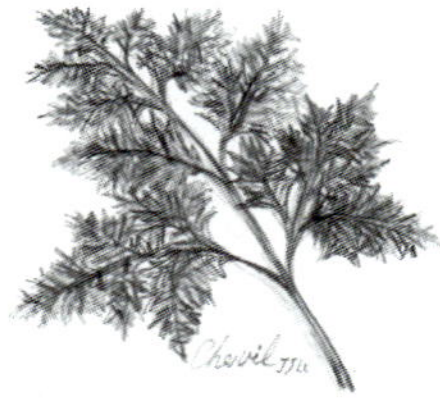

35. 중국페퍼(산초)

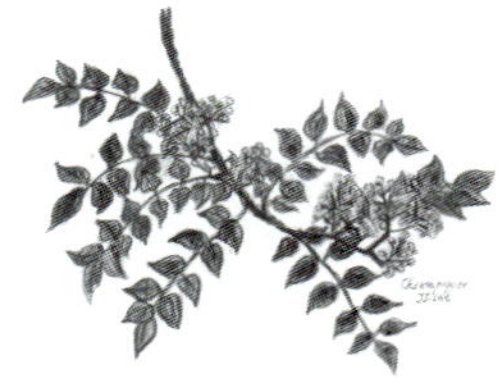

36. 페퍼플랜트와 씨앗

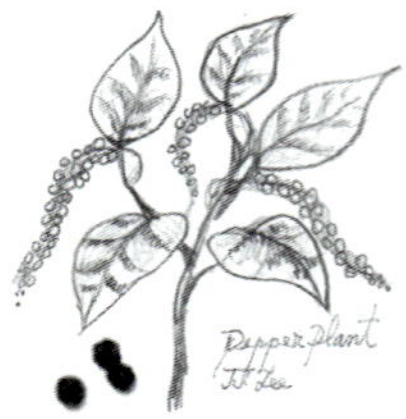

37. 머스터드

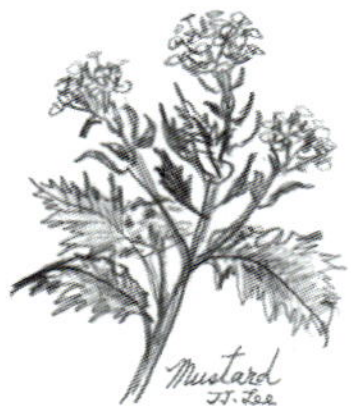

38. 머스터드씨

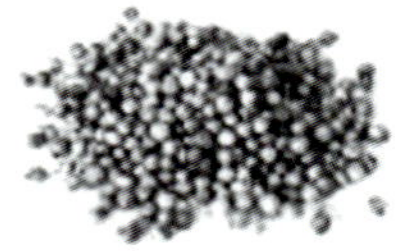

39. 바질

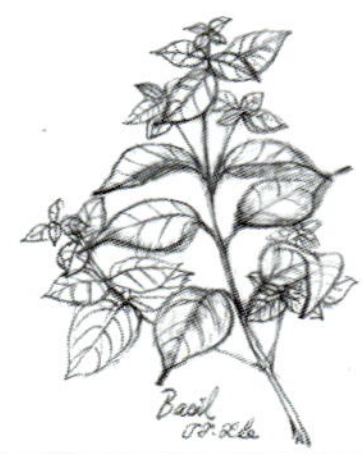

40. 바질리프

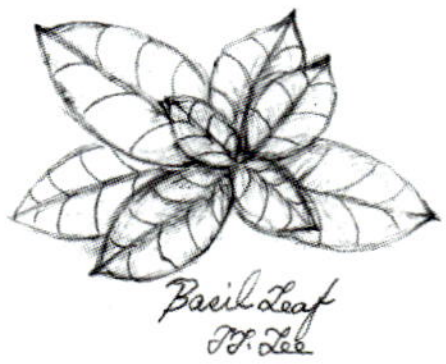

41. 호프

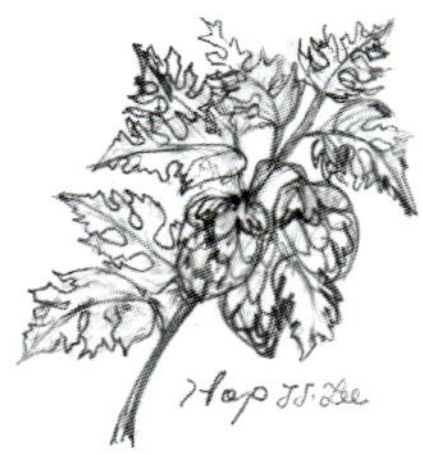

42. 올리브

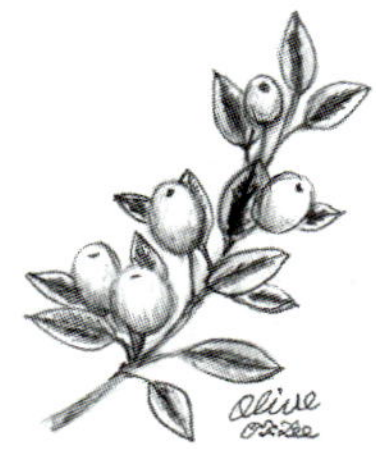

43. 베이리프

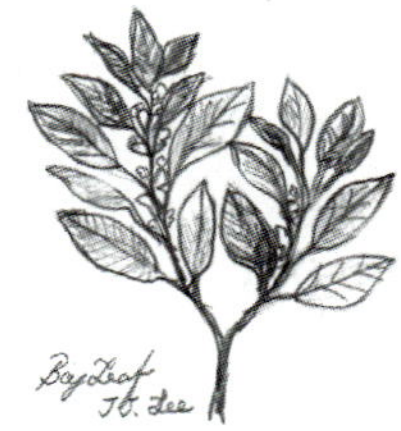

44. 시드포드

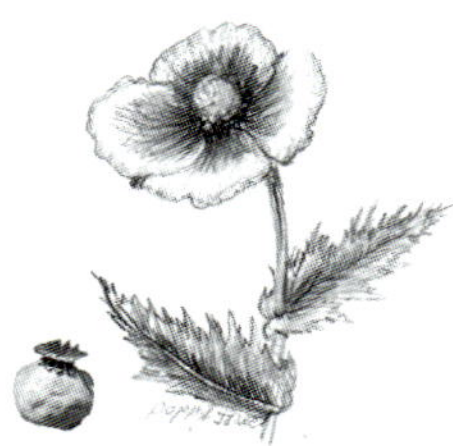

45. 오레가노

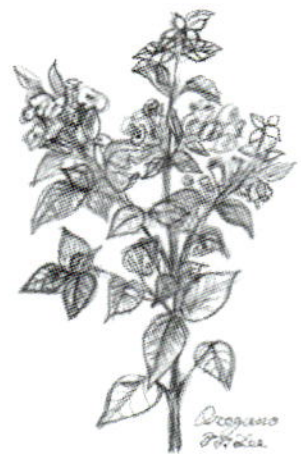

46. 마조람

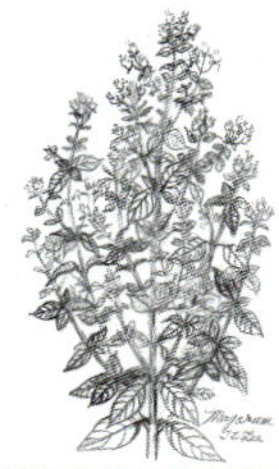

47. 셀러리

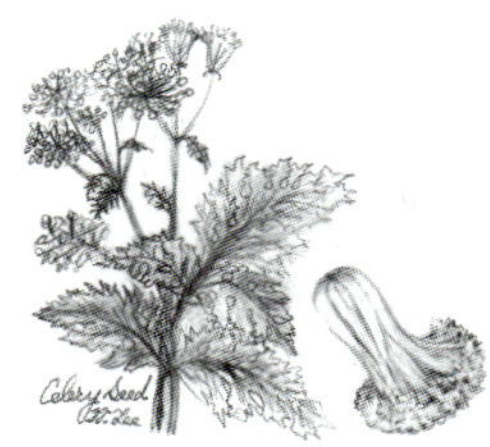

48. 셀러리시드

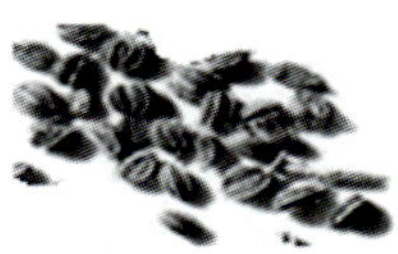

49. 진저(생강)

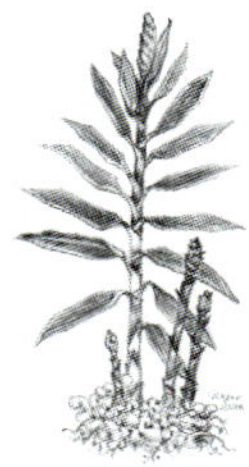

50. 스위트 페퍼

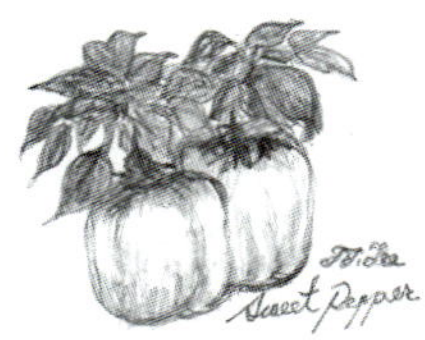

51. 파프리카

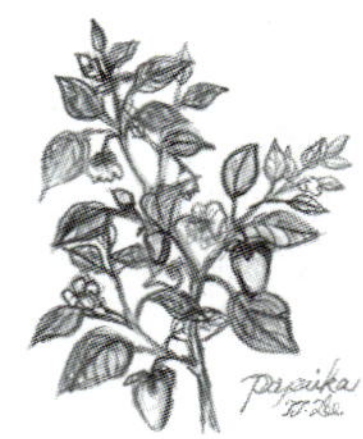

52. 귀엔페퍼

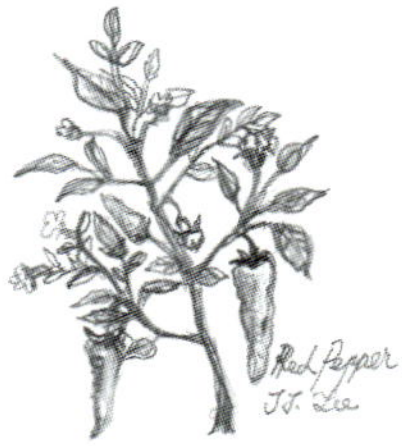

53. 마늘(갈릭)

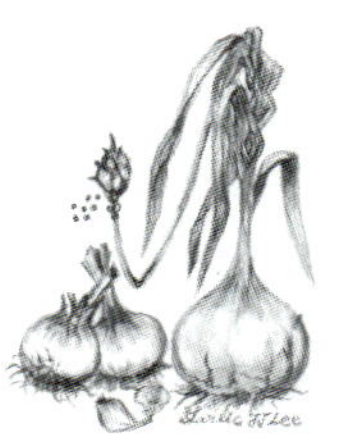

54. 코리앤더/실란트로

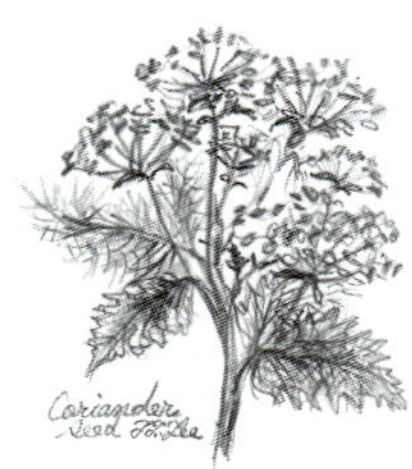

55. 코리앤더시드

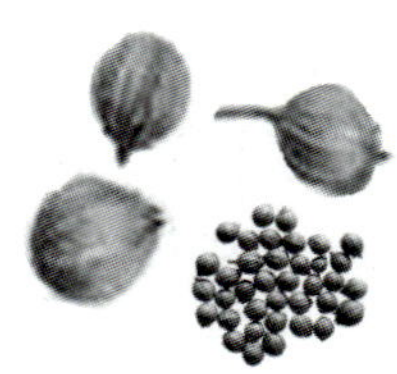

56. 어니언

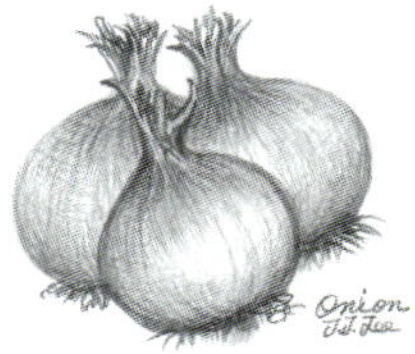

57. 호스래디시

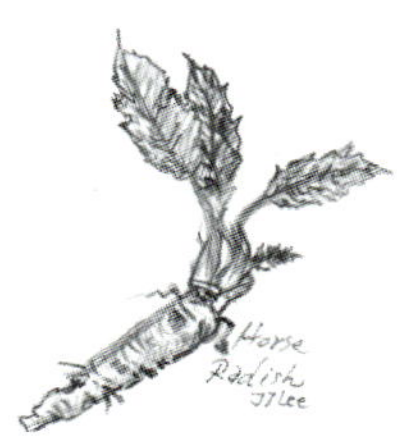

58. 서머 세이보리

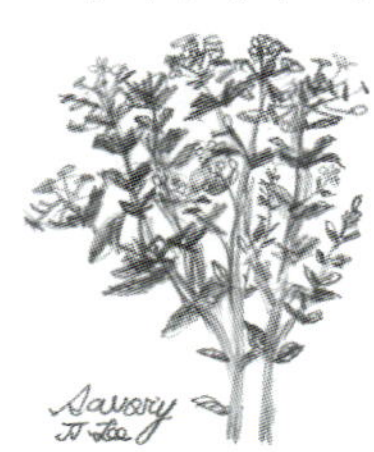

59. 각종 서양배

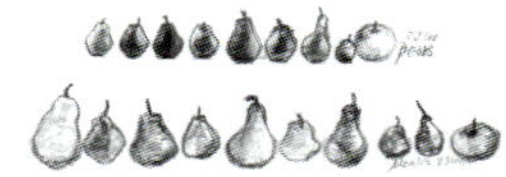

60. 세서미시드

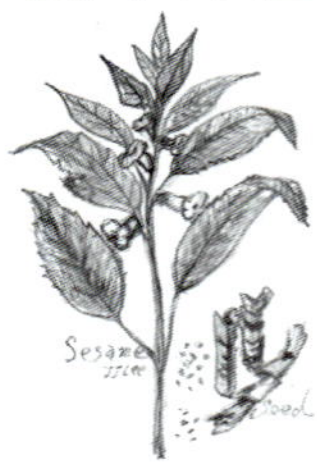

61. 참깨포드

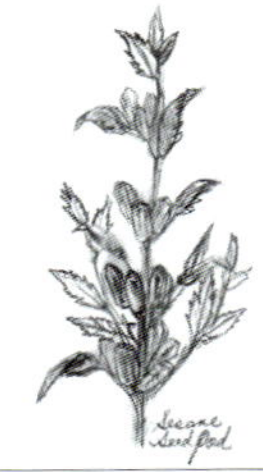

62. 스타아니스

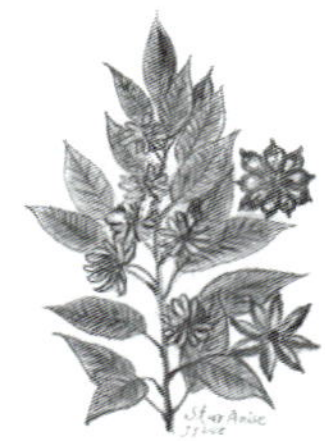

63. 팔각씨앗

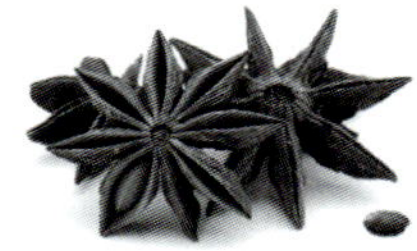

64. 망고가지

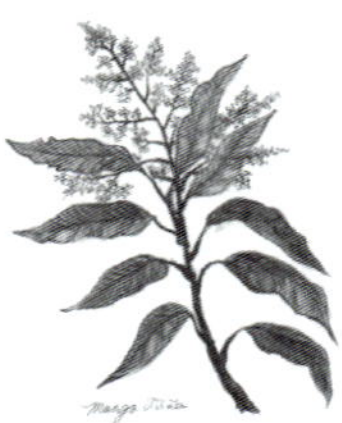

65. 망고

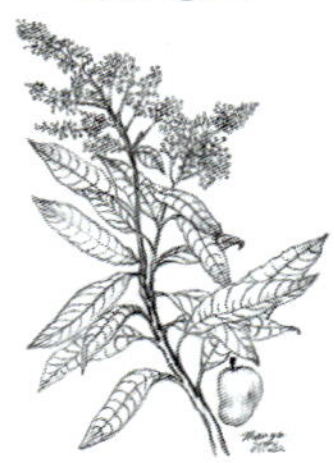

66. 아티초크

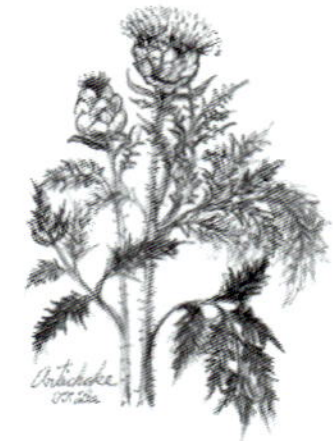

67. 아티초크 꽃봉오리

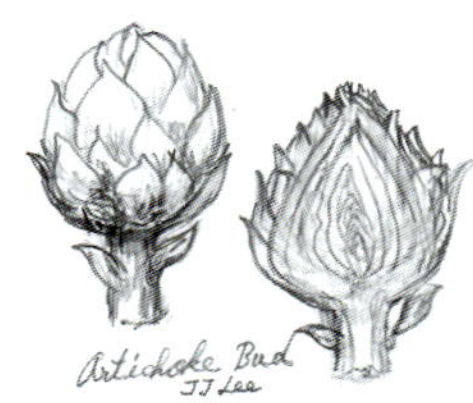

68. 셀러리

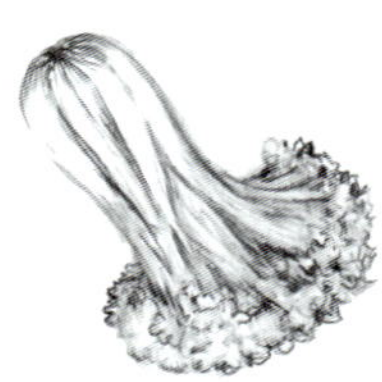

69. 흰 아스파라거스

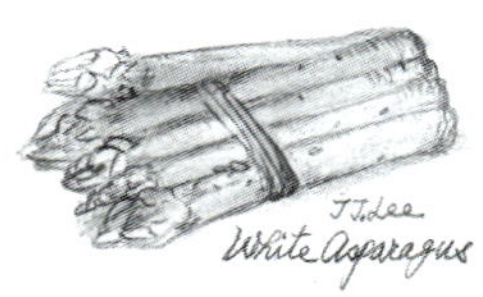

70. 거킨(Gherkin)

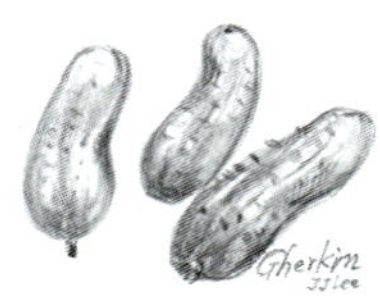

71. 파파야

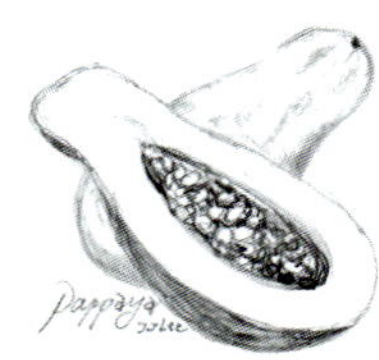

72. 레몬버베나

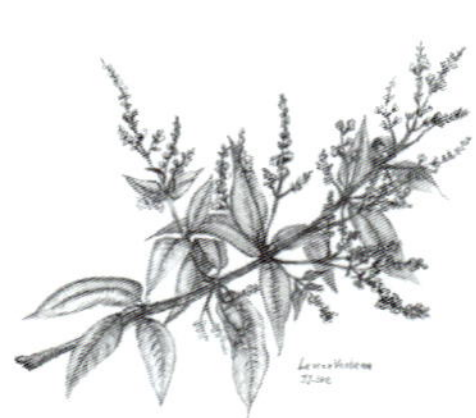

73. 산초열매

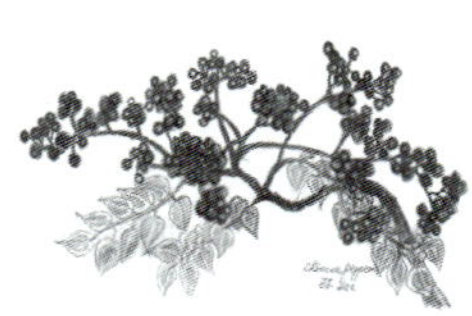

74. 히솝

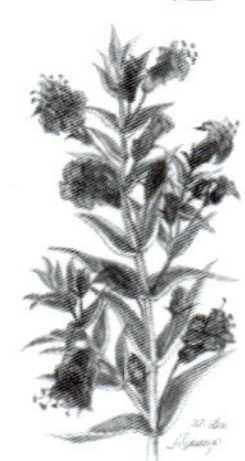

75. 샬롯

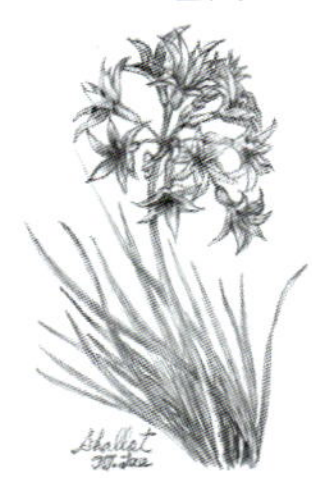

76. 그레이프프루트

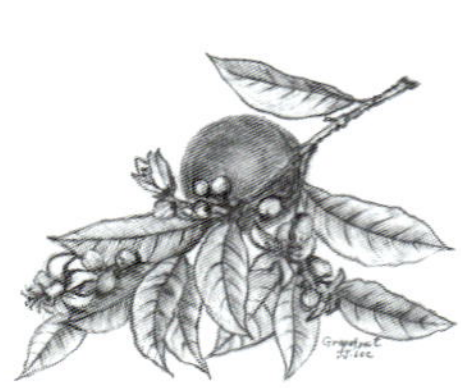

77. 레몬밤

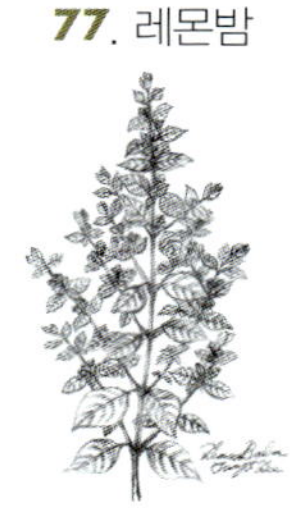

78. 라벤더

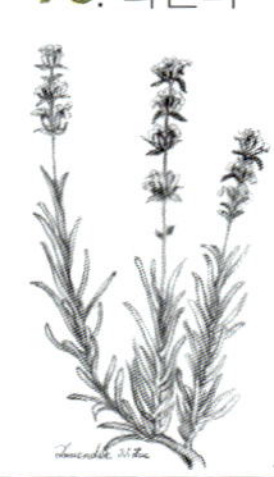

79. 무스카리

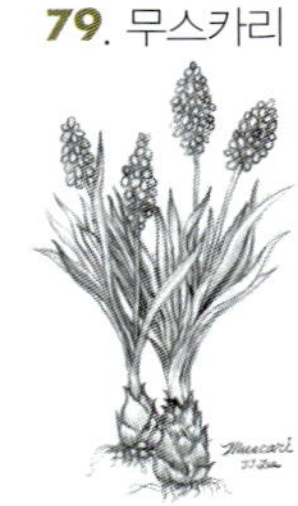

80. 바닐라난

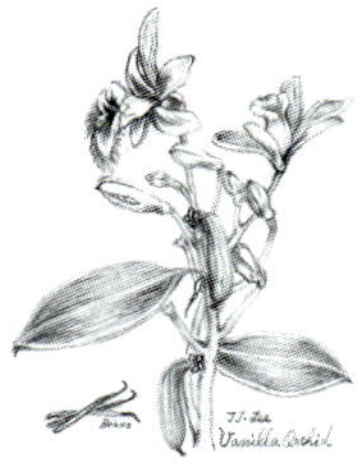

81. 보리지

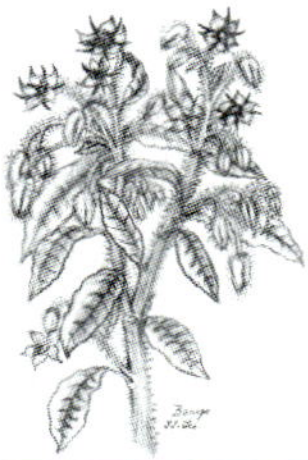

82. 블루베리

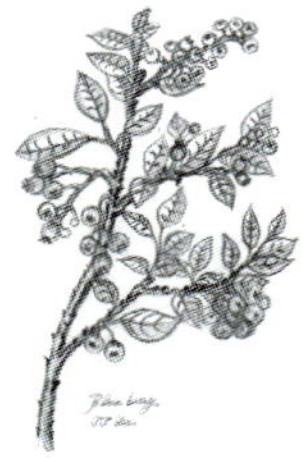

83. 크랜베리꽃

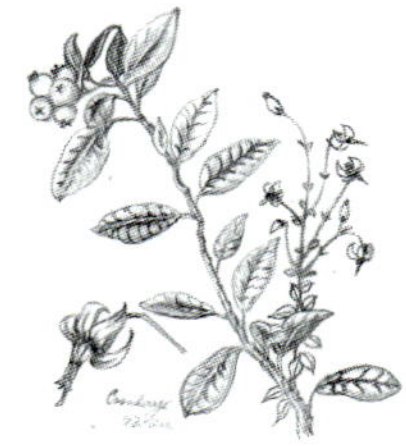

84. 페이조아

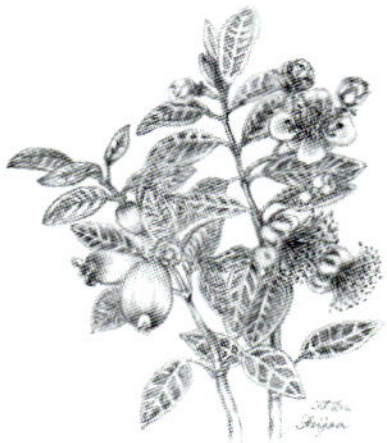

85. 산사나무

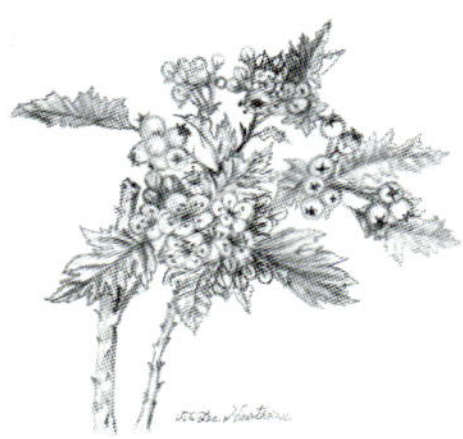

86. 윈터 세이보리

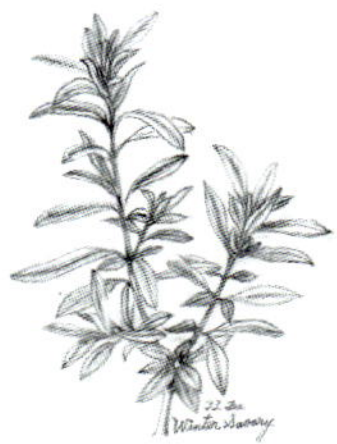

87. 와사비

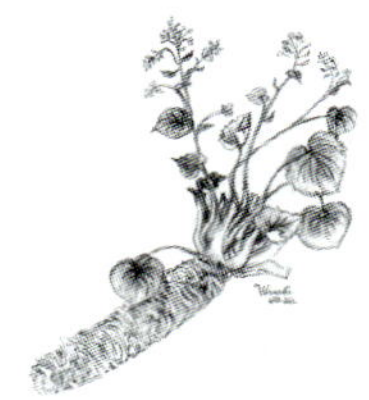

88. 향제라늄

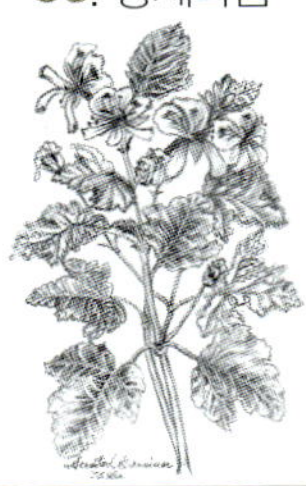

89. 원추리

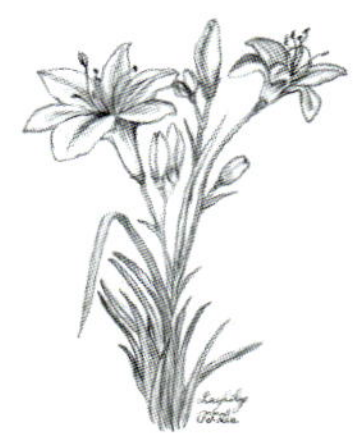

90. 스테비아

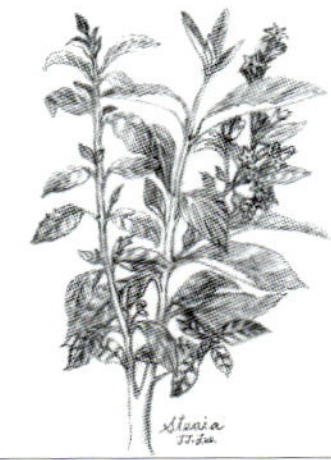

91. 녹색 강낭콩

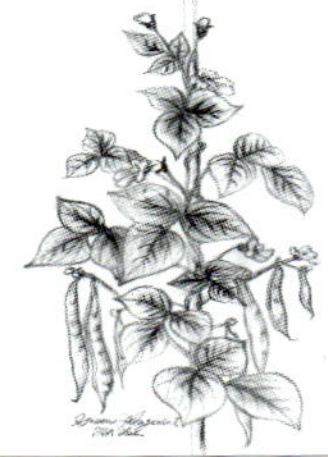

92. 크랜베리 열매

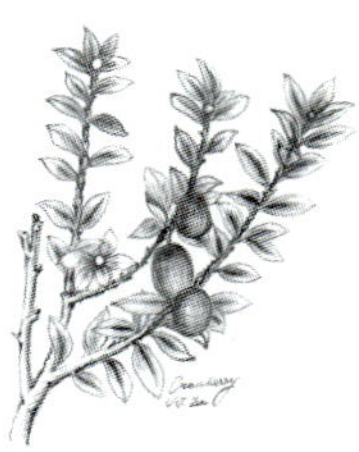

93. 페퍼콘

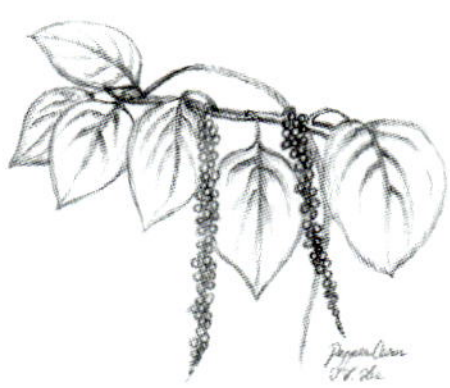

94. 재스민

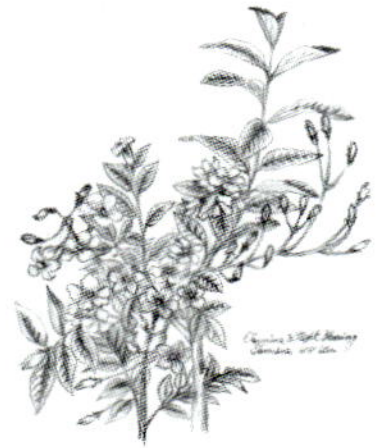

95. 동과

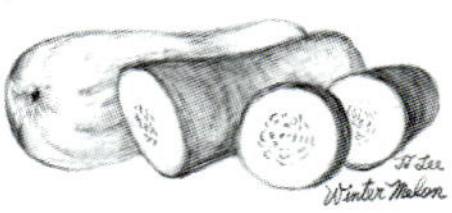

96. 멜로키아

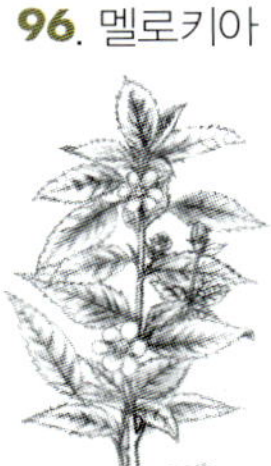

97. 레몬그라스

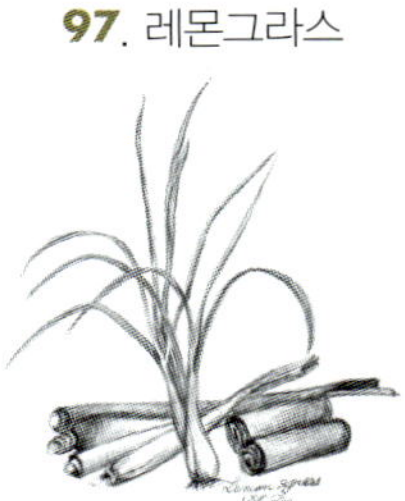

98. 카르둔

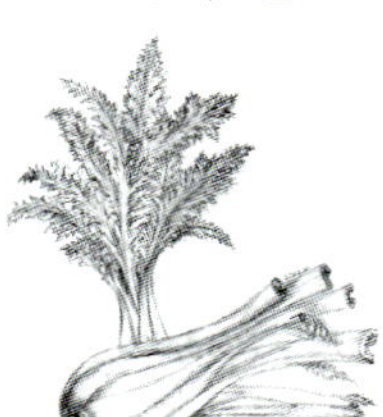

99. 레드루빈바질

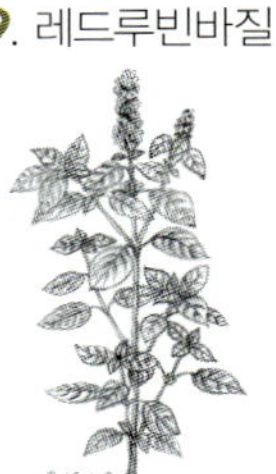

100. 스위트 바질

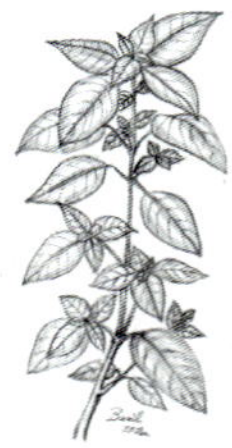

101. 타로

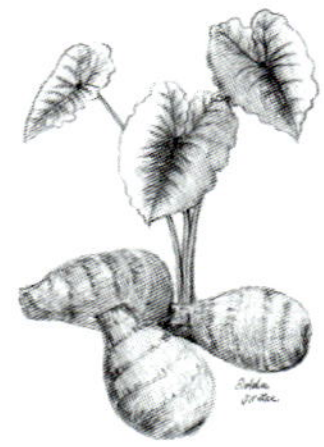

102. 피미엔토

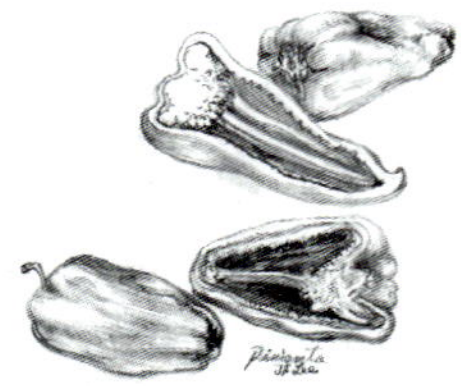

103. 도라지

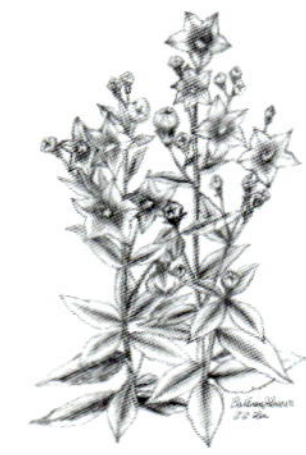

104. 페퍼민트

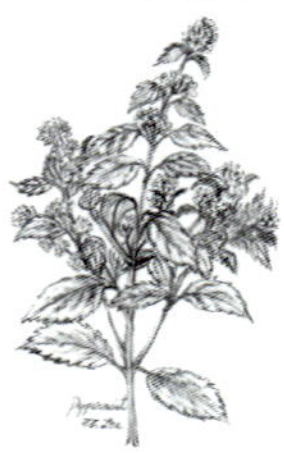

105. 아루굴라

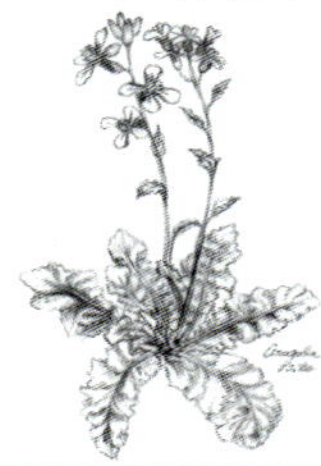

106. 아니스

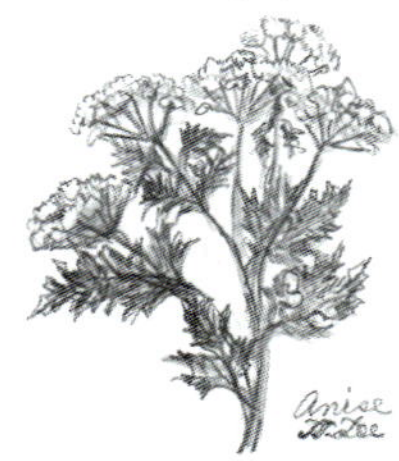

107. 칼롱지

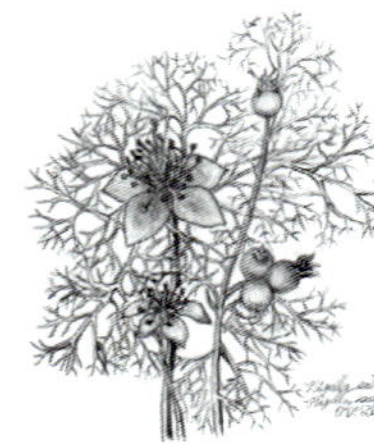

108. 캐러웨이

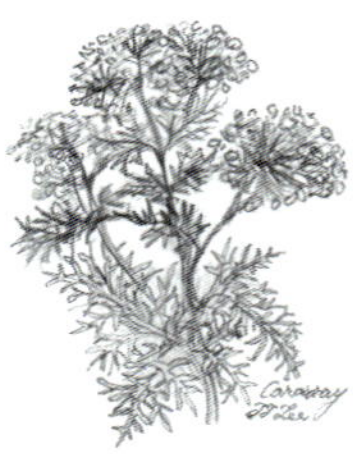

109. 메이스(Mace)

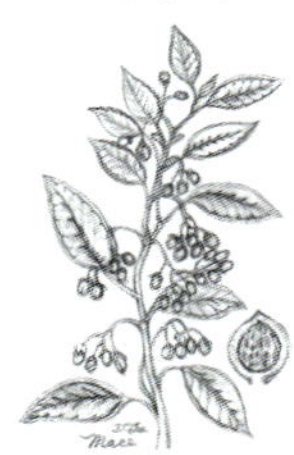

110. 부케가르니

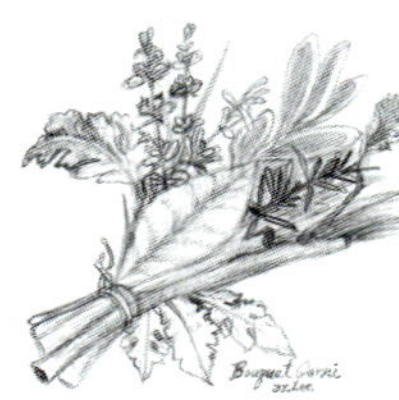

111. 너트메그

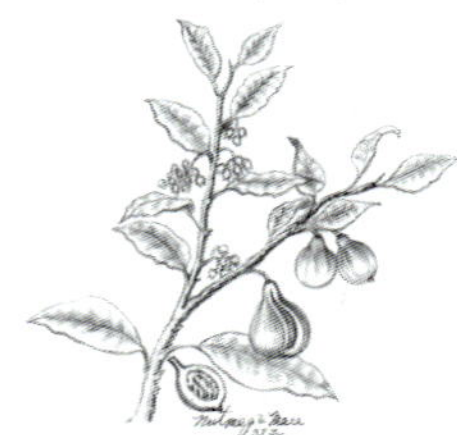

112. 아로니아

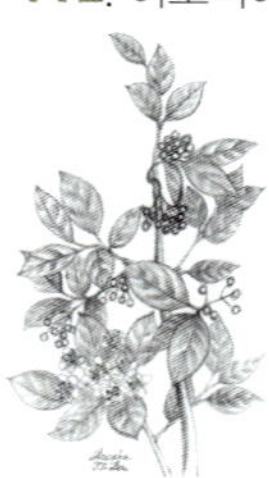

113. 샬롯

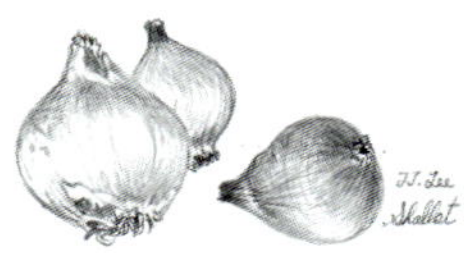

114. 차이브

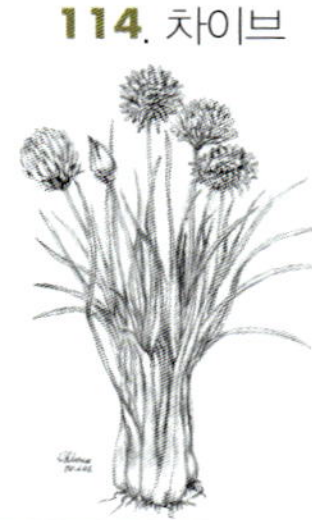

115. 스위트페퍼

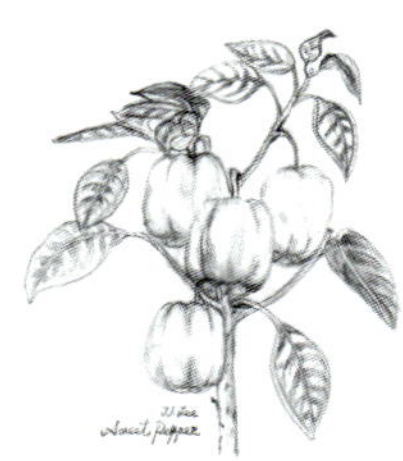

116. 타임

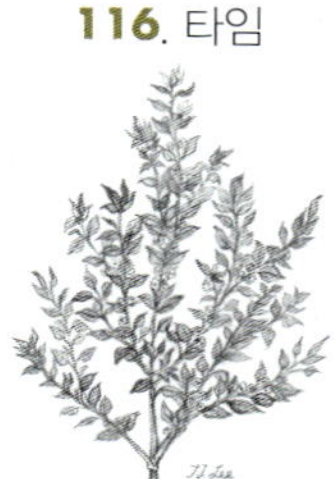

117. 생강

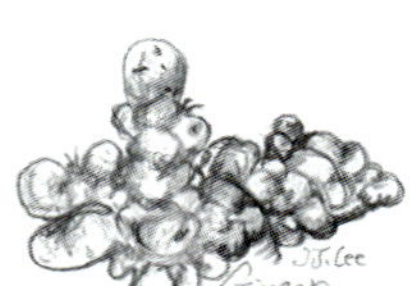

118. 클로브

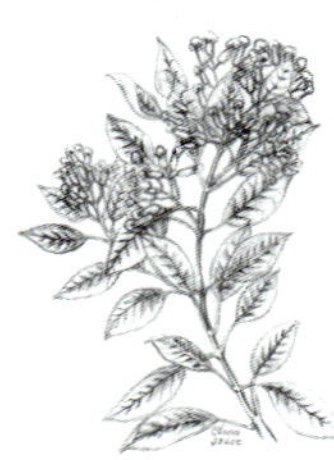

119. 케이퍼

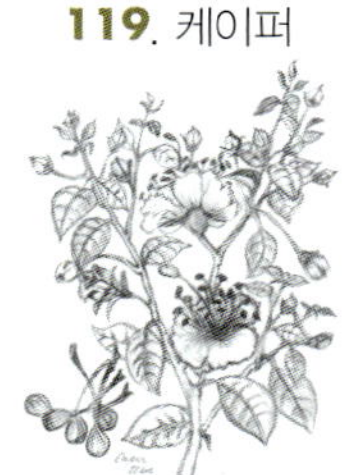

제 3 편

세계적으로 사랑받는 향신료

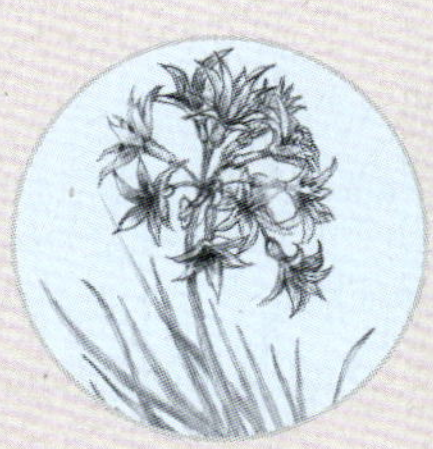
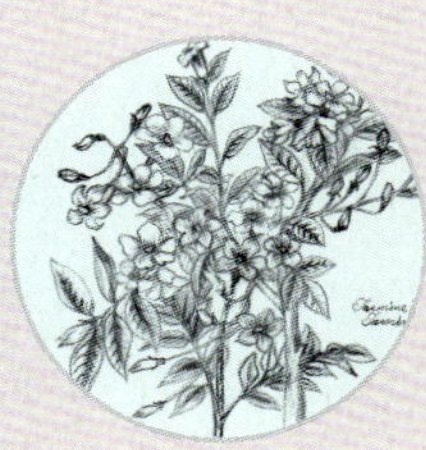
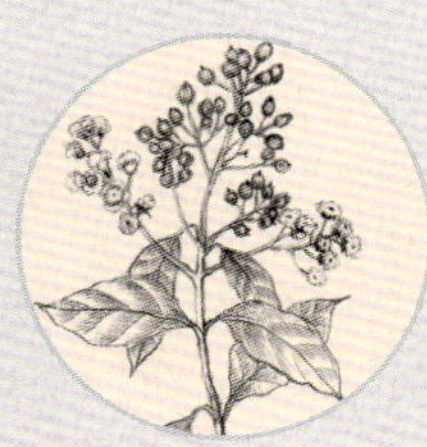
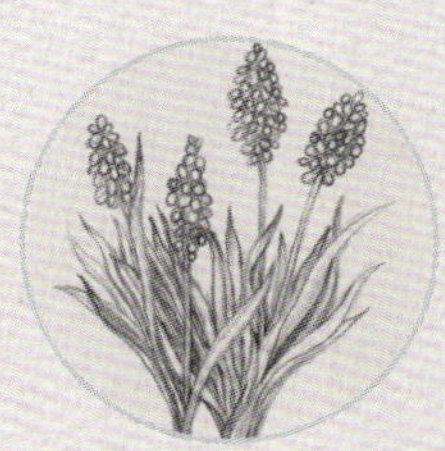

01
회향
Fennel
펜넬

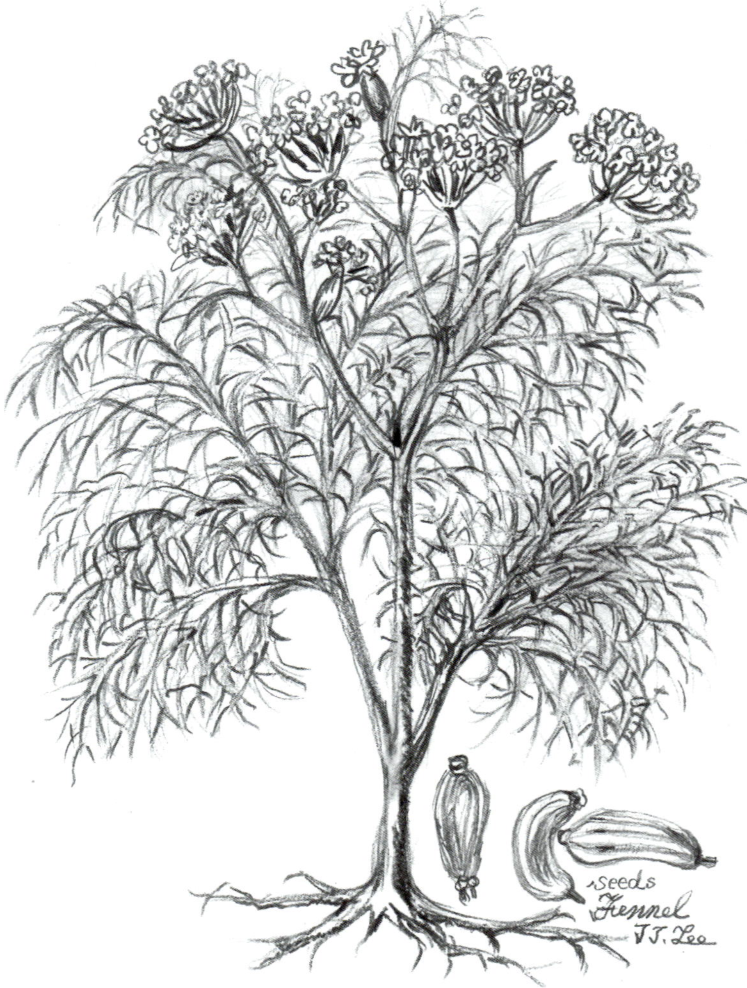

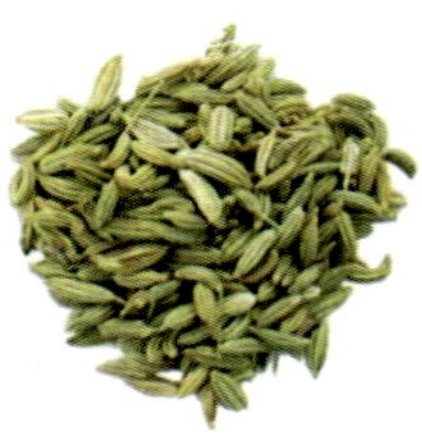

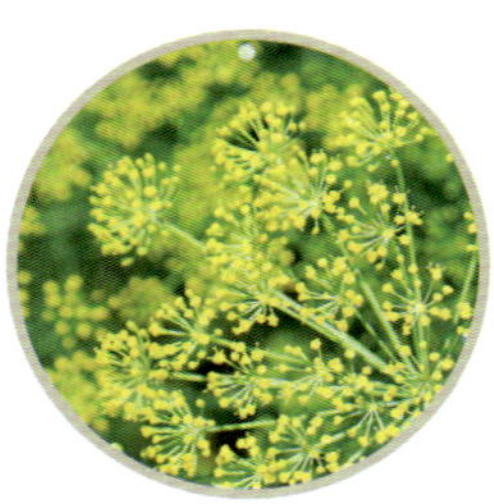

회향(Fennel)은 미나리과에 속하는 다년생 식물로서 유일한 회향속의 품종이다.

잎에는 솜털이 나고 노란 꽃이 피며, 원산지는 남부 영국 혹은 지중해 연안으로 알려지고 있는데 로마제국의 시대에 식민지 여러 지역으로 전파되면서 알려지게 되었다. 현재는 유럽 외에도 미국 등 세계 여러 나라에서 재배된다. 원산지에서는 강둑이나 해안가 어디에서나 흔히 자생하기도 한다.

회향(Fennel)은 신선한 잎이나 꽃, 뿌리, 말린 씨앗(seed) 혹은 말린 뿌리를 이용한다. 회향의 줄기는 흡사 전구처럼 밑둥이 둥글고 굵은 모양이 뿌리로 이어지는데 이것 또한 식재료로 이용된다.

회향은 약간 매운맛이 나며 전통적으로 달걀요리나 생선요리에 함께 첨가해서 많이 사용한다.

잎 색깔은 녹색이나 갈색을 띠는 것이 있는데 녹색을 띠는 것을 가장 좋은 것으로 친다.

요리에는 잎과 함께 꽃도 사용된다. 요리의 맛을 돋우기 위해 요리를 완성하는 마지막 단계에서 잎을 뿌리기도 한다. 뿌리는 수프나 스튜에 넣거나 뿌리기도 한다. 회향의 뿌리는 생것을 먹기도 하고 구워서 먹기도 한다.

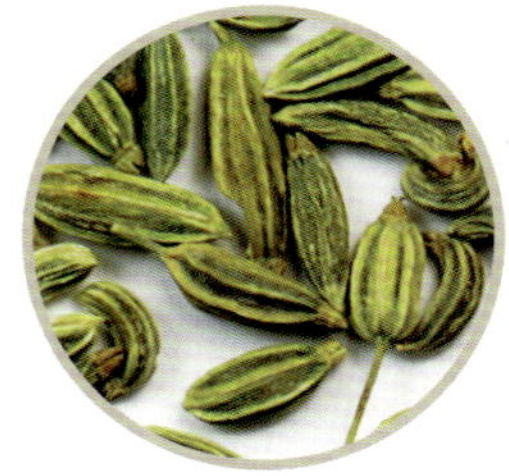

Fennel Seeds

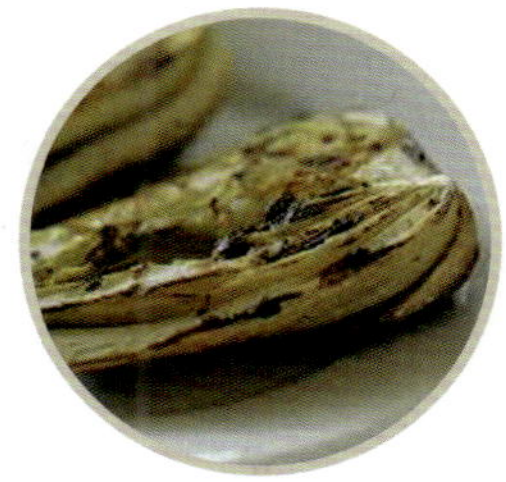

회향의 뿌리요리

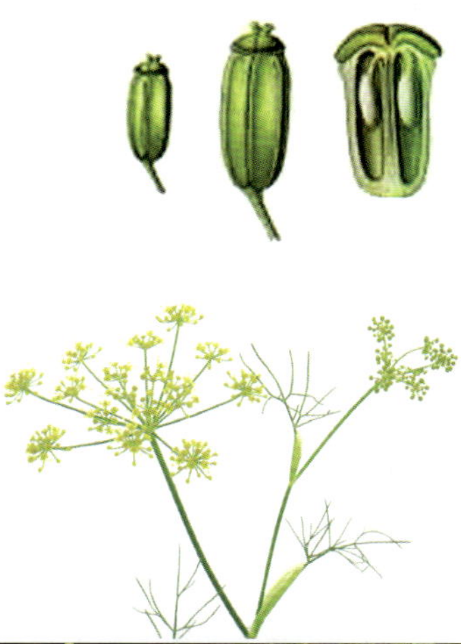

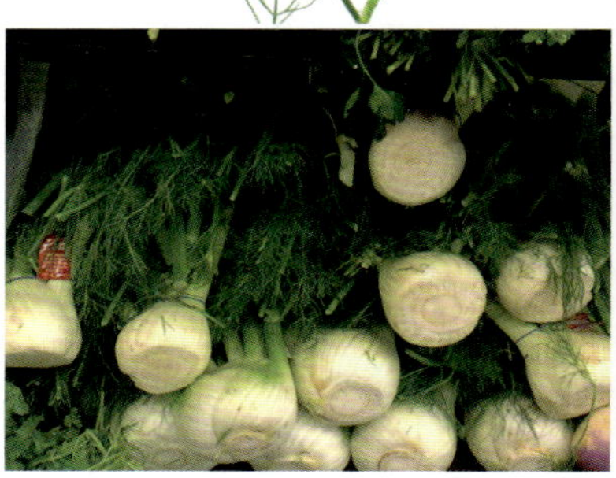

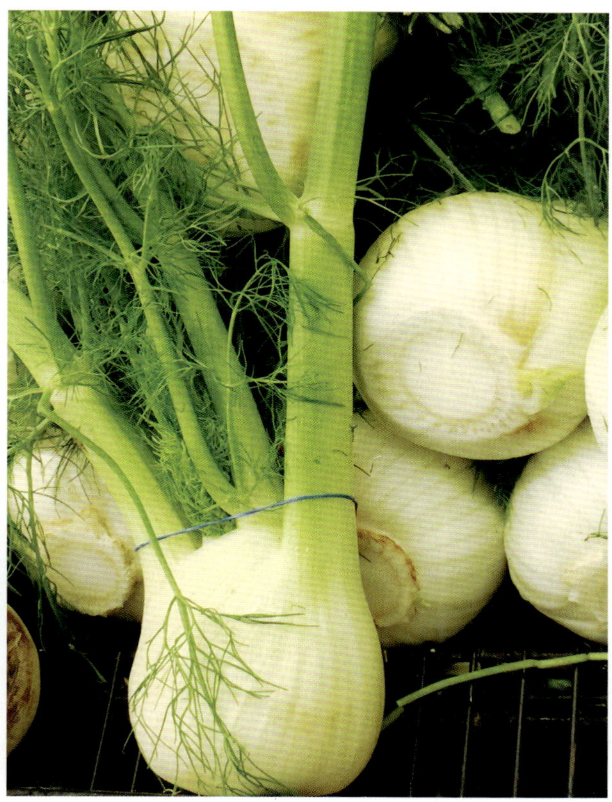

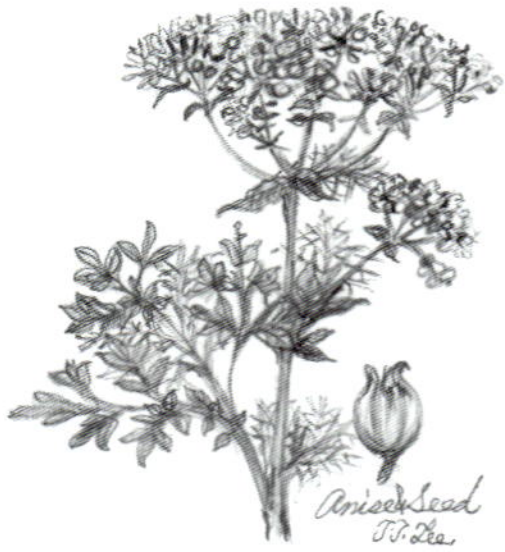

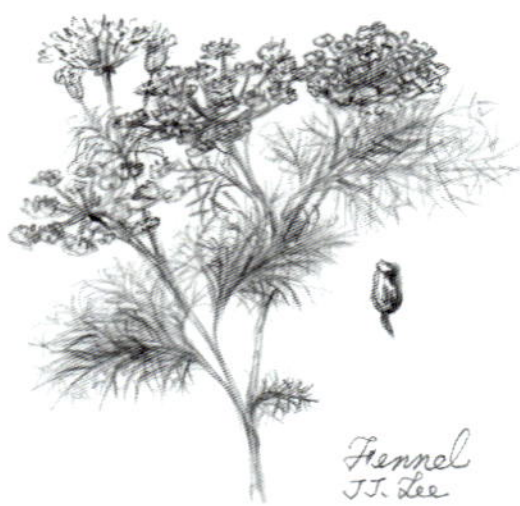

회향(Fennel)은 아니스(Anise)와도 모양과 향(aroma)이 유사하다.

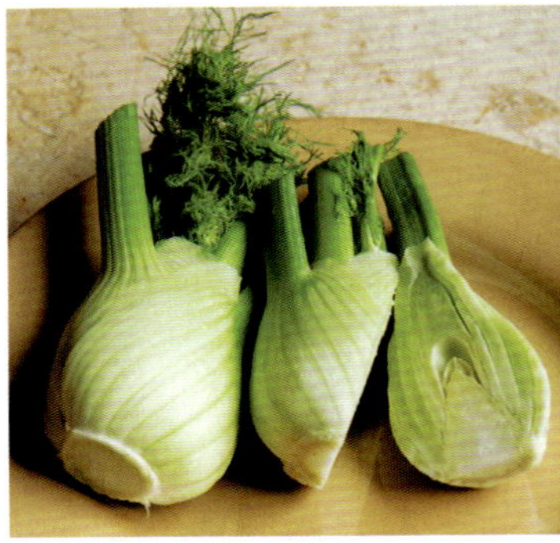

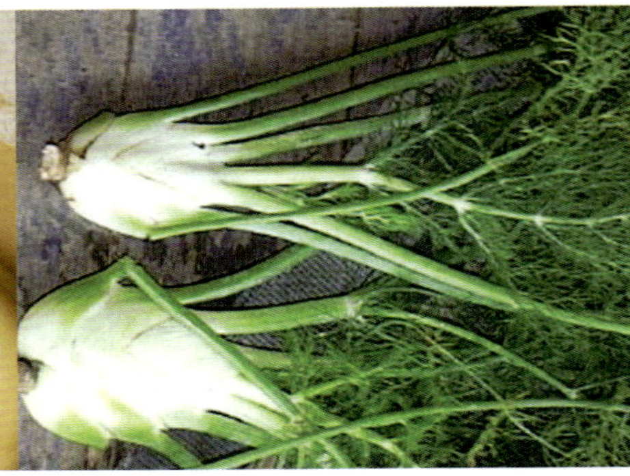

회향은 이탈리아 요리에서 가장 많이 등장하는 재료 중 하나로 샐러드, 파스타, 리조토 등의 요리에 널리 사용된다. 그 외에 이탈리아식 소시지나 미트볼(meat ball)을 만들 때 섞어 넣고 만들거나 빵 구울 때 향을 돋우기 위해 넣기도 한다.

교양 01

아로마(Aroma)

아로마(Aroma)란 향기나 방향을 뜻한다.
여러 가지 허브식물에는 특유의 향 물질이 함유되어 있다. 이런 향은 효능이 있는 허브식물의 꽃과 과일(열매), 줄기나 뿌리 등에서 추출된다.
또한 허브식물을 채취해서 에센스 등의 형태로 만들어 활용하는 것이 사용하기 편하므로 아로마란 가공된 상태의 허브를 말한다고 하겠다.
향기치료제 등으로 사용되는 향기요법용 아로마는 특정 효능이 입증된 식물의 꽃, 줄기나 뿌리 및 열매 등에서 뽑아낸 에센스 형태의 것을 이용한다고 볼 때 이것은 가공된 상태라는 것이다.

02
캐러웨이
Caraway

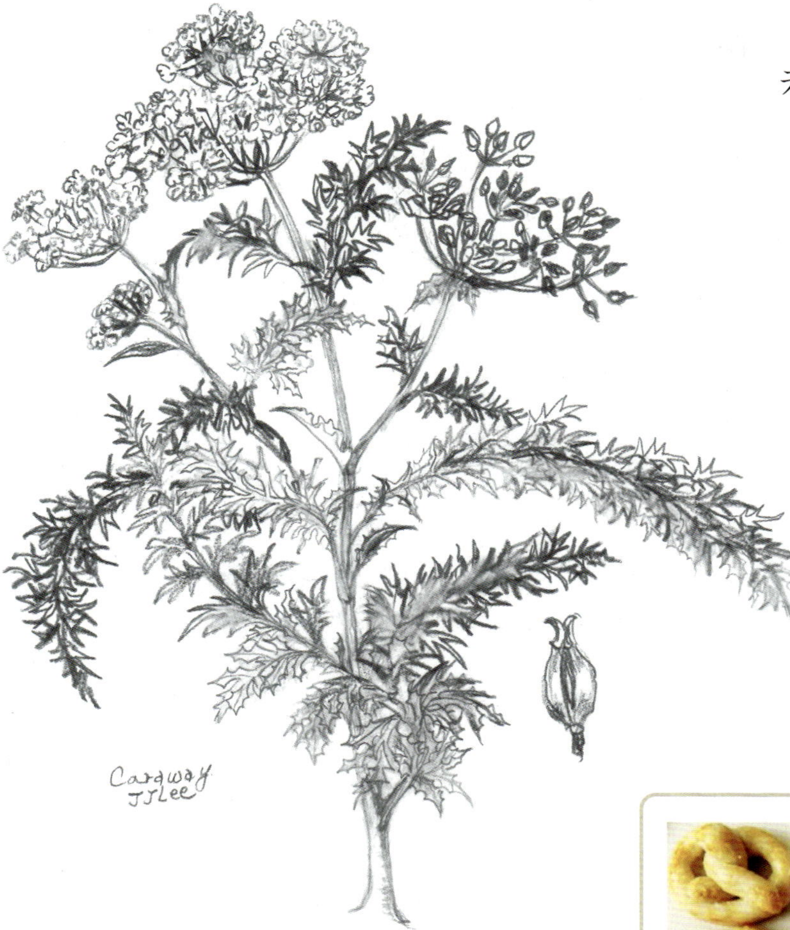

캐러웨이(Caraway)는 들에 자생하는 쌍떡잎산형화목 미나리과의 한해살이식물로 주로 말린 캐러웨이 씨앗(Caraway seed)을 사용하는 허브이다.

더러는 캐러웨이(caraway) 뿌리를 채소로 먹기도 하지만 그다지 크거나 먹음직스러운 것은 못 된다.

캐러웨이 씨앗(seeds)은 수프(soups), 스튜(stews), 각종 채소요리 및 조리에 사용된다. 캐러웨이 씨앗은 따뜻한 성질의 단맛에 이것을 비비면 약간 맵고 알알한 향미가 난다.

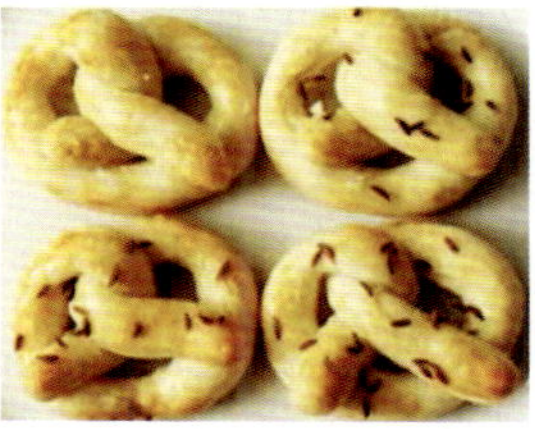

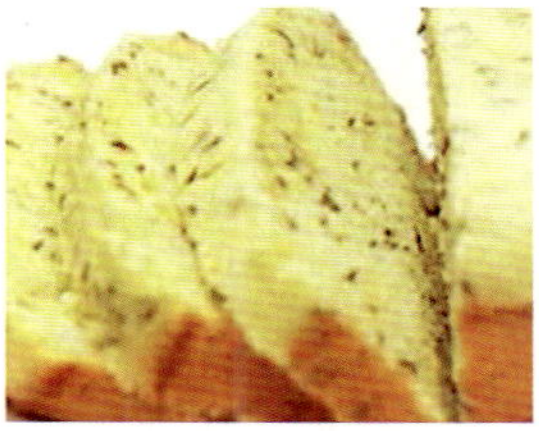

캐러웨이(Caraway)는 쌍떡잎산형화목 미나리과의 한해살이식물이다.

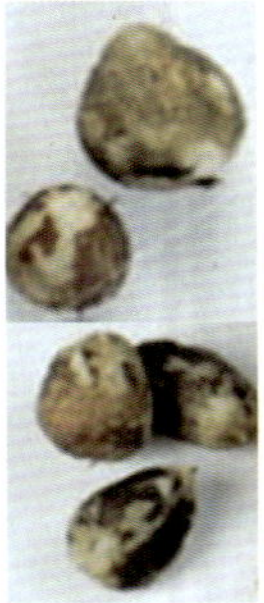

캐러웨이의 뿌리

캐러웨이 씨앗을 조리에 사용할 때에는 약한 불에 살짝 볶아 부스려서 사용하는데, 씨앗이 열매를 맺기까지는 2년이 걸린다. 캐러웨이는 그 특유의 쌉쌀한 향미로 인하여 조리에 있어서는 주로 콩디망(condiment) 등 향을 내는 데 기초로 사용되며 육류나 소시지를 가공할 때 조미용(season)으로 많이 사용된다.

요리로는 양배추 수프(cabbage soups), 양배추 절임(Sauerkraut)이나 샐러드 등에 캐러웨이(Caraway)가 많이 쓰인다.

또한 빵, 케이크, 비스킷이나 치즈(cheese) 등에 상큼한 향을 더해 준다. 호밀 빵이나 감자, 감자요리 등 쌉쌀한 맛이 잘 어울리는 빵 종류나 요리에 넣으면 풍미도 살리고 소화도 도울 수 있어서 흔히 이런 요리에 뿌려 넣는 방식으로도 많이 사용된다. 캐러웨이의 신선한 잎은 쌉싸름한 맛으로 매우 효과적인 고명(garnish)으로 곁들여 사용되기도 하는데 쉽게 변질되는 것을 막아주는 성질이 있다고 한다.

캐러웨이(Caraway)는 풍부한 식이섬유(dietary fiber)를 함유하고 있고 건강에 도움이 되는 비타민, 광물질, 영양소들이 많이 함유된 가치있는 향료이면서 소화에도 탁월한 효능이 있다고 한다.

캐러웨이는 또한 가글링(gargling)과 구강세척(mouthwash)용 향료로도 사용되고 있다.

우리가 잘 아는 사우어크라우트(Sauerkraut)의 맛을 내는 데도 캐러웨이를 사용한다.

03

식문화에 기여해 온 달콤한 향미의 아니스

Anise

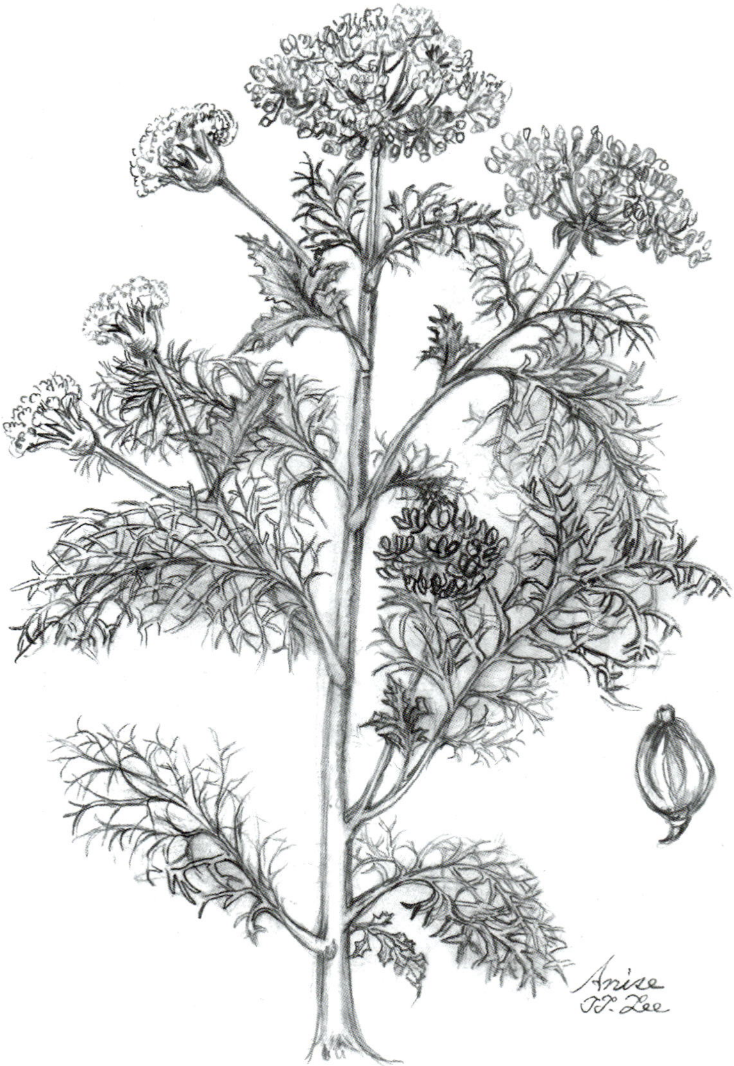

고대 이집트 원산의 허브(Herb)인 **아니스(Anise)**의 경작과 사용 역사는 길다. 일찍이 기원전 3천년경으로 거슬러 올라가야 할 만큼 오래되었다.

아니스(Anise)는 산형목의 쌍떡잎식물로 주로 씨앗(Aniseed)을 이용하는 허브(Herb)이며 가장 대표적인 원산지로는 이집트가 떠오르는데 현재는 지중해 연안, 인도, 남아메리카 등 여타 지역에서도 많이 재배되고 있다.

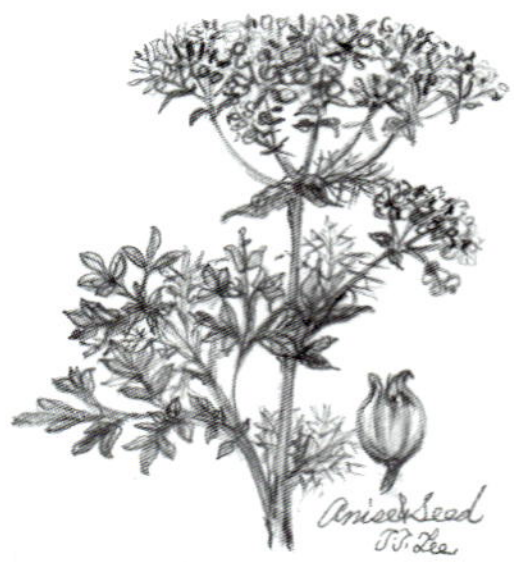

아니스(Anise)

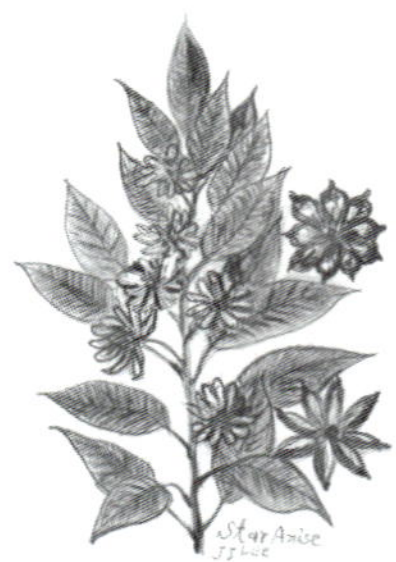

팔각(Star Anise)

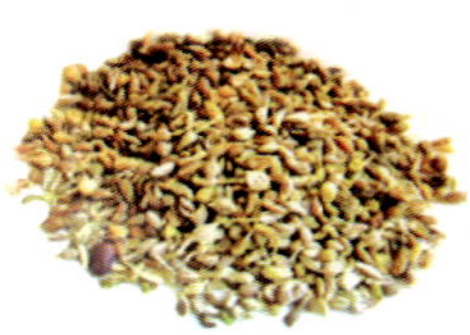

아니스씨(Aniseed)

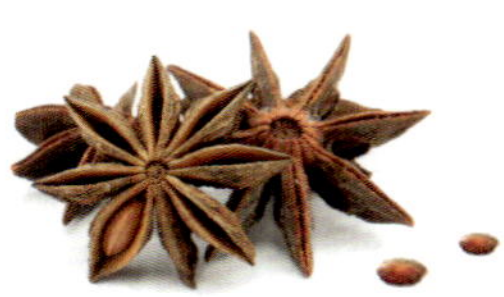

팔각(Star Aniseed)

기원전 3천년 전 고대 이집트에서 제작되던 미라에 이미 아니스(Anise)가 방취와 방부제로 사용되었다는 점에서 약용식물로서의 역사가 매우 오래되었음을 알 수 있다.

아니스(Anise)는 맛이 부드러우며 독특한 향과 단맛을 갖고 있는데 단맛의 정도는 감초보다 약간 더 달콤하다. 이처럼 아니스(Anise)가 단맛을 내는 것은 그 속에 들어 있는 아네톨이란 성분 때문이라고 한다.

아니스가 달콤한 맛의 용도로 사용될 경우에는 종자(seeds)가 특히 별모양으로 생긴 팔각(Star Anise)에서 나오는 향과 맛이 유명하기도 하고 또 선호되고 있다.

아니스(Anise)는 전형적으로 사탕, 과자류, 제빵, 케이크 등 굽거나 만드는 베이커리 식품의 단맛과 풍미를 위해서 많이 이용되는 대표적인 허브(Herb)로 맛이 부드러운 씨앗을 주로 이용한다.

또한 이에 못지않게 연성 음료수(비알코올성의 소프트 음료수) 혹은 경성 음료수(알코올성의 음료)의 제조에도 맛을 돋우는 주요 향신료로 널리 활용되고 있다.

아니스(Anise)는 또한 신선한 채로 갈아서 절여놓고 가금류(poultry)를 담가두거나 이것을 요리에 뿌리면 요리 맛을 좋게 한다. 그러므로 아니스(Anise)는 수프(soup)나 스튜(stew) 및 찜요리 등에도 많이 사용되며 인도요리인 카레(curry)의 향미를 내는 데도 사용된다. 또한 생선이나 패류를 삶을 때에도 삶는 물에 아니스 씨앗(Aniseed)을 넣고 끓이면 좋다. 아니스(Anise)는 박하(Mint) 향과 더불어 목캔디 약재로도 흔히 사용되고 있다.

히브리, 그리스, 로마인들은 아니스 씨앗(Aniseed)을 정신과 질환에 특효가 있는 특별한 식물로 생각하기도 했으며 이것이 마귀로부터 보호해 주는 식물이라는 속설을 신봉하기도 했던 것으로 전해진다. 아니스(Anise)가 향료로 미라(mummy)에 이용된 것은 부패를 막기 위한 보존재로 쓰였는데 미라(mummy)의 원래 의미가 포르투갈어로 '포대를 감는다'란 점에서도 당대에 아니스(Anise)는 약재로 접근되었음을 알 수 있다.

이처럼 아니스(Anise)는 약용, 향료, 요리용 조미료 등 다양한 목적에 사용되는데 흔히 증류를 통해 아니스(Anise)에서 추출하는 아니스유(Anise Oil)를 이용하는 경우가 많다.

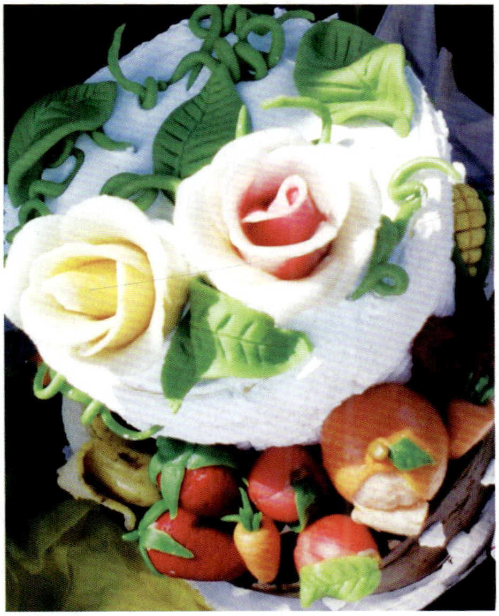

케이크, Sunna's Cookies(저자, 2011)

아니스를 넣어 만든 향긋한 허브(Herb)향의 과자(Cookies)

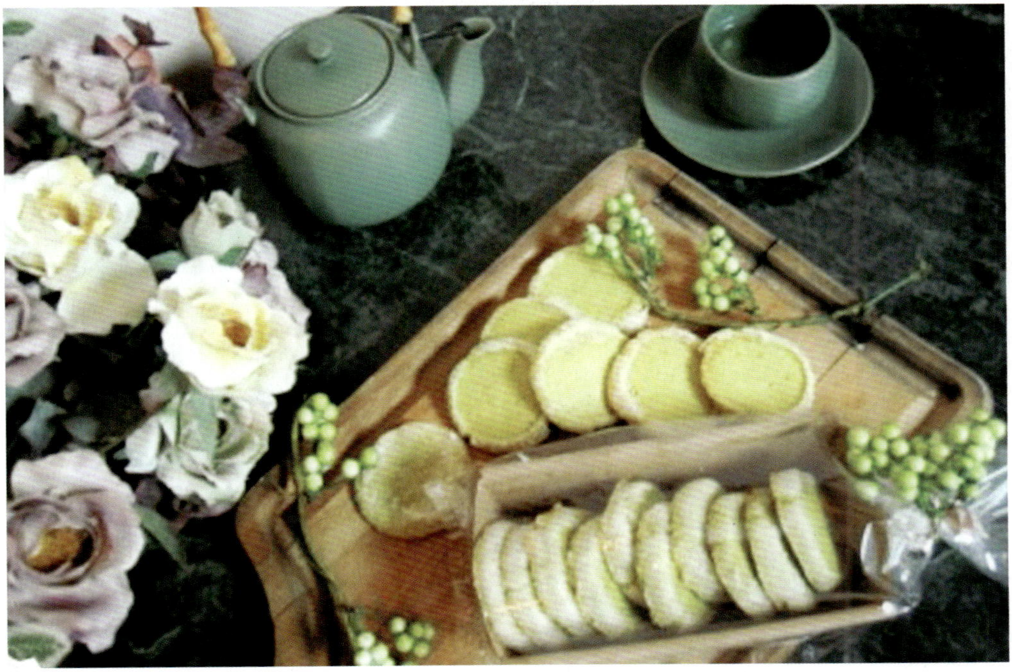

Sunna's Cookies(저자, 2010)

04

팔각
Star Anise

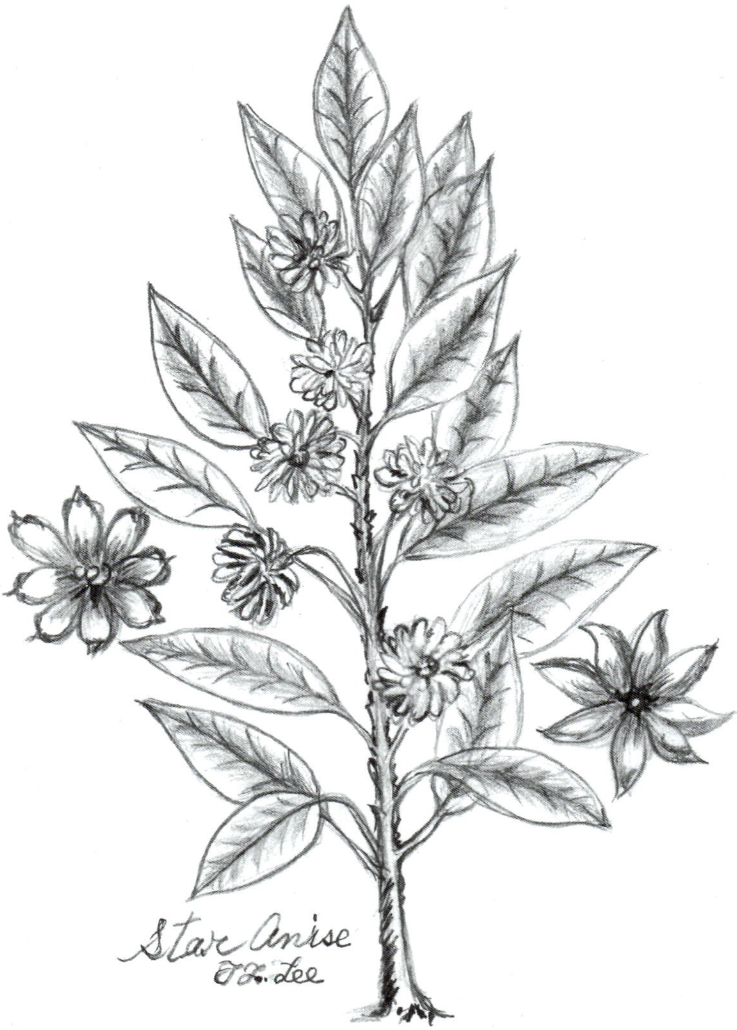

팔각(Star Anise)은 상록수에 착과되는 별 모양의 열매로 중국에서 많이 나며 중국 요리 특유의 대표적인 향미를 내는 데 사용되는 향료이다.

아니스(Anise)가 초본식물인 데 비해 팔각이라고 하는 스타아니스(Star Anise)는 목본 향신료이다.

특히 인플루엔자의 확산과 더불어 치료나 예방에 대한 효능기대감이 커지면서 근래에는 다른 용도에 대한 사람들의 관심과 인기도

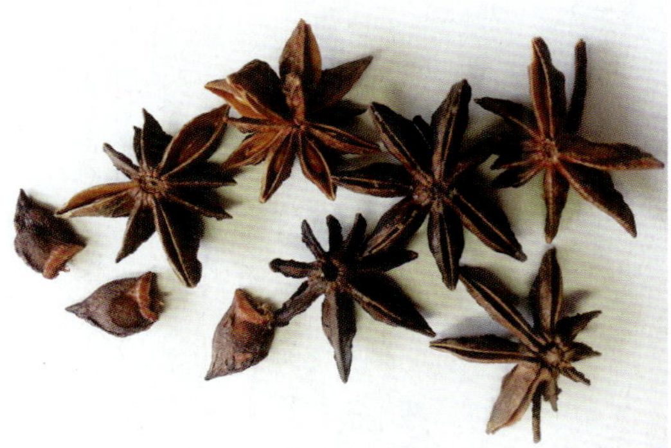

팔각은 팔각형의 깍지 안에 씨앗이 들어 있다. 이것을 국물에 넣고 끓이면 사진처럼 저절로 깍지가 떨어지기도 한다.

높아지고 있다.

아니스(Anise)의 맛과 풍미(향)는 회향(Fennel)과 유사한데 (중국에선 팔각 외에 이를 대회향 혹은 大料라고도 칭함), 특징이라면 강한 맛이 난다는 점이다. 감초, 회향, 타라곤과도 흡사한 맛이라고 할 수 있다.

팔각(Star Anise: 따료)은 정향, 계피, 진피(건조한 귤껍질), 산초 등의 5향을 가지고 만드는 중국 요리 오향장육의 기본재료 중 가장 기본이 되는 허브로 사용되고 있다.

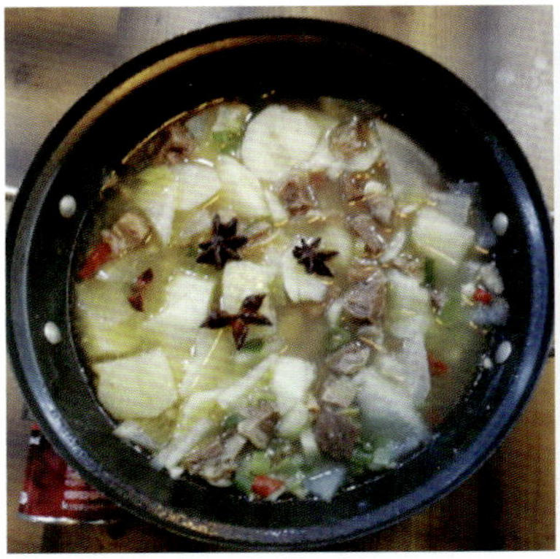

▲ 팔각을 허브로 넣어 국물을 끓인 중국의 쇠고기 감자탕(뉴나이 뚠 투또우)

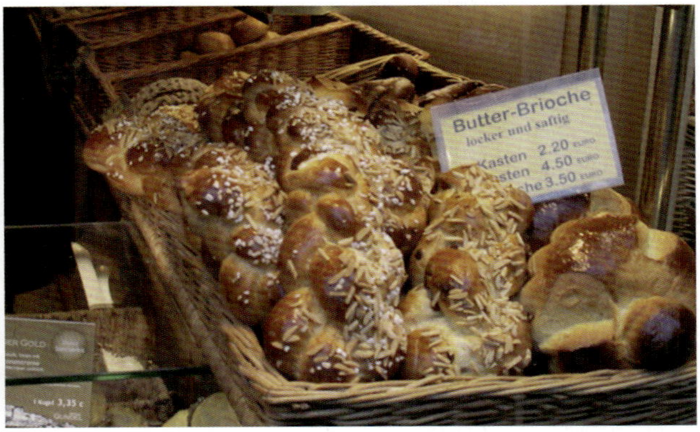

유럽 빵가게에서, 2013

4-1 아니스를 이용한 리큐어 아니세트(Anisette)와 여러 가지 리큐어(Liqueur)

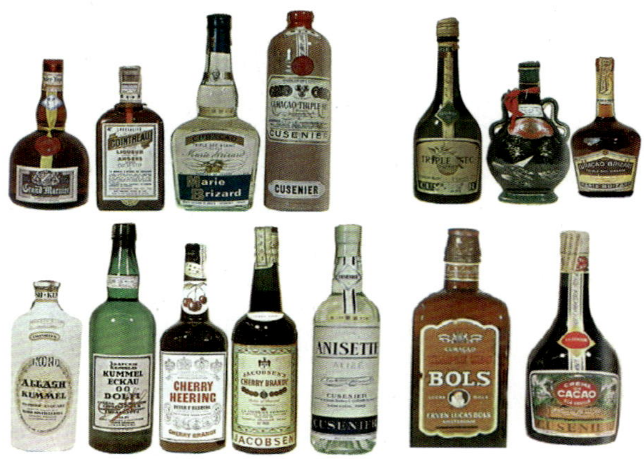

여러 가지 리큐어(Liqueur)

교양 02

리큐어(Liqueur)와 음료의 분류

음료(Beverage)를 크게 나누면, 알코올성분(주정분)을 함유한 경성음료(Hard Drinks)와 비알코올성 연성음료(Soft Drinks)가 있다.

향료(Herb)는 이들 두 가지 음료수의 제조나 주조에 모두 향신료로 널리 이용되고 있다.

아니세트(Anisette) 같은 리큐어(Liqueur)는 향신료로 아니스(Anise)를 첨가한 술이다(사진 참조).

리큐어(Liqueur)는 맛과 향 및 맛을 돋우어 미각, 시각, 후각을 즐겁게 해주거나 자극할 재료로 허브, 색상 등을 일반적으로 첨가하는 첨가주를 말한다. 그만큼 리큐어(Liqueur)의 종류는 세계적으로 매우 다양하고 많다.

여기서는 그중 대표적인 몇 가지만 사진으로 올려보았다. 식사는 역사적으로 음료와 함께 발전해 왔다. 그러므로 식품문화에 대한 지식이나 교양을 위해서는 어느 정도 음료와 주류에 대한 지식을 가지고 음료문화에도 일가견을 가질 필요가 있고 사업적으로는 물론 민간이나 정치외교적으로도 그 매너가 매우 중요하다. 그런 교양인, 문화인으로서 시발점을 마련하려는 의미에서 참고하도록 리큐어를 언급하고 제시해 보았다.

이렇게 리큐어(Liqueur)는 특히 아름다운 색깔과 향이 좋고 단맛이 많아서 대부분의 여성들이 애호하는 술이기도 하지만 실제로는 남성들이 더 많이 마신다.

05
커민시드
Cumin Seed

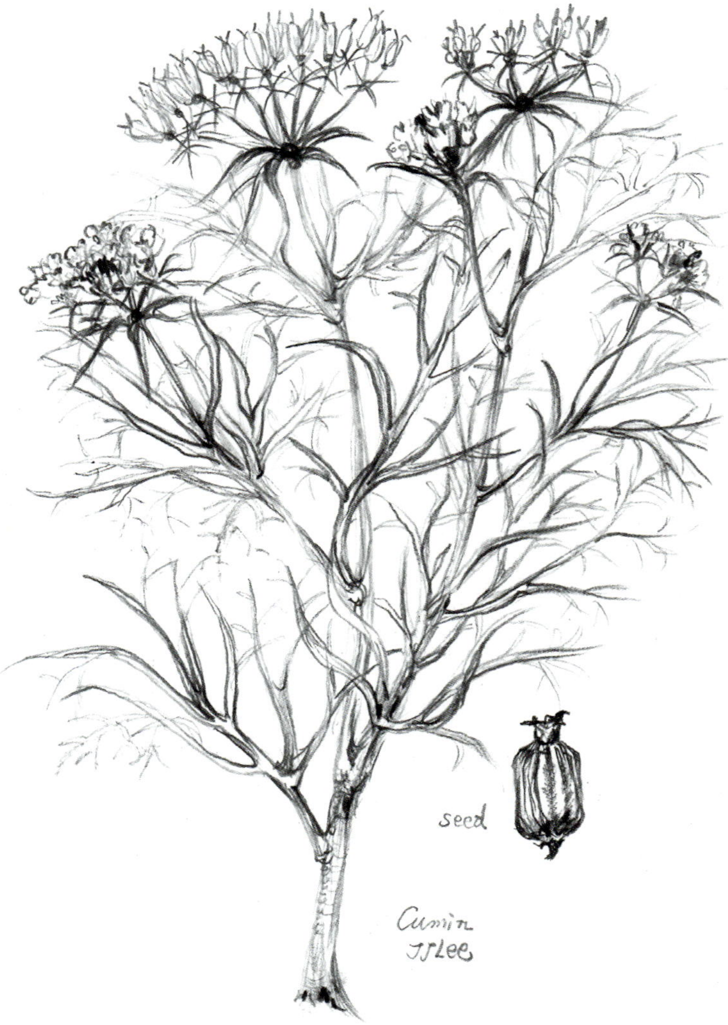

커민(Cumin)은 중동요리에 사용되는 중요한 허브(Herb)이다. 글로벌화로 부상되는 할랄식품(Halal Food) 차원에서도 접근해 볼 필요성이 크다.

커민(Cumin)은 미나리과의 일년생 식물로 원산지가 중국 혹은 이집트인데, 주산지는 인도, 모로코, 이집트 등지이다.

말미나리에서 얻는 가장 일반적 향신료인 커민(Cumin)의 종자(seed)는 가늘고 작으며 약간 쓴맛과 함께 감귤향이 난다.

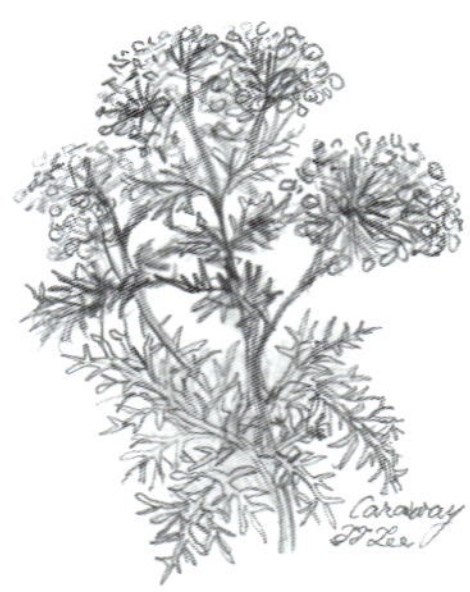

커민씨앗(Cumin Seed)은 캐러웨이(Caraway)종자와 유사하나 그 모양이 더 길고 향도 더 진하다.

근래에 우리나라에서도 민간과 행정부 등 민관 양측에서 경제적 성과를 중심으로 전에 없이 적극적으로 접근되고 있는 할랄식품(Halal Food)에의 관심이 부상되고 있다. 그만큼 관련분야에 대한 지식이나 경험 및 전문가도 많이 부족한 상태이므로 글로벌 경쟁에 대비한 인적 인프라가 비교적 취약하다고 하겠다. 이러한 산업적 · 외교적 관심 부상과 더불어 향후 문화적인 교류나 관계증진을 고려할 때 한 번쯤 생각해 볼 여지가 있는 것이 바로 중동지방에서 가장 선호하는 향신료와 음식이라고 하겠다. 커민(Cumin)은 그중 기초가 되는 향신료 중 하나로 중시돼야 할 재료이다.

중국에서는 커민(Cumin)을 쯔란이라 하는데 양고기 등을 이용한 중국 요리에 많이 쓰고 있다. 중국 서안 등 서북지방에서는 빵을 구울 때 향미를 살리기 위해 이 커민(Cumin) 종자를 같이 넣는데 아마도 외국과의 통상외교가 활발했던 중국 당대(唐王朝)의 산업관계로 이미 내왕하고 있던 현재의 중동지역인 서역인들에 의해서 중국에 소개되고 도입된 것이 아닐까 생각한다.

중국에서는 일반 가정에서도 여러 가지 향료를 사용하고 있다. 그만큼 일찍부터 발전되었던 중국 외식문화의 일면과 함께 국제적

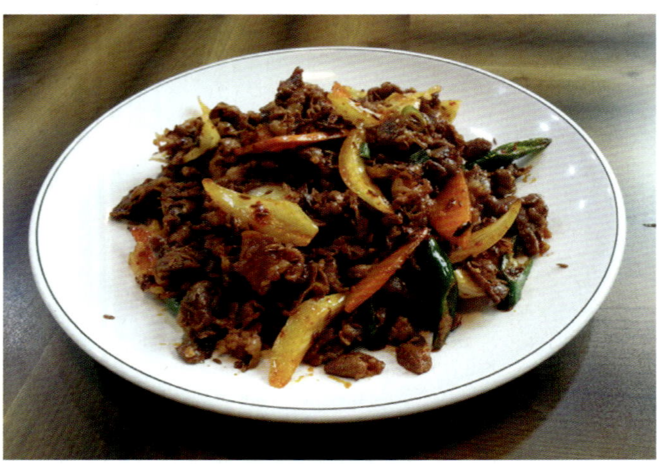

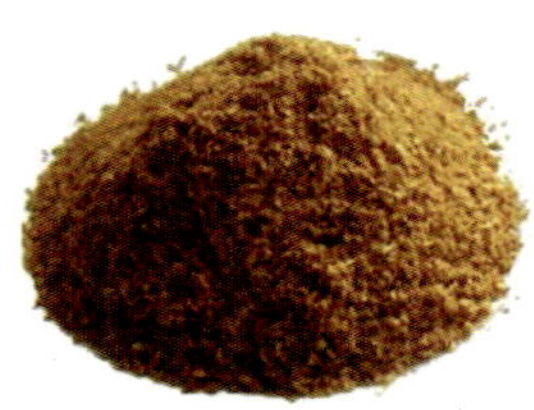

커민(Cumin)을 향료로 이용한 중국 양고기요리(쯔란 양로우)이다(左). 요리 위의 작은 점들이 커민시드이다.

인 교역범주도 넓었음을 알 수 있다. 그러므로 우리나라에서도 외국과의 교역이 일반화된 글로벌 사회에서 국제적인 요리와 그들이 사용하는 허브에 대한 기초이해는 민간이나 산업, 정치, 외교적인 측면에서 불가피하고 또 필요한 일임을 인식하는 것이 급선무일 것이다.

그러나 커민(Cumin)은 역시 중동인들의 생활 깊숙이 뿌리를 내린 중동의 대표적인 허브로서 매우 중요하게 이용되는 만큼 이에 대한 이해를 요한다. 이것을 요리에 그냥 넣기도 하지만 작은 씨앗 때문에 요리의 색깔이나 모양이 그다지 좋아 보이지도 않고 빻아서 사용할 경우 향도 좋기 때문에 주로 씨앗을 곱게 빻아서 사용한다.

커민(Cumin)은 그 특유의 향이 매우 자극적이고 후추처럼 매운 맛도 있어서 다른 향과 같이 사용할 경우 이를 가릴 수가 있다.

최근의 여행 트렌드와 더불어 우리나라 젊은이들도 외국의 민속요리가 그리 낯설지만은 않다. 그들은 터키(Turkey)의 전통요리인 케밥(Kebab)을 좋아하는데 케밥의 독특한 향을 내는 허브로 커민(Cumin)향을 사용하고 있다.

케밥(Kebab)은 얇게 썬 양고기, 쇠고기, 닭고기 등 여러 가지 고기를 기다란 꼬치에 끼워서 숯불에 구워내는 터키의 대표적인 요리인데 지금은 숯불구이보다는 좀 편리한 방식으로 요리하고 있다.

커민(Cumin)은 인도의 카레라이스(curried rice) 등 카레요리에도 빠져서는 안되는 향신료이고 칠리 파우더(Chilli powder)에도 향신료로 사용되며 특히 수프나 스튜(stew) 요리, 치즈, 피클 담글 때 그리고 제빵에도 사용되고 있다.

할랄식품(Halal Food)시장의 부상과 글로벌 교역경쟁

글로벌화 트렌드와 더불어 세계 여러 나라와 글로벌 기업은 물론 우리나라에도 새로이 도입되면서 식품교역의 가능성도 부상되는 식품시장이 할랄식품시장이다. 할랄(Halal)이란 아랍어로 '허용된 것' 혹은 '신이 허락한 좋은 것'이란 의미이다. '할랄식품(Halal Food)'이란 이슬람 율법에 따라 교도들이 '먹을 수 있는 식품'으로 인정하고 허용한 식품으로, 먹으면 안되는 것(Haram)과는 엄격하게 구별하고 있기 때문에 무슬림 식문화는 안전하고 건강한 식품을 상징하는 키워드로 급부상하고 있다.

좀 더 정확히 말하면 중동이라기보다는 이슬람 교도들인 무슬림들(Muslim)이 먹거나 사용가능한 율법상 엄격한 기준을 통하여 허용된 식품(67%), 의약품(22%) 및 화장품(10%) 등을 포괄하는 할랄제품 중 대부분이 식품류이다.

유대교(Jewish; Jew)의 코셔인증(Kosher Certification)필의 코셔식품(Kosher Food)과 요리가 있다면, 이슬람교도들에게도 특유의 형식으로 인정된 할랄인증(Halal Certification)필의 할랄식품(Halal Food)이 있다.

حلال HALAL כשר כשר COR

할랄인증 마크와 코셔인증 마크

이들 식문화들은 건강과 지속가능성의 라이프스타일을 추구하는 웰빙시대의 로하스(LOHAS) 사조에 부합되는 건강식품으로서 새로운 조명을 받고 있다. 각기 다른 두 개의 종교문화권에서 요구하는 엄격한 식품품질과 위생기준 및 도덕성에 따른 식품안전성의 기대와 요구 때문이라 하겠다. 이는 식품안전과 이를 통한 식사경험에서 행복을 추구하려는 것이라고 하겠다.

할랄식품(Halal Food)에서는 채소, 과일, 곡물 등의 모든 식물성 식품과 요리, 그리고 어류와 패류 같은 해산물 등은 무슬림이 자유롭게 먹고 사용할 수 있도록 허용되지만 육류 중 돼지고기, 개, 고양이 등의 고기나 식용으로 허용된 동물이라도 자연사한 것이거나 무자비하게 도살된 육류는 할랄식품으로 허용되지 않는다. 정신을 흐리게 하는 주성분(알코올성분)이 함유된 술이나 마약류 등도 무슬림에게 사용이 금지된 식품이다. 이처럼 이슬람교도들이 먹거나 요리하는 데 사용이 금지된 식품을 하람식품(Haram Food)이라고 한다.

먹을 수 있도록 허용된 육류들인 쇠고기와 양고기 및 염소고기, 닭고기(鷄肉)조차도 도축될 때 이슬람식(코란기도문 암송 후 알라의 이름으로 지정된 도축과정과 메카 방향으로 단칼에 정맥을 끊어 피를 빼고 고통을 주지 않는 위생적인 방식)을 따라야만 한다. 이처럼 무슬림 율법에

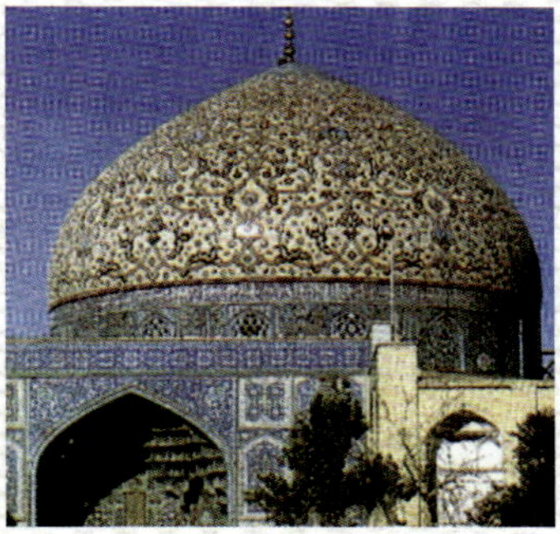

이슬람사원인 모스크(mosque)의 외관
맥도날드(McDonald)나 네슬레(Nestle) 등
대규모 다국적기업들은 발 빠르게
할랄식품(Halal Food)시장에 진입했다.

정해진 방식대로 도축된 육류여야만 먹을 수 있도록 할랄식품(Certified Halal Food)으로 인증된다. 또한 할랄인증(Halal Certification)은 독(poison), 정신혼미, 위험(risk) 등의 요소들이 없어야만 하는 3무(無)조건의 충족을 요하는 등 이슬람권역과의 식품교역 성사에 최선결 조건으로 작용되고 있다. 식품, 특히 도축과 관련해서 피를 금기시하는 것은 이스라엘의 코셔식품(Kosher Food)에서와도 별 다를 게 없는 유사점으로 보인다.

세계적으로 할랄식품(Halal Food)에 대한 관심이 고조됨으로써 전 세계 이슬람 교세확장과 더불어 16억 인구의 이슬람권 거대 할랄(Halal) 농식품 및 제품(재료)의 소비시장(약 1조 달러 규모의 시장)을 겨냥한 수출(2015년에 우리나라는 아랍에미리트와 식품수출 양해각서를 체결하면서 지금까지 약 U.S.$7억이던 거래규모를 12억 달러로 증가할 계획 수립 중)과 거래규모 확대를 겨냥한 세계 농수산물 수출시장에서의 경쟁도 뜨거워지고 있다. 이슬람권의 세계식품시장의 점유율이 약 16~19%로 제고되는 추세에서 수출실적 증대 실현을 위해서는 무엇보다도 **할랄인증(Halal Certification) 획득**이 선결과제이므로 각국의 할랄식품에 대한 관심과 연구열풍도 더욱 거세질 전망이다.

이미 우리나라 기업 중에도 2009년 이래 주로 과자류와 치킨 등 할랄식품 인증을 받은 제품 생산과 수출실적을 가진 업체들이 생기면서 농식품부, 산림청, 전라도, 경상도 등 지자체에서도 할랄식품 산업발전 대책과 R&D관련 계획을 수립하고 주로 통상차원에서 업무 추진이 이루어지고 있다.

할랄식품(Halal Food)은 위생적인 식품으로서의 세계적인 인식은 물론 새로이 공략할 거대한 잠재식품시장으로 조명됨으로써 각 지역 혹은 국가 간에 관련지역에 대한 교역전 양상으로 전개될 조짐 속에 경쟁도 더욱 치열해질 전망이다.

허브와 관련해서는 인도의 힌두교식 아유르베다 식품이나 허브(Ayurvedic Food or Herb)의 기여도가 크고 그 중요성에 대한 인식이 제고되는 추세지만, 식품교역의 가능성 측면에서 아직은 시장으로 지각되지 못하는 상태에서 경쟁은 비교적 이루어지고 있지 않은 상태이다.

06

포피시드

Poppy Seed

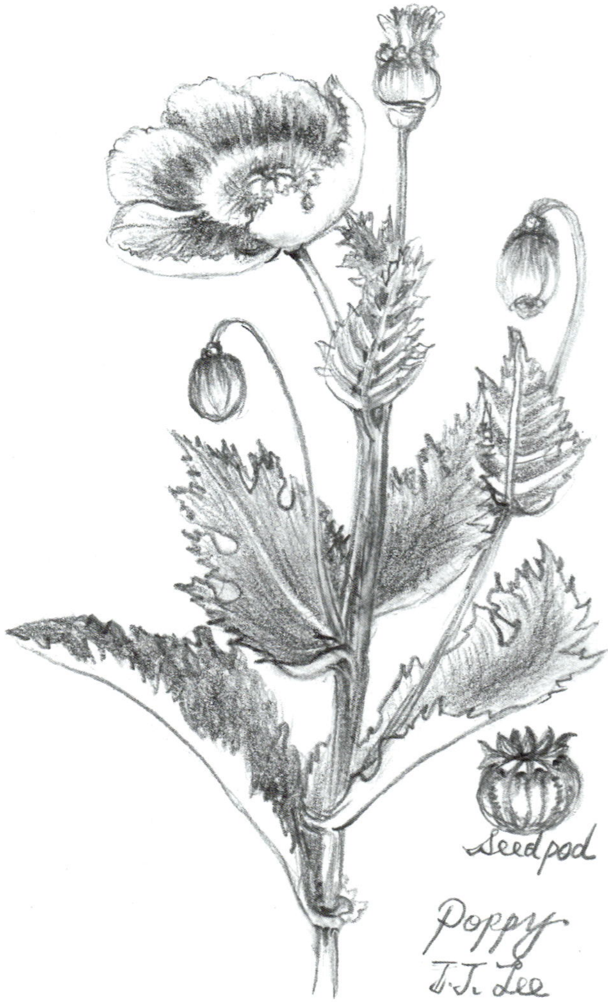

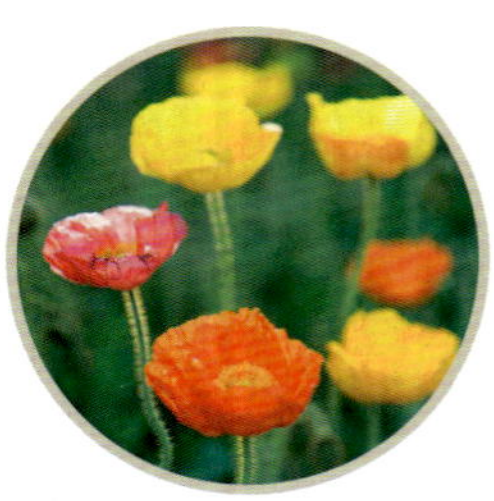

포피시드(Poppy Seed)란 양귀비꽃 씨앗을 말한다. 그러나 아편 전쟁에 나왔던 아편(opium) 생산용 식물과는 달리 식용 씨앗과 기름을 위해 재배되는 것이다.

양귀비(Poppy)는 양비귀과 두해살이 초본인데 중동지방에서는 널리 분포되어 자라고 있다. 그러나 식용으로 재배되는 이 초본의 꽃씨인 양귀비 씨앗(Poppy Seed)에는 동아시아에서 재배되던 양귀비와는 달리 아편(opium)이 함유되지 않은 식용기름이 들어 있으므로 씨앗이나 그 씨앗으로 만든 기름(Poppy Seed Oil)을 이용한다. 이것은 주로 특정 유형의 빵을 만드는 데 사용되고 있다.

식용의 이 양귀비 씨앗은 생산되는 지방에 따라 그 색깔이 다양해서 검은색(중동산), 노란 크림색(인도산), 갈색(터키산) 및 흰색이나 푸른색 혹은 회색(유럽)의 씨앗을 얻을 수 있다.

양귀비 씨앗 기름(Poppy Seed Oil)은 조미료로도 사용되는데 샐러드 드레싱(salad dressing)에 이 기름을 넣어 사용하면 매우 부드럽고 신비한 맛을 낸다. 또한 이 양귀비 씨앗 기름(poppy油)은 마치 올리브 기름(油)처럼 바삭하게 구운 빵을 찍어 먹어도 잘 어울린다.

포피시드(Poppy Seed)는 여러 가지 색상을 이용해서 먹음직스러운 샌드위치 등 각종 빵류의 표면(주로)에 모양을 맵시있게 만들어내는 데도 일반적으로 많이 사용되지만 특히 빵의 향을 더해 빵맛을 내는 데도 효과적이다.

최근 우리나라 젊은 층을 중심으로 전과는 달리 베이글(Bagel), 치즈 등 간단한 식사대용으로도 빵의 인기가 높아지는 추세에서 이런 유의 빵을 더 많이 접할 기회가 많아질 것으로 보인다. 사진에서 보듯이 시각적으로도 각종 둥근 빵류(pastries)의 장식을 겸해 향미를 살리는 데 작은 양귀비씨(Poppy Seed)를 뿌리면 미각을 자극할 뿐만 아니라 시각적으로도 아름답다.

현대에는 각국 간 사람들의 내왕에 따른 문화적 교류가 빈번해지면서 식생활도 글로벌화되는 추세이다. 다양한 음식을 접해 본 경험을 통하여 단지 자국음식뿐만 아니라 다양한 민속음식들에 대한 선호도가 증대되고 있다. 그러므로 세계의 제빵제과업자나 기업들은 다양한 재료와 입맛을 고려한 오감만족을 위해 다양한 모양과 향의 빵을 생산하기 위해 부심하고 있다. 이런 소비추세 속에서 기업은 시장욕구를 만족시킬 혁신전략에도 눈을 돌린 지 이미 오래다.

포피시드(Poppy Seed)도 **베이글(bagel)**, 크고 작은 샌드위치용 빵이나 기타 각종 빵류(pastries)의 풍미는 물론 장식에도 창의력을 발휘하기 위해 노력하는 만큼, 다양한 색상의 양귀비꽃 씨앗(Poppy Seed)도 더 많이 이용되고 있다. 이런 방식으로 참깨 씨앗이나 기타 허브 씨앗을 빵 반죽에 이용하거나 표면에 얹어 장식하는 것은 새삼스러울 것도 없는 트렌디하면서도 오래된 제과 및 요리계의 일상이

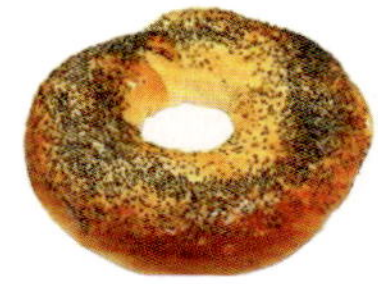

양귀비씨를 얹은 베이글(Bagel)빵

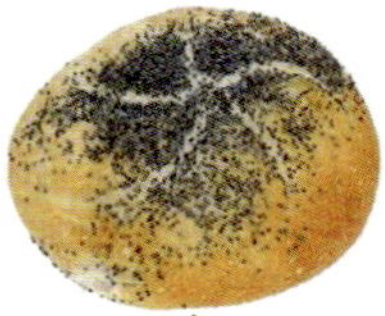

양귀비씨 Bread Roll

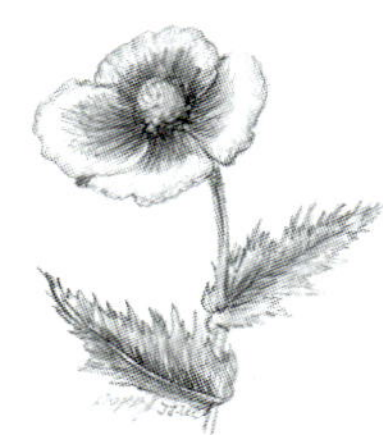

되고 있다.

특히 코셔(Kosher)요리(유대인 요리)에서는 이스터(Easter) 약 한 달 전에는 빵을 만들 때 다양한 색상의 양귀비 씨앗 중에서도 검은색 포피시드(Poppy Seed)를 빵에 뿌려 만든다. 우리나라의 제과점에서 흔하게 볼 수 있는 선물용 잼이나 꿀 등으로 속을 넣어 만든 기다란 롤빵과 유사한 빵들이 외국에도 있다. 독일의 빵(Mohnstollen 빵)이나 폴란드의 Makovnik 빵이 그런 것들인데 이것을 만들 때에도 롤빵 속에 양귀비 씨를 산딸기, 초콜릿 등의 다른 재료와 함께 달콤하게 배합해 넣는다.

교양 04

코셔(Kosher)요리와 건강에 대한 사람들의 관심

כשר COR

코셔인증 마크(Kosher Certification)

Kosher란 '적절한, 옳은'이란 뜻의 히브리어(카슈르트)에 어원을 둔 용어로, 유대인들이 먹을 수 있도록 종교적으로 엄격히 구별하여 인정된(Kosher Certification을 획득한) 요리를 지칭하는 말이기도 하다. 외부에서는 이들이 엄격히 준수하는 코셔식 요리방식을 코셔(Kosher)라고 부른다.

유대교인들(Jew; Jewish)은 주로 종교적 신념 및 건강상의 이유와 관련하여 식용 가능한 위생적인 음식과 먹어서는 안되는 음식을 엄격히 구별하는 것을 핵심으로 하는 독특한 식문화를 갖고 있고 3천 년 이상이나 이런 전통을 고수해 오고 있다.

코셔식품(Kosher Food) 혹은 코셔요리(Kosher Cuisine)란 주로 이런 전통과 관련된 엄격한 식재료의 선정과 요리법들에 관한 것을 통칭하는 말이다.

그렇기 때문에 코셔요리에서는 먹을 수 있도록 인정된 재료의 선택과 식품 다루는 법을 중심으로 한 요리를 중시한다.

글로벌화 추세로 전보다 코셔요리를 접할 기회가 증대된 것도 사실이지만 그보다는 건강이나 웰빙 중시의 전 세계적인 풍조와 더불어 식품에 대한 사람들의 관심증대를 반영하는 것으로 코셔요리는 세계인의 식품문화와 식생활에 점차 더 많은 영향을 미치는 추세이다.

유대교인이 아니더라도 여기에 관심을 갖고 있는 식품소비자들은 많다. 코셔식품(Kosher Food)은 흔히 슈퍼에서 판매하는 식빵이나 일상적인 식품재료조차 가격이 저렴하지 않은 편이지만, 이것이 위생적이고 건강에 좋을 것이라는 기대감과 비교적 고급스러운 건강식품일 것이란 인식확산과 함께 식품 소비자들 간에 신뢰감이 증진되는 추세 때문이라고 할 수 있다.

채소, 과일 등 식물성 음식은 거의 모두 코셔(Kosher)이므로 먹을 수 있는 식품들이다. 이것은 증가하는 전 세계 무슬림 인구와 이들이 형성하는 거대한 소비시장 규모를 배경으로 해서 코셔(Kosher)보다는 비교적 최근에 세계적인 관심이 집중되고 있는 엄격하며 위생적이고 식용가능한 식품허용 인증과 관련된 건강 식품코드의 또 다른 맥으로 부상하는 할랄식품(Halal Food)의 경우와 거의 같다.

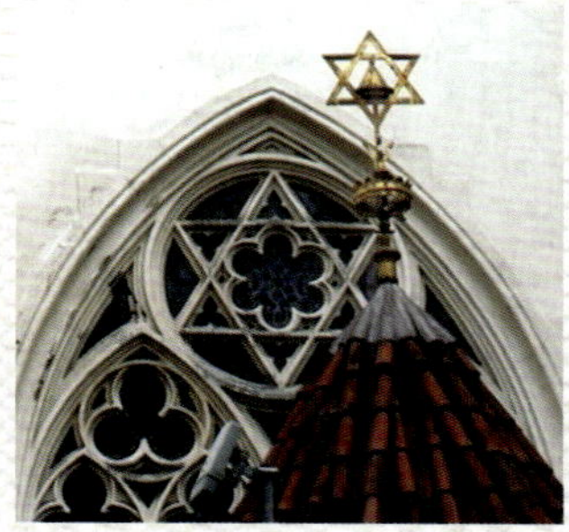

유대교인의 예배당인 시나고구(Synagogue)의 고딕양식의 정문.
유대인들은 유대교의 율법에 따라 자신들이 제조하지 않은 포도주조차 먹을 수 없고 오로지 코셔 와인만 마셔야 한다.

육류는 발굽이 갈라지고 되새김질하는 소, 양, 염소, 사슴 등의 고기는 먹지만 돼지고기는 먹지 않는다.

닭, 칠면조, 집오리 등 대부분의 가금류와 그 알도 코셔(Kosher)이지만 야생조류나 독수리, 매, 타조, 부엉이, 갈매기, 박쥐 등 육식을 하는 조류나 그 알은 못 먹는 것으로 엄격히 분류돼 식용으로의 사용을 금지하고 있다. 근래에 일어나는 조류 인플루엔자 등을 고려할 때 코셔식품(Kosher Food)의 중요성 제고 추세의 한 배경으로 이해될 수 있을 것 같다.

생선도 연어, 도미, 조기 등 지느러미와 비늘 있는 것들만 코셔(Kosher)이고 미꾸라지, 상어, 고래, 오징어, 낙지, 꼴뚜기, 문어, 게, 가재, 새우 등은 지느러미나 비늘 중 한 가지 혹은 둘 다가 없기 때문에 못 먹는 해산물로 분류된다.

육류의 도살도 꼭 유대인의 법에 준해야 하고 고통 없는 도축을 중심으로 하며 완전히 피를 제거해야 하는데 심지어 피가 묻어 있는 알조차 먹을 수가 없다.

식용으로 허용된 동물이라도 신경계나 혈관, 장기 위주의 지방질 등 일정부위를 먹을 수 없고 자연사나 싸우다 죽은 육류는 못 먹는다.

육류 식품재료 중 서로 동족관계가 있는 식품도 식용으로 금한다. 즉 육류와 우유, 혹은 고기와 치즈가 어우러진 햄버거나 치즈버거는 안되며 육류식사 후 즉시 우유도 안되고 3~6시간을 기다렸다가 마신다. 그러므로 우유나 육류용 식기도 상호 사용이 안되어서 통상 두 벌의 실버웨어(silverware: 포크, 나이프, 스푼 등 식사용 기물류)나 도자기류(chinaware: 접시류)를 준비함으로써 설거지와 보관에 각기 다른 찬장을 사용하도록 하고 있다.

이상과 같은 설명에서 볼 수 있듯이 무언가 가리거나 금하는 것이 많다는 데 대한 사람들의 반응은 건강에 유해하지 않다는 신뢰감 같은 것을 줌으로써 현대 서양인들의 식생활에 적지 않은 영향을 미친다고 할 수 있다.

더구나 국제관계가 긴밀해진 글로벌 사회에서 그 사람들의 식생활 혹은 종교적 신념이나 문화 예절의 측면에서도 세계 여러 문화에 대한 지구인들의 상대존중 풍조가 코셔푸드의 인기를 초래했다고 분석해 볼 수 있다.

07

셀러리시드

Celery Seed

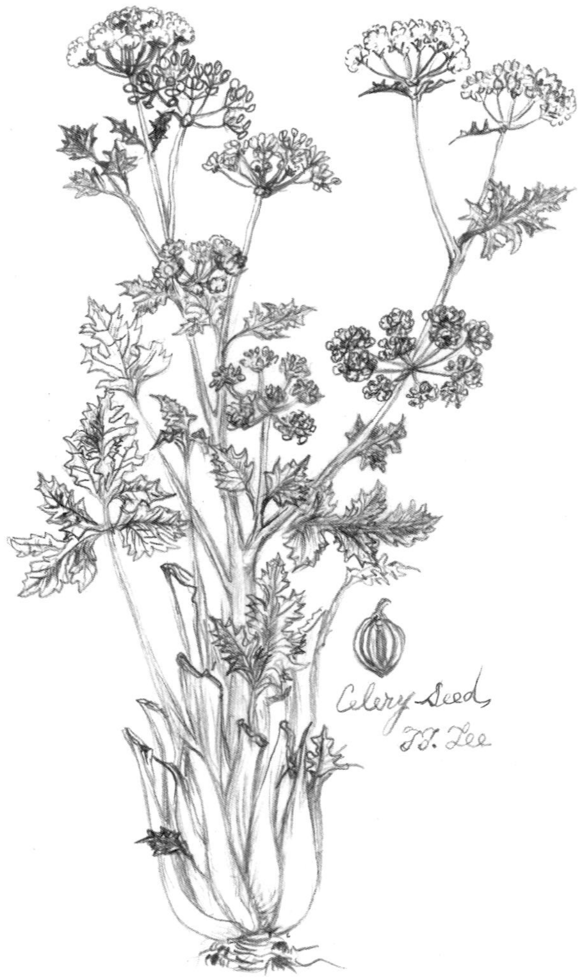

셀러리시드(Celery Seed)는 황갈색의 좁쌀만한 씨앗인데 이것을 향신료로 이용하는 것이다.

셀러리 씨앗(Celery Seed) 향은 원래 향채였던 셀러리(Celery)와 유사하며 맛은 약간 쓴맛을 갖고 있다.

소스, 수프를 끓일 때 혹은 피클을 담그거나 샐러드를 만들 때 은은한 셀러리 향을 풍기도록 하기 위해서 셀러리 씨앗을 이용한다.

셀러리시드(Celery Seed)를 이용한 셀러리 소금(Celery Salt)이 유명하다. 이것은 분말로 만든 셀러리 씨앗의 가루에 정제염을 혼합해서 만들어지는데 사용하기에도 매우 편리해서 좋다.

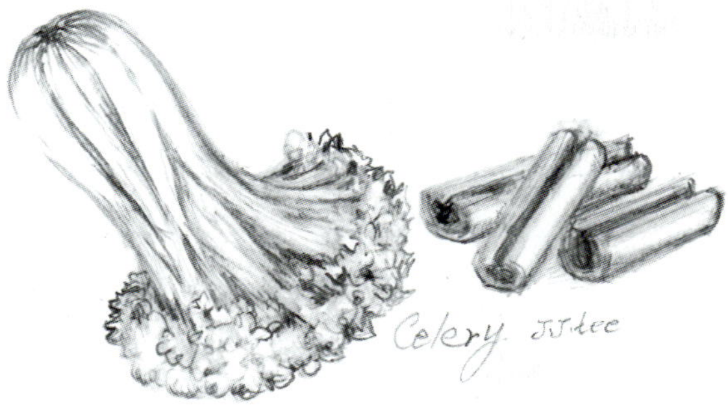

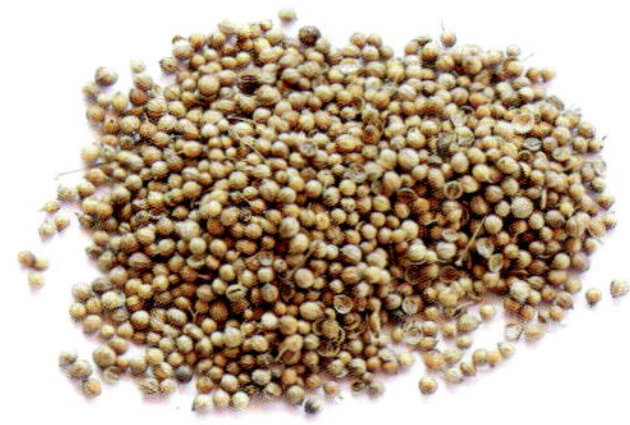

셀러리의 식용부분은 원래 질기지 않은 신선한 셀러리 줄기를 주된 식용채소로 사용하고 어린잎은 먹기도 하지만 질겨진 줄기나 센 잎사귀 등은 수프를 끓이거나 할 때 다른 재료들과 섞어서 이용한다. 셀러리는 향도 좋고 그 속에 함유된 식이섬유 등의 성분으로 인하여 식품으로서의 우수성이 인정되기 때문이다.

그러나 셀러리에 대한 세계인들의 관심이 가일층 제고된 것은 무엇보다도 세계적인 웰빙과 미용중시 풍조 속에서 셀러리가 미용과 다이어트 등에 건강식으로 이용되면서부터이다. 셀러리는 식품에 대한 수요 및 외식소비자들의 기호나 욕구를 잘 반영해 주는 허브 겸 채소로서 그 인기가 더욱 상승되고 있다.

08

머스터드

Mustard

갓씨 혹은 개자(芥子)

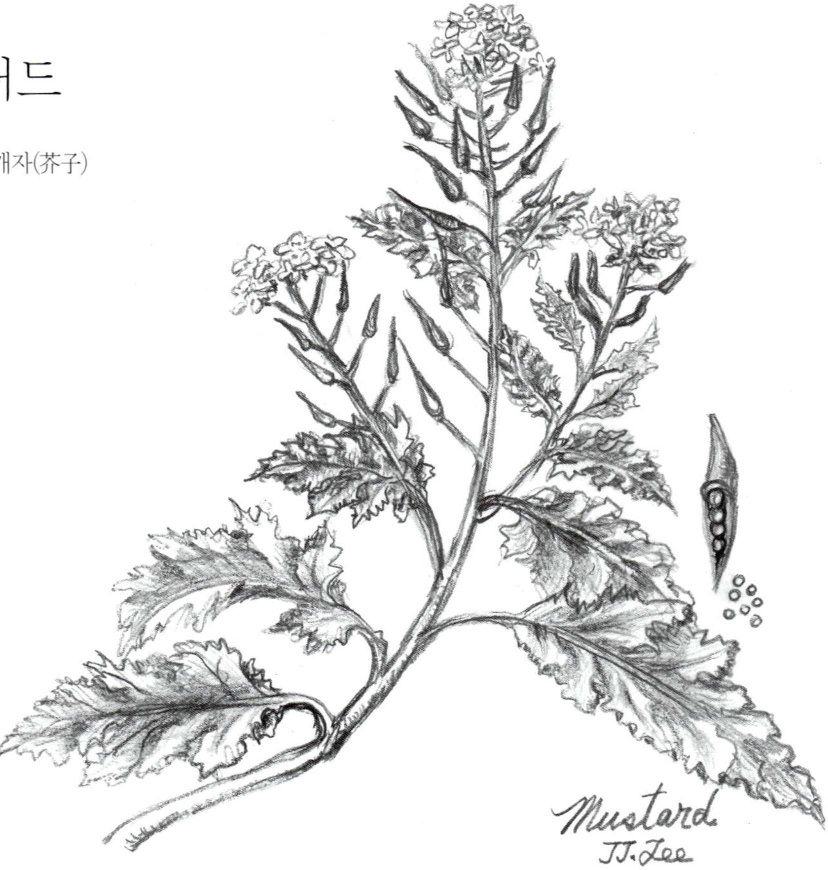

머스터드(Mustard)소스(Sauce)는 양념류(condiments)로 생산·출시되어 세계적으로 애호되는 대중적인 식료상품이 되었다.

무, 배추, 갓, 양배추처럼 1년 혹은 2년초로 마치 무와 유사한데 주로 밭작물로 재배된다.

머스터드와 신선한 잎은 샐러드나 우리나라의 쌈채소로 애용되고 있다.

겨자(Mustard)는 생긴 모양이 마치 유채와 유사하며 새싹이나 그 꽃과 열매도 무나 유채의 그것들과 흡사하다. 봄에 노란 꽃이 피는 겨자의 열매는 짧은 자루의 꼬투리 속에 들어 있는 씨를 채취해서 노란색의 가루로 만들어 향신료로 사용한다. 머스터드 종자에는 하얀색, 노란색과 짙은 브라운색 등이 있다. 희거나 밝은 노란색의 맛이 부드럽고 서양종 머스터드는 대부분 서양요리에 사용된다. 이에 비해 짙은 색의 종자는 톡 쏘는 매운맛이 좀 더 강한데 중국 요리에 주로 사용되고 있다. 머스터드(Mustard)의 가루는 요리에 사용하거나 요리 위에 뿌려서 먹는데 피클, 소스, 샐러드 드레싱, 햄, 치즈, 소시지 및 양배추나 비트 등에 이용된다. 흔히 노란색의 식감 높은 서양겨자는 겨자의 씨분에 노란색의 착색제로도 사용되는 강황(Turmeric)을 섞어 만든 것이다.

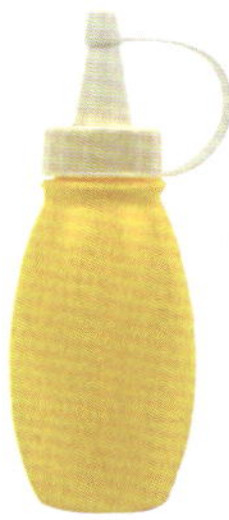

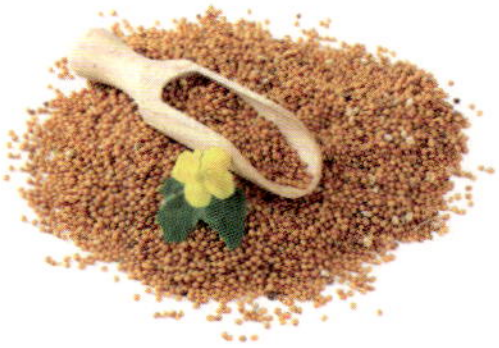

머스터드의 씨앗가루를 물에 혼합할 때까진 겨자냄새가 나지 않지만 씨분을 물에 개어 약 10분 정도 놓아두면 효소로 가수분해되어 특유의 겨자 향과 매운맛이 나는 소량의 기름이 분리되는데 이것을 겨자라고 한다. 소량 사용할 때에는 필요할 때마다 소량의 가루를 물에 개어 사용하거나 혹은 샐러드용 조미료로 이용하기도 한다. 그러나 대부분 제조기업에서 생산되는 기성제품인 소스용 머스터드 양념(condiments)을 슈퍼마켓 등에서 구입하여 사용하고 있다.

겨자 잎(Mustard Green Leaf)은 우리나라에서는 쌈을 먹는 잎채소로 많이 사용되며 색깔이 녹색인가 짙은 자주색인가에 따라 청겨자와 적겨자로 구별된다.

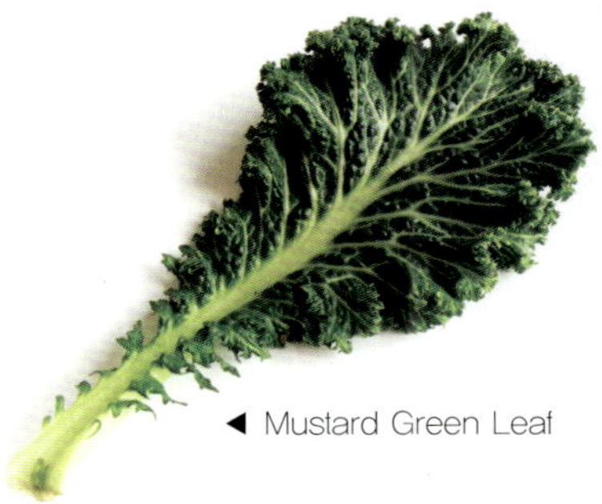

◀ Mustard Green Leaf

우리나라에서는 컬이 진 겨자 잎을 쌈채소로 많이 이용하고 있다.

서양에서 사용하는 겨자(Mustard)는 우리나라나 일본 등지에서 먹는 겨자보다는 맛이 순한 것이 주종을 이루는데 단맛을 첨가해 매콤달콤한 향미의 스위트 머스터드(Sweet Mustard)도 많이 애용되고 있다.

머스터드 소스(Mustard Sauce)는 특히 모든 종류의 소시지에 없어서는 안될 정도로 대중적으로 애호되는 향신료로서 주로 사우어크라우트(Sauerkraut)를 곁들인 소시지 등의 요리 위에 뿌려 먹는다. 흔히 가정용이나 식당에서도 선호하는 기성 상용 브랜드의 머스터드 소스를 구입하여 사용하고 있다.

09

딜

Dill

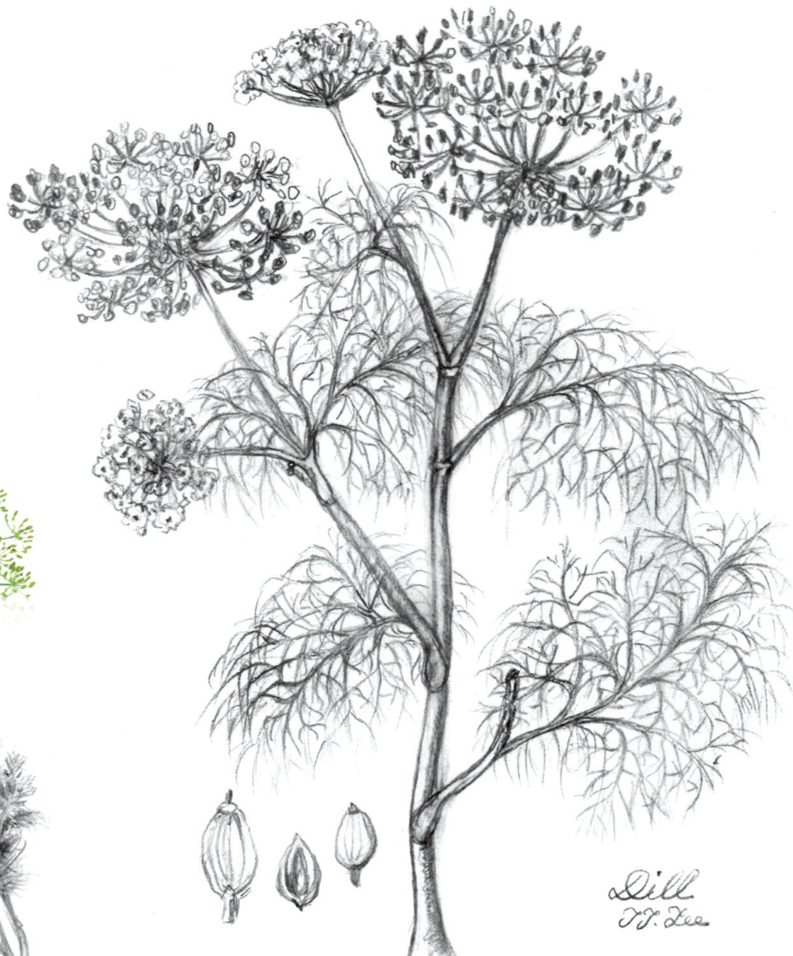

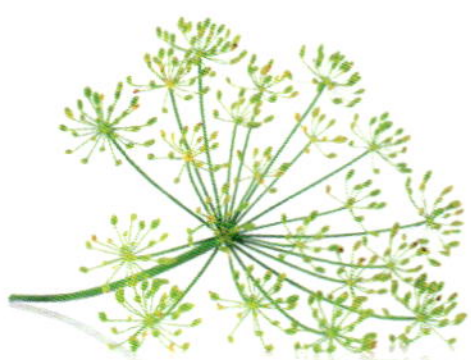

Dill의 꽃

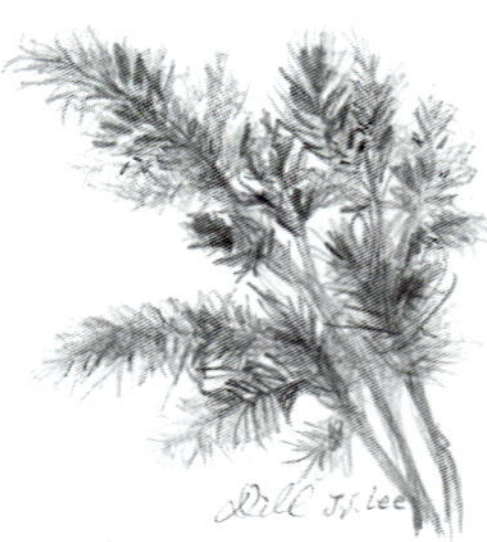

딜(Dill)은 파슬리(Parsley)과에 속하는 식물로 남부 유럽과 서아시아 원산의 식물이다. 딜(Dill)의 어원은 '진정시키다'란 의미의 스칸디나비아어, 딜라(dilla)에서 원류되었다고 한다.

그 명칭에 걸맞게 딜(Dill)은 일찍부터 진정작용을 가장 대표적인 효능으로 인정받아 오면서 알려지게 된 허브(Herb)이다. 그러므로 딜(Dill)의 재배는 이런 기능을 중심으로 한 약용목적으로 진행되어 왔음을 알 수 있다. 그러나 점차 딜은 여러 가지 식용목적으로도 광범위하게 활용되게 되었다.

딜(Dill)은 현재 북부 유럽에서는 물론이고 전 세계적으로 널리 재배되면서 활용되는 유용한 허브식물이다.

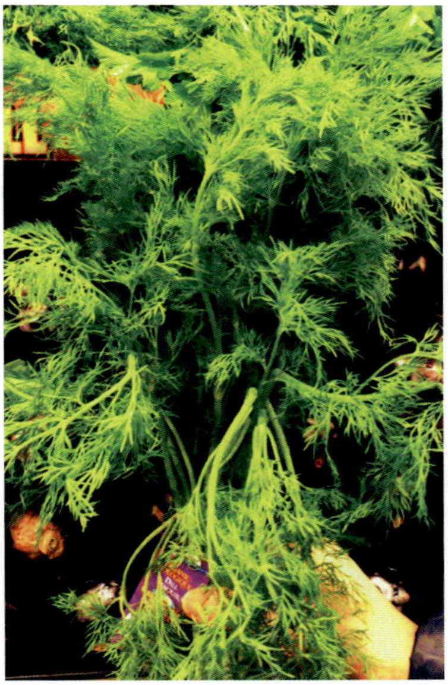

딜(Dill)은 유럽의 지중해 지역과 중앙(서)아시아 지역에서 40~60㎝ 크기로 자라는 셀러리(Celery)처럼 미나리과(Apiaceae)에서 나는 일년생 쌍떡잎 속씨식물인데 이것을 소향이나 시라, 소회향(小茴香)으로도 부르는 향신료이다. 생육장소에 따라 한해살이 혹은 여러해살이 식물로 분류되기도 한다.

딜(Dill)은 주로 가는 잎과 씨를 식용으로 하는 허브이다. 딜의 잎과 씨(seed)는 신선한 상태로 혹은 말려서 사용하는데 향은 흡사 강한 파슬리(Parsley)나 캐러웨이(Caraway)와 비슷하다. 잎은 수프나 소스 및 카레 등에 향신료로 또 생선요리에 곁들여 사용되거나 하지만 육류나 오이피클에는 잎과 씨 혹은 껍질의 열매가 모두 사용될 수 있다.

딜(Dill)의 회녹색 잎은 솜털처럼 가늘고 길며 부드러운데 어떤 것은 흡사 회향(Fennel)처럼 가는 실 같은 굵기의 것(1~2㎜)도 있는데 대략 10~20㎝ 길이로 자란다.

잎의 채취는 꽃망울이 맺기 전 수시로 포기 전체를 베어서 그늘에서 건조하거나 냉동식품으로 사용한다. 딜 씨앗(Dill Seed)도 황갈색으로 영글면 역시 포기 전체를 베어내어 그늘에서 영글게 두고 건조시킨 뒤에 씨앗을 털고 타작하여 건조하게 보관한다. 딜 씨앗이 허브로 사용되는 가장 중요한 용도는 딜(Dill)을 꽃과 함께 피클을 담그거나 오이피클을 담글 때이며 피클의 맛과 향을 위해서 빠지면 안되는 중요한 향신료 재료가 되고 있다.

신선하거나 건조한 딜(Dill)의 잎은 모두 생선이나 연어요리 및 수프를 만들 때 많이 사용된다. 딜 피클(Dill Pickles)은 샐러드나 채소요리에 사용되지만 또한 딜 식초(Dill Vinegar)에 필수적인 재료로 이용된다.

그런데 딜(Dill), 회향(Fennel), 아니스의 씨앗(Aniseed)은 상당히 유사한 모양의 허브들이므로 이들 간의 용도나 차이구분이 용이하지 않아 구매나 사용 시에도 혼동될 수도 있다.

회향(Fennel)은 치유형의 달고 강한 아로마향이 나는데 주로 양지 바르고 메마른 곳의 지중해 유럽과 아시아에서 발견되며 흔히 그 잎은 딜(Dill)보다 길고 가늘며 지중해 지방음식이나 생선요리에 자주 사용된다.

회향의 잎과 씨앗, 그리고 구근(bulb)은 요리(culinary)와 약재로 이용된다. 회향(Fennel)은 원활한 젖의 분비와 경련(spasm)이나 화(inflammation)를 억제하고 감소시켜 편하게 해준다고 알려지는데 비해 딜(Dill)은 소화를 돕고 감염(infection)을 억제해 주는 효능이 있다고 한다.

고대 이집트시대부터 사용하기 시작한 아니스(Anise)와 아니시드(Aniseed)는 후에 그리스, 로마 및 아라비아에서 향신료(spice)로 사용되었는데 소화에도 도움이 되지만 현대에는 특히 음료수 관련의 제조에도 많이 이용된다.

교양 05

유사한 씨앗들의 비교

– Fennel, Caraway, Anise, Cumin, Dill 등

서로 모양과 용도가 자주 혼동되는 회향씨(Fennel Seed), 캐러웨이씨(Caraway Seeds), 아니스시드(Anise Seed), 커민씨(Cumin Seeds) 및 딜씨(Dill seeds)의 모양을 비교해 보자.

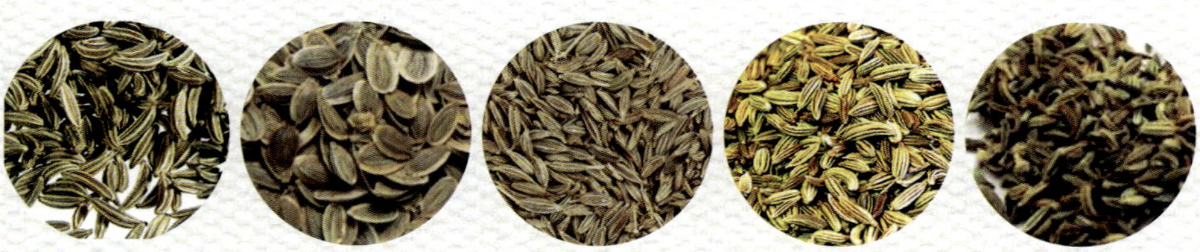

Caraway Seed　Dill Seed　Cumin Seed　Anise Seed　Fennel Seed

10

페퍼민트

Peppermint

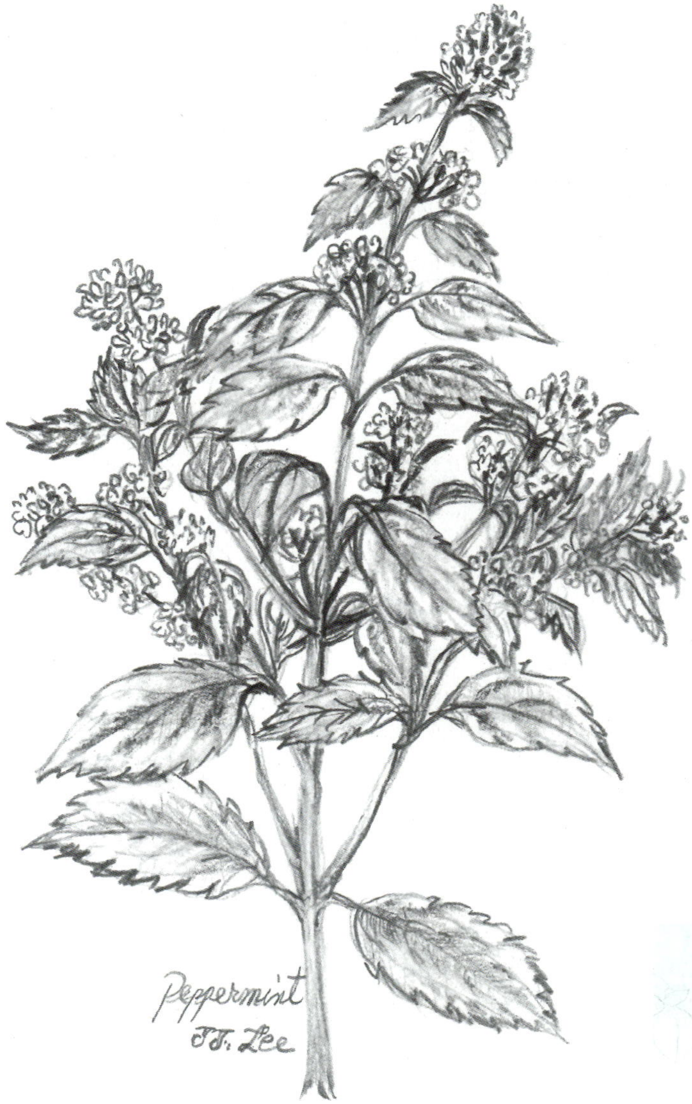

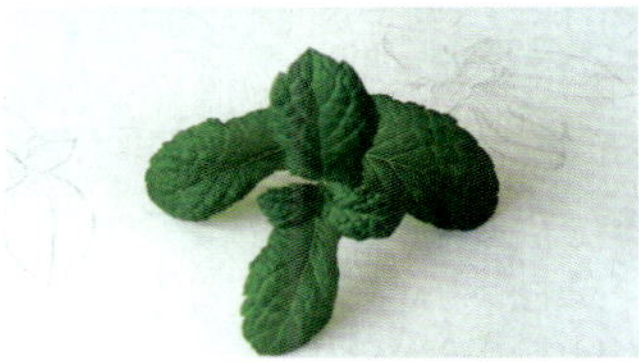

페퍼민트(Peppermint)는 가장 많이 활용되는 박하속 식물로 수생박하(Watermint)와 녹양박하(Spearmint)의 교잡종이다. 민트는 향이나 특징이 다른 여러 종류들이 있고 잎 모양도 다소 차이가 있다.

다양한 민트 잎 자료들을 비교해 보자.

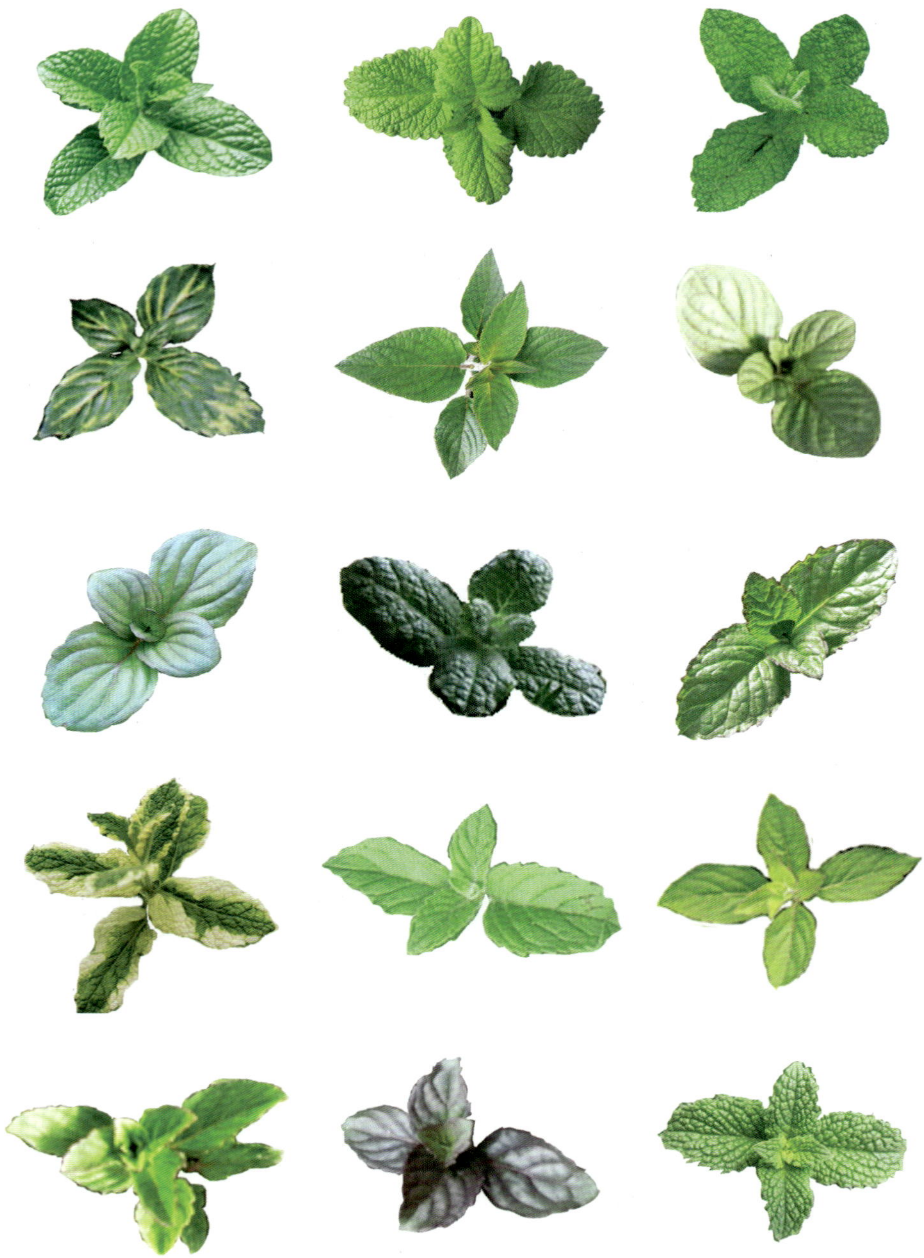

다양한 민트 종류들에 대한 자료들을 비교해 보자.

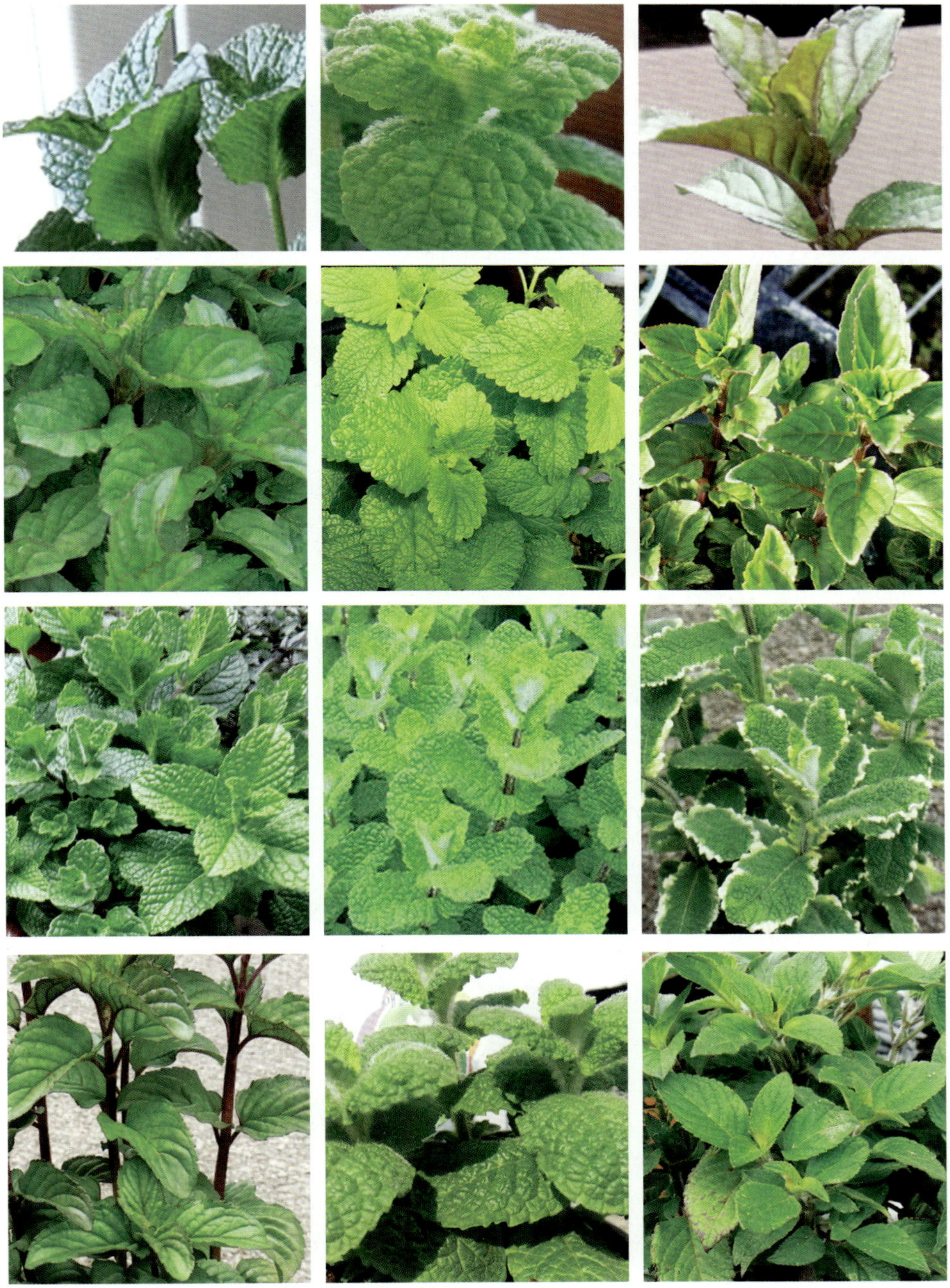

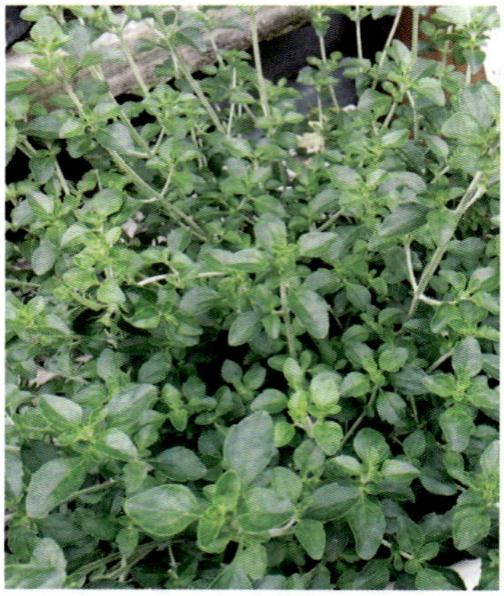

부시민트

여러분이 페퍼민트, 애플민트, 스피아민트, 체리민트, 초콜릿민트, 파인애플민트, 오데코롱민트, 그레이프프루트민트, 레몬민트 등 다양한 민트들을 찾아보는 과정을 통하여 그 특징들을 익히는 것은 매우 유익하다. 각기 다른 민트종류라도 외관상 민트잎들이 유사하듯이 박하 자체의 큰 차이도 비교적 적다.

박하의 원산지는 유럽과 중동이지만 오늘날 증대된 수요로 전 세계적으로 재배되고 있으며 상쾌한 향과 서늘한 맛으로 사용되는 용도도 매우 광범위하다. 간혹 자연 교잡으로 야생박하가 자생하는데 우리나라 시골 밭 등지에서 야생박하의 자생을 목격한 경험이 있다. 서양박하는 정유에 함유된 유리멘톨이 동양종보다 적지만 향미가 월등하고 쓴맛도 적다.

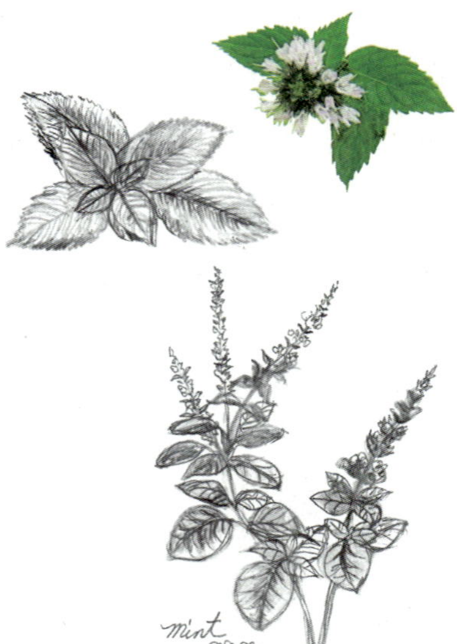

페퍼먼트(Peppermint)는 씨보다도 뿌리를 통해서 많이 퍼진다. 생장력이 강해서 수분만 적정하다면 밭은 물론이고 집 주변 토양에서도 잘 퍼지고 잘 자란다.

페퍼민트(Peppermint)는 당초 교잡되었던 수생박하나 녹양박하보다 더 많이 활용되는 대표적인 서양박하이다. 페퍼민트(Peppermint)는 잎과 꽃만 허브로 사용하는데 꽃이 피기 시작할 때 채취해서 즉시 야외에서 말린다. 재배되는 페퍼민트는 더 좋은 기름 성분을 얻기 위해서 더 선별적으로 처리된다. 페퍼민트(Peppermint)의 생장은 씨보다도 땅 밑의 식물 뿌리로 번식이 왕성한데, 박하 뿌리는 워낙 생명력도 강하고 생장력도 좋아서 뿌리를 잘 내리므로 집 근처 작은 밭이나 뜰에서도 쉽게 퍼진다. 필자의 경험으로는 너무 잘 퍼져서 문제가 된 경우도 있었다.

페퍼민트(Peppermint)는 호주, 갈라파고스섬, 뉴질랜드 및 미국 등지의 호수 지역에서 1843년경에 발견되었던 것으로 습기를 좋아하며 물가에서 잘 자라는 허브이므로 적정한 수분은 생장조건으로 필요하다. 페퍼민트(Peppermint)가 요리에 사용되기 시작한 것은 일찍이 A.D. 79년경 고대 로마시대부터 그리스인과 로마인들에 의해서였다고 전해진다. 이것을 소스 요리와 술 제조에도 사용하였지만 잔치 때에는 사람들이 머리에 페퍼민트 관을 쓰기도 하고 방향제로 식탁에 페퍼민트액을 뿌리기도 했다고 전해진다.

스피아민트(Spearmint)는 페퍼민트처럼 요리에 많이 이용되지만 그보다 향이 더 달콤하고 피부에 좋으며 잎은 더 둥그런 모양을 하고 있다.

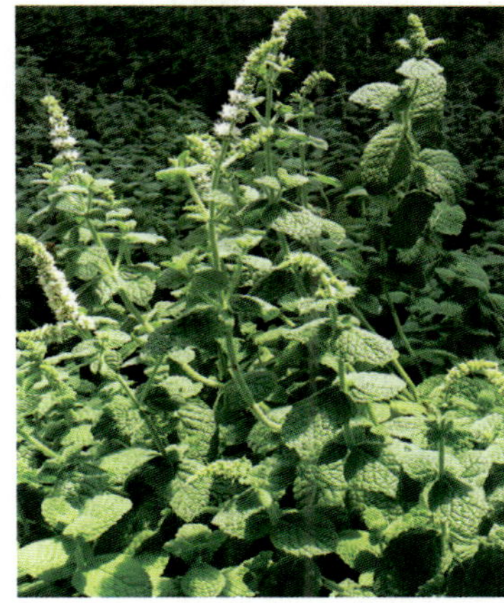

민트꽃

박하(mint)향이 당과류 제조에 이용된 것은 페퍼민트의 가장 오래고 대중적으로 알려진 용도로 동서양을 막론하고 현대 식당에서도 식후 소화를 돕고 입안의 향내를 위해 흔히 비치하는 후식대용 당과가 박하사탕이다. 민트(mint)는 또한 차와 아이스크림, 껌이나 치약 같은 데 흔히 사용되며 아이스크림 위에 뿌리는 작은 가루로 된 박하과립에도 이용된다. 특히 시원한 느낌을 주는 박하(mint)향은 더운 계절용 음료수나 샐러드의 신선한 향으로 널리 이용된다. 또한 선명한 에메랄드빛 초록색이 아름다운 페퍼민트 그린(peppermint green) 혹은 망트 베르(Menthe Verte), 그리고 무색의 페퍼민트 화이트(Peppermint White) 혹은 망트 블랑슈(Menthe Blanch)라는 리큐어(Liqueur)의 향료로도 유명하다.

민트(mint)는 그 밖에 샴푸나 비누 및 스킨케어 제품 등 화장품 및 목욕제에도 많이 이용된다. 화장품이나 목욕제로는 주로 '오데코롱 민트', 사과 향의 '애플민트', 잎 가장자리에 노란 띠를 두른 '파인애플민트', 보라색 꽃의 '라벤더 민트'가 사용되고, 아이스티용 '오렌지민트', 차와 샐러드용으로는 '진저민트' 등이 이용

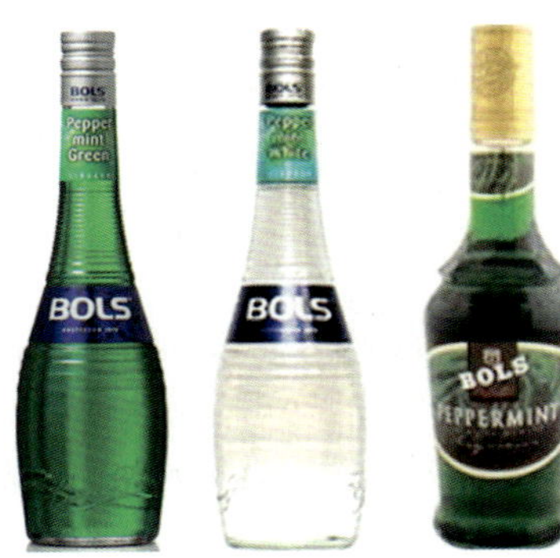

세계적인 리큐어의 하나인 페퍼민트 그린과 화이트이다. 향, 색, 맛으로 남성은 물론 여성들로부터 애호되는 리큐어(Liqueur)로 에메랄드 그린색은 매우 아름답기까지 하다.

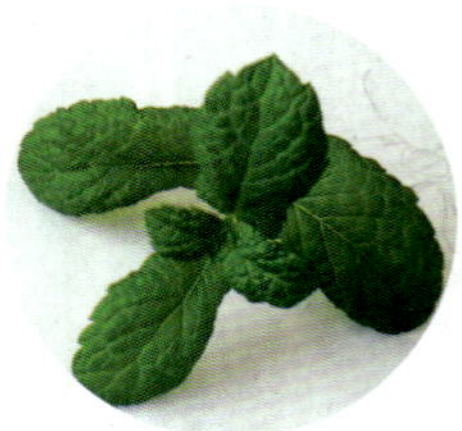

되는데, 오데코롱민트만은 요리나 약용목적으로 사용되지 않는다.

페퍼민트 오일(Peppermint Oil)은 변비에 의한 과민성대장증후군(IBS: Irritable Bowel Syndrome)에 효과가 있다고 한다.

그러므로 민트의 재배종도 다양하다. 특히 우리나라의 박하사탕이나 캔디케인(candy canes) 등 사탕(糖菓) 제조에 인기 있는 'Chocolate Mint'로 알려진 'mentha X piperita hybrid종'이 있고 그중 안데스 초콜릿민트(Andes Chocolate Mints)는 유명하다. 또한 '오데코롱민트(Eau de Cologne Mint), 그레이프프루트민트(Grapefruit Mint), 레몬민트(Lemon Mint), 오렌지민트(Orange Mint)' 등 다양한 종류들(Mentha X Piperita Citrata종에 속하는 것들)이 잘 알려져 있다.

교양 06

리큐어(Liqueur)란?

양조주나 증류주에 과일, 향료, 약초 등을 첨가하고 당분을 가미한 비교적 독한 술을 말한다. 이런 의미에서 리큐어를 혼성주라고도 부르는데 알코올은 약 20~68% 정도 함유되어 있다. 리큐어(Liqueur)는 대체로 자양강장제나 약용으로도 많이 음용되는 매우 다양한 종류의 술이라고 하겠다. 앞서 언급한 페퍼민트 그린이나 화이트 외에 카카오, 비터스, 당밀과 럼이 들어 있는 바카르디(Bacardi), 용설란이 든 멕시코의 데킬라(Tequila) 등이 대표적이지만 우리나라의 오가피주, 인삼주, 더덕주, 매실주 등도 리큐어의 한 종류로 들 수 있다.

또한 리큐어(Liqueur)에는 당분이나 많은 과일성분이나 향료들이 혼합되어 있어 독특한 향기와 맛을 내므로 리큐어(Liqueur)는 주로 식전에 입맛을 돋우는 아페리티프(Aperitif)나 식후에 소화를 돕고 상쾌한 기분을 즐기기 위해서 이것만을 스트레이트로도 많이 마시지만 이런 향미의 특성을 살려서 칵테일에도 널리 사용되고 있다.

리큐어(Liqueur)의 종류 구분에는 사용된 과일별(괄호 안은 술이름)로 감귤(Curaxao), 체리(Cherry Brandy), 살구(Apricot Brandy), 함유된 당분(40~50%)을 표시해 주는 크렘(Creme)으로 명명된 프랑스의 리큐어(Liqueur)들은 사용된 장미, 바나나, 코코아, 커피, 페퍼민트, 귤, 바닐라 혹은 오랑캐꽃(Violette)의 이름을 넣어서 'Creme de~'라고 이름이 붙여지게 된다. 또한 허브씨앗(Herb Seeds)을 향료 겸 약재로 넣어 만든 술의 예로는 아니스(Anise)를 넣은 프랑스의 아니세트(Anisette)가 이미 소개된 바 있다. 영국의 전통적인 골프클럽에서 흔히 이용되는 술로도 유명한 퀴멜(Kummel 혹은 Kimmel)은 회향(Fennel), 캐러웨이(Caraway), 커민(Cumin)이나 향을 넣어(착향: 着香) 만든 주정분이 30~40도인 독일의 리큐어로서 특별한 효능도 알려지고 있다. 우리나라의 인삼주도 강장주로 유명하다.
또한 영국을 중심으로 발전된 벌꿀술(Mead)도 있다. 당밀주(Mead)는 와인이나 스피리트, 혹은 위스키를 기본주로 여기에 벌꿀(糖蜜)을 가미해 만든 당밀주(糖蜜酒: 벌꿀주)로 자양강장성분이 좋은 리큐어(Liqueur)로 유명하다.

퀴멜(Kummel)이라는 리큐어의 명칭

이것은 에히터 퀴멜(Echter Kummel)이라는 캐러웨이(Caraway)와 크로이츠퀴멜(Kreuzkummel)로 불리는 커민(Cumin)의 독일식 이름에서 온 것으로 알려지고 있다.
독일의 퀴멜(Kummel)을 처음 증류한 것은 16세기(1575년) 네덜란드의 볼스(Bols, Lucas)라는 사람이었는데 'BOLs'는 오늘날 가장 유명한 네덜란드식 퀴멜 주조의 원조 브랜드가 되었다.
후에 베를린 주조의 길카퀴멜(Gilka Kummel)이 긴 공정을 거쳐 증류되었는데 맛이 더 부드럽기 때문에 품질 평가의 평가기준(standard)이 되고 있다.

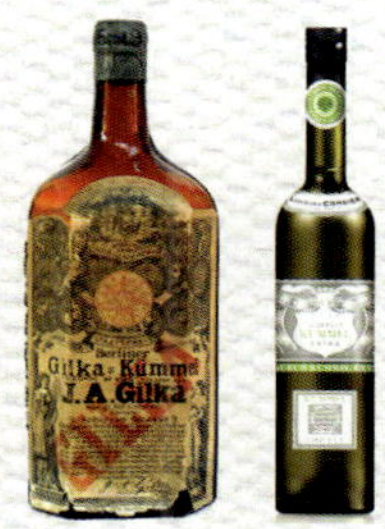

길카퀴멜

그러므로 세계 여러 나라에서 생산되고 있지만 현재는 독일의 퀴멜주가 정평이 있다.

11

마조람

Marjoram

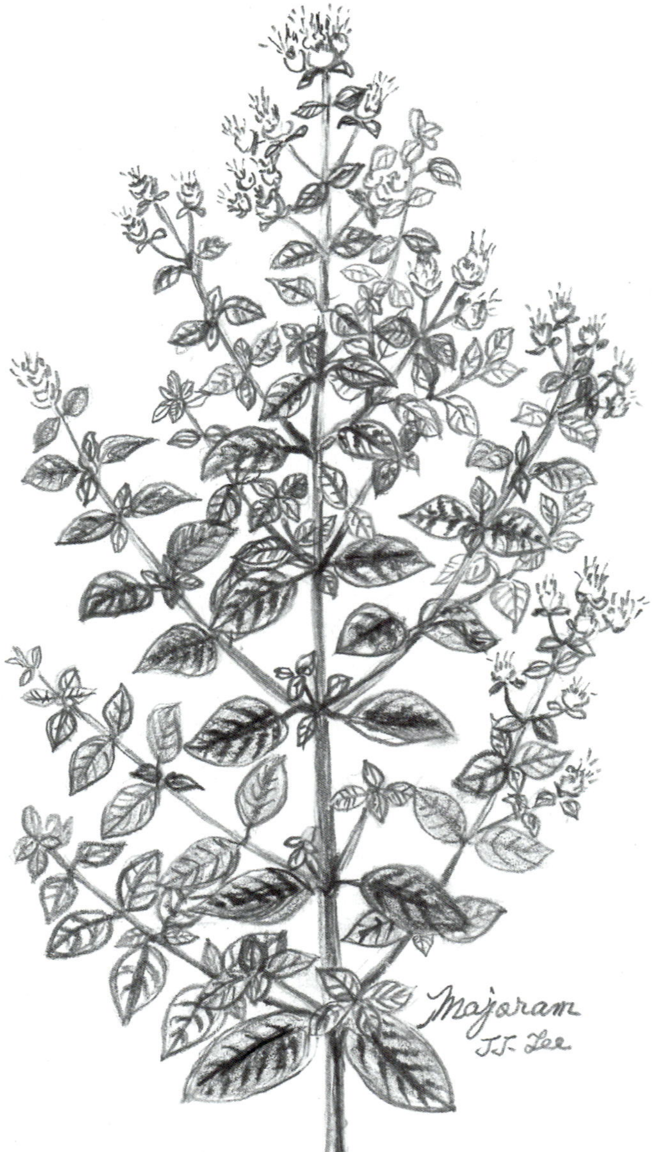

마조람(Marjoram)은 박하과(Mint family)에 속하는 식물로 꽃박하라고도 한다.

마조람(Marjoram)은 꽃박하의 잎을 사용하는 허브로 일명 꽃박하 혹은 야생 마조람(Wild Marjoram)이라고도 하는데 이 식물의 원산지는 아시아, 유럽, 북아프리카 등지이지만 현재는 세계 도처에서 재배되므로 쉽게 접할 수 있는 허브가 되었다.

특히 스위트마조람은 향미가 고상하고 좋아서 이탈리아 요리에 많이 이용된다. 달걀이나 육류 및 수프용 요리에 많이 사용되며 샐러드와 요리의 색 배합용으로도 이용된다.

다음에서 오레가노(Oregano)와 마조람(Marjoram)의 잎을 비교해 보면 알 수 있듯이 모두가 박하(Mint), 바질(Basil)의 잎모양과 상당부분 유사하다는 것을 알 수 있을 것이다. 그러므로 전문가가 아니면 그 구별이 쉽지 않을 수 있다.

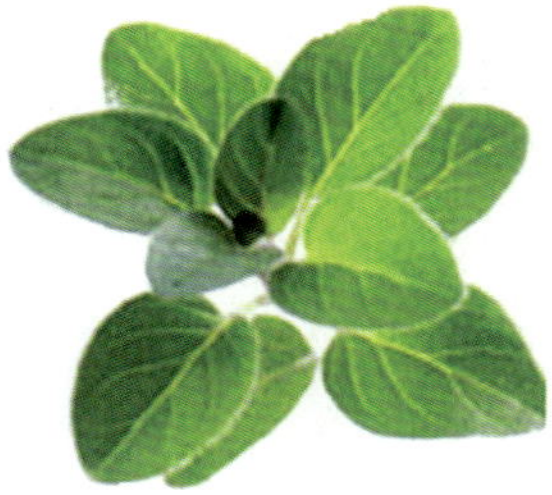

마조람

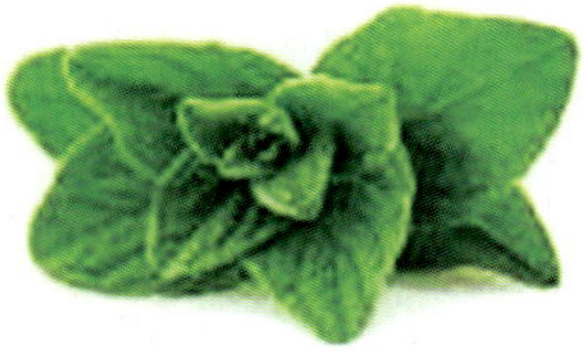

오레가노 잎

마조람(Marjoram)과 오레가노(Oregano)는 유사점이 많은 식물로 육안으로 구별하기가 쉽지 않다.

12

오레가노

Oregano

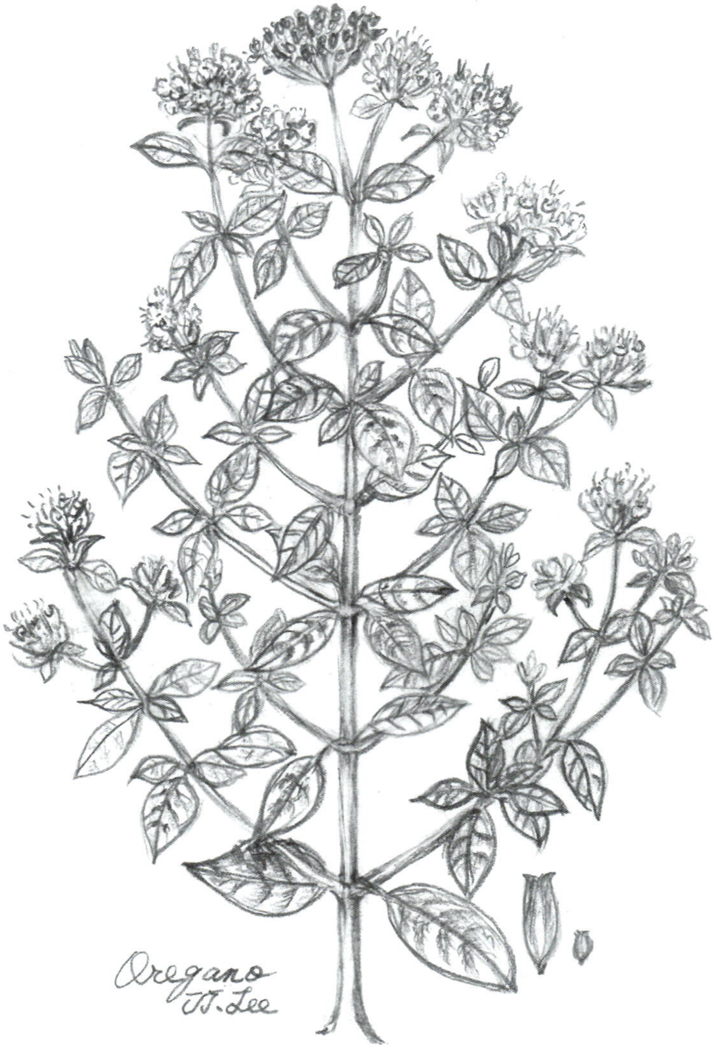

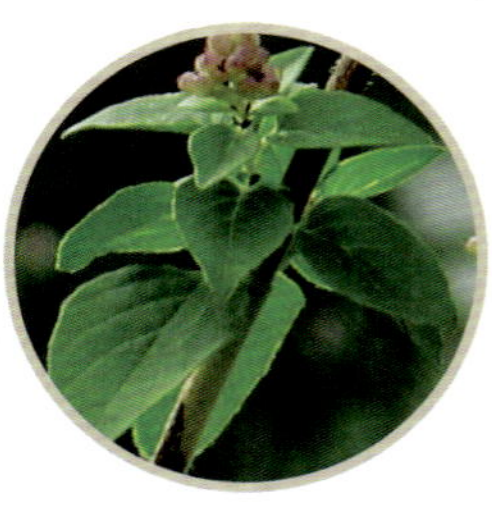

오레가노(Oregano)는 그냥 이것만을 허브로 사용할 수도 있지만 다른 향료와 조합해서 사용하면 더 좋다.

오레가노(Oregano)를 향료로 사용하는 음식으로는 특히 소시지, 수프 등이 주종을 이루지만 그 외에 생선요리에도 많이 사용된다.

수십 년간 향신료로 사용되고 있는 오레가노(Oregano)는 스위트 마조람(Sweet Marjoram) 종류이다. 그러나 오레가노(Oregano)가 마조람(Marjoram)보다 향이 강하고 수분에 대한 선호도도 차이가 있는 등 얼마간 생육조건을 달리한다는 것이 알려져 있긴 해도 화분에서 기르는 분재나 화단에 재배할 경우 오레가노가 비교적 용이하고 또 필요할 경우 신선한 잎을 몇 잎씩 따서 요리에 사용할 수 있기 때문에 편리하기도 하다.

두 종류의 허브 잎은 신선한 것이나 말린 것을 모두 사용하고 샐러드 드레싱에 섞거나, 수프 · 가금류의 요리에 사용하면 좋다.

그러나 마조람 잎의 경우 향이 비교적 순하므로 요리의 마지막 단계에서 신선한 채로 이용하는 것이 가장 좋다.

오레가노(Oregano)는 토마토를 주재료로 만든 소스류에는 모두 궁합이 잘 맞기 때문에 이태리 음식과 거의 동의어로 생각될 정도로 대부분의 이태리 요리에 이용되고 있다. 오레가노(Oregano)는 또한 그리스, 북아프리카 등 지중해 음식에도 많이 사용되며, 멕시코 요리에도 많이 사용된다.

특히 요리가 완성된 뜨거운 피자(pizzas) 위에 말린 마조람 잎을 부수어 뿌려주면 피자 치즈에서 나는 누린내를 잡아주고 피자 향을 좋게 해주면서 맛도 훨씬 좋아진다. 피자점에서 흔히 볼 수 있는 작은 유리병이나 플라스틱 병에 든 회녹색의 말린 채소가 바로 건조시킨 오레가노(Oregano) 잎인데, 강한 박하류의 톡 쏘는 맛과 향기를 통하여 독특한 피자 향미를 내주는 민트과의 다년생 야생종 허브(Herb)가 바로 이 오레가노이다.

허브식물들은 실제로 식물분류상 같은 종, 과, 속명일 경우 식물의 유사점들 못지않게 요리에 있어서 허브의 용도도 명확하게 구분하기 쉽지 않은 경우가 많다.

그러므로 허브를 알려면 직접 소규모로 재배하거나 사용하여 그 성질을 이해하고 관련지식을 습득하는 것이 지름길이다. 말하자면 정확한 구별과 이용에 대한 활용역량을 얻게 되는 방법인 것이다.

자신감을 갖고 허브를 재배하고 사용할 때 자신과 교류하는 사람들과 더불어 적극적으로 지식, 기쁨, 웰빙 생활을 나눌 수 있는 진정한 생활의 지혜를 마이닝해 보는 적극적인 자세도 필요하다. 허브를 알고 이용하는 보람도 커질 수 있고, 원래 치유식물이었던 허브의 유익함이 격조있는 식생활과 힐링 라이프에 그대로 도입될 것이기 때문이다.

13
후추
Pepper

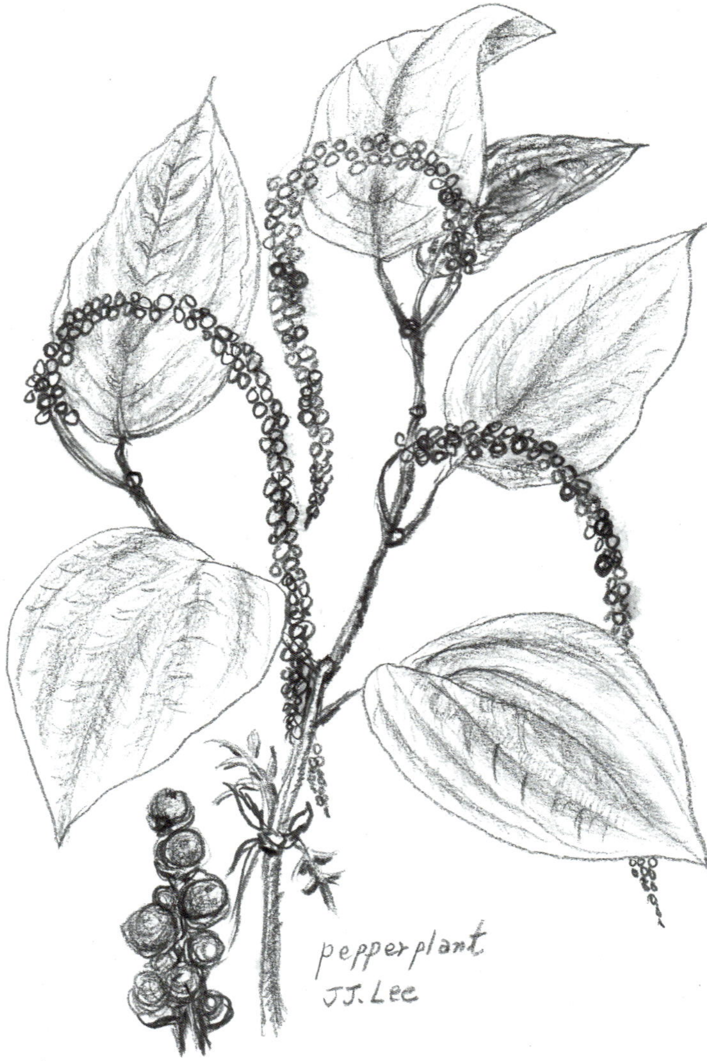

후추(Pepper)는 후추과의 덩굴식물(pepper plant)에 착과되는 작은 열매(pepper corn)에서 채취한 후추 알갱이에서 얻어지는 허브이다.

위 그림에서 잎줄기 사이에 길게 늘어진 어린 후추 알갱이가 달린 열매자루를 후추열매자루(whole pepper corn)라고 한다. 이것이 점차 동그랗고 실하게 영글어 다 익으면 이것을 채취해서 향신료로 사용하게 된다.

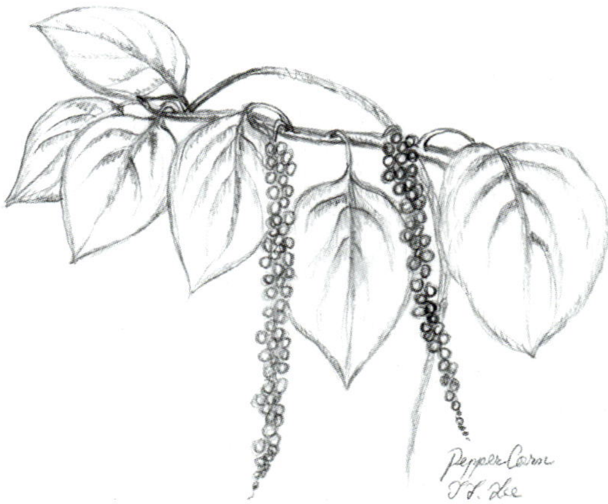

후추나무 초본(Pepper Plant)에
후추 열매가 다닥다닥 달린
열매자루(pepper corn) 모양임

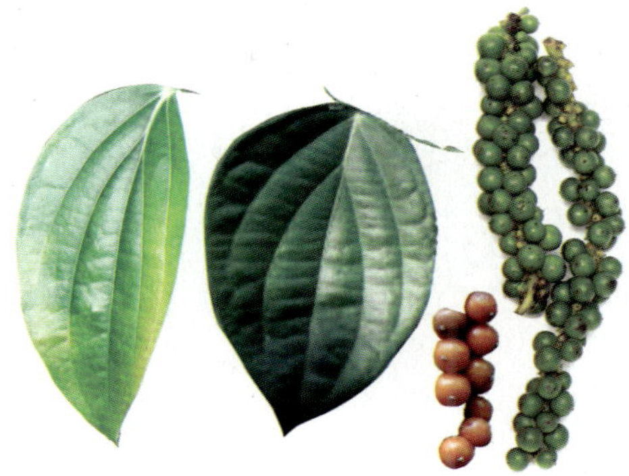

페퍼플랜트 잎과 페퍼콘

후추에는 비타민이 많이 함유되어 있다. 오늘날 후추는 세계 여러 나라의 요리에 빠질 수 없는 중요한 향신료 재료인데 원산지는 인도 남부의 말라바 해안으로 알려져 있다.

우리나라에서도 불고기, 갈비, 너비아니 혹은 다른 종류의 육류 요리를 양념할 때면 다른 재료들과 함께 후추는 주된 향신료로 애용된다.

후추에 달린 긴 열매자루(whole pepper corn)의 열매들이 완전히 익은 후 이를 따서 태양에 건조시키면 검은 후추(black pepper)가 된다. 이것을 가루로 갈아서 사용하는데 이때 껍질째 갈아서 사용하면 검은 후추를 얻게 되는 것이고 건조하기 전후에 후추 알갱이의 겉껍질을 제거하고 안의 씨알갱이만 갈아서 사용하면 흰색의 후추(white pepper)가 된다.

흰색 후추는 검은색보다 맛이 더 맵지만 향만큼은 검은 후추가 더 좋다. 주로 세계적으로 사용되는 일반적인 후추는 검은색 후추이다. 흰색 후추는 요리의 모양과 미적 감각을 위해서 주로 희거나 베이지빛이 나는 요리에 사용된다. 예를 들어 화이트 소스(white sauce)나 유사한 색깔의 요리에 검은 후추를 넣어 순수하게 희지가 않고 검은 얼룩이 지거나 해서 모양도 지저분하고 때가 탄 듯 불결해 보이는

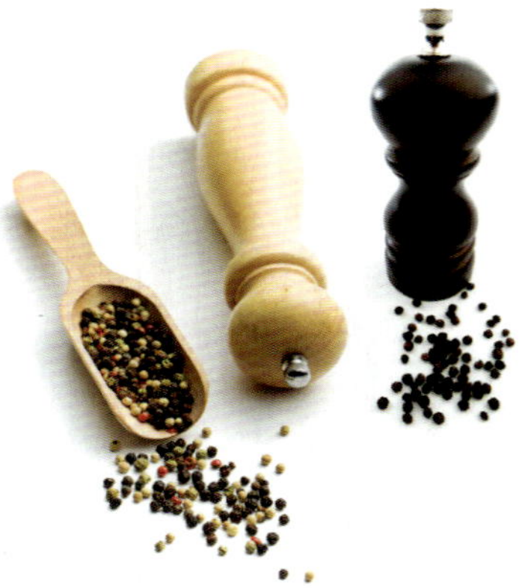

Old Fashioned Grinder

요리의 외관을 피하고 깨끗한 느낌을 주는 순백색을 유지하는 데 사용되는 경우가 대부분이다.

또한 신선한 향미의 후추를 사용하려면 원래의 후추 알갱이 그대로 보관했다가 필요할 때마다 직접 갈아서 사용하는 것이 가장 이상적이다. 사진의 구식 후추갈이(Old Fashioned Grinder) 외에 현대에 와서는 후추를 갈기 위한 가전용품들이 생산 · 판매되기도 한다.

1960년대까지만 해도 우리나라의 시골장터라면 어느 곳에서나 후추를 직접 갈아서 판매하는 후추 노점상을 쉽게 볼 수 있었다. 떡국을 먹는 설 명절 같은 때에는 특히 주요한 장보기 목록에는 장터 현장에서 직접 갈아서 파는 후추가 꼭 들어 있었고 이를 사기 위해서 장사진을 이루었던 모습이 생각나기도 한다.

그러나 바쁜 일상의 현대인들은 식생활에서도 신속성, 편리성, 품질의 균질성을 추구하게 되었다. 후추도 대규모 공장 생산을 통하여 이런 식품시장의 욕구를 충족시키고 있지만 생활양태의 변화에 따라 지속적으로 변화되는 소비자들의 욕구는 새로운 식품개발의 필요성을 제기하고 있다.

14
중국 후추
Chinese Pepper

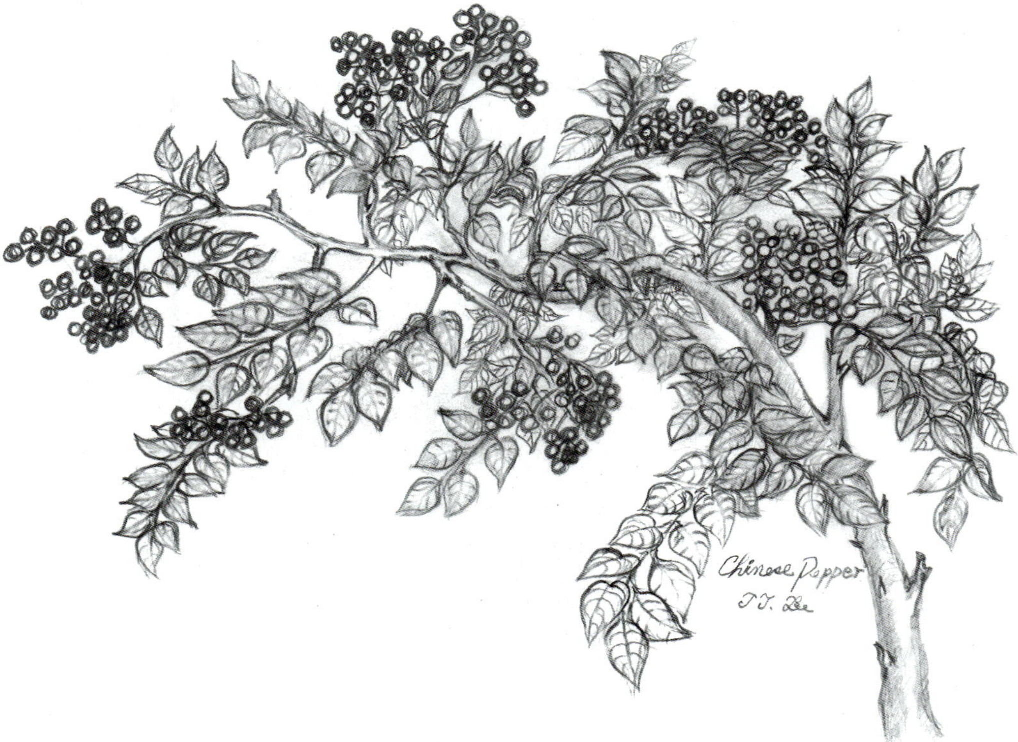

우리나라에서 산초라고 하는 맛이 강하고 쓴 후추를 중국 후추(Chinese Pepper)라고도 한다.

산초(Chinese Pepper)는 우리나라에서도 야생이나 재배로 얻을 수 있는 향신료인데 비린내가 강한 민물생선요리 등에 맛을 내기 위해 이용하며 흔히 추어탕에 넣어서 먹는다.

산초는 중국 사천지방에서 나는 것이 유명하며, 실제로 매운맛의 요리로 유명한 사천에서는 오리를 주재료로 하는 사천요리에 산초를 많이 이용하고 있다.

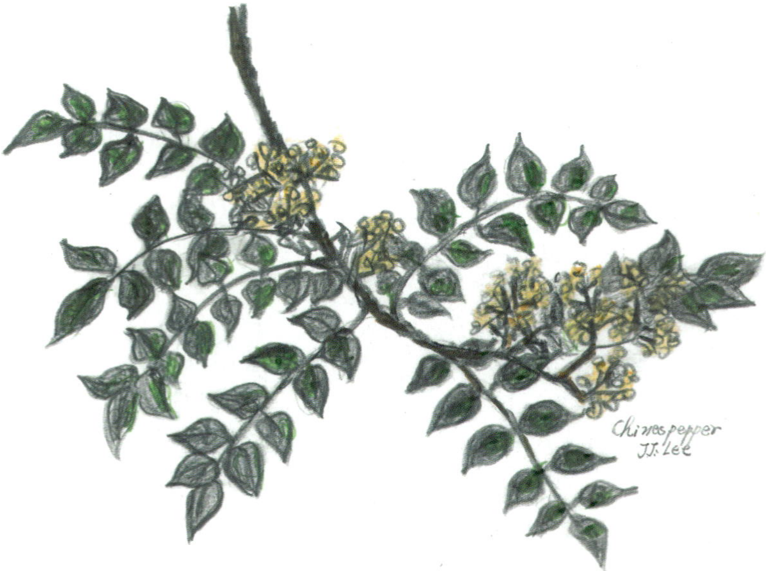

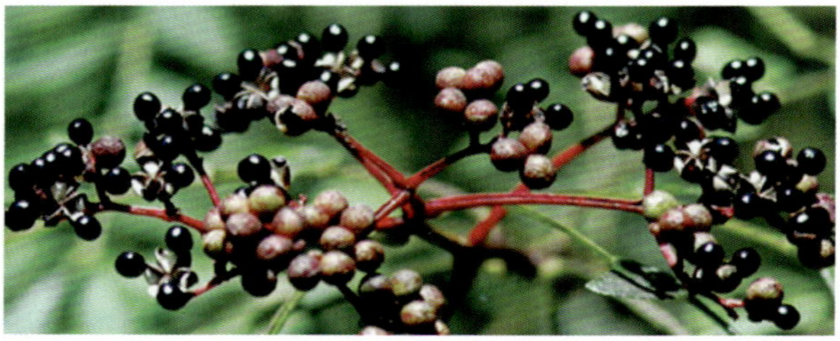

산초는 신선한 잎을 사용하거나 열매를 채취하여 껍질을 벗겨 말린 후 분말로 사용하는데 오래되면 향과 맛이 휘발될 수 있으므로 열매 보관과 이를 분쇄하여 분말로 만드는 시점이 중요하다. 매운맛과 향을 살리려면 열매로 보관하고 있다가 사용할 때 가루를 내서 즉시 사용하는 것이 맛이 좋은 이치는 카더먼의 경우와도 같다.

15
파슬리
Parsley

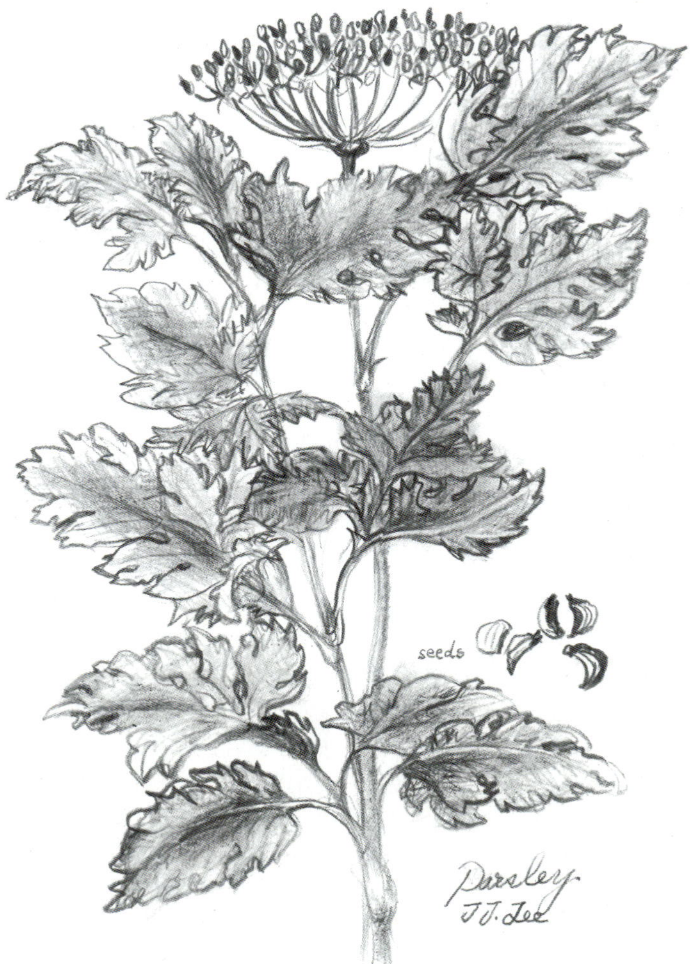

파슬리(Parsley)는 매우 다양하게 사용되기도 하지만 모든 허브 중 가장 대표적인 향신료이며 그 종류도 매우 다양하다.

주로 잎의 모양이나 허브의 특성 및 주요 생산지(원산지 포함) 등을 기준으로 한 다소간의 차이에 따라 각기 다른 이름의 파슬리로 불리고 있다. 그냥 파슬리, 이탈리안 파슬리, 차이니스 파슬리 및 프렌치 파슬리인 체빌(Chervil) 등이 바로 지역별 파슬리의 다른 이름들이지만 비단 이름뿐만 아니라 생긴 모양이나 맛 등 특징들도 각각 다르다.

기본적인 허브로 가장 광범위하게 애호되는 몇 가지 식물 중에는

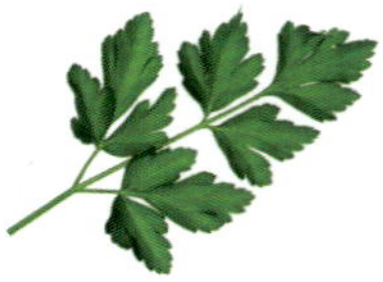

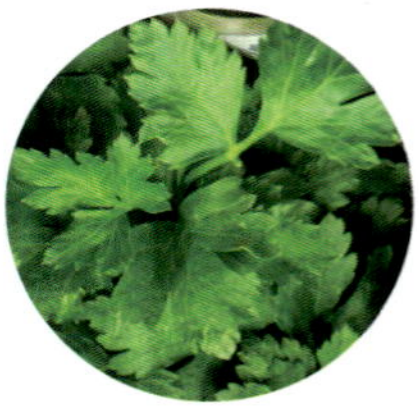

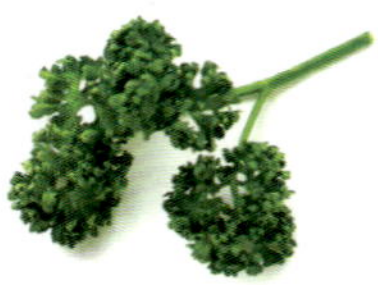

파슬리가 들어 있는데 때로는 후추나 월계수 잎(Bay Leaf)과 더불어 파슬리를 3대 향신료로 지칭하기도 한다.

파슬리에는 잎 모양이 각기 다른 두 종류가 있다.

하나는 잎이 꾸불꾸불하게 컬이 지고 안쪽으로 말린 모양을 특징으로 하는 컬드 파슬리(Curled Parsley)가 있고, 다른 하나는 이탤리언 파슬리(Italian Parsley)로 잎이 전체적으로 진한 녹색의 평평하고 넓적한 모양이고 줄기도 굵은 두 종류가 있다.

사람들은 주로 잘게 안으로 꾸불꾸불 컬이 진 잎을 지닌 식물만을 파슬리로 생각할 정도로 일반적으로 알려진 종류이지만 이와는 달리 잎이 넓고 평평한 이탤리언 파슬리(Italian Parsley)도 많이 사용된다는 것을 알아둘 필요가 있다.

다음의 이탈리언 파슬리와 컬드 파슬리를 비교해 보자.

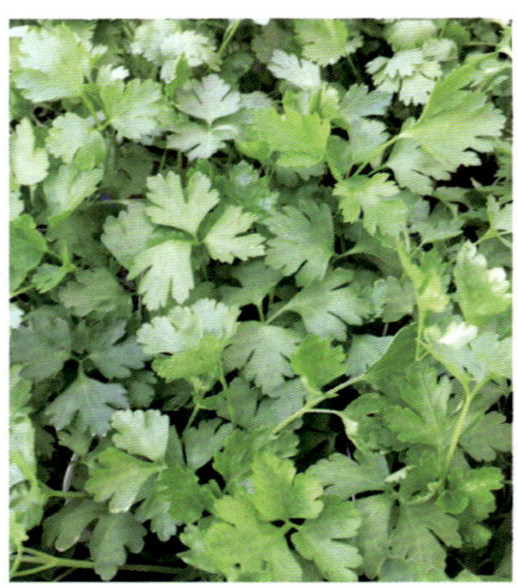

이탤리언 파슬리

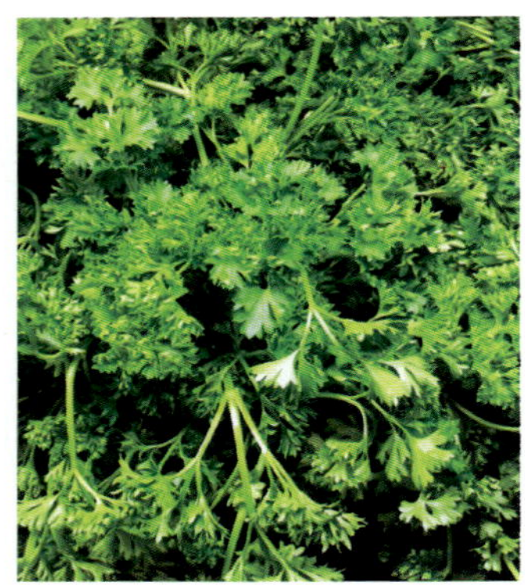

컬드 파슬리

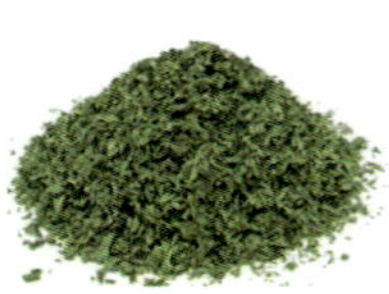

말린 파슬리의 가루

파슬리는 한 번 심으면 잎을 따고 줄기를 꺾어도 계속 자라는 두해살이풀(2년생 초본)이므로 2년마다 새로 심어야 한다. 잎은 채취해서 이용해도 또다시 새로운 잎이 돋아나 자란다. 잎을 딸 때에는 줄기의 아랫부분에 달린 잎부터 따는 방식으로 따서 사용하면 된다.

파슬리에는 비타민 A와 C가 풍부하게 함유되어 있고 철분, 칼슘, 마그네슘도 함유되어 있다. 또한 살균작용을 하는 엽록소도 풍부하다.

16

코리앤더 또는 실란트로

Coriander; Cilantro

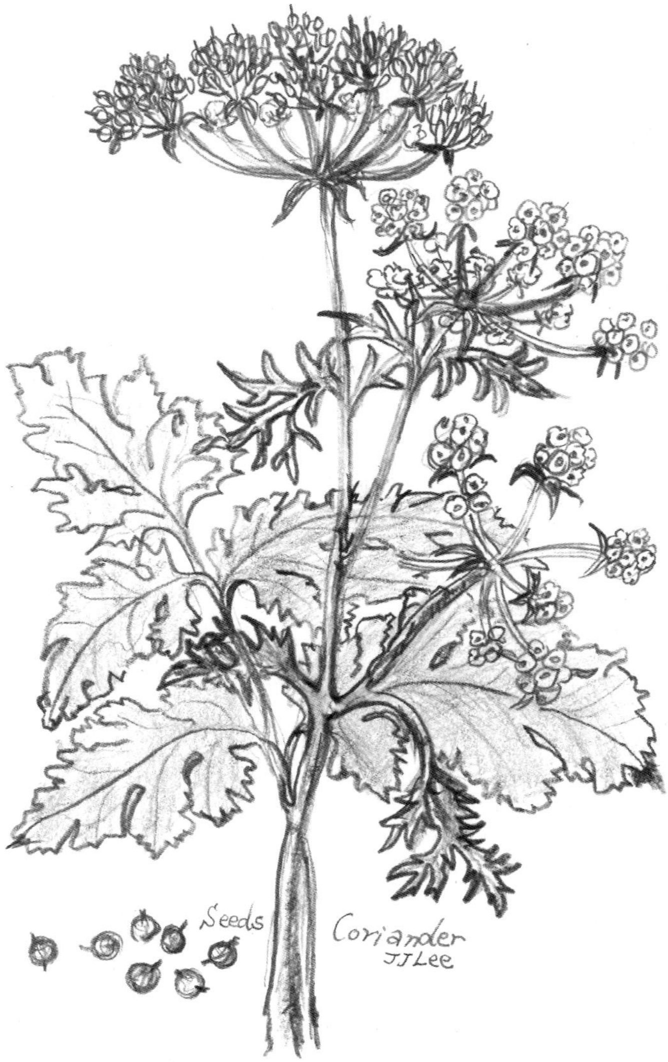

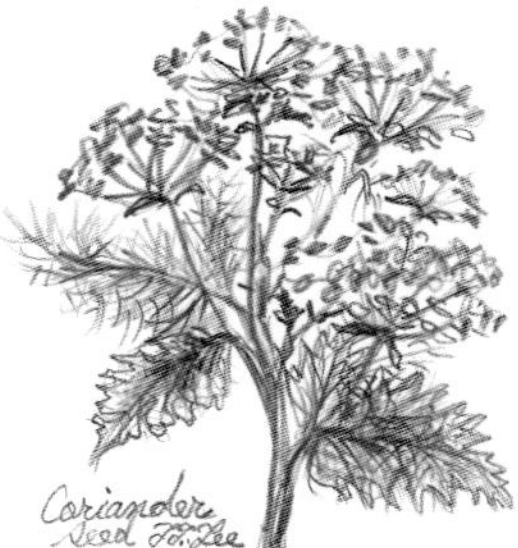

코리앤더(Coriander)는 실란트로(Cilantro)라고도 하는데 인도에서는 다니아(Dhania)라고도 하는 중국 파슬리(Chinese Parsley)이기도 하지만 우리나라에서는 고수라고 한다.

실란트로(Cilantro)는 미나리과에 속하는 한해살이풀로 원산지는 동유럽으로 알려져 있지만 동남아의 더운 나라에서 많이 재배되어 사용된다.

CILANTRO

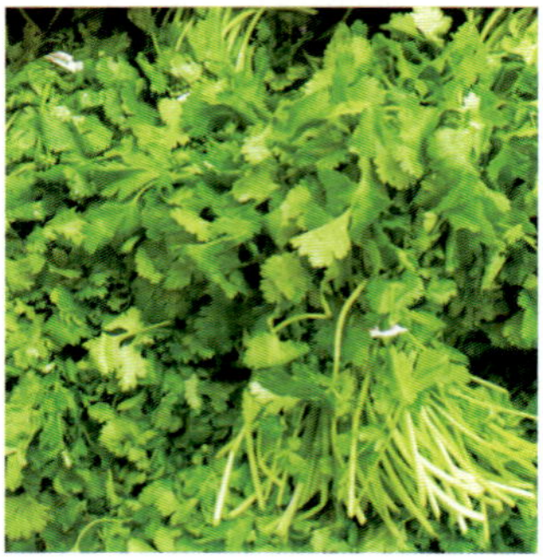

실란트로(Cilantro)의 잎과 씨앗의 모양

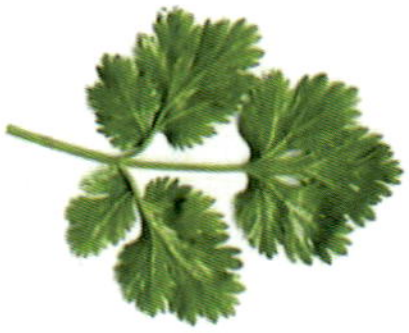

실란트로의 잎

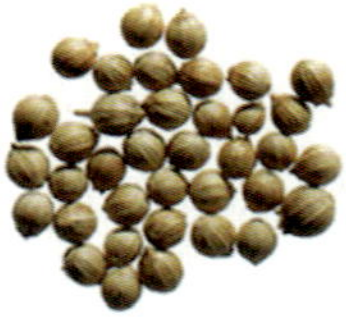

실란트로 씨앗

특히 타이요리(Thai Dishes)에서는 코리앤더의 뿌리를 일반적으로 많이 사용하기도 하지만, 실란트로는 신선한 잎이나 마른 씨를 많이 사용하는 허브인데 흔히 아시아 남부권과 동남권 및 중앙 권역대에서 많이 사용하고 있다. 또한 지중해 지역, 남아메리카, 브라질, 포르투갈, 아프리카, 스칸디나비아 요리에도 많이 이용되고 있다.

특히 아시아권에서는 중국, 베트남, 태국 요리에 많이 이용되지만 태국에서는 활용이 보편화된 허브로 주로 샐러드, 국수, 육류, 생선, 가금류 요리 및 소스(sauce)나 가니쉬(garnish: 곁들임) 요리를 할 때 양념 혹은 조미용으로 많이 사용된다.

실란트로(Cilantro) 혹은 코리앤더(Coriander)의 잎을 사용할 경우에는 이것을 잘게 썰거나 다져서 요리에 넣거나 잎새를 그대로 음식이나 요리에 넣기도 한다. 또한 말린 씨앗(seeds)을 요리에 사용할 경우에는 이것을 으깨거나 분말을 만들어서 넣거나 뿌려 먹기도 한다. 코리앤더 시드(Coriander Seed)를 으깨면 진하고 독특한 레몬 같은 신맛과 따뜻한 견과류 맛이 나기 때문에 오렌지 향이 나는 향료라고들 설명한다. 타이에서는 수프와 카레반죽(curry pastes) 등과 같은 타이요리(Thai Dishes)에 일반적으로 실란트로의 뿌리를 많이 사용하기도 한다.

주로 새우 등 생선요리에는 잘게 썬 신선한 코리앤더(Coriander)나 실란트로(Cilantro)의 잎이나 건조한 잎을 그 위에 뿌리고, 완자 등 고기를 주재료로 하는 요리를 할 경우에는 고기의 누린내를 없애고 담백한 맛을 살리기 위해서 그 잎을 함께 넣고 반죽하기도 한다.

그러나 특이한 향 때문에 이것을 별로 경험하지 못한 경우에 익숙해질 때까지는 실란트로 잎의 사용을 피하는 사람들도 적지 않다.

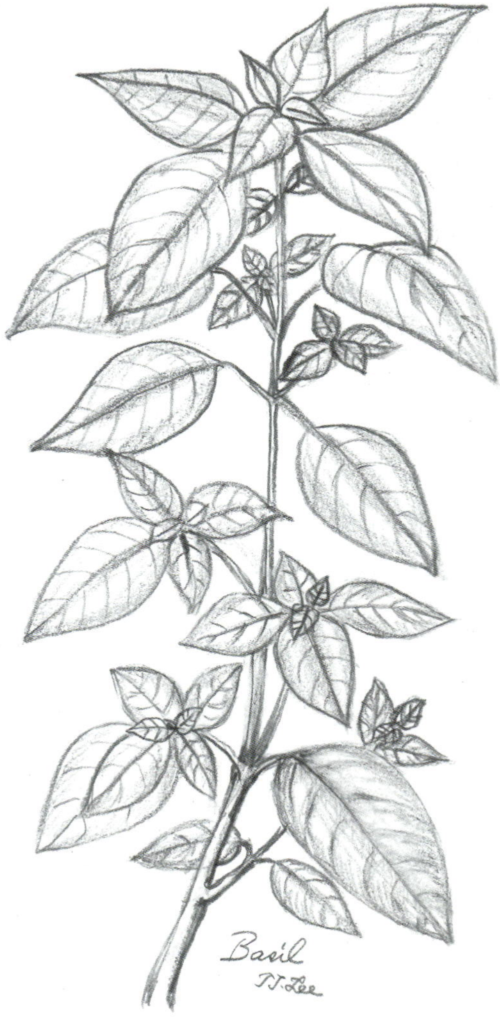

17
바질
Basil

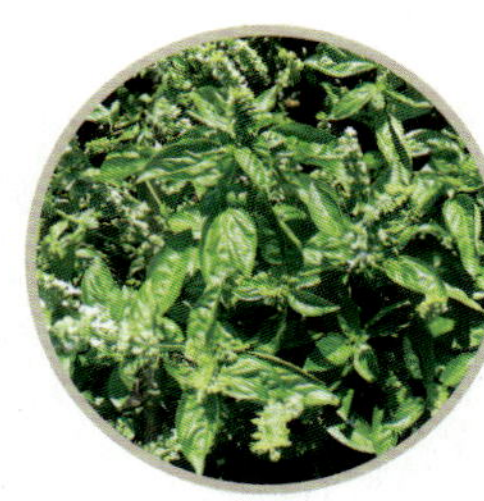
꽃이 핀 바질

바질(Basil)은 원산지가 인도 등 열대 아시아인 꿀풀과에 속하는 일년생 식물로 그 이름은 왕(그리스어의 basileus)이란 의미에서 유래되었다고 한다.

서방사회에서는 비교적 최근부터 그 잎을 향료(Herb)로 사용하기 시작했으며 주로 프랑스와 이탈리아 요리에 많이 이용되고 있다.

바질(Basil)은 이탈리아의 다양한 파스타 소스(Italian Pasta Source)나 생선요리, 피자 등에 널리 활용되고 있다.

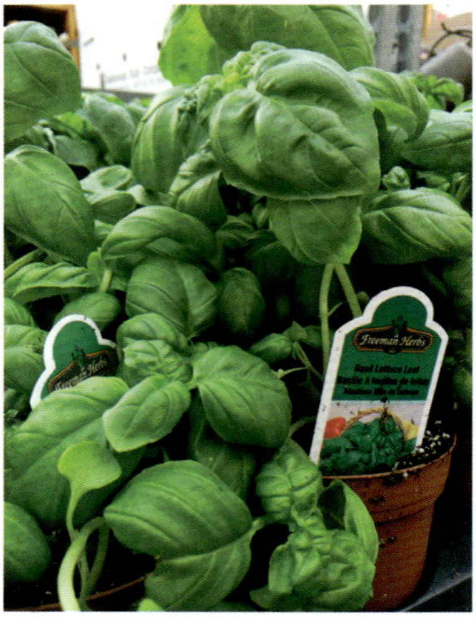

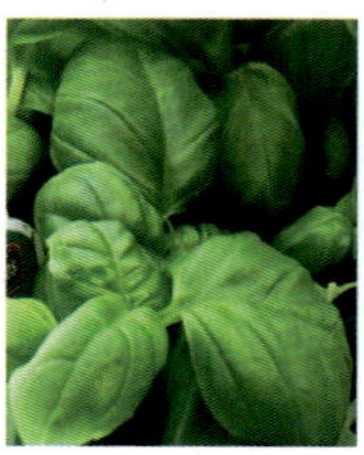

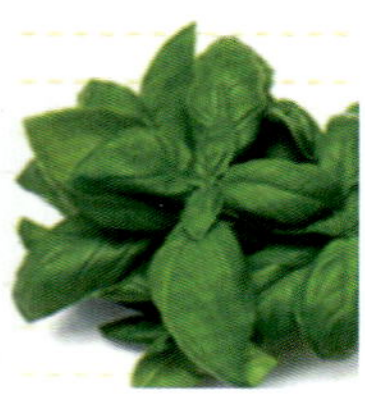

Sweet Basil 화분과 바질 잎

한때 인도에서는 바질이란 허브의 의미로 통용되었을 정도였는데 실제로 홀리바질은 종교(힌두교)적으로 귀한 대접을 받는 성스러운 허브였다. 실제로 인도인들은 고국이나 외국에서도 집 근처에 바질이나 기타 허브 등을 심고 사용함을 볼 수 있다.

바질(Basil)은 주로 잎을 이용하는 허브(Herb)인데 신선한 잎을 익히지 않고 사용하거나 건조시킨 잎을 이용한다. 생잎의 맛은 **클로브(Clove)**와 유사하고 말린 잎은 **커리 잎(Curry Leaf)**처럼 향이 오래 간다. 바질의 종류로는 흔히 이용되는 스위트 바질(다크오팔 바질 포함), 레몬 바질, 시나몬 바질 등 외에 향이 좋은 여러 가지 종류들이 있다.

허브인 바질(Basil)의 효능과 세프의 역량을 통해 붉은 해산물 스파게티에 올려진 신선한 스위트 바질(Sweet Basil)은 그대로 웰빙(well-being) 식탁을 만든다.

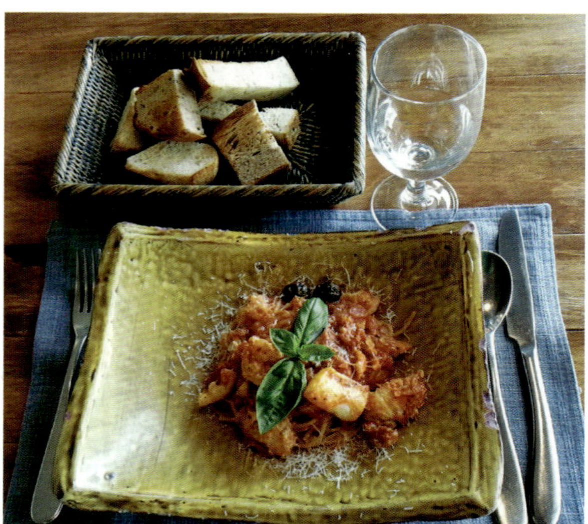

해물스파게티와 바질잎
(박현국 Chef, 2015)

교양 07

바질과 아유르베다(Ayurveda) 힌두 식문화(食文化)권 이해

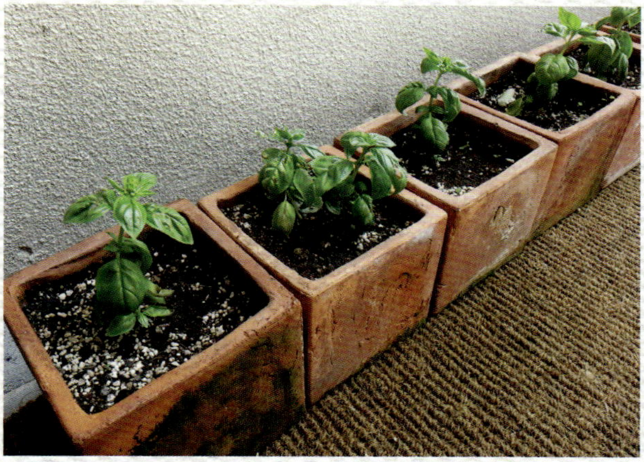

춘천, '델모니코스'
이탤리언 레스토랑의 토분 바질들

실제로 세계적인 식품의 품질과 위생 및 허브를 많이 사용하는 문화권을 들자면 종교를 중심으로 분류되고 있다. 유대교와 이슬람권이 각각 세계적인 인식으로 주목되고 있다. 인도 또한 힌두교를 중심으로 하면서 일찍부터 허브, 특히 건강과 질병을 중심으로 한 허브의 약재적 용도와 효능에 대한 연구(Ayurvedic medicine)가 왕성했다. 아유르베다란 원래 "생활과학"이란 의미인데(Ayu 삶 + Veda 앎, 지식), 이 문화권에서는 그와 동시에 심신 건강을 위한 향신료의 요리에 대한 적용에도 관심이 컸다. 그러므로 저자가 보기에는 우주와 인간을 상호 관련지어 고찰하는 인도의 힌두교식 전통의학인 아유르베다(Ayurveda)를 지닌 인도의 아유르베다식문화(저자가 명명함)는 코셔(Kosher), 할랄(Halal) 식문화에 못지 않은 세계적인 식문화의 한 주류를 이루고 있다고 볼 만하다. 그러므로 아유르베다 또한 우수한 외식문화권으로 연구해 볼 가치와 잠재력이 큰 한 부류라고 생각한다.

실제로 허브에 관한 한 인도를 능가하기가 쉽지 않다. 콜럼버스 시대 사람들은 향신료를 얻기 위해 인도를 향해하려 했을 정도로 인도의 향신료 역사는 세계적으로 인정받아 왔다고 해도 과언이 아니다.

현재 세계 각국의 대(對)인도 식품수출에 대한 낮은 기대감은 이렇듯 인도의 허브, 약재 및 식문화에 대한 탐구를 더디게 만들고 있다. 그러나 브릭스(BRICs) 경제권으로 인식되는 인도경제가 향후 더욱 발전된다면 머잖아 심신 건강과 치유를 향한 허브 사용의 선진식문화로서의 아유르베다(Ayurveda) 식문화에 대한 세계적인 관심은 가일층 고조됨과 더불어 관련 연구에도 박차를 가하게 될 것으로 전망된다.

18

타라곤

Tarragon

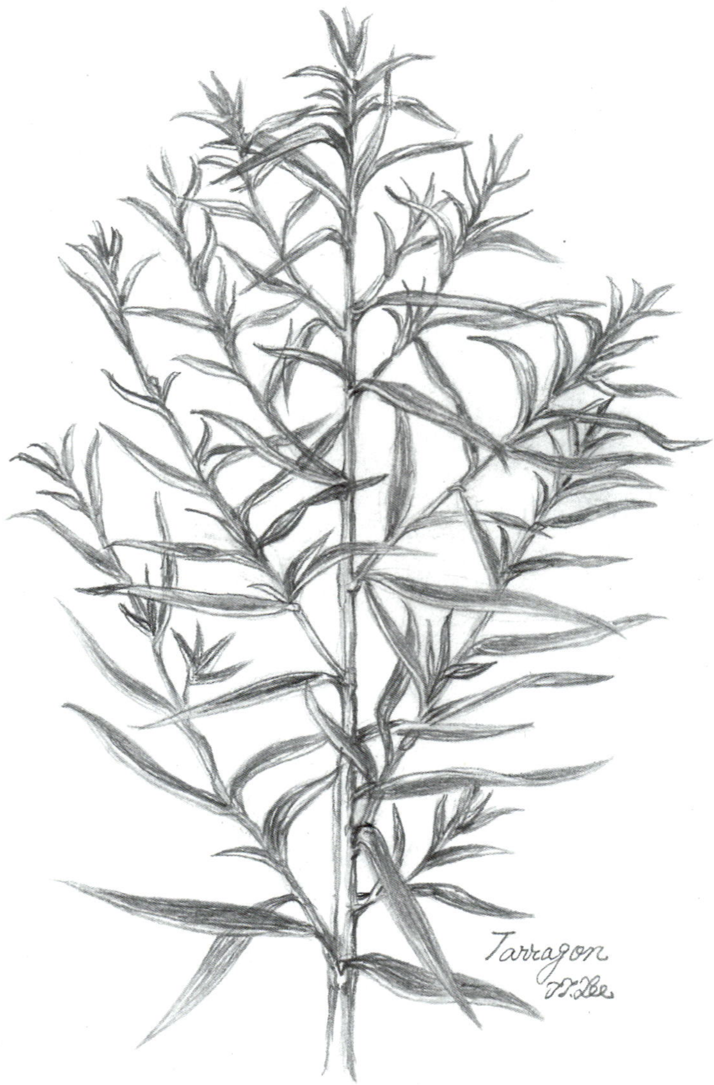

타라곤(Tarragon)은 프랑스의 대표적인 허브 중 하나로 특히 프랑스가 자랑하는 달팽이요리(Escargo)에 없어선 안될 향신료이다.

타라곤(Tarragon)은 잎이 길고 뾰족한 쑥의 일종인 숙근성 다년초 식물인데 시베리아와 중앙아시아에 야생으로 분포되어 있거나 이 지방에서 재배되며 남부 유럽을 원산지로 하는 타라곤도 있다.

특히 남부 유럽산 중에는 프랑스에서 생산되는 타라곤(Tarragon)인 프렌치 타라곤(French Tarragon)이 유명하다.

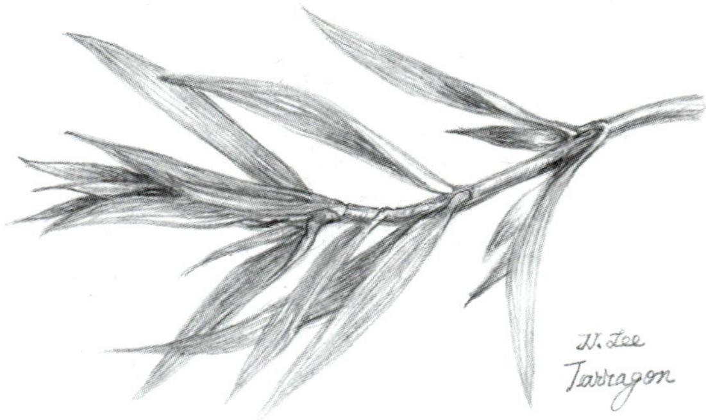

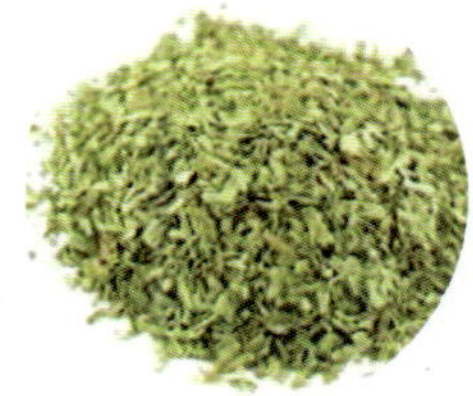

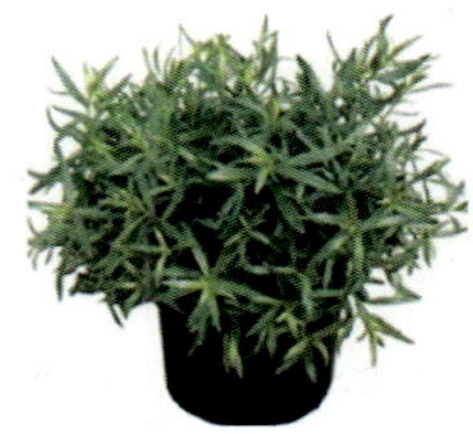

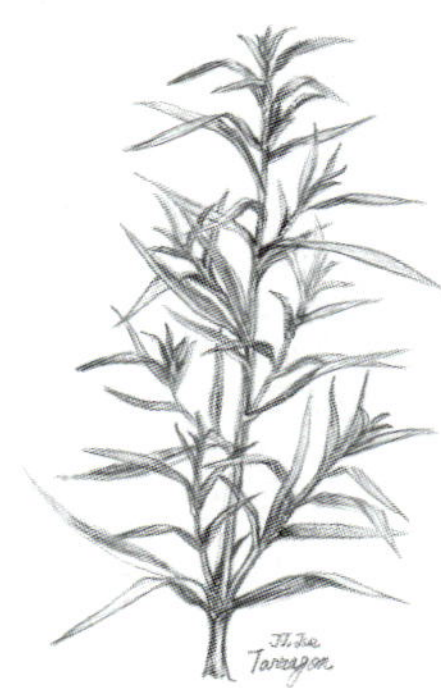

시베리아산 타라곤(Tarragon)의 초본이나 잎의 색이 회녹색을 띠는 데 비해 프렌치 타라곤의 잎은 진녹색을 띠고 있다. 타라곤(Tarragon)의 잎이 가지에 달려 있는 모양은 흡사 로즈메리를 연상시키지만 잎이 카네이션 잎보다는 넓적하고 식물의 키가 크고 위로 곧게 뻗어 나간다는 점에서 전혀 다른 식물이다.

타라곤(Tarragon)은 잎과 뿌리를 이용하는 향신료로 음식의 풍미를 더해 주는 데 사용된다. 잎은 달콤, 매콤, 씁쌀한데 아니스(Anise)와도 흡사한 특유의 좋은 향이 난다. 소스나 샐러드 등을 만들 때에는 소량의 타라곤식초(Tarragon Vinegar)와 신선한 타라곤 몇 잎만 넣어도 향이 강하므로 소량의 타라곤을 향신료(Herb)로 이용해야만 한다.

타라곤(Tarragon)은 프랑스인들이 즐겨 먹고 또 세계적으로 알려진 프랑스의 달팽이요리(Escargo)에 없어서는 안될 중요한 향신료로 이용된다. 프랑스에서는 흔히 달팽이요리(Escargo)의 맛을 내는 데 조미료처럼 사용하는 타라곤 비니거(Tarragon vinegar: 타라곤 식초)가 유명하다.

타라곤 식초는 타라곤의 향이 잘 스며들도록 수주일간 그 잎을 식초(주로 과일식초)에 담가둔 것인데, 달팽이 요리와 샐러드 및 샐러드 드레싱을 만들 때 넣어서 사용한다.

달팽이요리(Escargo)는 최근 우리나라에도 많이 소개(이용)되고 있다.

짙은 향의 타라곤(Tarragon) 잎이나 이것을 이용한 식초 등을 사용할 때의 주의사항 중 하나는 약간만 이용해도 달팽이, 기타 다른 생선이나 해산물 및 닭고기 요리라도 신비할 정도로 맛을 돋우어주므로 과량을 넣지 않아야 한다는 점이다.

타라곤의 잎은 생것이나 그늘에서 건조한 것을 모두 사용하지만 말린 것은 향이 감소될 수 있으므로 향을 보호하기 위해서 밀폐용기에 잘 보관해 두었다가 사용해야 하지만 휘발되지만 않는다면 말린 잎의 향 자체는 더욱 강하다.

교양 08

프랑스의 명물, 에스카르고(Escargo)요리와 사용기물

달팽이요리(Escargo)를 편리하고 우아하게 먹으려면 요리에 맞는 특별한 집기(Silverware 혹은 Utensil)가 필요하다. 식사메뉴가 달팽이요리(Escargo)일 경우에는 편리하게 먹을 수 있도록 특별히 제작된 기물로 달팽이 집게(escargo tong)와 끝이 뾰족하고 가늘게 만들어진 작은 포크(es-cargo fork)를 함께 서브해야 한다.

즉 한 손으로는 집게를 이용해서 달팽이를 집고 다른 손으로는 뾰족한 포크를 이용해서 달팽이 살을 꺼내 먹는다.

영화, "귀여운 여인"에서 여주인공이 달팽이요리를 먹을 기회가 없어서 어쩔 줄 모르고 실수를 연발하는 모습이 귀엽기도 하지만 숙녀다운 세련된 매너와는 거리가 멀다. 누구나 식탁의 매너를 지키는 사회적 관계에서의 역량을 가질 수 있도록 노력해야 할 것이다.

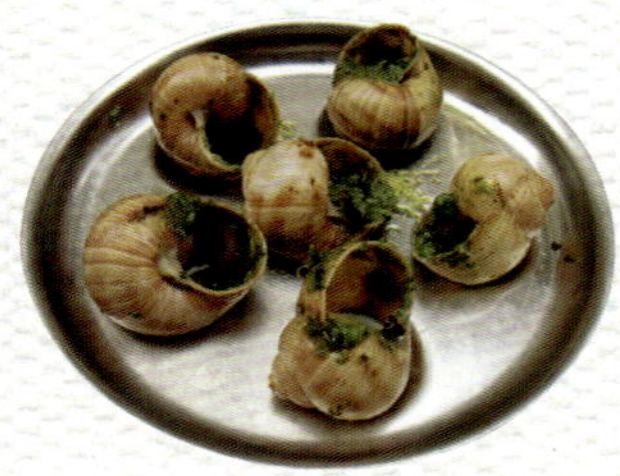

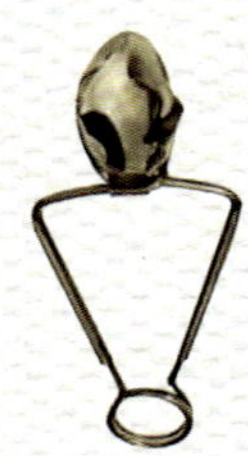

달팽이용 집게

달팽이용 포크

교양 09

숙근성 다년초란

이것은 마치 쑥 등의 초본에서처럼 해마다 묵은 뿌리에서 다시 움(싹)이 새로 돋아나 여러 해 동안 사는 초본(식물)을 말한다.

19
카더먼
Cardamon;
Cardamom;
Cardamum

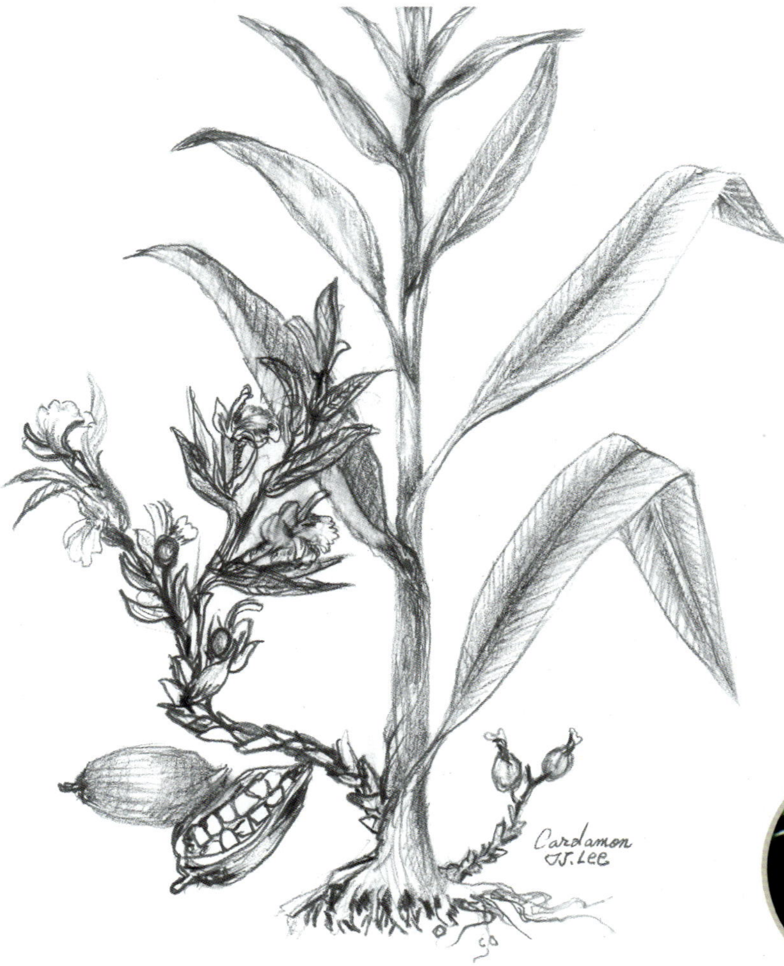

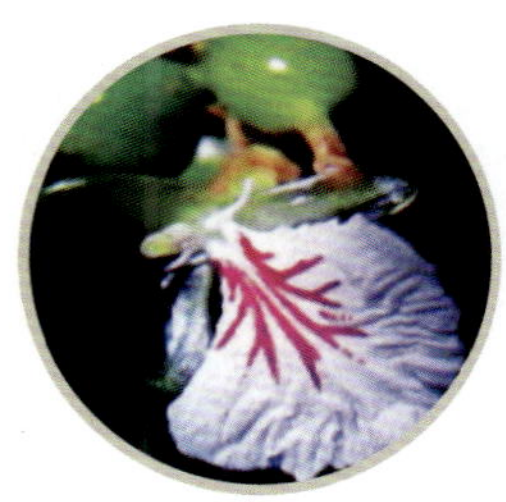

카더먼(Cardamon)도 고대 이집트와 로마 귀족들이 즐겨 사용했던 허브인데, 현대에도 수요에 비해 생산량이 적기 때문에 샤프란 못지않게 비싸고 귀한 향료이다.

카더먼(Cardamon)은 소두구라고도 불리는데 인도, 스리랑카, 실론, 중앙아프리카, 남미 과테말라 등이 주산지이고 이 지역에서 생산되는 것이 유명하며 들에서 자라는 야생 카더먼도 있다. 카더먼 줄기는 생강과 유사하나 무성한 잎은 그보다 덜 뾰족하고 넓으며 꽃도 아름다워 정원용 관상수로 식재되기도 한다.

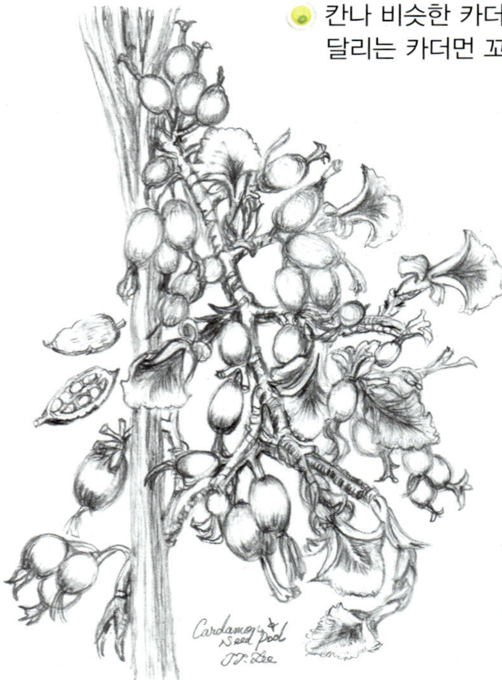

칸나 비슷한 카더먼 초본에 꽃이 지면서 달리는 카더먼 꼬투리들(Cardamon pods)

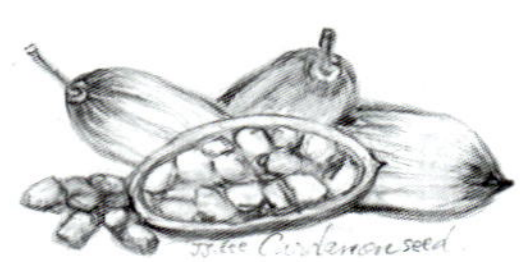

카더먼 꼬투리

카더먼(Cardamon)은 생강과(생강과 같은)의 다년생 초본으로 거기에 착과된 카더먼(Cardamon) 열매의 씨앗이 향료 혹은 약용식물로 이용된다. 카더먼의 열매는 건조시키면 약간 맵고 쓴 특유의 상쾌한 향기와 맛(香味)을 내므로 아랍권의 카더먼 커피 등에 귀한 향료로 사용되어 왔다.

카더먼은 열매 꼬투리 속에 들어 있는 단단한 검은색 씨앗을 사용하는 허브인데 재배와 수확 및 관리가 어려워 수확량이 적으며 거래가격도 비싸다.

카더먼 씨앗은 카레가루, 피클 외에 덴마크풍의 빵과 케이크 등 베이커리에 많이 사용되며 포도젤리(grape jelly)의 향미를 내는 데도 사용된다. 뿐만 아니라 식후에 주로 작은 커피잔(demi tasse)에 담아 마시는 진한 블랙커피인, 데미타스(demi tasse)의 커피 향기와 맛을 내는 데도 사용된다.

『동의보감』 등 한방에서는 이 소두구가 속을 따뜻하게 해주고 소화를 도와주며 입냄새(구취: 口臭) 제거에 효과가 크다고 한다. 고대 로마시대에는 이 향료의 지방 제거효능이 알려지면서 부유층과 특권 귀족층에게 인기가 높았다고 한다.

카더먼(Cardamon)은 샤프란이나 바닐라처럼 많이 사용되는 우수하고 귀한 향신료로 꼽힌다. 인도, 네팔, 부탄 등지가 원산지로 카레의 칸나 모양을 닮은 여러해살이 초본(풀)인 카더먼에서는 주로 녹색의 딱딱한 껍질에 싸여 있는 굳은 검은색 종자(seed)에서 채취한 피클 맛 나는 향신료의 씨앗을 꺼내 분말로 만들어 사용한다. 좋은 향이 휘발되지 않게 사용하려면 필요할 때 씨앗을 꺼내어 갈거나 빻아서 즉시 사용하면 향이 강하고 좋다.

인도는 물론 세계적으로 요리, 과자, 아이스크림의 향을 돋우는 부향료로 사용되지만 재배 · 수확 · 관리가 어려워 수확량이 적지만 큰 수요 때문에 비교적 고가로 거래된다.

마카롱

13C 베니스산 마카롱(Macaron)을 프랑스에 전한 것은 메디치(Medici)家였다. 작고 화려한 색상의 고급과자(cookies)인 마카롱은 세계적인 디저트로 몽마르트르 언덕이나 유럽 대공항 케이크점(patisserie)의 단골 관광상품이 되었다. 달걀 흰자, 설탕, 아몬드를 재료로 만든 마카롱은 매끈하고 바삭한 겉과 달리 부드럽고 달콤한 속(filling)크림 맛과 촉감이 일품이다.
현재 마카롱은 우리나라에서도 유통되며 인기가 좋다.

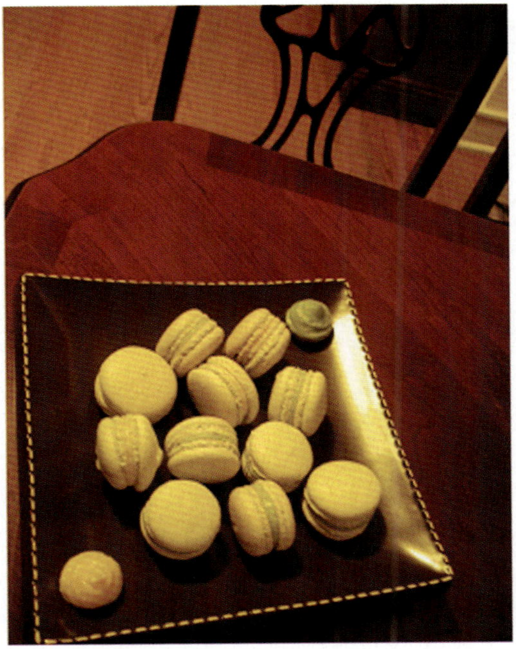

마카롱, Sunna's Cookies(저자, 2012)

20

로즈메리

Rosemary

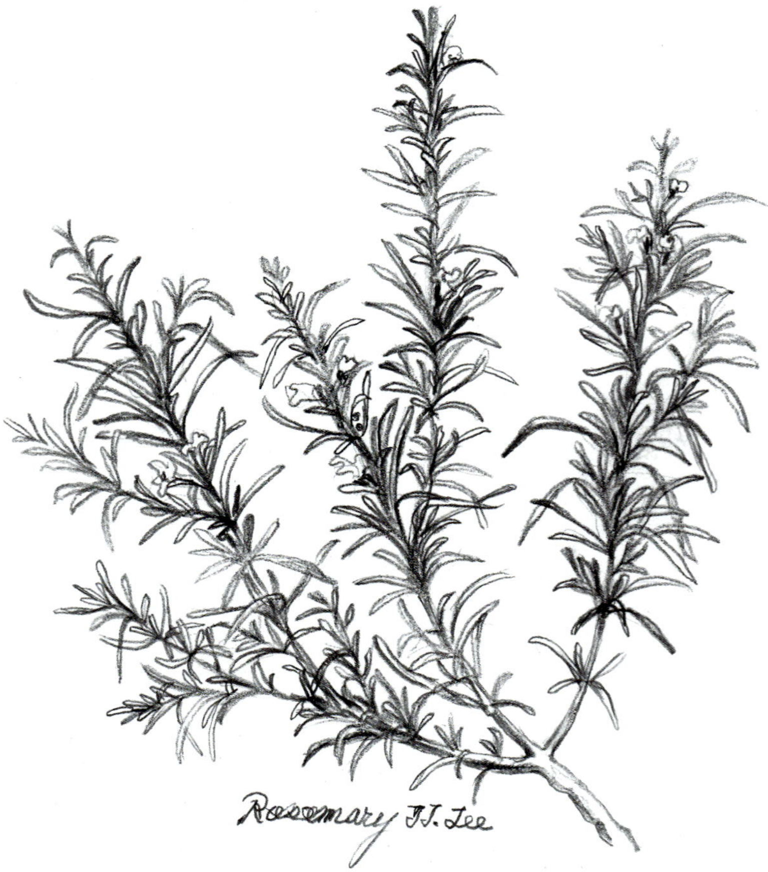

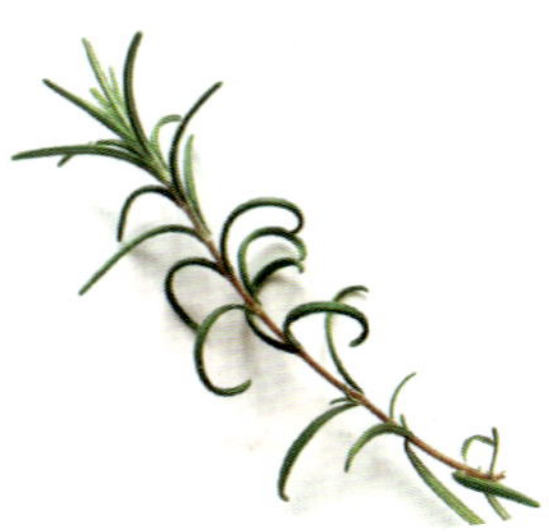

가는 잎 모양이 마치 키가 큰 채송화 잎 같은 느낌이 드는 허브로 향이 매우 신선하다.

바다(Marinus)의 이슬(Ros)이라는 라틴어 합성어로 이루어진 허브인 **로즈메리**는 상큼하고 시원한 허브의 본성과 향 때문에 고구해 볼 가치가 큰 식물이다.

로즈메리(Rosemary)는 봄만 되면 시장이나 슈퍼마켓, 화원노점의 화초판매대를 막론하고 빠지지 않고 등장하여 쉽게 접할 수 있는 허브(Herb)이다.

로즈메리는 상큼한 향이 짙은 관상수초로 신선한 것이나 건조된 상태의 잎을 허브로 사용하는 식물인데 가는 잎 모양이 마치 키가 큰 채송화 같은 허브식물의 잎을 연상케 해준다.

로즈메리(Rosemary)는 통풍, 햇살, 물을 좋아하는 허브

식물로 일반 가정에서도 비교적 재배하기 쉽다. 양지바른 작은 공간 한 귀퉁이에 작은 화분 한 개만 놓아둬도 일반 가정에서 필요한 소량의 허브 이용에는 부족함이 없고 또 특유의 좋은 아로마향으로 청량감을 주며 실제로도 머리 아픈 데 효능이 있다. 화초를 놓아두고 봄으로써 가정의 분위기를 살려주는 등 신선한(living) 포푸리(portpourri)로도 충분히 유용한 허브초본이다.

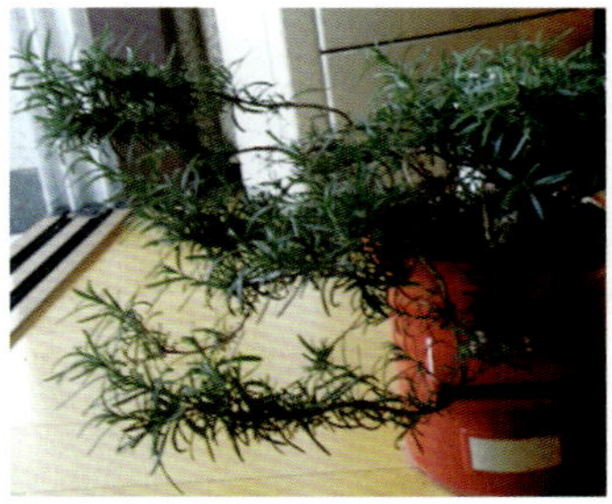

꽃이 피지 않는 로즈메리

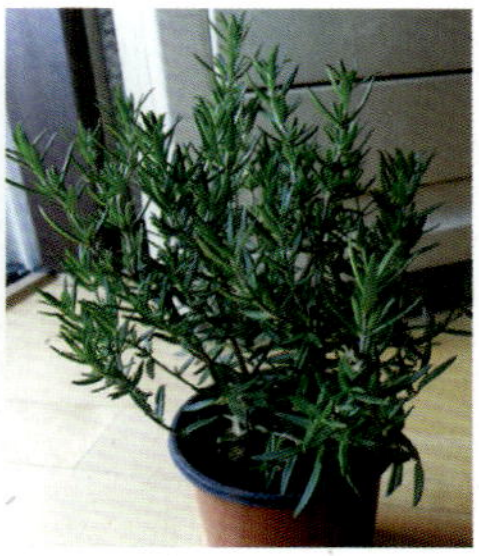

꽃이 피는 로즈메리

로즈메리에는 꽃이 피는 것과 피지 않는 것 등의 두 종류가 있다. 보라색에 가까운 파란색의 아름다운 꽃이 피는 로즈메리는 꽃이 필 때 향이 좋아진다. 그러나 꽃이 피지 않고 잎만 보는 로즈메리는 항상 향이 나는 것이 다른 점이다.

이 허브는 식용이나 일상생활에서의 웰빙(well-being)을 돕는 데 이용되는 등 다양한 용도로 활용되고 있다. 음식 중에서는 특히 양고기요리와 궁합이 잘 맞는다. 요리를 할 때 로즈메리 잎 몇 개만 따 넣어도 양고기의 누린내를 잡아주는 데는 그만한 것을 달리 찾기 어려울 정도로 효과적이다. 그러므로 양고기에 로즈메리 잎을 사용하면 냄새를 제거하고 향미를 돋워 맛있는 양고기요리를 즐길 수 있다.

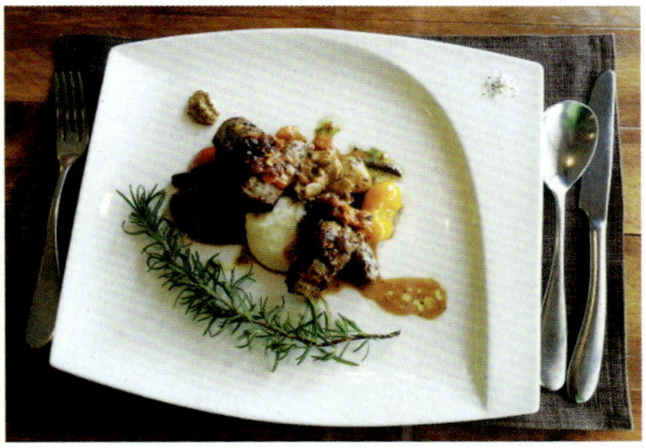

양고기스테이크와 Rosemary(박현국 Chef, 2015)

또한 소량의 잎을 따서 사용해도 새순이 돋아나 생장에 전혀 지장이 없으므로 충분한 양의 허브를 공급할 수 있다.

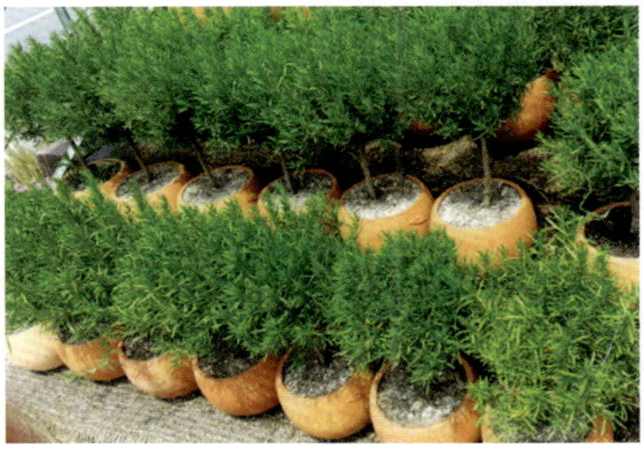

Italian Restaurant, "델모니코스" 앞의 분재 로즈메리

21

타임

Thyme;
Thymus
백리향

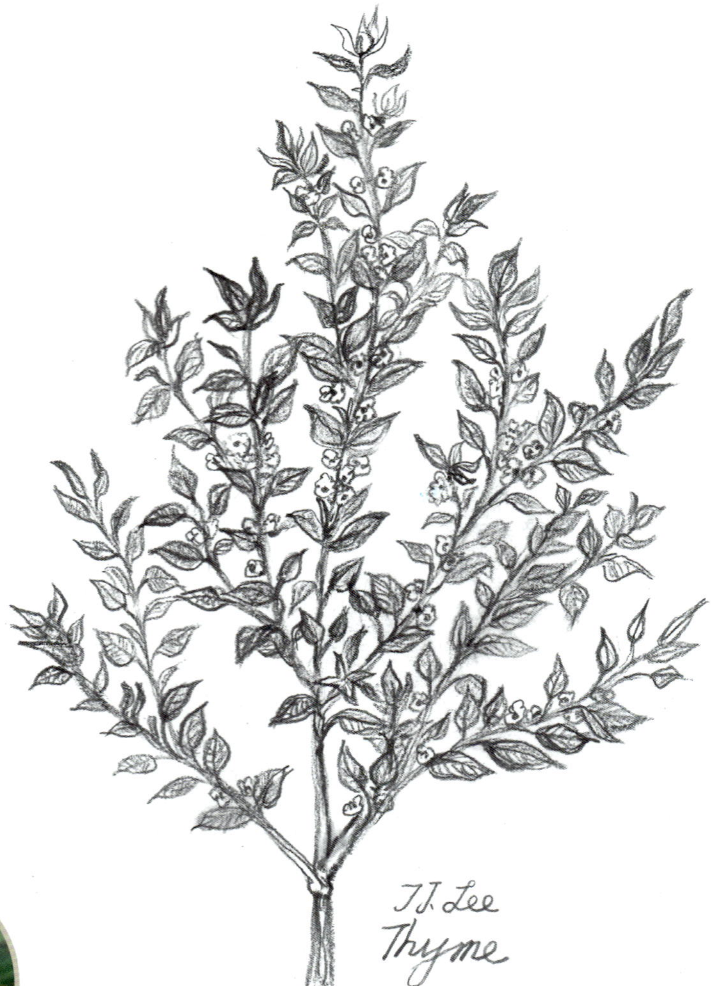

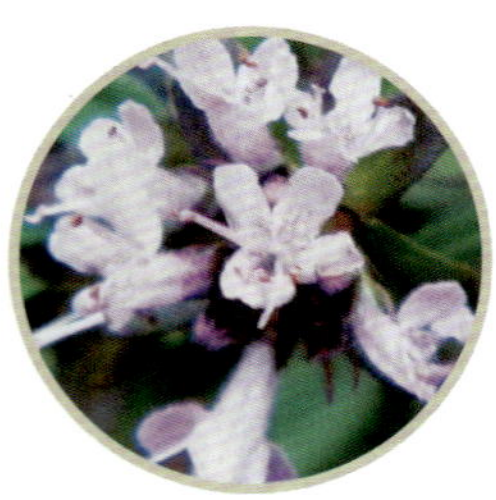

백리향

타임(Thyme)은 트로이의 절세가인 헬레나의 눈물에서 비롯됐다는 전설만큼이나 아름답고 기품 있는 허브로 우리나라에서는 백리향(Thyme)이라고도 한다.

타임(Thyme) 중 우리나라 자생종으로는 섬백리향이나 낙엽반관목인 백리향이 있는데 그 향기가 멀리까지 간다고 해서 백리향이란 명칭이 부여된 타임(Thyme)은 그 효능이 다대해서 소독제, 목욕제, 부향제 및 방부제 등으로 사용된다. 이들은 각각 다른 재배종이나 종류별로 효능과 용도를 달리하기도 한다.

타임은 생잎은 물론 뿌리까지 통째로 말려 허브로 사용한다.

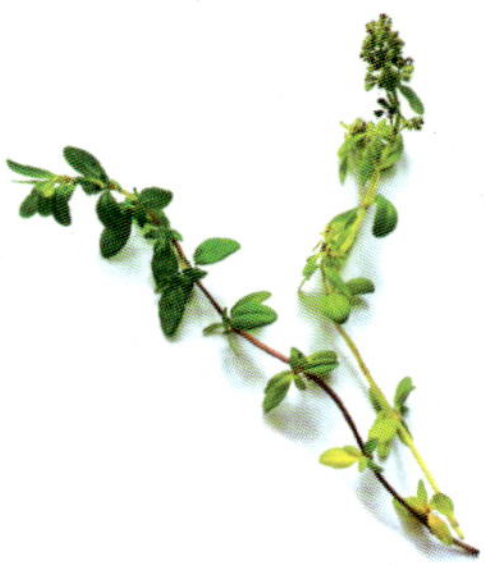

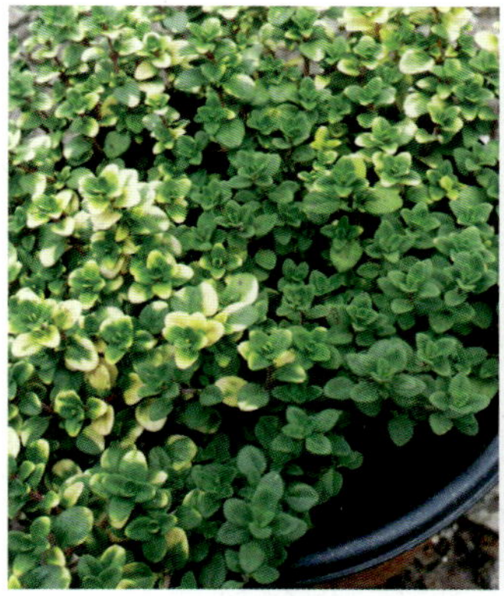

크리핑 타임

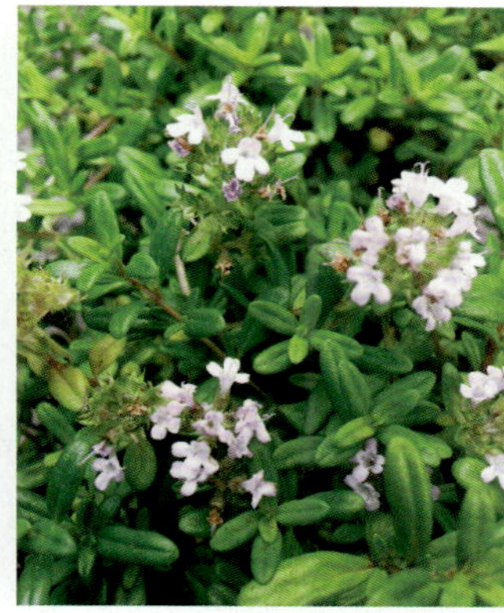

오렌지 타임

아름다운 타임 향은 트로이전쟁의 배경이 되었던 절세가인 헬레나의 눈물로 탄생되었다는 여성들의 로망을 자극하는 전설을 또 한 번 상기하게 해주는 향신료이기도 하다.

그러므로 타임은 부케가르니(Bouquet Garni)라는 향초다발을 만들 때에도 빠지지 않고 들어가는 주요 향료이기도 하다.

고대 그리스인들은 타임(Thyme)을 용기와 기품의 상징으로까지 여기면서 그 향기가 좋아서 이것을 입욕제나 몸에 바르는 데 사용하기도 했다.

타임(Thyme) 혹은 타이무스(thymus)는 소독의 의미를 지닌 그리스어(thuo)에서 유래되었다.

타임은 어원에 걸맞은 향료로서 흔히 방향 혹은 방충을 위한 용도로 사용되었다. 특히 타임의 짙은 향은 다른 향료들과는 차별화될 만큼 강한데 이에 못지않게 살균력도 강하므로 모피나 모직의류 보관에 타임꽃을 넣은 주머니가 보존제로 이용되기도 해왔다.

식음료와 관련된 타임(Thyme)은 술이나 치즈의 맛과 풍미를 높여주는 부향제로도 사용되는데 특유의 진한 방향은 생선, 육류, 패류 등을 요리할 때 비린내를 완화하거나 잡아주는 중화제 역할 때문에 귀하게 여겨왔다.

바비큐 스테이크의 경우에는 요리의 상하 부분에 타임(Thyme)

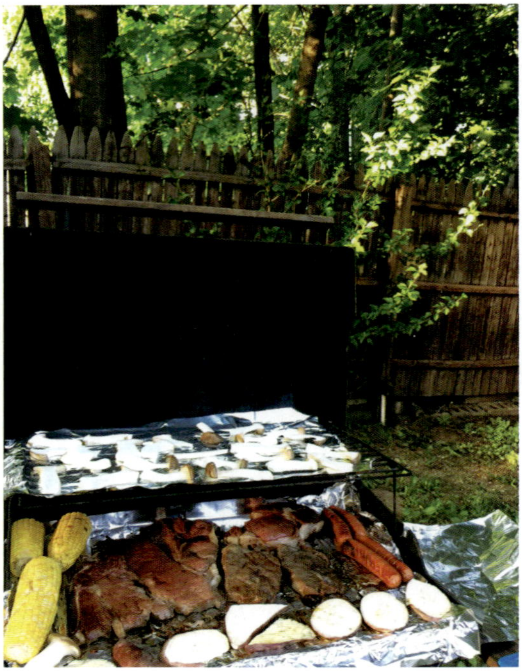

정원에서 준비되는 바비큐그릴의 Steak와 옥수수 및 버섯 등

의 작은 가지만으로도 요리의 풍미를 돋운다.

레몬타임(Lemon Thyme)은 레몬향을 지닌 타임(Thyme)으로 향의 원료, 식용 향신료, 약용식품, 목욕제 등의 다양한 용도로 사용된다. 타임으로 만든 허브차(Herb Tea)는 숙면, 두통완화, 소화기능을 돕고 피부를 맑게 하며 목욕용 제품이나 화장품 원료로, 살균력과 소독력이 강하며 아름다운 향은 육류와 생선요리의 부향제 등으로 쓰임새가 다양하다.

크지도 않은 초본인 허브로부터 그러한 엄청난 효과가 나온다는 것이 신기할 따름이다. 필자는 허브를 착한 식물이라고 부르는데 그만큼 기르고 이용하는 데 많은 걸 요구하지도 않고, 그렇게 화려하게 과시하지도 않는 겸손한 식물의 외양과 우리를 편하게 해주는 기능들 때문에 지은 이름이다.

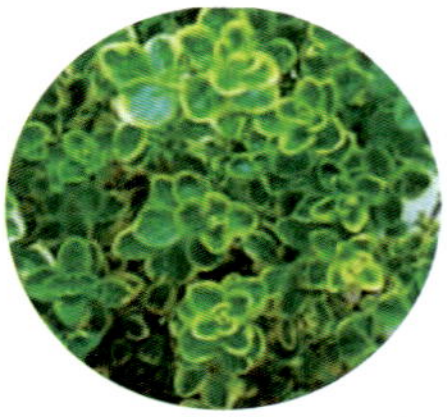

골든레몬타임은 향이 좋은 허브차(Herb Tea)로 많이 이용되며 약용, 향료, 목욕제 혹은 화장품에도 이용되고 있다.

한때 미국의 인기 팝송가수였던 사이먼(Simon)과 가펑클(Garfungkel)은 감미로운 노래제목과 가사에 파슬리(Parsley), 세이지(Sage), 로즈메리(Rosemay) 및 타임(Thyme)을 넣어 부른 적이 있다.

허브지식이 전무하던 젊은 시절 의미도 모른 채 이 노래를 따라 부르면서 익숙해진 유명한 허브이름들은 지금껏 기억된다. 후에 허브연구를 하면서 이들만은 너무도 친숙하고 정감있게 입에 맴돌면서 마음속으로 그 향기를 느낄 것 같은 감상에 젖어 망중한이 행복할 때도 더러 있다.

독자분들도 그런 식으로 부담 없이 생각하며 허브에 다가간다면 허브학습이 재미있어지면서 기억하는 데도 많은 도움이 될 것이라 믿는다.

22
세이지
Sage; Salvia

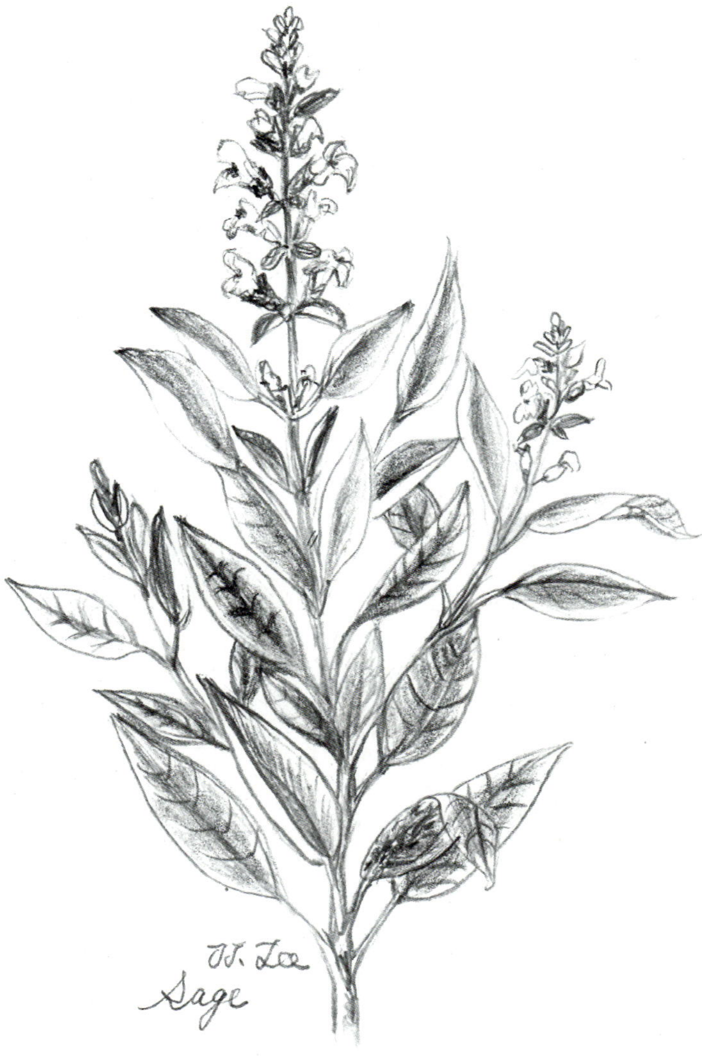

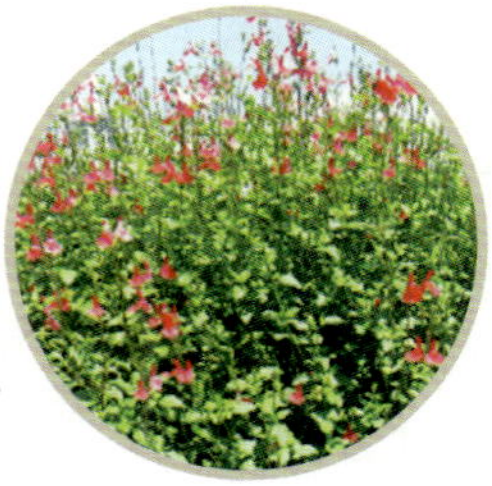

체리세이지

세이지(Sage) 혹은 살비아(Salvia)는 본디 만병통치약으로 통용되던 여러해살이 약용식물의 효능에 입각해서 프랑스어로 건강, 치료를 의미하는 말(sauge)에서 유래된 이름이다.

대부분의 허브가 효능 위주로 명명되던 시절 북부 지중해 원산의 세이지 이름도 그렇게 붙여지게 되었다. 세이지(Sage)는 간장, 신경계나 소화계에 대한 탁월한 효능과 소염제 등의 약용으로 사용되는데 식물의 종류도 다양하다. 세이지(Sage)는 요리할 때 주로 신선한 잎과 줄기를 사용하나 말려서도 사용한다.

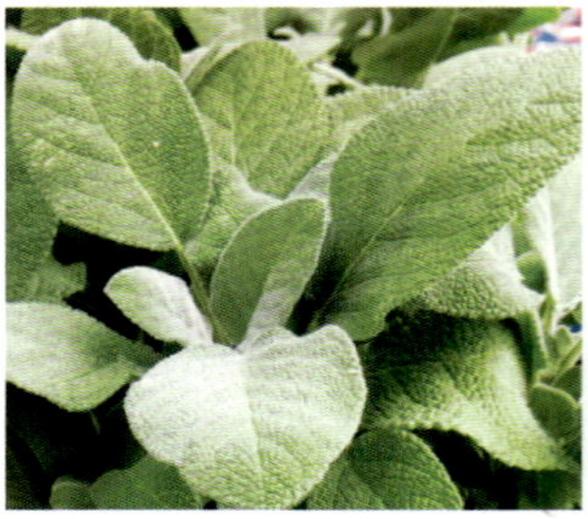
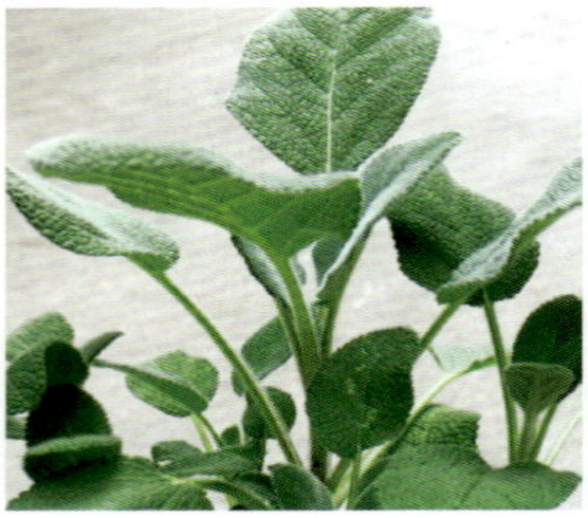
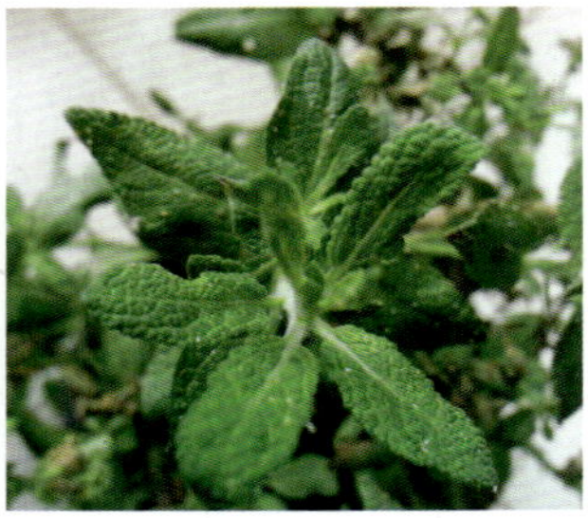

세이지(Sage)의 잎은 부드럽고 꽃과 더불어 향도 매우 좋아서 부케가르니(Bouquet Garni)의 기본재료로도 자주 이용된다. 세이지와 흡사한 식물로 램스이어(Lams Ear)가 있어 간혹 혼동되지만 다른 종류의 초본임에 유의해야 한다.

다양한 종류의 세이지(Sage)

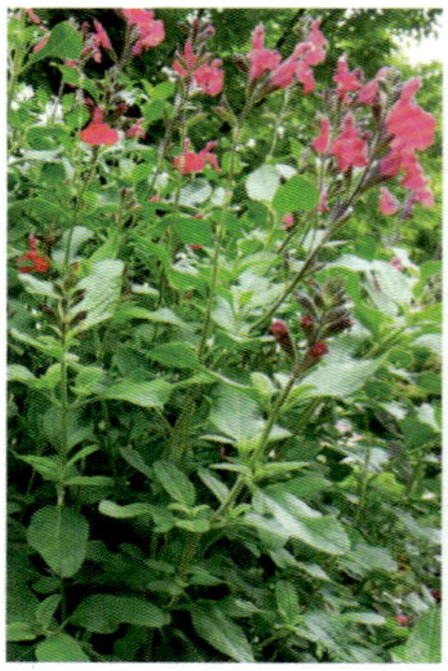
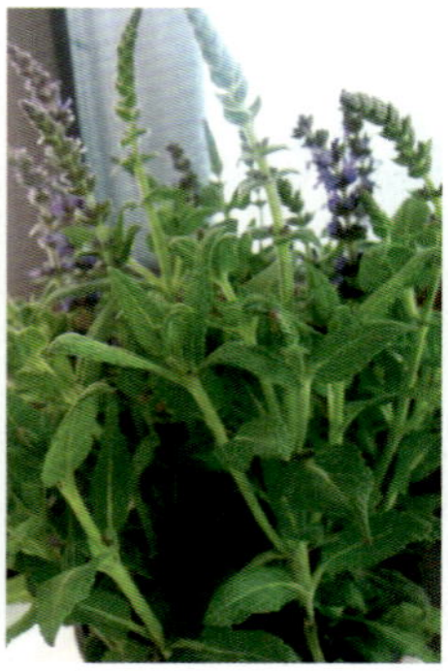
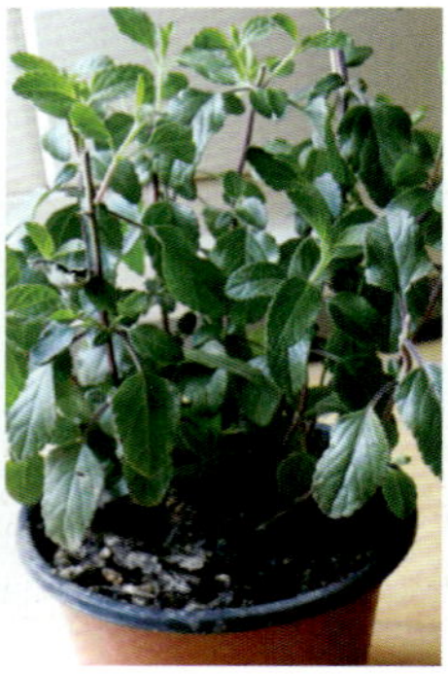
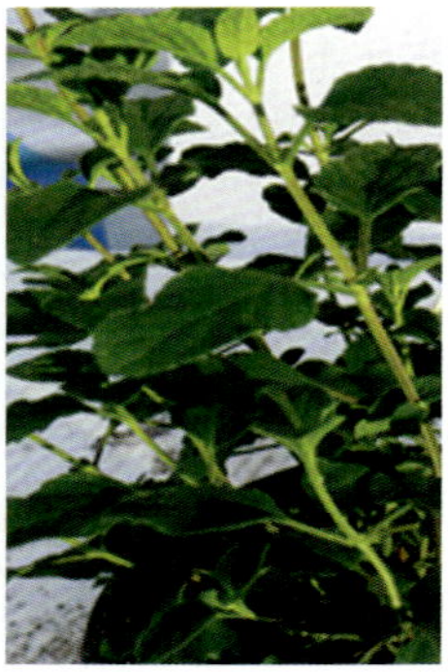

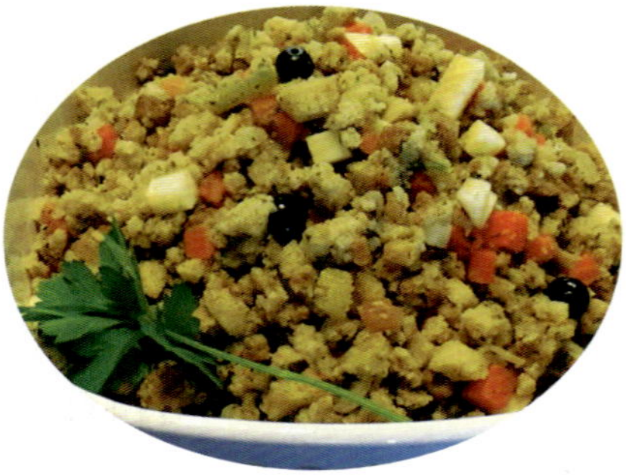

Turkey스터핑(저자, 2015)

세이지(Sage)는 향이 너무 강하기 때문에 미량 사용으로도 충분하며 주로 치즈, 가금류 요리와 소시지 등을 만들 때 사용되기도 한다.

가금류 요리들 중에는 특히 추수감사절(Thanksgiving Day) 전통요리인 칠면조 로스팅(roasting)을 할 때 그 배 속에 넣을 속재료(stuffings)를 배합하여 만들 때 향신료 중 하나로 사용된다.

칠면조요리가 완성되면 사람들에게 서브하기 위해서 고기를 적정한 모양과 크기로 자를 때(carving) 고기가 부서지지 않도록 일단 로스팅해 놓은 칠면조요리를 식힌다. 칠면조고기는 닭고기와 맛이 유사하지만 장시간 로스팅하면서 기름기가 빠지고 담백한 상태가 되었으므로 물기가 적어진다. 그러므로 로스팅(roasting)한 칠면조는 물기가 적으면서 향이 좋고 감칠맛 나는, 칠면조 배 속에서 익은 스터핑(stuffing)을 조금씩 덜어놓고 젤리타입으로 졸인 크랜베리 소스를 곁들여 먹어야 잘 넘어가고 또 그 풍미가 매우 그윽해져서 좋거니와 소화에도 도움이 된다.

우리나라나 동양권에서는 만두 속에 넣으려고 만든 속재료(스터핑: stuffing)와 칠면조요리를 할 때 그 배 속에 넣을 목적으로 만드는 스터핑은 재료와 향료의 내용 및 조리방법도 다르기 때문에 요리의 맛과 향이 전혀 달라진다.

교양 10

칠면조 로스팅의 스터핑 레시피와 요리상 주의점

예를 들자면 스터핑 재료와 요리법(Stuffing Recipe)으로는 네모지게(cubic) 썬 빵, 호두, 건포도, 초록색이나 붉은색의 사과를 적정한 크기로 썬 것, 향료와 채소들로는 다진 파슬리나 셀러리 잎과 줄기 및 몇 개의 초록색 올리브 다진 것, 잘게 썬 양파, 버섯, 소금, 후추 등의 조미료, 버터와 고기향을 위한 버터와 소시지 간 것, 소금을 넣지 않은 1~2컵의 치킨이나 칠면조의 고기국물(chicken broth) 등을 넣고 재료를 섞는다. 이때 국물(stock)이나 모든 재료들은 별도의 간을 하지 않고 속(stuffings)의 향미를 유지할 수 있도록 한다.

국물을 넣어 섞을 때에도 너무 과하면 속(stuffing)재료들이 젖어서 각각의 재료 모양도 살지 않고 담백한 맛도 살리지 못하며 칠면조의 겉에 지속적으로 재료를 바르면서 장시간 굽는(roasting) 동안 칠면조에서 국물이 흘러나와 반들반들하게 보기 좋은 겉모양은 물론 이렇게 요리되었을 경우 기대할 수 있는 담백하게 로스팅된 칠면조의 고기 맛을 떨어뜨려 요리의 품위를 손상시킬 수 있으므로 주의해야 한다.

닭보다 큰 가금류인 칠면조요리를 할 때에는 칠면조의 내장을 모두 제거한 다음 텅 빈 큰 배 속에 갖가지 좋은 재료들을 혼합해서 준비해 놓은 스터핑을 넣고 장시간 로스팅(roasting)하여야 한다.

칠면조 배 속에 넣을 스터핑을 준비하는 데는 주로 빵과 향료와 과일 및 소금, 후추, 버터 등의 조미료가 들어가는데 각 가정에서는 맛을 내기 위해서 독특한 재료들을 사용하기도 하므로 재료배합이 다른 경우도 많다.

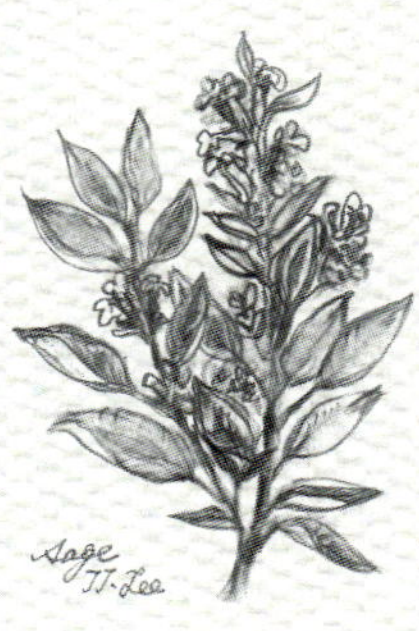

23
크랜베리
Cranberry

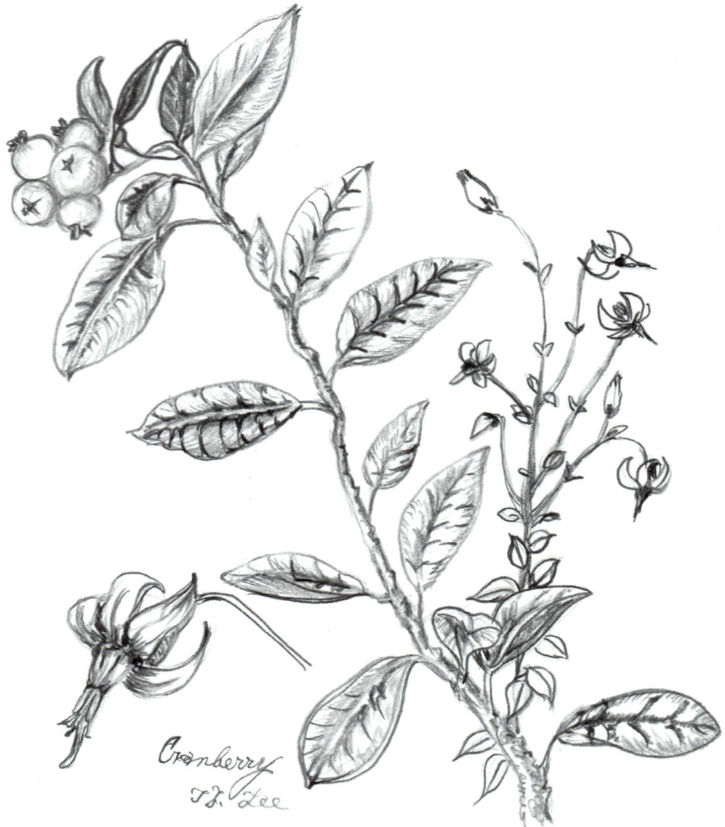

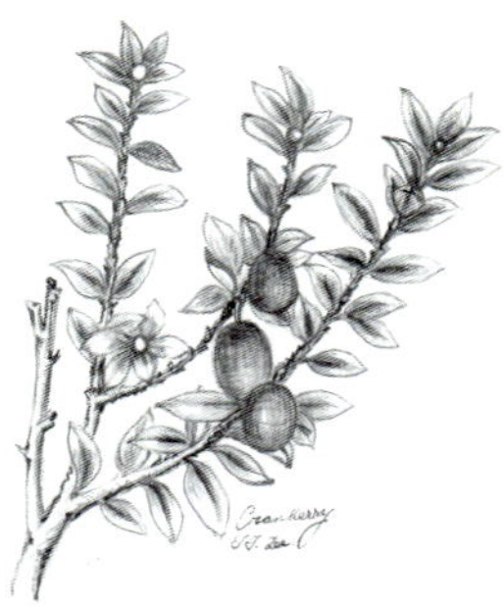

크랜베리(Cranberry)는 아름답고 선명한 적색을 띠고 있는데 색깔 못지않게 상큼하고 시원한 향으로도 차별화되는 북미 원산의 열매과일로 블루베리, 포도와 더불어 가장 많이 애용되는 과일 중 하나로 꼽히는 북미주에서 애호되는 열매식품이다.

미국 추수감사절(Thanksgiving Day)에 사용되는 대표적인 전통 명절요리로 어김없이 준비되는 칠면조요리의 맛과 향에 최적의 조화를 이루는 빠질 수 없는 요리가 스터핑과 크랜베리이다. 이는 즉 크랜베리 과피를 설탕조림해 만든 크랜베리잼이나 과육을 갈아 만든 젤리 타입 소스의 새콤달콤한 맛과 향은 진홍색 색감과 더불어 추수감사절 분위기를 고조시키면서 소화에도 좋다. 평소 부드럽게 구운 로스트치킨 등 대부분의 가금류 요리에는 크랜베리잼이나 젤리가 잘 어울린다.

크랜베리(Cranberry)는 배뇨작용으로 여성들에게 좋다는 속설과 함께 항산화제로서도 효능이 탁월하고 심장건강에 좋다고 알려지면서 인식을 달리하고 있다.

가장 보편화된 크랜베리의 용도는 크랜베리 주스(Cranberry juice)의 재료가 된다는 점이다. 말린 크랜베리의 과육은 파운드케이크나 제과제빵에 많이 이용되고 있다.

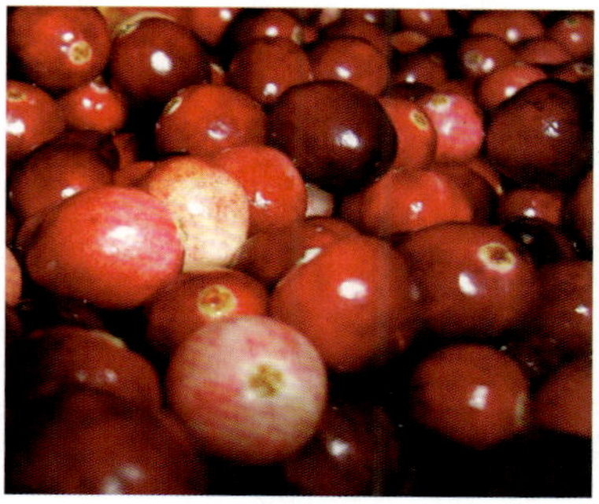

크랜베리 열매

23-1 크랜베리와 칠면조 로스팅(Roasted Turkey)의 만남

칠면조요리를 먹을 때에는 흔히 단맛과 새콤한 향미가 강한 크랜베리(Cranberry) 으깬 것(paste)이나 젤리타입으로 달게 졸인 소스(Jellied sauce)를 곁들여 먹는다.

가정에서 만들기도(homemade) 하지만 요즘은 편의상 주로 기성제품인 통조림 캔(cranberry sauce can)에 들어 있는 젤리타입의 원통형 크랜베리 소스(jellied cranberry sauce)를 이용하고 있다.

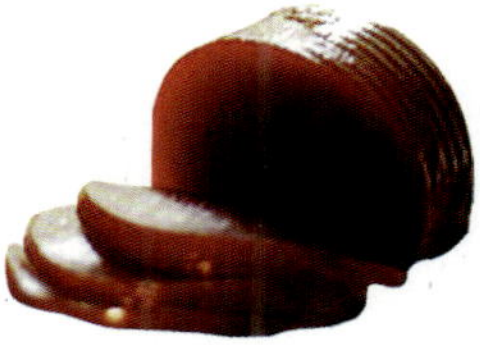

크랜베리 묵
(Jellied Cranberry Sauce)

캔을 거꾸로 들어 전체를 꺼낸 다음 8㎜~1㎝ 전후의 두께로 부서지지 않도록 날카롭고 얇은 칼로 주의해서 썰어 접시에 담고 칠면조와 스터핑과 곁들여 먹으면 그 풍미가 매우 좋다. 젤리타입의 크랜베리(Cranberry)란 말하자면 아주 달게 졸여놓은 크랜베리 묵과 같은 것이다.

새콤달콤한 크랜베리 소스(Cranberry Sauce)는 대표적인 전통 추수감사절 요리인 칠면조 로스팅(roasted turkey)의 풍미를 높여 추수감사절 음식의 품격을 살리면서 소화에도 도움이 된다.

로스팅(Roasting)이란 조리의 한 기법으로 주로 건조한 열로 식품의 표면을 캐러멜처럼 갈색으로 노릇노릇하고 반질반질 윤이 나도록 준비해 둔 재료를 가금육 겉에 발라가면서 굽는 기법이다. 이렇게 로스팅해야만 평범한 닭고기 정도에 그칠 칠면조의 고기가 맛과 향이 좋은 요리로 탄생된다.

칠면조의 크기에 따라 로스팅하는 데 1~4시간 이상의 장시간을 요한다. 가족친지들이 모여 같이 먹는 명절날인 추수감사절을 의미있게 해주는 요리로 기쁨과 행복을 맛볼 수 있게 해준다.

24

클로브

Cloves

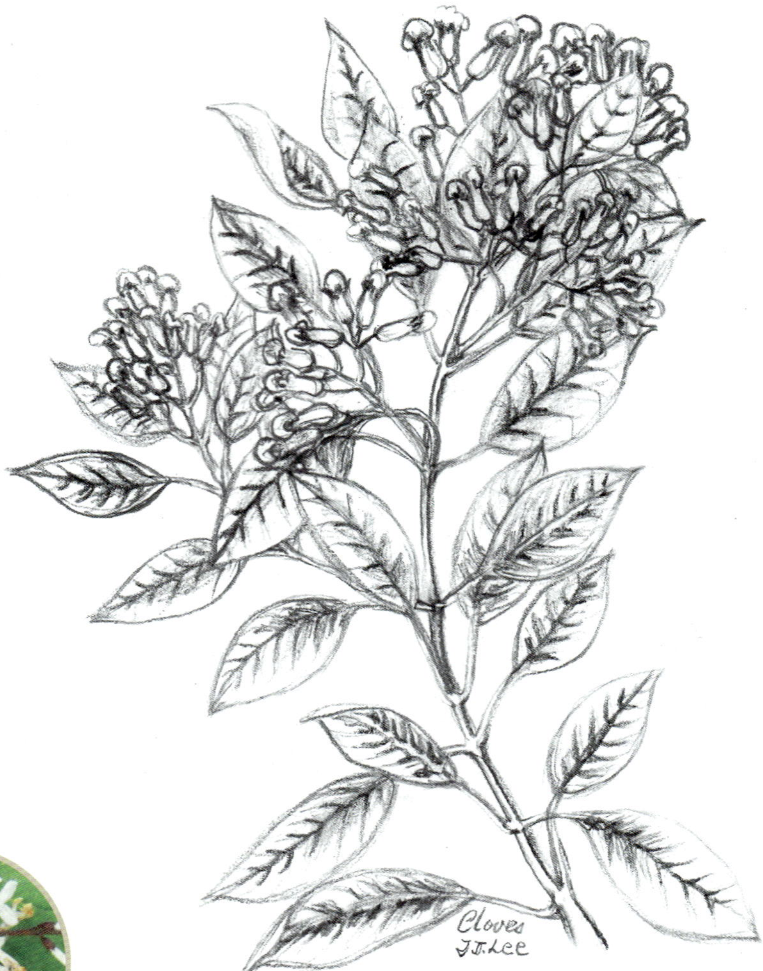

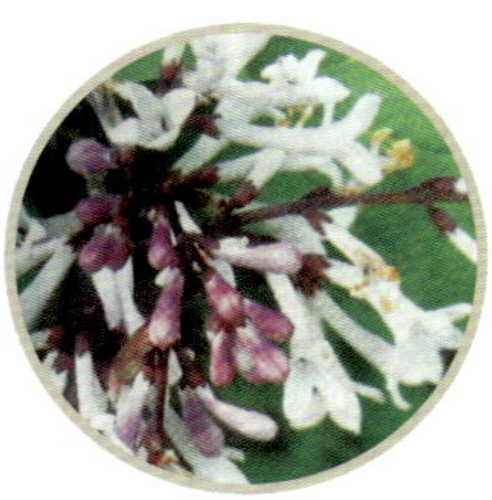

백두대간의
간정향꽃/봉오리

클로브(정향, Clove)는 상록수인 정향나무의 꽃봉오리를 말려서 향신료로 사용하는 유일한 허브로 향이 산뜻하고 달큼하다.

클로브(Clove)는 인도네시아 몰루카 제도의 몰루카 섬이 원산지인 상록의 정향나무에 달린 붉은색 꽃이 개화되어 향기가 공기 중으로 휘발되지 않도록 꽃이 피기 전에 꽃봉오리를 따서 건조시킨 후에 사용하는 유일한 꽃봉오리 향료이다.

케이퍼(Caper)처럼 어린 꽃봉오리가 초록색의 열매처럼 아주 작을 때 채취해서 피클로 담아 사용하는 허브는 있어도 말린 꽃봉오리를 사용하는 허브는 정향이 유일하다.

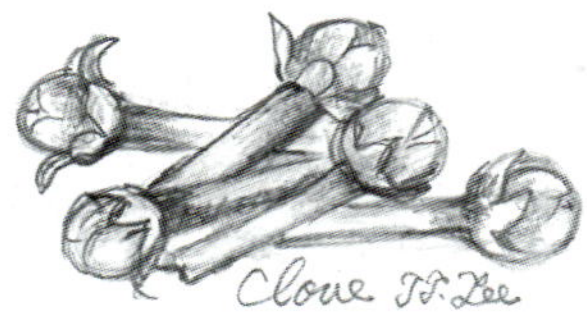

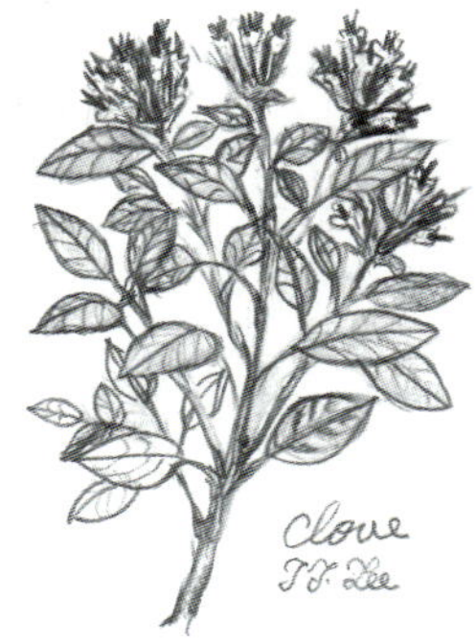

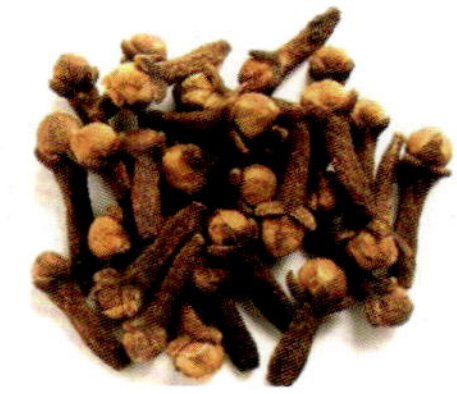

말린 정향 꽃봉오리

정향(Clove)을 말릴 때에는 전통적으로는 오렌지에 끼워 넣은 정향나무 꽃봉오리를 방에 매달아 두고 서서히 말린다고 한다. 현재는 점차 늘어나는 정향의 허브 수요로 인해서 인도네시아 원산지 외에 마다가스카르 섬 등 몇몇 지역에서도 재배된다.

클로브(Clove)는 상쾌하고 달큼한 향을 지닌 자극적인 향신료로서 클로브(Clove)가 허브로 이용되는 주된 요리나 식품은 채소피클을 담글 때나 햄을 구울 때 등이다.

또한 정향(Clove)은 설탕에 저장하거나 담근 당장(糖藏)의 마른 과일에 향을 첨가하기 위해서도 사용되고 고기를 다지거나 하는 육류요리의 소스(sauce)에 이용된다.

정향의 자극적인 향은 또한 달콤한 빵, 케이크, 파이 등 베이커리 제품에 이용되고 소스(sauce)나 펀치(punch) 및 전채(Appetizer) 요리를 준비할 때에도 사용된다. 조리에 있어서 정향(Clove)을 사용할 때의 주의점은 소량만 넣어도 될 정도로 클로브(Clove)의 향이 강하므로 그 이상 넣었다면 계획된 요리의 맛을 내고 유지하기 위해서는 요리가 완성된 후 즉시 향료를 제거해야만 한다는 것이다. 베이리프도 같은 것이지만 대부분의 향료 사용에 주의할 점은 적정량의 사용에 있다고 해도 과언이 아니다.

정향(Clove)의 이러한 독특하고 짙은 향과 살균력은 이것을 화장품, 향수, 치약 등 약재제조에 활용하거나 몸에서 좋은 향내가 나도록 하기 위해 신체에 휴대하는 방향주머니인 포맨더(pomander)나 집안에 좋은 아로마향이 배어나게 하기 위한 방향용 포푸리(pot-pourri)의 주요 재료로도 많이 사용된다.

24-1 행복과 자부심을 상징하는 휴대용 향주머니, 포맨더

포맨더(Pomander; 佛語로는 Pomme d'ambre)

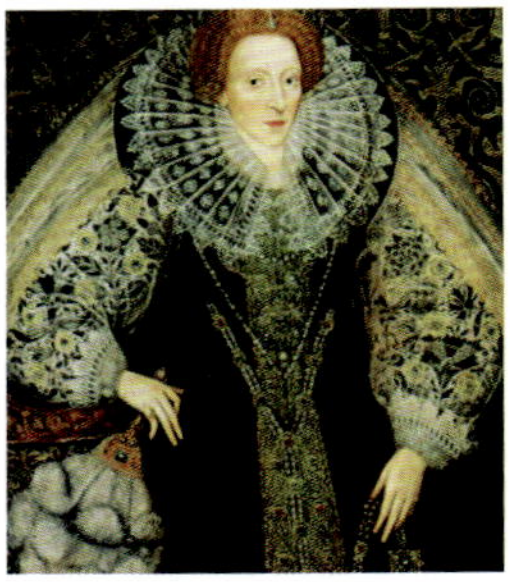

엘리자베스1세 여왕의 초상화에 보이는 (늘어뜨린) 포맨더

포맨더(pomander)란 고대에 주로 서양 사람들이 신병을 막기 위해 지니고 다녔던 작은 구멍이 뚫린 금속상자를 말한다. 이 속에 넣은 재료들로는 방향제나 사향, 용연향 등이 있다. 여성들은 이것을 주로 허리끈에 달아 옷 위에 내려뜨리고 다녔으며 남성들은 목둘레에 목걸이 모양 체인을 달거나 하는 방식으로 휴대하고 다녔다고 전해진다. 당시 포맨더는 마지막 장신구로 여겨졌다. 대부분 값진 옷 속에 보석을 박아 제작되거나 나무를 깎아 단순히 목걸이 줄에 달기도 했지만 중요한 장신구로 자부심을 가지고 착용했다.

그 이름이 포맨더(pomander) 혹은 폼므 당브르(Pomme d'ambre)로 불리게 된 것은 아마도 이것을 사과모양으로 만들거나 사과에 향료를 채워넣었기 때문에 이름을 '향의 사과(pomme d'ambre)'라는 불어로 명명한 것이라는 설이 지배적인데 여기서 앙브르(ambre)란 수컷 향유고래의 창자 속 이물질에서 얻는 용연향(ambergris)을 말한다. 용연향에는 향기는 없어도 이 물질이 지닌 강한 보향성(향기를 보호하는 성질)이 다른 향료들과 작용해 향기를 영속화할 수 있기 때문에 향수 제조에 사용되는 고가의 재료가 되고 있다.

우리나라에서도 지체가 높거나 부유한 계층의 여성들이 사향을 지니면 사랑받는다는 속설로 몸에 사향노루의 향주머니를 지니고 다녔다는 것은 이미 알려진 사실이다. 이것들이 일종의 포맨더(pomander)지만 그 모양과 만드는 재료 및 방식에는 동서양 간에 차이가 있음을 알 수 있다.

24-2 로맨틱한 주거공간의 멋을 더하는 포푸리

포푸리(Pot-Pourri 혹은 Potpourri)

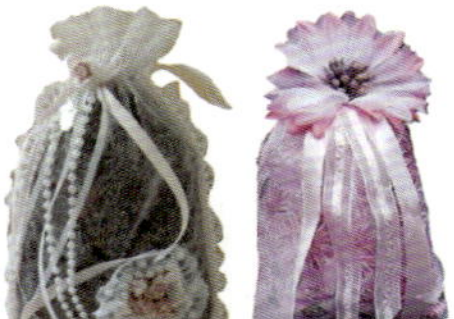

포푸리(Pot-Pourri)는 서양 사람들의 가정용 향기주머니라고 할 수 있다. 포푸리(Potpourri)를 늘상 침실이나 집안 구석구석에 보이지 않게 놓아두거나 혹은 예쁘게 만들어 장식처럼 보이도록 걸어놓아 둠으로써 로맨틱한 스위트홈의 분위기도 살리고 집안에서 좋은 냄새가 나도록 관리하는 것이다.

가정에서는 음식조리나 기타 불쾌한 냄새가 날 수 있으므로 이를 제거하고 좋은 향기가 나도록 하기 위해 필요한 준비물이라고 할 수 있다. 가계소득 증가로 경제적인 여유가 생기고 주생활이나 기타 삶의 질에 대한 관심이 높아지면서 우리나라의 슈퍼마켓이나 백화점에서도 포푸리 주머니나 팩을 팔고 있다.

포푸리(pot-pourri)란 예쁜 천이나 레이스로 만든 주머니 등에 여러 가지 색깔과 향이 나는 나무껍질이나 나무때기 혹은 장미 등 말린 꽃 종류들, 식물이나 그 잎, 향이 좋은 말린 과일껍질 등을 섞어 담아 좋은 방향이 나도록 촉진하고 돕는 방향제 주머니를 말한다.

이것은 가정에서 만들기도 하고 수공예로 만든 고급제품을 팔기도 하지만 근자에는 공장에서 대량으로 종이팩이나 기타 형태로 제조하는데 그 속에 가루나 기타 재료를 넣어 포푸리를 판매한다.

25
서머 세이보리
Summer Savory

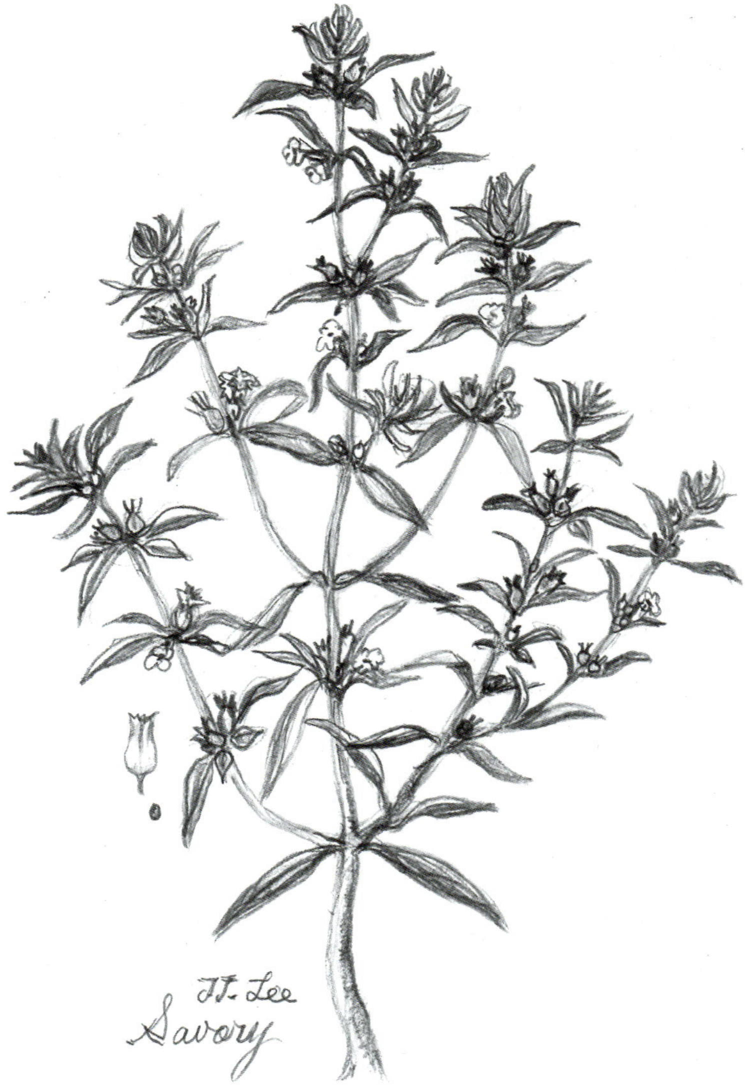

서머 세이보리(Summer Savory)는 지중해 연안이 원산지인 꿀풀과 여러해살이 초본 식물로 후추 향의 매운맛이 나는 허브로, 하계 세이보리와 동계 세이보리의 두 종류가 있다.

초기의 북미 정착민들이 재배하기 시작했던 한해살이 초본인 하계 세이보리(Summer Savory)는 비교적 단맛이 더 좋고 향이 비교적 순하다.

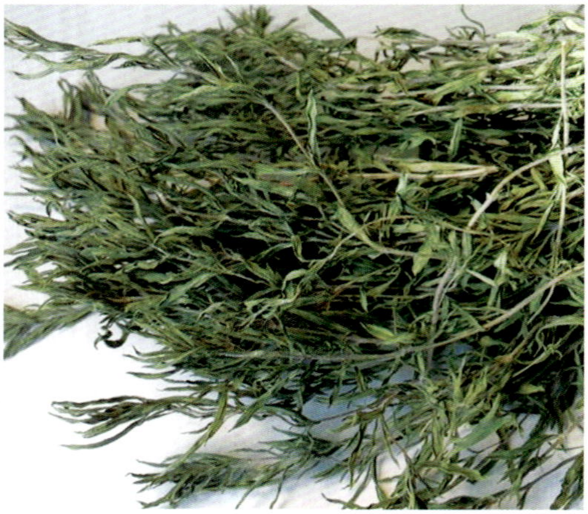

말린 서머 세이보리(Summer Savory)
(자료: Idaho's Bounty cooperative)

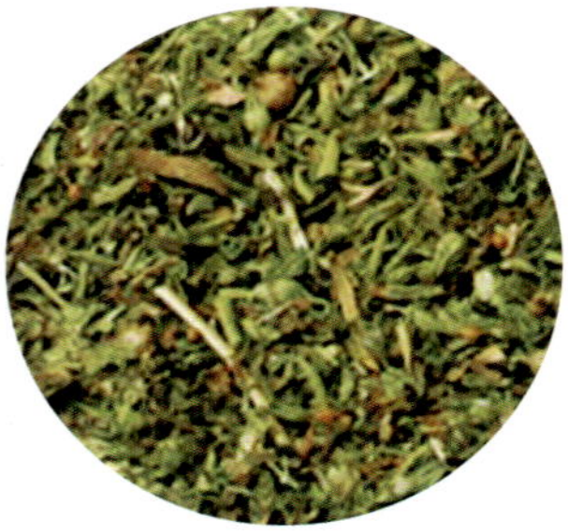

건조시킨 세이보리 잎은 빵 반죽이나 피자 등의 요리에도 들어간다.

이 허브는 후추 향의 매운맛 때문에 후추가 전래되기 전 유럽에서는 후추처럼 통용되던 허브이다. 그러므로 자극적인 매운맛과 후추향의 세이보리(Savory)는 타임(Thyme), 마조람(Majoram), 로즈메리(Rosemary)에 견줄 만한 좋은 향의 허브이다.

세이보리(Savory)는 주로 육류나 햄(Ham) 같은 식재료의 누린내를 제거하는 용도로 사용되었다.

세이보리(Savory)는 신선하거나 건조한 잎을 사용하지만 건조할 경우 향의 보존을 위해서 개화 직전 식물을 포기째 잘라 음지에서 말린 후 밀폐용기에 담아 보관해야 한다.

이렇게 말린 세이보리(Savory)는 정향, 시나몬(Cinnamon), 카다먼(Cardamon) 등 인도의 혼합향신료(mixed spices)인 가람마살라(Garam Masala)처럼 오레가노, 타임(Thyme), 로즈메리 등을 넣어 혼합향신료(Herb Blend)를 만드는 데 사용되기도 하는데 여기에 약간의 후추를 첨가하기도 한다.

26
윈터 세이보리
Winter Savory

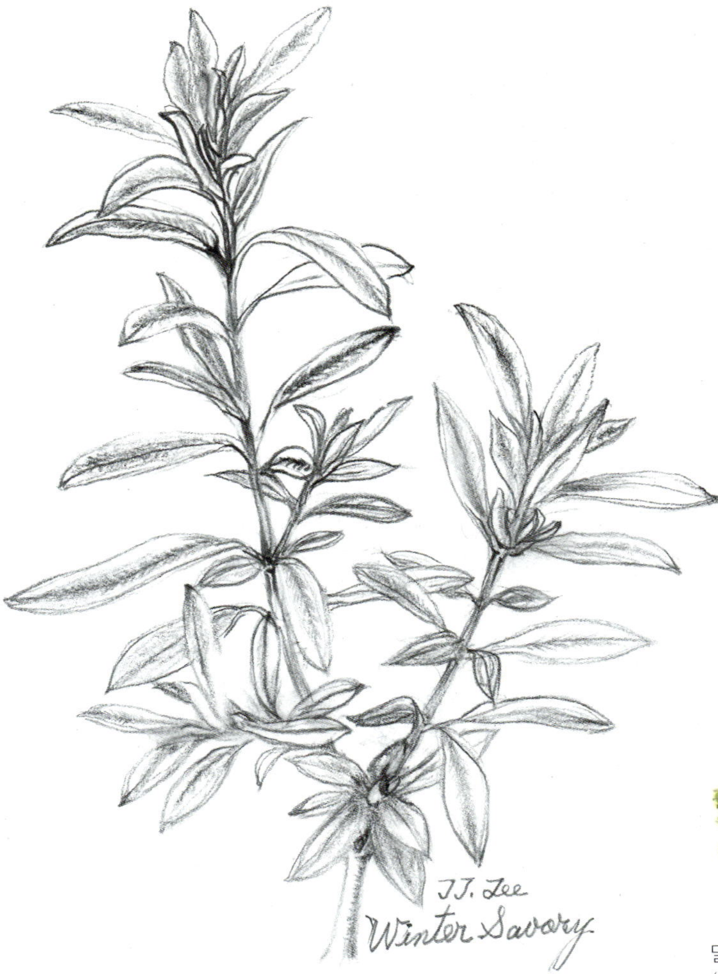

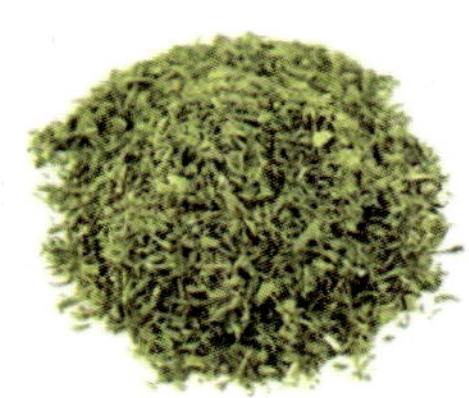
말려서 부순 윈터 세이보리
(자료: http://Happy&Healty)

여러해살이 식물인 **윈터 세이보리(Winter Savory; Satureja Montana)**는 향이 서머 세이보리보다 더 강해 향신료의 여왕이라 할 정도로 매콤달콤하고 **타라곤(Tarragon)**에 견줄 정도로 유사한 향과 짙은 맛을 낸다.

하계 세이보리(Summer Savory)는 주로 수프와 소스, 달걀요리 및 가금류와 고기류에 사용되고 회향(Funnel)과 같이 소시지 양념에도 사용한다. 이에 비해 동계 세이보리는 주로 마리네이드(Marinade)라고 하는 조미용 혼합물을 만들 때 들어가는 주요 첨가물로

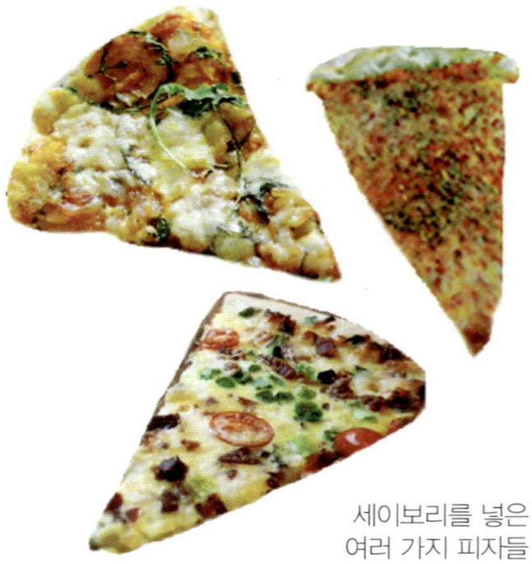

세이보리를 넣은
여러 가지 피자들

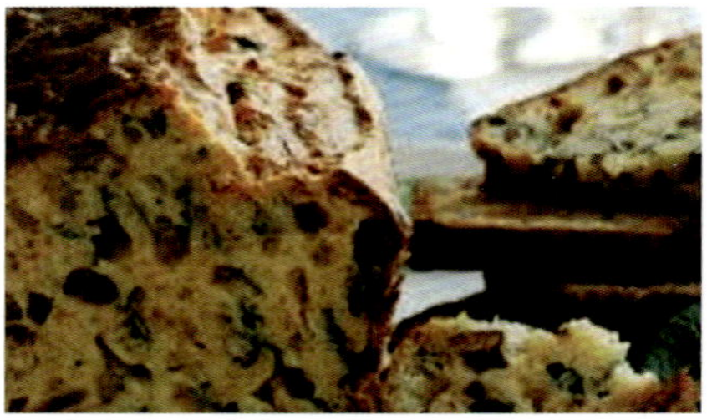

세이보리를 넣은 빵

이용되며, 고기를 굽거나 할 때 이것을 소량만 뿌려도 요리의 풍미가 매우 좋아진다.

세이보리는 피자나 빵 반죽 등 음식에도 들어간다.

27
시나몬
Cinnamon
계피

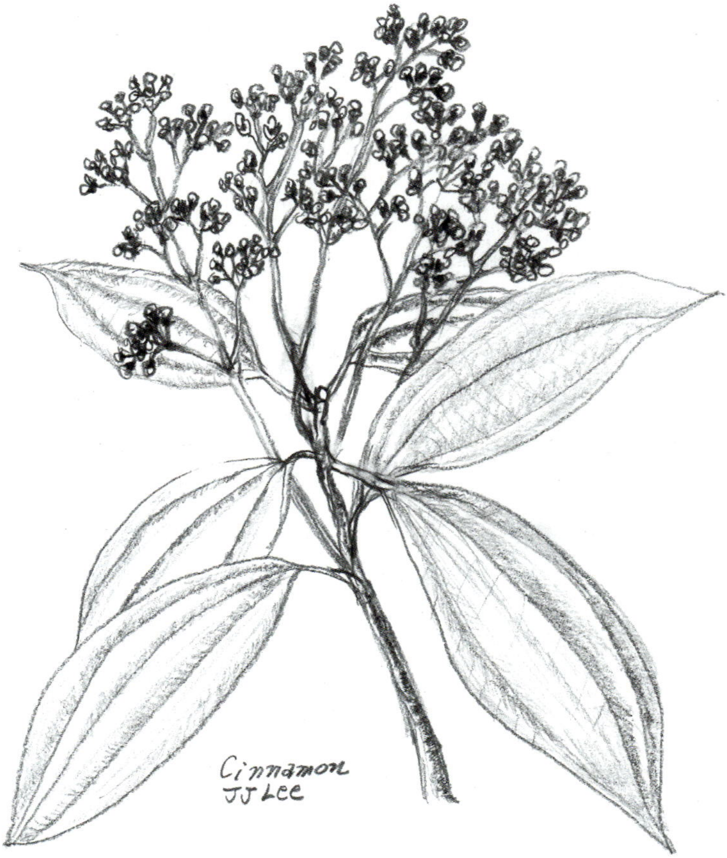

시나몬(Cinnamon)은 재배역사가 오래된 동남아가 원산의 허브로 후추(Pepper), 정향(Clove)과 더불어 3대 향신료로 꼽힌다.

시나몬(Cinnamon)은 4천 년의 재배역사를 지닌 허브로 세계인의 애호 속에 식음료사회(Food and Beverage Society)에 기여해온 식물이다. 우리에게도 떡이나 수정과 등의 전통음식이나 잔치 혹은 가정식의 준비를 통하여 일상생활과도 밀접하게 관련된 정감 어린 허브(계피향)면서 외식문화를 향상시켜 왔다고 할 수 있다.

시나몬(Cinnamon)은 그 향이 독특하고 달콤한 청량감이 고급스러운 것이 특징인데, 채취한 육계나무 껍질을 하루 동안 건조시켜 생산된다. 건조과정을 거치면서 긴 나무껍질은 안으로 도루 말리게 되는데 이것을 계핏가루로 만들거나 혹은 물에 넣어 향을 우려내는 방식으로 이용한다.

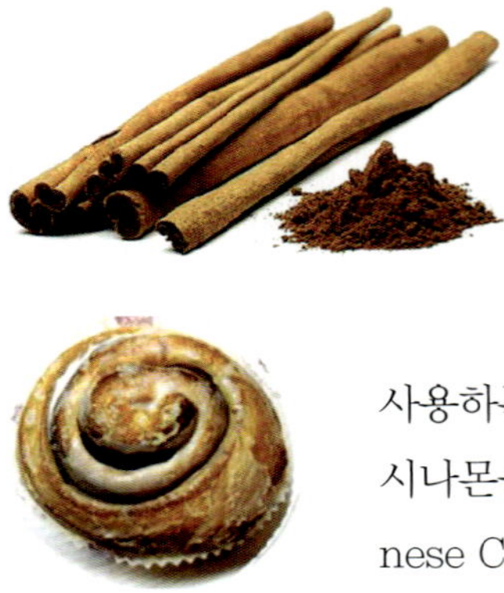

육계나무가루와 시나몬롤

시나몬(Cinnamon)의 맛과 향은 육계나무 껍질에서 얻은 것이나 중국 시나몬(Chinese Cinnamon)인 계피나무에서 채취한 것이나 거의 같지만 약간 다른 특징을 갖고 있다.

육계나무 껍질에서 얻은 시나몬은 수정과를 만들 때 사용하는 중국 시나몬보다 맛이 더 부드럽다. 서양에서는 부드러운 시나몬을 다른 계피와 구별하기 위해서 계피를 중국 시나몬(Chinese Cinnamon)이라고 칭한다.

육계나무 껍질에서 얻는 시나몬(Cinnamon)은 노란 황금빛(노란빛이 강한 것을 상품으로 친다)을 띠고 있으며 껍질도 비교적 매끄럽고 두께도 얇으며 잘 부스러지는데 그 맛도 부드럽고 순하다. 이에 비해 중국 시나몬(Chinese Cinnamon)이라 부르는 계피나무(Chinese Cinnamon)의 껍질은 색깔부터 더 진한 흑갈색을 띠며 두께도 두껍고 표면도 거칠고 단단하며 향도 더 강하고 거칠다.

계피향은 전통적으로는 과자, 견과 등 제빵제과류(pastries)와 디저트 요리를 중심으로 해서 식품이나 요리에 사용되어 왔지만 흔히 목욕제나 향수에도 이용되고 있다.

미국 등지에서는 설탕가루와 시럽, 시나몬 가루 등을 넣고 반죽해 만든 시나몬향이 매우 향기롭고 단맛이 강하며 버터향도 나는 롤빵(Bread Roll)이 항상 인기를 누리는 간식 혹은 식사대용으로 이용되기도 한다.

중동에서 양고기찜에 시나몬을 사용하는 것은 우리나라에서 돼지고기 삶을 때 약간의 계피를 넣는 것과도 별로 다르지 않다. 시나몬(Cinnamon)은 간혹 술의 향미를 돋우는 데도 이용된다.

우리나라의 잔치음식이나 제사음식에 널리 쓰이는 계피향은 약식, 수정과, 찹쌀떡, 두텁떡, 편 등 각종 떡을 만들 때나 고기종류를 삶을 때 육류의 누린내를 잡아주기 위한 목적으로도 많이 사용된다. 떡에 넣을 경우에는 떡 반죽이나 고물 등에 시나몬(Cinnamon) 가루를 섞거나 버무리는 방식으로 이용하게 된다.

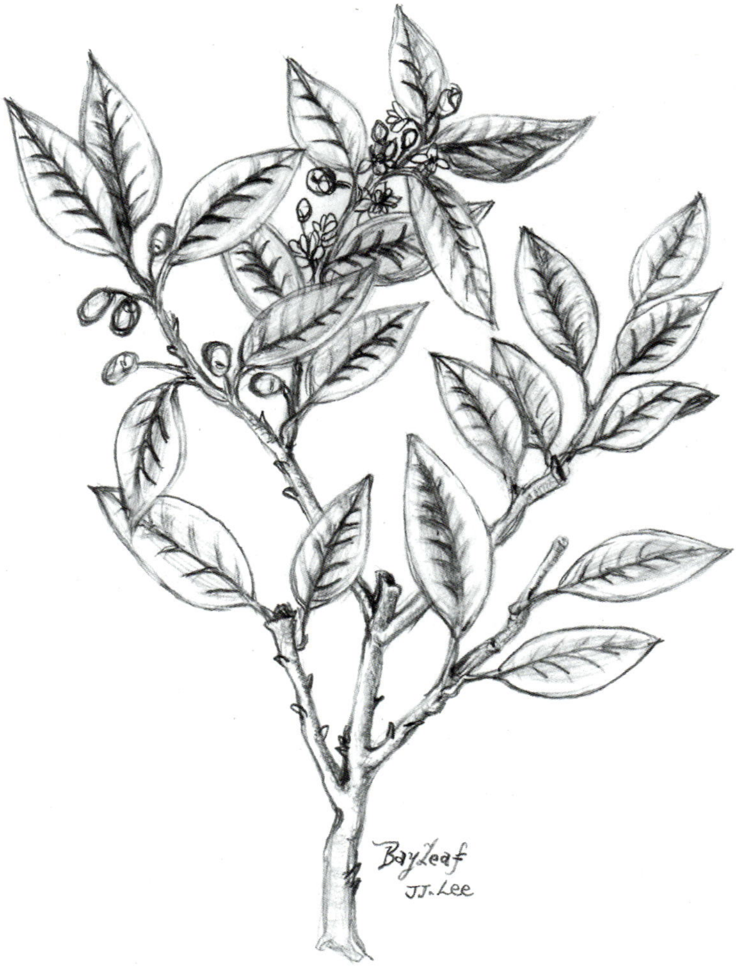

28
월계수잎
Bay Leaf

베이리프(Bay Leaf)는 월계수 잎인데 특히 국물의 향미를 부양할 때 꼭 필요한 허브로 **부케가르니(Bouquet Garni)의 주재료이기도 하다.**

베이리프(Bay Leaf)는 녹나무과의 상록관목으로 원산지는 이탈리아, 그리스, 터키를 비롯한 지중해 연안이며 여러 종류의 월계수 잎 중에서도 녹색의 월계수 잎(bay leaf)을 말려서 사용하는 허브이다.

베이리프(Bay Leaf)는 고대 그리스인들이 사용하기 시작한 향료이며 대부분 지중해 연안 유럽 요리에서는 고정적으로 들어가는 재료가 되다시피 했지만 프랑스의 옛 요리나 현재 미국의 요리에 이어 세계적으로 널리 이용되는 대표적인 허브가 되었다.

베이리프(월계수 잎)는 겉이 매끄럽고 윤기가 나는 약간 두껍고 단단한 녹색의 잎에 톱니가 없이 펀펀한 타원형으로 되어 있다. 건조하면 누런 올리브 톤의 색이 나지만 갈색톤으로 바뀌면 그다지 좋은 상태가 아니라고 할 수 있다.

말린 월계수 잎(Bay Leaf)의 향은 오레가노(Oregano)나 타임(Thyme)과 같이 약간의 꽃향기가 난다는 점에서 유사한데 이 잎에서는 많은 향유 에센스 재료로 들어가는 성분(Myrcene)이 추출된다.

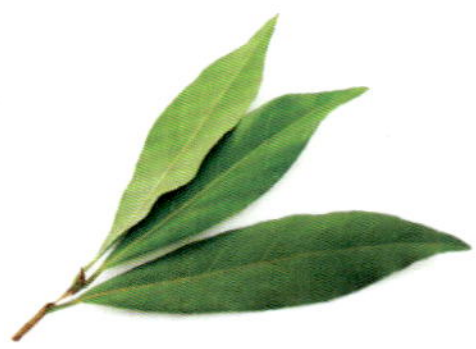

녹색의 식용 Bay Leaf

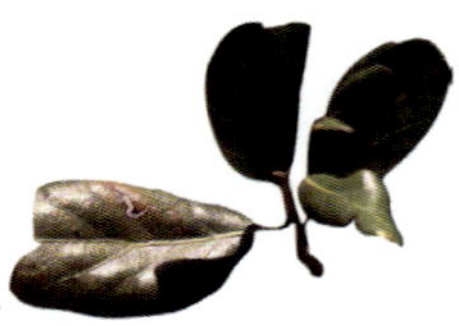

못 먹는 Cherry Laurel 잎

베이리프(Bay Leaf)가 사용되는 대표적인 요리로는 주로 스튜(stewing)나 포트 로스트(pot roasting) 등처럼 약한 불에서 서서히 맛을 우리면서 끓이는 조리기법을 중심으로 한 국물요리들이다. 그러므로 일반 가정에서도 빈번히 이용되는 만큼 상비해 둬야 할 향신료이다. 사용할 경우는 물론 요리의 양에 따라 달라지겠지만 몇 명 안되는 소가족을 위한 요리라면 한두 장의 월계수 잎만 넣어도 충분하다.

그런데 같은 과의 월계수 잎(Bay Leaf)이라도 체리 로렐(Cherry Laurel)이라는 체리색 월계수종의 잎 같은 경우는 식용이 아니며 독성이 있을 수 있다. 독성이 없는 식용 월계수 잎(Bay Leaf)이라도 조리 후에는 잎을 빨리 제거하여 강한 월계수 잎의 향으로 인해 요리의 맛을 해하거나 풍미를 떨어뜨리지 않도록 주의해야 한다.

베이리프(Bay Leaf)를 넣어 요리할 때 여기에 마리네이드(Marinade) 등과 같이 사용하면 맛이 더욱 좋아지는 경우가 많다. 특히 쇠고기나 가금류 등 육류의 고기냄새 제거나 생선 비린내를 중화하는 데도 매우 효과적이다.

그러므로 월계수 잎(Bay Leaf)은 수프나 소스(sauce)의 조리 등 통상 국물요리에 많이 사용되며 채소피클을 담글 때에도 역시 향미를 돋울 목적으로 사용되고 있다.

베이리프(Bay Leaf)의 사용 시 주의점으로 항상 강조되는 것은 소량만으로도 충분히 냄새 제거나 음식의 풍미를 좋게 하므로 소량 이용에 유의해야 할 정도로 향이 강하다는 것이다.

베이리프(Bay Leaf)를 이용하는 주된 요리가 스튜나 찜 혹은 수

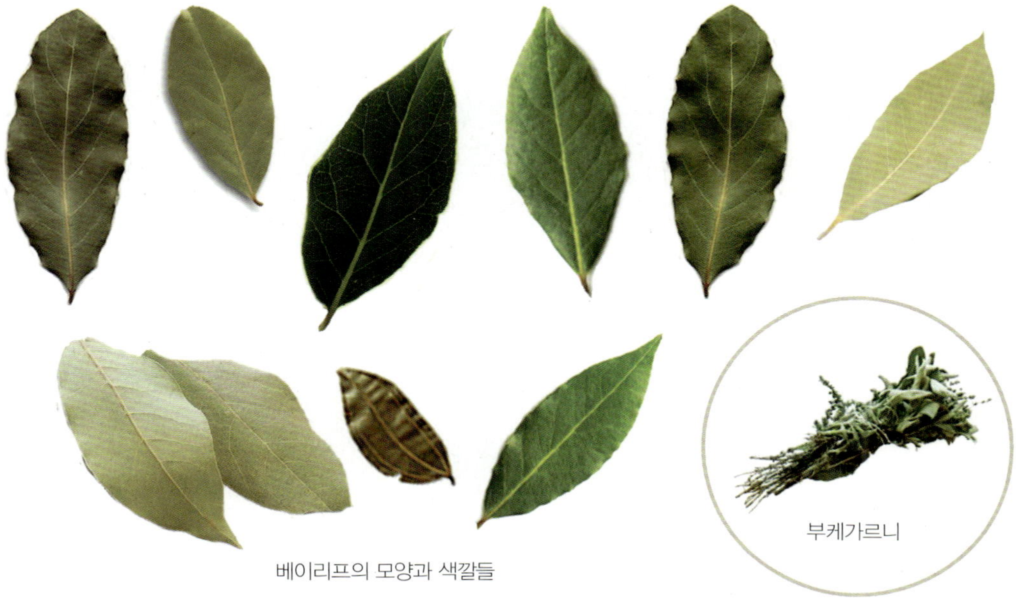

베이리프의 모양과 색깔들

부케가르니

프이므로 수프국물 등을 끓이는 데 이용하는 부케가르니(Bouquet Garni)의 용도나 주의점과도 흡사하다고 하겠다. 어떤 종류의 부케가르니(Bouquet Garni)에도 월계수 잎(Bay Leaf)은 꼭 들어가는 주요 향신료이고 여기에 파슬리, 세이지, 로즈메리 혹은 릭스 등의 다른 허브들을 선별적으로 함께 묶어서 사용한다.

29

세서미 시드

Sesame Seeds

참깨 씨앗

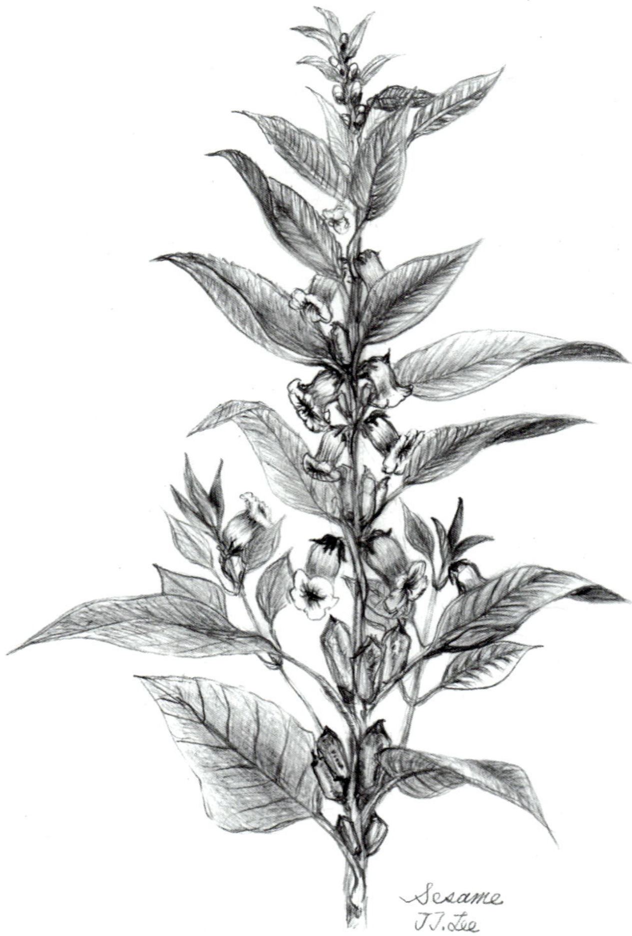

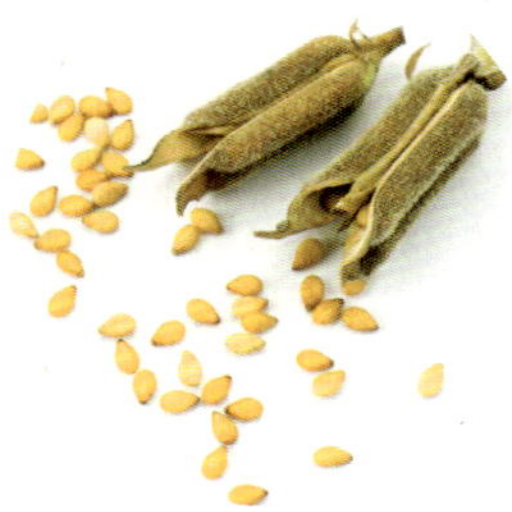

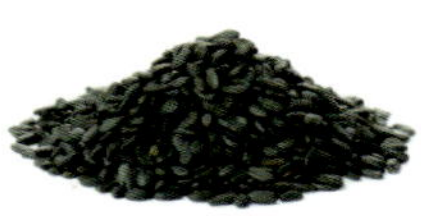

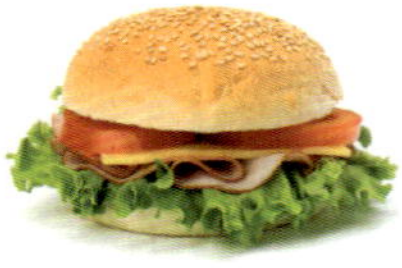

세서미시드(Sesame Seeds)는 호마, 지마, 향마로 불리는 참깨로 열대 아프리카나 인도가 원산지로 알려지고 있다.

참깨는 흰색, 혹은 미색의 보통 참깨와 흑지마라 하는 검은색 흑임자 참깨 등의 2종이 있다.

참깨는 씨앗(Sesame Seeds)과 씨앗에서 추출되는 종자유인 참기름을 식용 및 약용으로 이용하는데 세계적으로 애호되고 있다.

일반 참깨는 순하고 고소한 맛과 향이 나며 참깨 씨앗의 색깔도 희거나 미색을 띠며 일반적으로 이것을 많이 이용한다.

그러나 흑지마의 독특하고 비교적 씁쓸한 맛과 진한 향을 좋아하는 사람들도 많아서 떡재료 배합용, 떡고물 및 기타 요리는 물론 약용으로도 이것이 흰 참깨 못지않게 많이 이용되고 있다.

참깨는 재배와 생산량 및 다양한 용도 등에 비해 수요가 적지 않아 가격 자체가 저렴하지 않지만 흑지마의 생산량은 일반 참깨보다 현저히 적은데다 약용재로도 귀한 대접을 받고 있기 때문에 가격은 일반 참깨보다 더 높은 가격으로 거래된다.

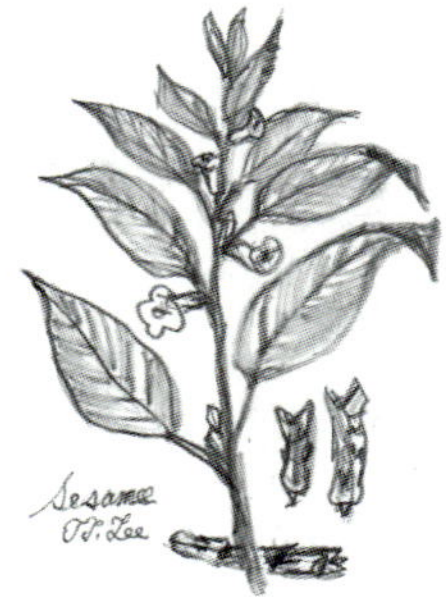

검은참깨가 위암, 피부암, 폐암 등 항암작용이 탁월하다고 보고되는 등 약재 또는 약용으로서 흑지마가 지닌 유용성으로도 상승되는 허브농산물 가치의 배경을 이해할 수 있을 것 같다.

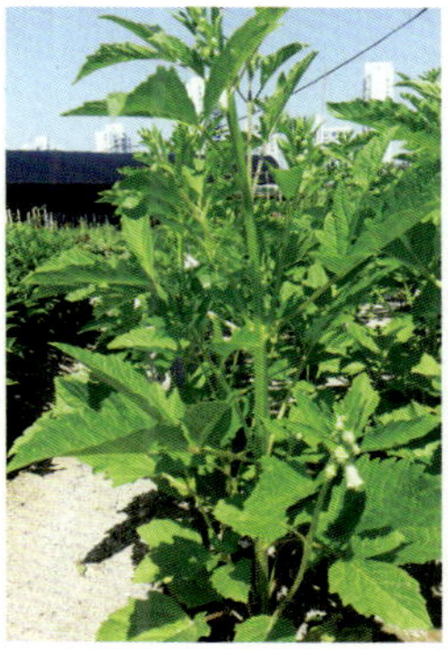

참깨 씨앗(Sesame Seeds)은 전체의 50% 내외(45~55%)에 육박하는 대부분이 기름을 함유하고 있으며 단백질 함유량(36%)은 다음으로 높다. 대부분 기름 짜는 데 이용되는 참깨 씨앗의 용도는 영양면에서도 바람직한 것으로 보인다.

특히 아시아권 지역에서는 참깨와 참기름이 각종 요리 및 식품과 조미료로 애용되고 있고 인도나 중동 지역에서는 참깨 으깬 것(sesame seed paste)을 식재료로 사용하기도 한다.

참깨는 특별한 우리나라의 전통요리나 일상적으로 먹는 한식에서 없어서는 안될 주요한 식재료이며 향신료이기도 하다. 그래서 대규모 농장재배 형태가 아니더라도 우리나라 전역의 농가에서는 어디서나 널리 재배되는 만큼 참깨를 쉽게 찾아볼 수 있다.

곧고 길게 뻗는 뿌리와 곧게 자라는 참깨대(초본나무)는 여러 개의 마디로 이루어진 단면이 네모진 줄기로 되어 있다. 그 각각의 마디에서 잎자루가 길고 끝이 뾰족한 타원 모양의 잎이 나오는데 참깨대의 각 마디를 중심으로 마주 보거나 혹은 어긋나게 나온다. 참깨 초본의 꽃은 연보라색 혹은 분홍빛의 작은 대롱형 꽃으로 피는데 이것이 사진에서 보는 바 긴 참깨씨 자루를 만들어 그 속에 참깨씨를 간직하게 된다. 이것이 영글면 씨앗이 저절로 분리되므로 씨앗이 떨어지기 전에 참깨대를 밭에서 베어내어 말린 후 나무의 씨자루 부분을 털어서 씨앗을 분리시켜 참깨를 얻는다.

웰빙 음주문화와 호프 이야기

맥주의 서비스스케이프

30

호프

Hop

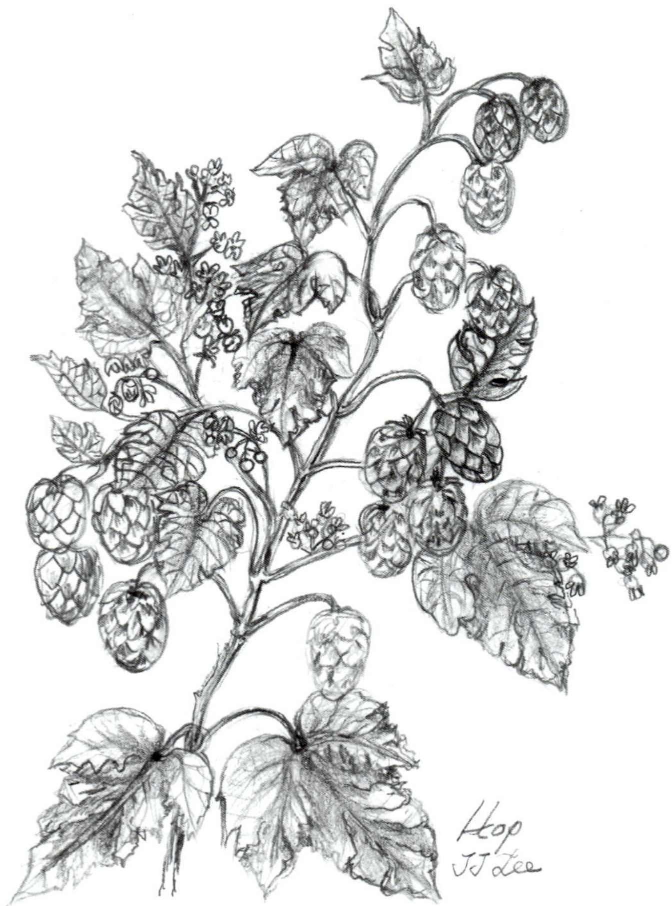

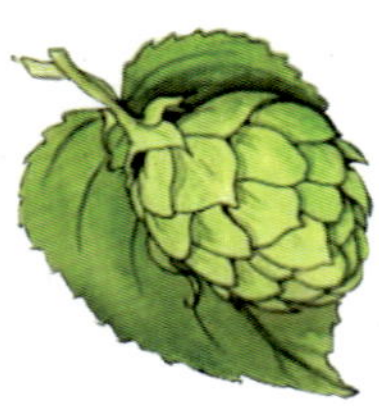

호프열매

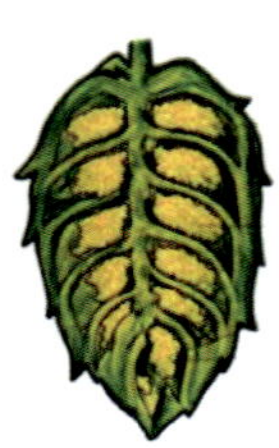

열매의 단면도

호프는 맥주발효에 사용돼 특유의 향기와 맛을 주며 동시에 거품이 잘 나게 하는 포립작용을 원활하게 해준다.

또한 호프는 신경진정과 수면유도 등 불안이나 불면치료에도 도움이 된다고 한다.

호프는 북부 온대지역과 남부 유럽에서 발견되었던 그 지역 원산의 뽕나무과에 속하는 자웅이주의 다년생 초본의 허브이다. 맥주 주조에 사용되는 호프는 암그루의 수정하지 않은 암꽃을 음지에서 건조시켜 사용하게 된다.

독특한 맥주 맛의 기본이 되는 호프는 원래 식물의 꽃과 새싹이 신선한 채로 사용되거나 혹은 말려서 사용되던 것이었다. 그러나 현대에 와서 호프는 편의성을 위한 분말호프나 엑기스 형태의 호프로 생산 · 취급하고 유통시키고 있으므로 맥주 주조나 개인이 맥주를 만들 때에도 이를 구매해서 편리하게 이용할 수 있다.

그러나 독특한 맥주의 맛이나 품질을 겨냥한다면 주조사에서는 호프를 직접 재배, 구입, 혹은 원료를 만들어 사용하거나 원하는 내용에 따른 주문에 의존해서 맥주를 주조할 수도 있겠다.

맥주의 주재료는 보리, 호프, 효모와 물이다.

이들 중 맥주의 맛을 좌우하는 것은 보리와 호프가 될 수 있다는 점에서 호프의 품질이 매우 중요시된다. 또한 호프의 품질이 여하한가에 따라서 맥주의 향과 색깔은 물론이고 맛도 달라질 수 있기 때문이다. 잘 알려진 호프로 독일의 하라타우 지방과 체코슬로바키아의 쓰아 지방에서 생산되는 것이 우수하다는 평가를 받고 있다.

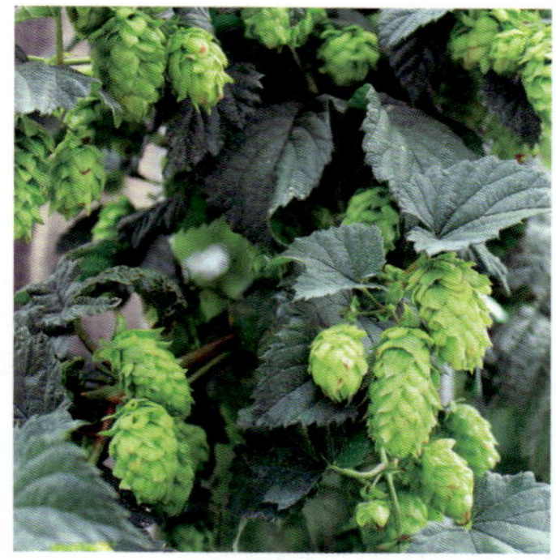

호프덩굴의 호프열매

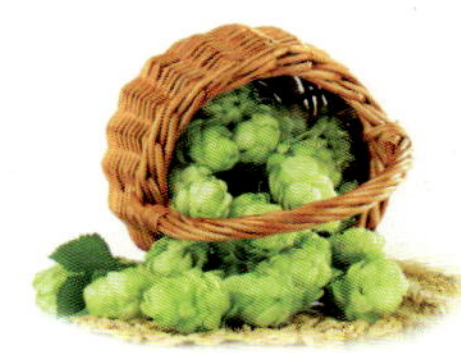

우리나라에서는 가정식 맥주 주조가 아직 대중적이진 않지만 호프재배는 되고 있다. 그러나 경제성 면에서는 어떨까?

물론 맥주 주조에 사용되는 맥아(malt)도 어떤 품질의 것을 어느 정도 첨가하는지가 중요하다. 맥아만을 전량 사용하는지 옥수수나 쌀 등 다른 곡물과 어느 정도로 배합해서 사용하는지도 중요하다. 그러므로 현대의 편의성 추구 트렌드로 통용되는 분말 호프나 호프 엑기스(hop extract)의 사용에 대해서도 주조기업의 입장에서는 R&D를 통한 인프라 혁신책의 강구에 주력할 때이다.

30-1 웰빙 음주문화와 맥주의 서비스스케이프

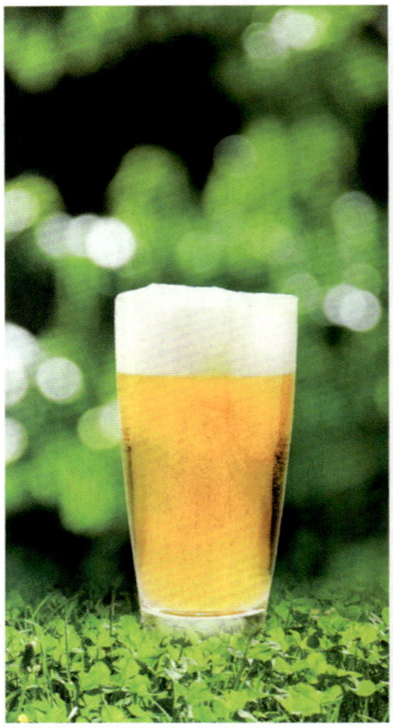

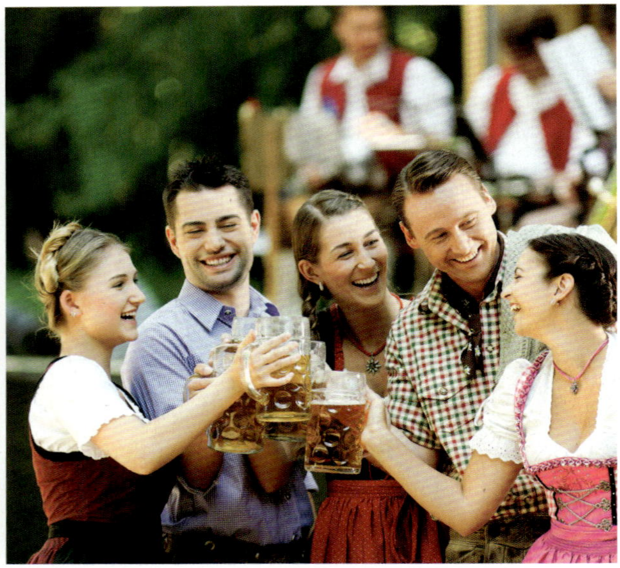

현대의 생활양태 중에는 남녀노소를 막론하고 생활에서 건강과 즐거움을 추구하는 로하스(LOHAS: Lifestyle Of Health and Sustainability) 경향이 사회를 풍미하는 양상이다.

이러한 사회적인 흐름 속에서 사람들은 알코올성분이 강한 술을 선호하던 과거의 음주문화를 바꾸어 놓고 있다. "처음처럼"이 출시되는 걸 계기로 강제적이던 주도(酒道)에서 탈피해 비교적 약한 술이나 맥주를 일반적으로 선호하고 있고 자신의 의지와 무관하게 강한 술을 받아들이지 않는 추세이다. 이러한 웰빙(Well-being) 음주문화의 변혁과 더불어 맥주인구는 상대적으로 증가추세에 있다고 할 수 있다. 이처럼 증가하는 맥주인구를 배경으로 주조기업의 생존발전을 위한 전략마케팅 수립과 경쟁우위 선점에는 품질관련 요소들과 함께 음주체험의 질과 심리적 만족이 중시되고 있고 이에 대한 지속적인 연구시도들이 긴요하게 요구되고 있다.

맥주의 주재료, 맛과 향, 그리고 색깔 등은 서비스의 장소적 요인과 서비스관계자들의 태도와 더불어 맥주 주조와 이용의 물리적 환경이다. 이들 모두가 고객만족을 지향한 서비스스케이프(service-scape)의 문제들이라고 볼 때 호프의 중요성도 더욱 높아지는 여건이라고 할 수 있다.

맥주의 차별화된 품질, 향미, 색상, 특성이나 기능들은 고객의 오감만족을 통한 맥주 시음경험의 질을 높여 고객의 충성도를 기대할 수 있을 것이다. 또한 충성고객들의 소그룹에 대한 구전효과를 통한 비용절감과 마케팅효과를 통하여 신규 고객을 창출하여 시장점유율을 확대하고 매출증진효과를 초래할 수도 있을 것이다.

31
헤도니즘(Hedonism) 철학과 로하스

흔히 쾌락주의(hedonism)는 철학의 한 학파로 좋은 것(good) 중 가장 기본적이거나 중요한 것이 무엇인가 하는 선의 본질에 대한 논쟁과 사유를 한다.

쾌락주의자들은 순기쁨(기쁨−고통)을 극대화하기 위해 노력하면서 기쁨은 고통을 능가하는 것이어야만 한다고 본다. 그러나 이런 'good'에의 접근이 자칫 이기주의 혹은 타인의 권한 침해로 이어질 수 있단 점에서 제기된 칸트철학(Kantianism)에의 비판은 윤리적인 헤도니즘 추구의 시각이었다고 하겠다. 윤리적 헤도니즘(ethical hedonism)에서는 달성 가능한 최대의 기쁨을 득하기 위해 타인의 권리침해를 하지 않는다는 전제하에 자신의 행복추구 역량을 다할 권리를 보장한다는 사상을 수용한다. 이런 사상은 좋은 것들 중 최고가 기쁨(pleasure)이라는 소크라테스의 키레네(북아프리카의 그리스 식민도시) 문하생이던 아리스티푸스(Aristippus)로부터 시작된 것이었다고 한다.

그러나 18~19세기 행복중시 사상으로 도덕적 동기가 비교적 덜 중시되었던 칸트철학(Kantianism) 이론에 대한 문제제기와 함께 벤담(Jeremy Bentham, 1748~1832)과 밀(John S. Mill, 1806~1873)은 선(good)이 사회전반에 대해 좋은 것을 극대화하는 적정한 행동과정을 전제해야 한다는 윤리이론 중심의 공리주의 철학(utilitarianism)을 발전시켰다.

행위에 대한 선악의 가치는 성과로 판단돼야 한다는 결과주의철학(consequentialism)을 통한 총량적 행복 극대화이론으로 계승되면서 벤담(J. Bentham)은 계량적(hedonic calculus)으로, 밀(J. Mill)은 행복의 계층(levels of pleasure)론에 의한 기쁨의 질적인 추구를 통하여 헤도니즘(hedonism) 사상에 접근하는 학파를 형성하게 되었다.

그러므로 로하스(LOHAS: Lifestyle Of Health and Sustain-ability)나 웰빙(well-being)이 사회 전반적으로 좋은 것을 추구하는 윤리적 개념이라면, 총량적 개념의 결과주의적 관점에서 헤도니즘(hedonism)을 바라보는 것이라고 할 수 있다. 즉 밀(J. Mill)이 언급했던 저속한 수준의 쾌락탐닉과는 다른 개념의 기쁨추구 활동이라고 하겠다. 이런 의미에서 웰빙라이프의 헤도니즘(hedonism)은 사회 전반에 걸쳐 좋은 것(good)을 지향하는 공리주의적 개념(util-itarianism)으로 이해하는 것이 맞다고 보아진다.

벤담(J. Bentham)은 결과주의적 관점에서 실제로 성취된 기쁨의 실질적인 성과를 강조했고, 기쁨의 정도(quantity)와 지속성(duration)을 통해 계량적으로 측정가능하다고 보았다. 밀(J. Mill)은 질적인 기쁨(쾌락) 추구는 쉽게 탐닉하거나 접근되기 어렵고 사회 전체에 유익하다는 공리주의적 관점을 시사하고 있다. 이상과 같은 배경에서 그들의 사상은 현대인들이 로하스(LOHAS)나 웰빙(well-being) 추구의 사조와 상당부분 같거나 통한다고 하겠다. 로하스(LOHAS)의 지속가능한 건강과 삶의 양태(lifestyle) 그리고 웰빙(well-being) 라이프에서 추구하는 건강과 평안함 혹은 기쁨의 라이프에 대한 기대 개념은 식생활이나 관광활동을 통한 인적인 교류에서 성취될 수 있는 질적인 가치들이란 점에서 가치있고 좋은 것을 추구하려는 헤도니즘(hedonism) 철학으로 설명될 수 있겠다.

32
체빌
Chervil

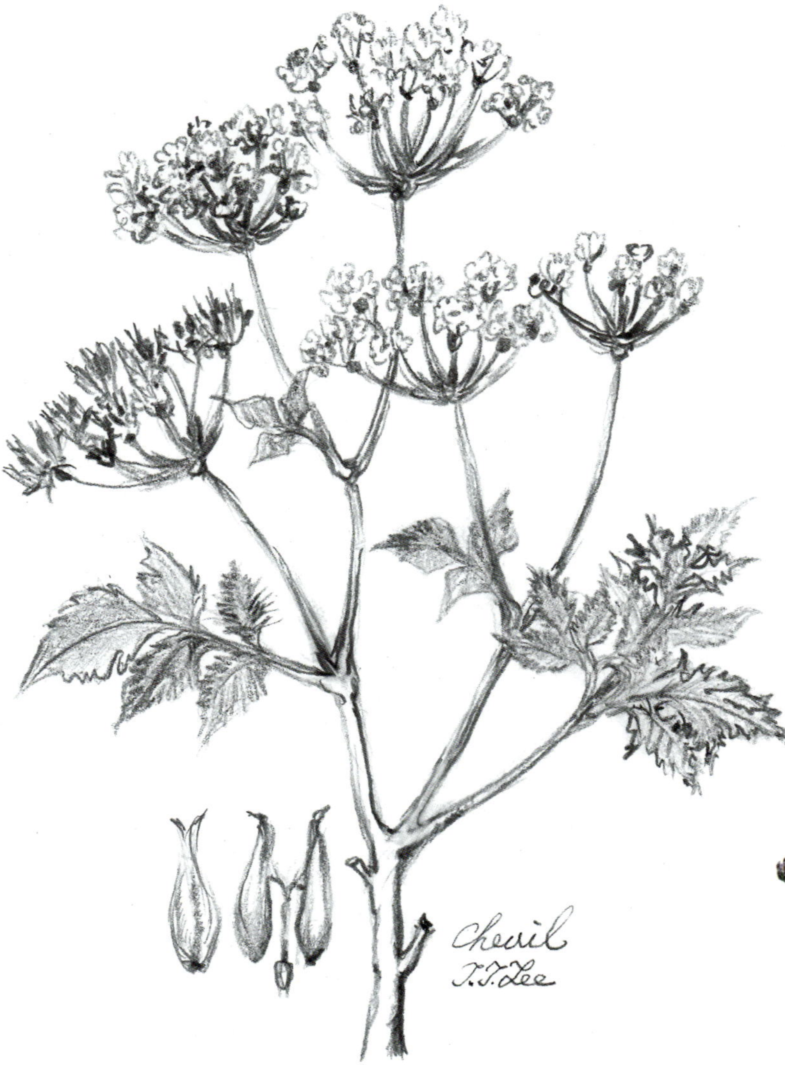

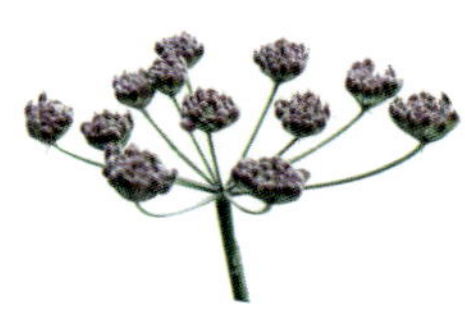

체빌꽃

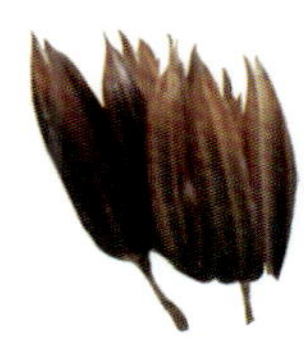

체빌 열매 꼬투리

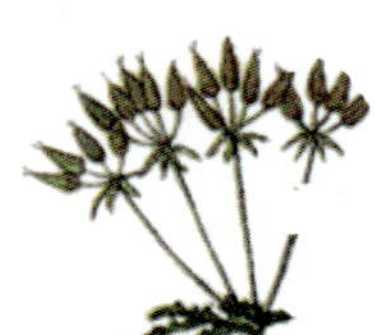

체빌 열매

체빌(Chervil)은 프랑스에서 많이 재배되는 프랑스 파슬리(French Parsley)로 흔히 가든체빌(Garden Chervil)이라고 한다.

남부 러시아, 코카서스(Caucasus)와 중동지역에서 온 일년생 식물이지만 주로 프랑스에서 많이 재배되는 허브(Herb)로 꽃과 어린 잎을 사용한다.

잎은 신선한 상태로 사용하기도 하고 잎을 따서 건조시켜 사용하기도 한다.

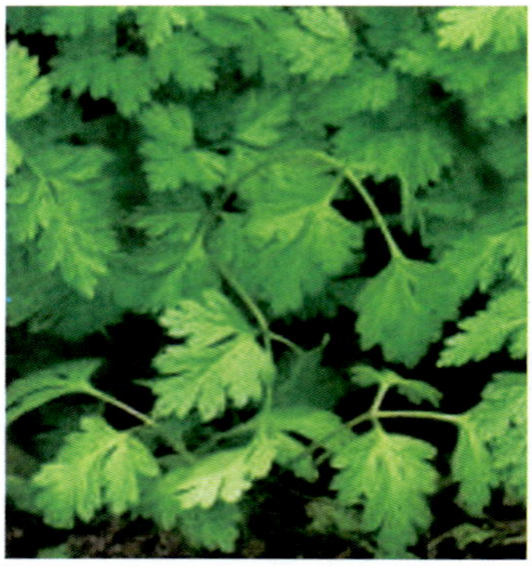

어린잎의 체빌(Chervil)
먹기 좋을 정도로 어리고 연한
프랑스 파슬리 잎의 상태

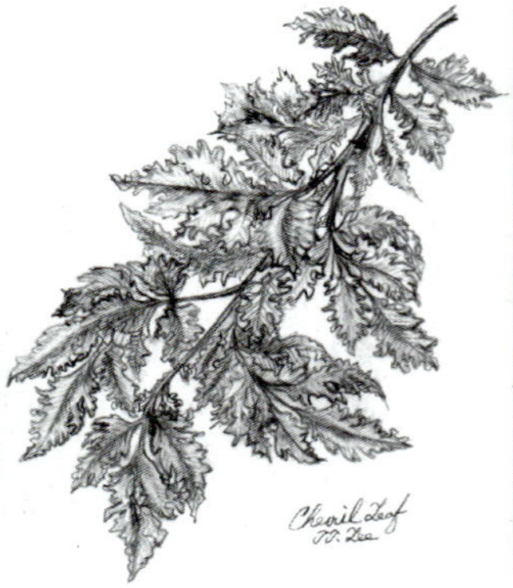

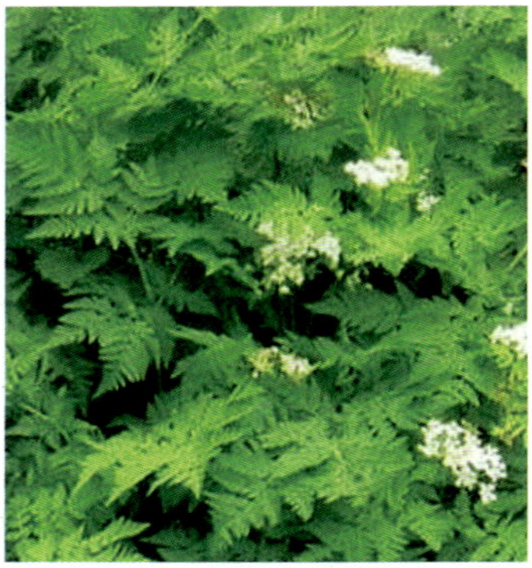

꽃과 종자(Seed)의 결실
꽃이 피면 잎은 질겨지나
종자를 얻을 수 있는 시기임

체빌(Chervil)의 잎은 주로 씨를 향미료로 사용하는 미나리과 식물인 아니스(Anise)의 어린잎이나 파슬리(Parsley) 잎과도 유사하게 생겼는데 이들 두 허브 초본에서는 모두 꽃과 어린잎을 이용하는 향신료들이다. 잎은 신선한 잎이나 건조시킨 잎을 사용한다.

체빌(Chervil) 혹은 가든체빌(Garden Chervil)이라고 하는 프랑스 파슬리(French Parsley)는 보통 파슬리가 2년생 식물인 데 비해 체빌은 일년생 식물이란 점에서 차이가 있다.

체빌(Chervil)은 주로 순한 향의 음식을 조미할 때 사용한다. 또 체빌(Chervil)은 타라곤(Tarragon), 차이브(Chives), 파슬리(Parsley)와 더불어 프랑스 요리에 없어서는 안될 4가지 기본 허브 중 하나이기도 하다.

33

호스래디시

Horseradish

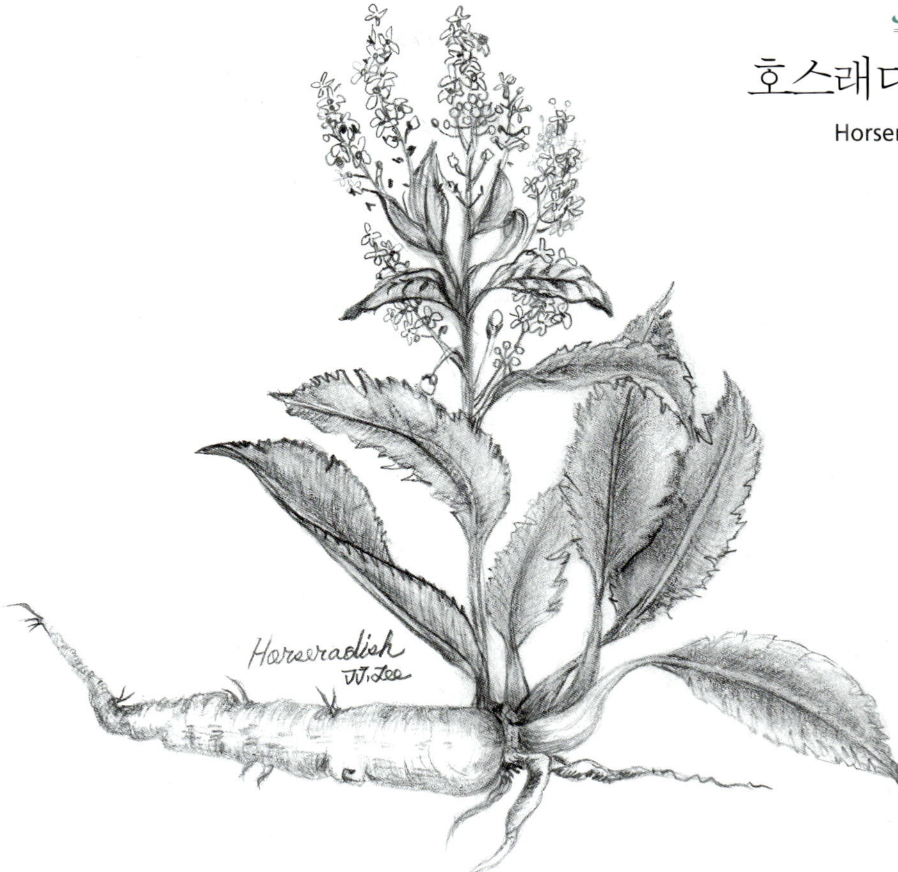

호스래디시(Horseradish)는 서양고추냉이인데 서유럽 원산의 톡 쏘는(pungent) 매콤한 맛이 청량감을 더해 주는 무즙(Horseradish)으로 대중적인 인기가 높다.

뿌리는 겉쪽을 강판 같은 데 갈아서 즙을 내는 것인데 이 즙은 크림과 식초 등을 이용해서 풍미가 좋은 소스를 만들거나 마요네즈와 혼합하여 향이 좋은 렐리시(relish)류의 소스를 만들어 먹는 데 사용한다.

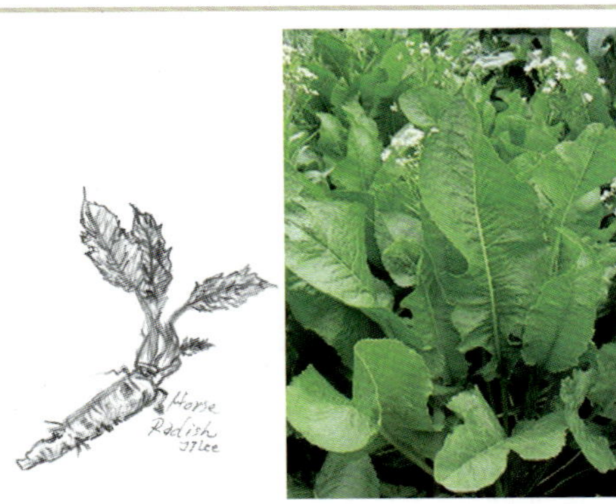

호스래디시(Horseradish)의 초본과 꽃

교양 11

Relish란 무엇인가?

이것은 인도에서 유래되었으나 점차 세계로 전파되면서 더욱 발전되게 되었다.

이것은 요리하거나 피클을 담거나 혹은 잘게 썬 채소나 과일 같은 음식재료나 허브품목들을 혼합해 놓은 것이다. 전형적으로는 이것을 음식에 넣거나 이것을 조리하는 데 이용하기도 하며 혹은 음식을 먹을 때 같이 먹도록 하는 데 목적을 두고 사용되는 향신료들을 섞고 조미해서 만든 다양한 음식용 소스(condiment)를 말한다.

이것은 특히 상업적으로는 강한 유인(incentive)이 되므로 오늘날과 같은 많은 식품관련 기업들이 이것을 연구 · 개발하고 제조하여 시판하는 실정에 이른 것이다.

북미의 경우 렐리시(relish)란 핫도그(hot dog)나 햄버거와 같은 음식을 먹을 때 빠져서는 안되는 것으로 여기며 여기에 사용되는 여러 가지 소스나 음식을 말한다. 즉 이런 음식과 곁들여 먹는 오이피클, 잼, 머스터드 소스 같은 것을 예로 들 수 있다. (pp. 130–131 참조)

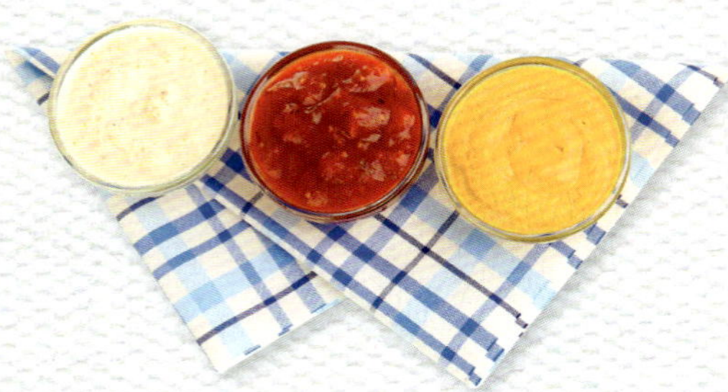

34

바늘과 실 같은 케이퍼(Caper)와 연어요리

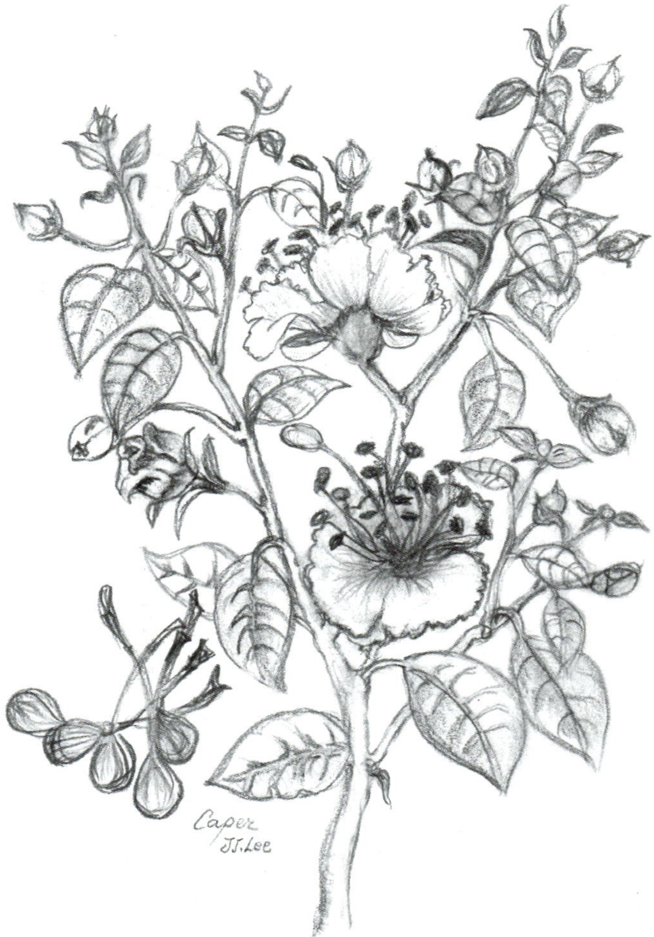

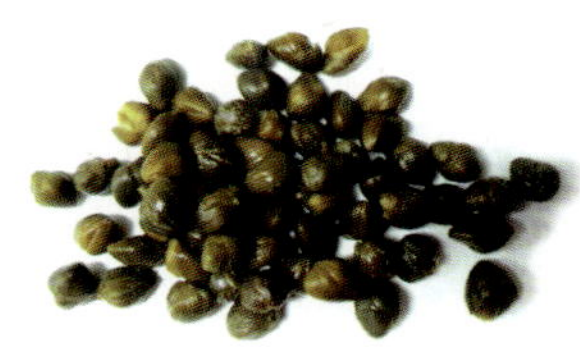

케이퍼(Caper)는 어리고 작은 꽃봉오리(buds)를 따서 피클로 만들어 이용하는 허브로, 열매가 아주 작고 어린 것이어야만 최고 품질의 허브로 알아준다.

이처럼 케이퍼(Caper)의 품질은 그 향과 크기로 평가된다.

케이퍼(Caper)는 지중해 지방의 숲에서 자생하는 키 작은 관목으로 생장하는 나무에서 채취한 새싹 같은 꽃봉오리와 향료를 이용하여 얻어지는 향신료이다. 이것은 특히 약간 아린 맛이 있는 연어요리에 꼭 필요한 중요한 향신료로 이용된다.

주로 초본식물로 된 허브들인 데 반해 정향과 케이퍼는 목본으로 된 향료란 점에서도 비교해 보면 재미가 있다.

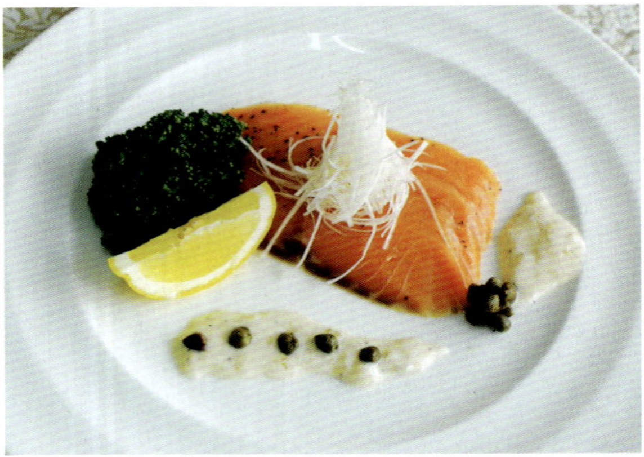

연어요리(윤태환 교수 작, 2015)

두 가지 향료가 모두 꽃봉오리를 이용한다는 점에서 같지만 정향(Cloves)은 개화하기 전 향이 휘발되기 전에 꽃봉오리를 따서 말린 것이고, 케이퍼(Caper)는 어린 꽃봉오리가 아주 작아 꽃봉오리란 느낌도 없을 때 따서 피클을 담아 사용한다는 점에서 차이가 있다. 케이퍼의 어린 꽃봉오리는 톡 쏘는 매운 맛을 내는데 겨자보다는 매운맛과 혀끝의 시원함이 덜하지만 대신에 상큼하면서도 비교적 순하고 맑은 향이 나는 피클을 만드는 데 사용된다.

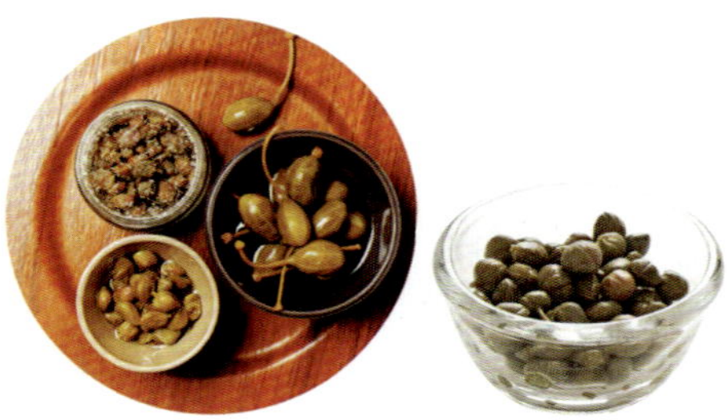

스타일링된 케이퍼 쇼잉

케이퍼 피클은 육류나 생선의 비린내와 아린 맛을 잡아 맛을 돋울 수 있어 효과적이다. 케이퍼가 비린 생선이나 육류 요리에 꼭 필요한 중요한 허브로 음식의 풍미를 더하는 데 사용하는 소스나 드레싱의 재료(Condiment: 콩디망)로 사용된 지는 오래되었다.

연어요리나 훈제연어 혹은 회에는 물론 케이퍼 열매 피클이 사용되고 있어 어디서나 항상 생선과 곁들여 먹을 케이퍼(Caper) 피클이 빠지지 않고 서브된다. 이것이 없다면 연어 고유의 아린 맛이 심해서 요리의 진정한 맛을 여유있게 즐길 수 없을 것이다.

교양 12

콩디망(Condiment)과 유사어들

1. 콩디망 혹은 컨디먼트

콩디망(Condiment)이란 요리용어는 시즈닝(Seasoning)과 동의어로도 사용되는데, 콩디망의 사용 역사는 고대 로마, 그리스 및 중국 등으로 거슬러 올라갈 만큼 역사가 길다.

콩디망(Condiment의 불어식) 혹은 컨디먼트(Condiment의 영어식)란 이것을 식품이나 요리의 향과 정취를 주거나 맛을 돋우기 위해서 첨가하는 것으로 어떤 문화권에서는 요리를 완성하기 위해 가미되는 소금, 후추까지를 포함하는 양념 일체나 허브(Herb), 소스(Sauce) 혹은 기타 식품조리법까지를 말하기도 한다.

멕시칸 요리의 살사(Salsa), 일본과 한국에서 애호되는 와사비(Wasabi)나 서양 사람들과 세계인들이 좋아하는 서양겨자(Mustard), 한국요리에서 빠질 수 없는 간장, 후추, 식초, 고추양념과 깨소금이나 이탈리아나 지중해 및 대부분의 서양요리에서의 케첩(Tomato Ketchup) 등 토마토 관련 제품, 세계인들이 애호하는 마요네즈(Mayonnaise) 등은 대표적인 콩디망(Condiments)들이다.

근자에 와서 그리스의 요리재료들이 주목받고 있는 것은 이런 역사를 돌아볼 때 결코 무시할 수 없는 역사적 배경으로부터 그 원류를 찾아볼 수 있는 근거있는 결과라고 할 수 있다.

그러나 이것은 한두 개 이상의 양념을 포함해서 요리를 만들 때 조리용으로 사용되는 향신료 등의 재료를 콩디망(Condiment)으로 정의한다고 알고 있지만, 실제 식생활에서 보면 겨자(Mustard), 케첩(Ketchup), 박하소스(Mint sauce)나 살사소스(Salsa sauce)처럼 조리를 완전히 마친 후 식사를 할 때 그 음식의 풍미를 더하고 맛을 돋우어 맛있게 식사하기 위해서 이용되는 재료들도 많다는 것을 알 수 있다.

2. 유사어들에 대하여

콩디망(Condiment), 처트니(Chutney) 및 렐리시(Relish)는 상당히 유사한 개념으로 혼용되는 용어들이다. 간혹 드레싱(Dressing)이나 마리네이드(Marinade)가 유사한 용어처럼 서로 뚜렷한 구분없이 사용되기도 한다.

용어나 조미 및 향신료를 섞어놓은 마리네이드(Marinade)란 용어와도 구분없이 유사한 용어처럼 사용되기도 한다. 드레싱(Dressing)이란 보통 음식 위에 뿌려 먹는 것으로 흔히 소금, 식초, 설탕, 후추, 기름 등으로 만든 것이다. 이에 비해 마리네이드(Marinade)는 조리할 때 조미 혹은 풍미를 돋우기 위해서 담가놓거나 섞어서 사용하는 조미료 같은 기능을 하는 것이므로 얼마간 차이가 없는 것은 아니다. 어떤 경우엔 거의 유사한 개념으로 사용되기도 하나, 또 다른 경우에는 식초, 설탕, 향신료, 과일 및 허브를 섞어서 요리를 더 달콤하고 맛있게 만든 재료인지의 기능여부를 가지고 구분의 근거로 논하기도 한다. 그러나 이것들의 기능 면에서 요리과정에서 필요한 것인지 혹은 완성된 요리를 맛있게 먹기 위해서 필요한 것인지에는 구분가능성도 있다.

총체적으로 본다면 이 모두가 맛과 향미를 돋우어 맛과 풍미가 좋은 요리를 완성하고 식사를 즐기는 데 필요한 재료들로 사용되고 있다는 점에서는 명확한 것 같다.

그러나 식품이나 요리 및 서비스를 학습하고 연구하는 과정에서는 이런 유사 요리관련 용어들의 개념을 혼동하기보다는 명확하게 이해함으로써 혼동에서 올 수 있는 오류를 관리할 필요는 크다. 때로는 근본적인 차이가 서로 다른 언어에서 비롯된 경우도 많다는 것은 이해할 수 있다.

콩디망(프랑스어)이나 처트니(인도요리) 및 렐리시(영어식) 등의 용어가 그러한데 이런 식재료를 먼저 개발하고 사용하기 시작했던 오리진(Origin)의 언어에 의한 차이로부터 발생될 소지가 크다는 점에서도 용어의 통일노력이나 지역이나 국가 간 언어장벽의 해소방안이 강구되면 더욱 바람직할 것 같다.

달걀과 계란의 관계
너트메그(Nutmeg)와 메이스(Mace)

35
너트메그
Nutmeg

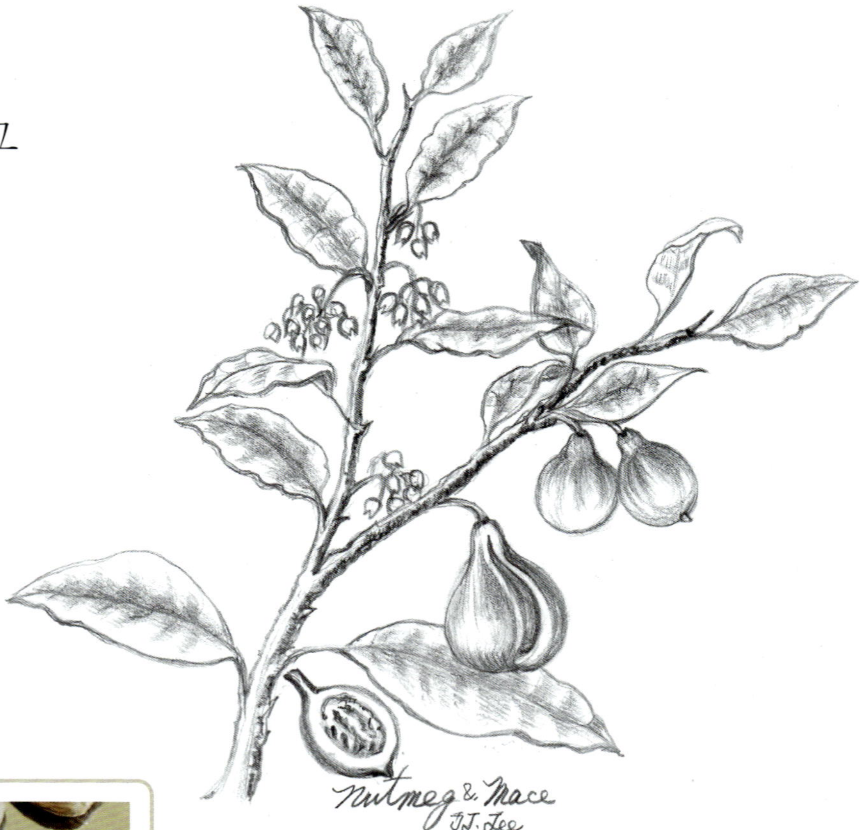

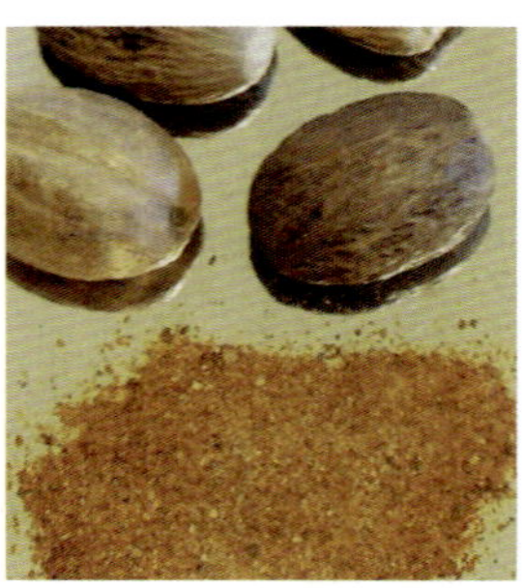
'사향 향기가 나는 호두'라는 의미의 핵과인 너트메그의 열매는 향료로 사용할 때 분말로 만들어서 쓰는 것이 일반적이다.

너트메그(Nutmeg)는 '사향 향기가 나는 호두'라는 뜻을 가진 육두구(nutmeg) 열매의 속씨(배아)를 이용하는 향료이다.

너트메그(Nutmeg)란 16C경 인도네시아 몰루카 제도 원산의 레이와 중남미가 원산지인 육두구과 상록활엽 교목의 호두처럼 딱딱한 열매로부터 얻어지는 향신료이다.

이 핵과의 종피를 제거하고 다음으로 이 열매를 싸고 있는 속껍질인 진홍색의 가종피를 벗긴 씨앗 알갱이(배아)를 건조시킨 것이 바로 일명 육두구라고도 하는 너트메그(Nutmeg)이다.

이처럼 핵과인 너트메그의 열매는 분말로 만들어서 향료로 사용하는 것이 일반적인데 '사향 향의 호두'라는 이름처럼 방향(aroma)이 진하게 풍긴다.

이때 육두구(학명 Myristica Fragrans)의 종피(겉껍질)를 벗겨내고 열매의 씨를 둘러싼 빨간색의 가종피(속껍질: 반종피)를 다시 벗겨내어 건조시켜 얻는 것이 메이스(Mace)이다.

분말은 주로 제빵에 많이 사용되지만 주류, 그중에서도 특히 칵테일에 많이 이용되고 있으며 에그노그(Eggnog)는 대표적인 음료라 하겠다.

너트메그(Nutmeg)는 그 외에도 소스, 푸딩, 케첩이나 유제품을 만들 때에도 사용되는 등 많은 용도를 가진 향신료로서 매우 다양하고 넓은 범주의 용도에 사용되고 있으므로 서양식품이나 요리의 향신료로는 귀한 것이다.

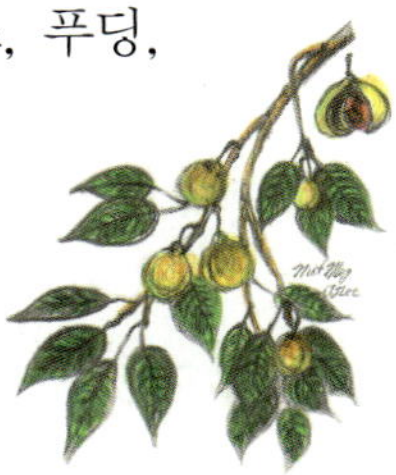

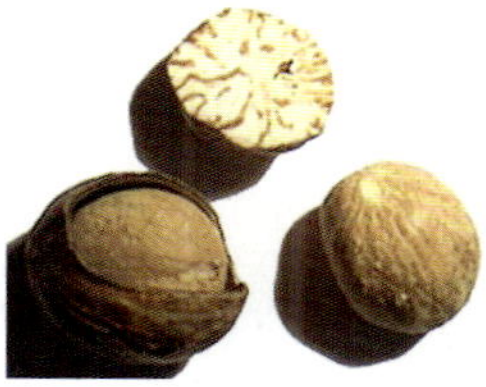

너트메그(Nutmeg)

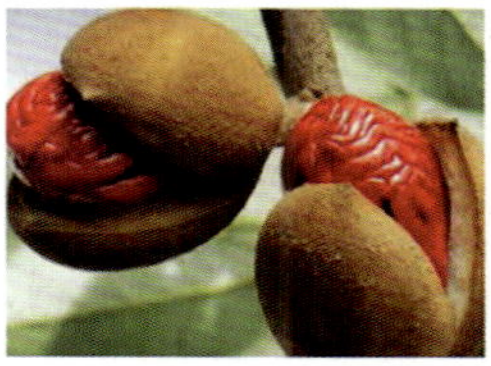

메이스(Mace)

육두구의 겉껍질을 벗기고 그 안의 빨간 속껍질을 벗겨내서 핵과를 사용하는 것이 너트메그이고, 속껍질을 벗겨 말려 이용하는 것이 메이스이다.

교양 13

에그노그(Eggnog) 칵테일(Cocktail)

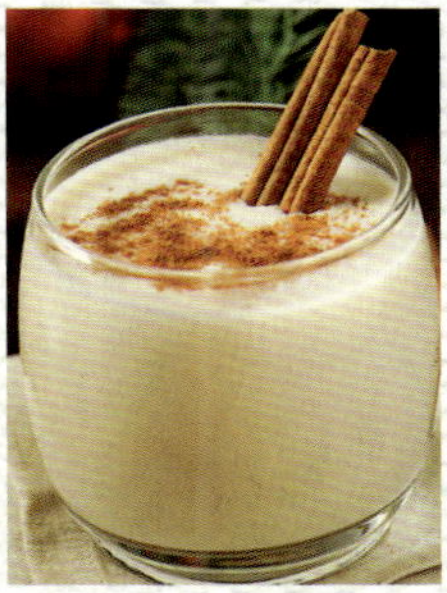

일정비율로 우유, 진한 크림, 풀어놓은 난황과 난백, 너트메그 약간, 설탕을 브랜디나 위스키와 혼합해서 만드는 칵테일이다.
평소에도 이용되지만 특히 크리스마스 시즌의 음료로 많이 이용되는 칵테일이다.
재료 1인분 한 잔은 대략 달걀 1개, 우유 42g, 진한 크림 48g, 너트메그 약간, 설탕 15g 등 일정비율로 위스키(Bourbon, Canadian or Scotch, 기타)나 브랜디에 혼합하여 만드는 칵테일이며, 특정 맛을 내거나 재료의 크기가 일정하지 않을 경우 다소 달라질 수 있다. 미색 칵테일이 아름답고 맛도 달콤하여 여성들에게도 인기가 높다.
만들 때는 달걀을 난황과 난백으로 분리하고 난황을 잘 풀어 크림같이 될 때까지 잘 저은 다음 설탕을 넣어 거품크림(whipped cream)을 만들고, 여기에 위스키를 섞은 후 풀어놓은 난백을 넣고 크림처럼 저어 여기에 크림을 더하고 너트메그를 넣어 맛을 낸 뒤 유리잔에 담아 마신다.

36
메이스
Mace

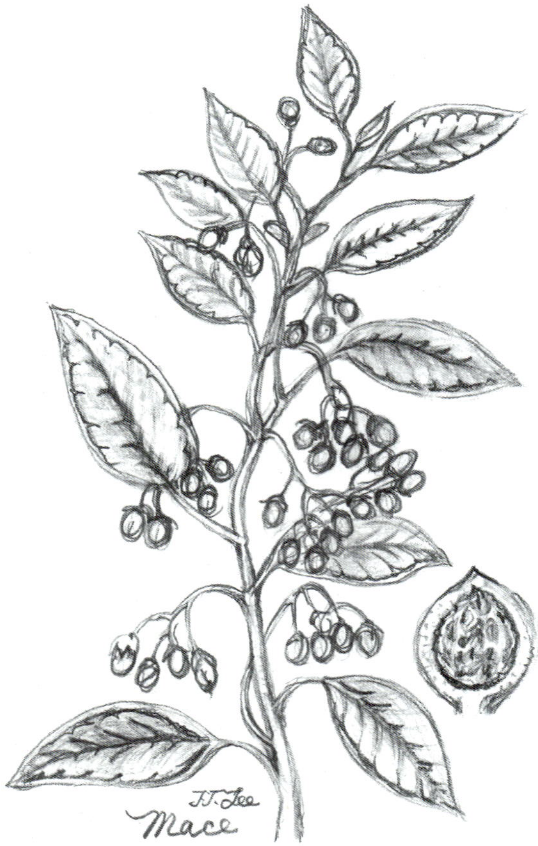

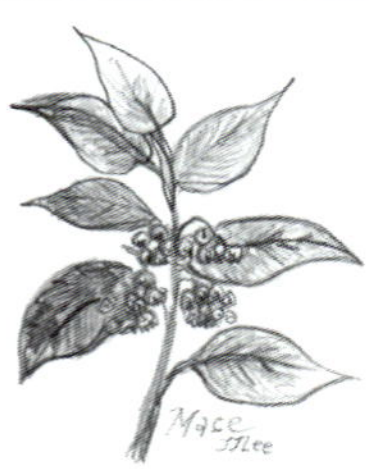

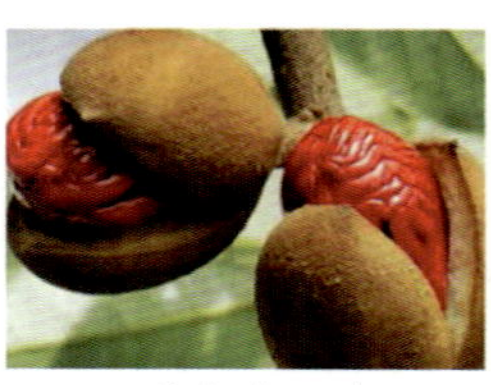

메이스(Mace)

육두구 열매 종피 속에 들어 있는 빨간색 반종피를 벗겨 말려 얻는 것이 메이스이다.

전술한 바와 같이 **메이스(Mace)**는 너트메그(Nutmeg)와 같은 나무에 열리는 동일한 열매로부터 얻어지는 향신료로 용도는 거의 유사하지만 사용하는 부위가 서로 다르다.

너트메그(Nutmeg)를 얻는 중남미 원산의 육두구과 상록교목의 누런 빛이 도는 열매를 싸고 있는 겉껍질(종피)을 벗겨내면 딱딱한 열매의 씨를 둘러싸고 있는 빨간색의 반종피(crimson aril)가 나온다. 이 반종피(속껍질)를 벗겨서 건조시켜 얻는 것이 메이스(Mace)이다(사진 참조).

이 반종피가 싸고 있는 열매의 알맹이(핵)는 바로 육두구(Nutmeg)이고 그 껍질은 메이스(Mace)가 된다. 메이스(Mace)의 용도 역시 너트메그(Nutmeg)와 유사하다. 메이스(Mace)는 특히 생선요리를 하거나 소스(sauce)를 만들 때, 그리고 피클(pickle)을 담그거나 케첩(ketchup)을 만들 때 많이 이용된다.

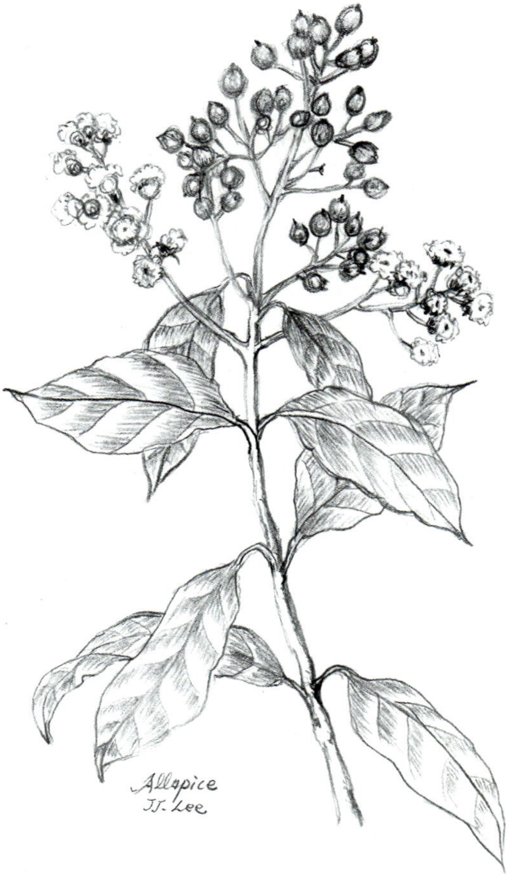

37
올스파이스

Allspice;
Allspice Cinnamon

올스파이스(Allspice; All Spice; Pimento Officinalis)는 여러 가지 향료(Herb)의 혼합물이 아니라 상록 피멘토(pimento)라는 나무의 영글지 않은 열매를 말린 것이다.

다만 올스파이스(Allspice)에서 나는 향이 마치 여러 가지 향료의 혼합물(Mixture)처럼 생각될 정도로 다채로운 향미가 어우러져 나기 때문에 17세기 초부터 붙여진 이름이라고 한다.

사람들이 혼동하거나 흔히 잘못 알고 있듯이 올스파이스(All Spice)라는 향료(Herb)는 클로브(정향: Cloves), 시나몬(계피향: Cinnamon) 및 너트메그(육두구: Nutmeg)의 혼합물에 의한 향신료가 아니라 그와 유사한 향이 나는 것뿐이다.

올스파이스(Allspice)는 확인할 수 없는 이름들, 즉 자메이카 후추, 후추, 배롱나무 후추(mytle pepper), 피멘토, 피멘톰, 영국 페퍼, 영국의 정향후추, 신향료(newspice) 등으로 다양하게 불리지만 어떤 향인지를 각각 정확하게 알 수도 없다.

Allspice는 원산지가 중남미, 멕시코 남부의 상록수인 pimento 나무의 영글지 않은 어린 열매를 말려 얻는 향료(Herb)인데 자메이카에서 많이 생산된다.

이 향료의 향미는 이름처럼 한 가지가 아니라 정향(Cloves), 계피향(Cinnamon), 육두구향(Nutmeg), 노간주나무향(Juniper), 생강(Ginger) 및 후추(Pepper)의 향과 맛이 난다.

자메이카에서 흔히 올스파이스향 열매의 나무를 피멘토(Pimen-to)라고 한 것은 이 열매를 후추알갱이로 여겼던 때문으로 후추라는 뜻의 스페인어, 피미엔타(pimienta)라고 한 데서 나온 것이다.

냉장설비가 없던 시절 다른 음식준비는 물론이고 고기건조에도 이 향료가 사용되었다.

중동이나 북아프리카 지방에서도 요리를 만들 때 향긋하고 달콤한 풍미의 올스파이스(Allspice)는 후추와 함께 많이 사용되고 있다.

올스파이스(Allspice)는 또한 신체를 따뜻하게 해주는 북부 인도 지방과 남아시아 지역에서 사용하는 여러 가지 향신료의 혼합향신료 약재인 대부분의 가람마살라(garam masala)와 혼동되기도 한다. 여기서 가람(garam)이란 몸을 덥게 해준다는 의미의 인도어이다. 가람마살라(garam masala)는 이들 외에 다른 향신료들을 더 혼합해 사용할 수도 있다.

교양 14

자메이카식 육포(Jamaican Jerk)와 올스파이스

유명한 자메이카식 육포(Jamaican Jerk)도 이 향료를 이용한 처리과정을 통하여 탄생된 명품 식품이다.
냉장설비가 없을 때 고기를 오래 두고 먹을 수 있게 할 목적에서 육포를 만들었다.
그 시절 고기를 건조시키려면 올스파이스 향료를 갈아 다른 재료들과 혼합해 걸쭉한 혼합향신료를 만들어 이것을 고기에 바르고 문지르는 데 사용했다.
올스파이스(Allspice)는 비단 자메이카 육포 만들 때만 사용되는 향료가 아니라 그 밖에도 많은 자메이카 요리는 물론 기타 다른 요리를 할 때에도 이용되고 있다.

38
바닐라
Vanilla

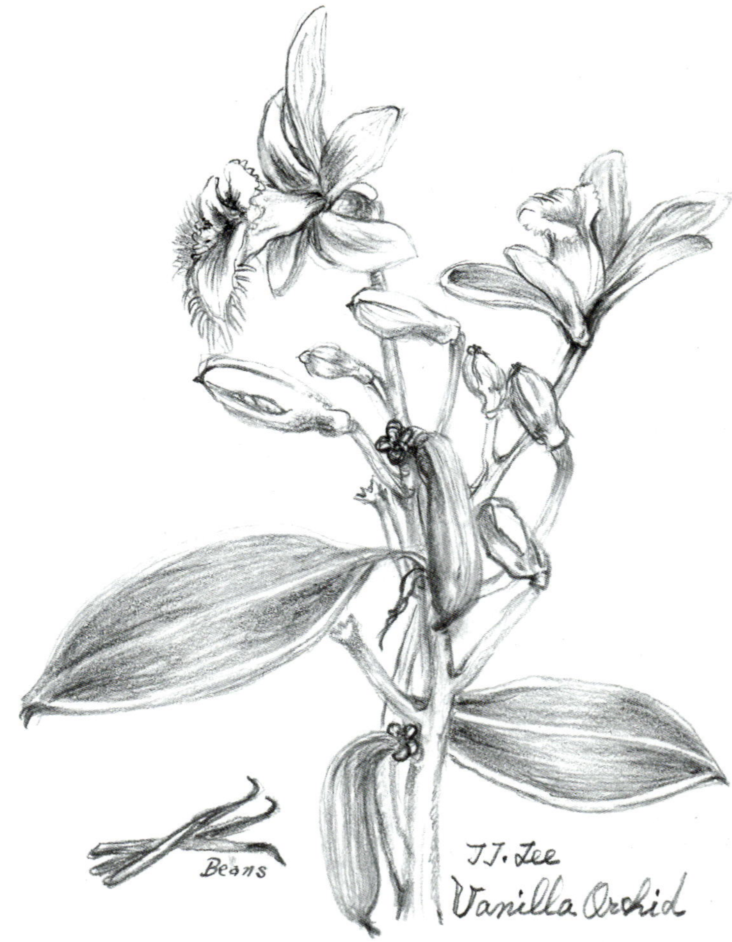

바닐라(Vanilla)는 열대성 넝쿨난(Tropical Climbing Orchid)과의 식물과 열매를 말하는데, 잘 익은 바닐라 열매를 채취해서 발효과정을 거쳐 얻게 되는 향료(Herb)를 말하기도 한다.

천연 바닐라(Vanilla) 허브는 가벼운 계피향과 발효과정에서 얻게 되는 특유의 달콤한 향을 특징으로 하는데 향료 제조에는 이 식물의 열매와 씨앗이 이용된다.

바닐라(Vanilla)는 열대성 속씨식물로 다육성의 열대성 넝쿨난(Tropical Climbing Vanilla Planifolia)의 한 종류로 다른 식물을 감고 올라간다. 바닐라 난의 원산지는 아시아와 남아메리카 등 열대지역이다.

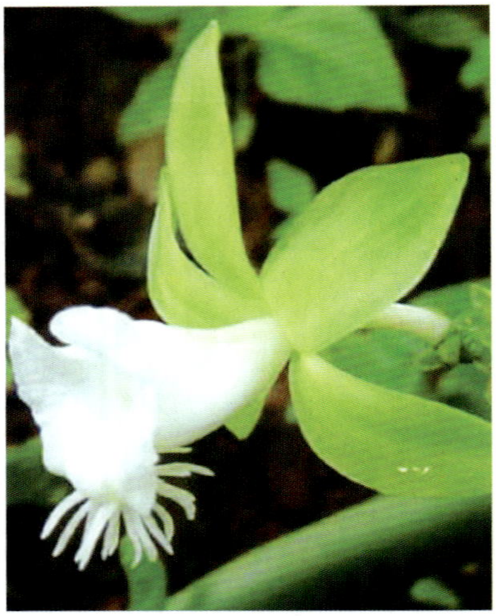

바닐라 난(Orchid)의 꽃

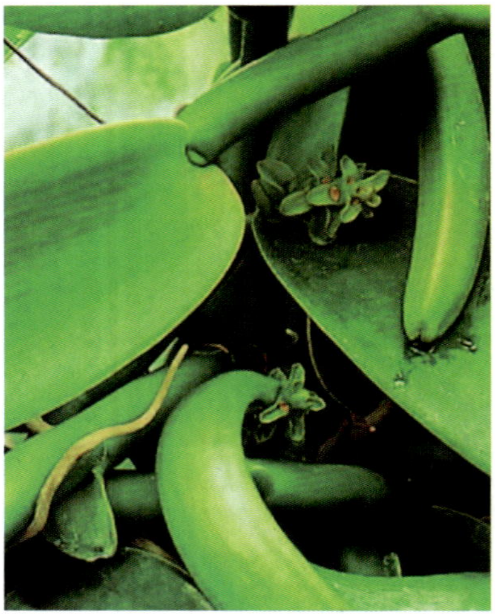

바닐라 덩굴과 잎 및 열매
(자료: 하순혜, 허브도감)

바닐라(Vanilla)는 세계적으로 가장 많이 소비되는 향신료들 중 하나로 사업성이 높은 향료 채취를 위해서 현재는 인도네시아, 인도, 중남미 및 마다가스카르 등지에서도 재배되고 있다. 이들 지역 중에서도 인도네시아에서 생산되는 바닐라가 80% 정도에 이르러 전 세계 공급량의 대부분을 점유하고 있는 실정이다.

바닐라 난(Vanilla Planifolia)은 다육성 식물로 꽃이 지고 달리는 초록색의 열매가 점차 갈색으로 숙과되면 채취해 그 속에 들어 있는 짙은 갈색 점액에 싸여 있는 검은색의 작은 씨앗과 함께 이용하는 허브(Herb)이다.

바닐라(Vanilla)는 원래 스페인어로 '덩굴 난의 꼬투리콩'이란 의미라고 하는데, 원주민들이 초콜릿 음료의 향료로 사용하는 걸 보고 콜럼버스(Columbus)가 유럽에 전래했다고 전해진다. 이런 점에서 원래 바닐라(Vanilla)라는 식물 명칭은 유용했던 이 열매에 명명된 이름이라고 짐작해 볼 수 있다.

바닐라 난(Vanilla Orchid)에서 피는 회녹색의 꽃이 지면 모가 난 원기둥 모양의 가늘고 긴 열매 꼬투리가 달리는데 이것이 숙과되어 황록색이 황갈색이나 짙은 갈색으로 변색되면 수확해 여기에 단맛을 가당하여 절이고 증기를 쏘이는 발효와 건조 과정을 반복함으로써 특유의 향을 얻게 된다. 고품질의 바닐라 향은 잘 익은 바닐라 열매 꼬투리에서도 얻을 수 있지만 특히 콩 꼬투리 속에 들어 있는 갈색 점액에 싸여 있는 작고 검은 씨앗을 으깨어 알코올에 담가 제조할 경우 매우 고농도로 농축된 바닐라 에센스를 얻을 수 있다. 이것은 식품, 화장품과 향수 등에 사용되는데 매우 고농도의 에센스이므로 아주 미량만을 넣도록 유의해야 한다.

발효과정을 거쳐 발효된 바닐라의 향은 여기서 얻어지는 바닐린(Vanillin)이란 독특한 향 때문이며 꼬투리가 어두운 갈색이 되면서 무색 결정체의 향신료가 완성된다.

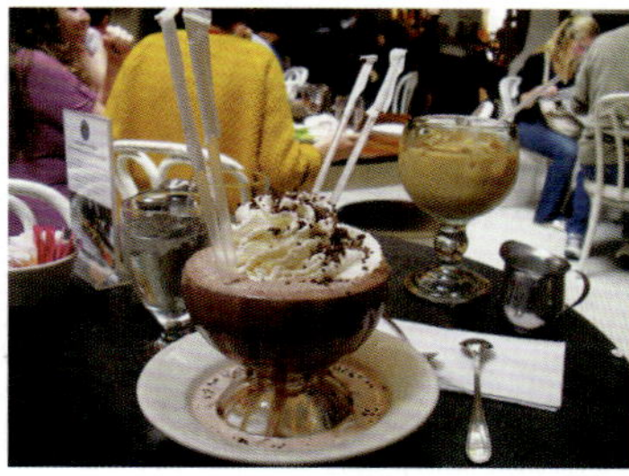

프로즌 핫초콜릿(Frozen Hot Chocolate), 뉴욕 Serendipity(since 1754)

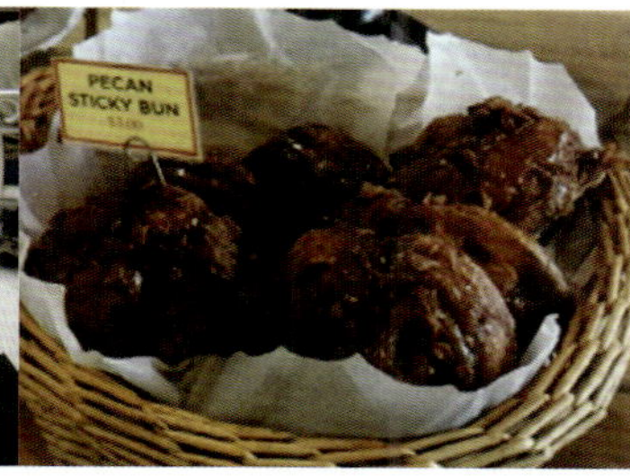

피캔스티키번(Pican Sticky Bun)

바닐라 향은 독특한 향과 달콤한 맛을 내므로 식음료에는 주로 디저트류에 많이 사용된다. 아이스크림, 케이크, 수플레나 푸딩, 과자나 비스킷, 커스터드(흔히 슈크림), 무스, 크림, 음료나 초콜릿의 향으로 널리 이용되고 있다.

바닐라(Vanilla)의 발효과정에서 바닐라 콩을 꼬투리째 사용한 경우에는 이것을 재사용할 수도 있으므로 여기서 얻어지는 향료는 처음에 얻은 것의 향만은 못해도 가격은 비교적 저렴해질 수도 있다. 그러나 아무래도 천연바닐라의 가격은 화학적 대용품보다는 고가이므로 식음료나 기타 용도로 저렴한 상업용 대용품을 사용하는 경우 당연히 그 향은 조잡해질 수도 있다.

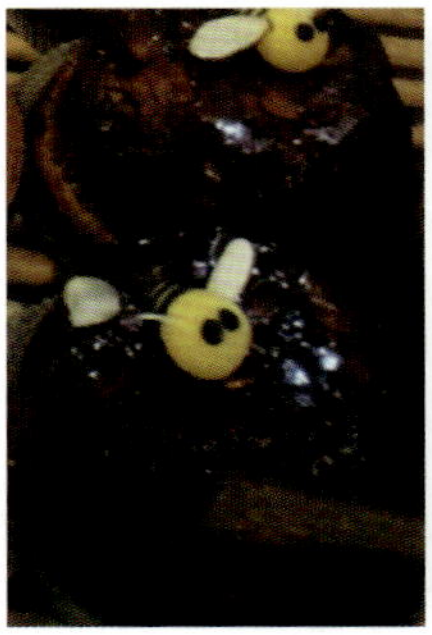

Bee sting cake

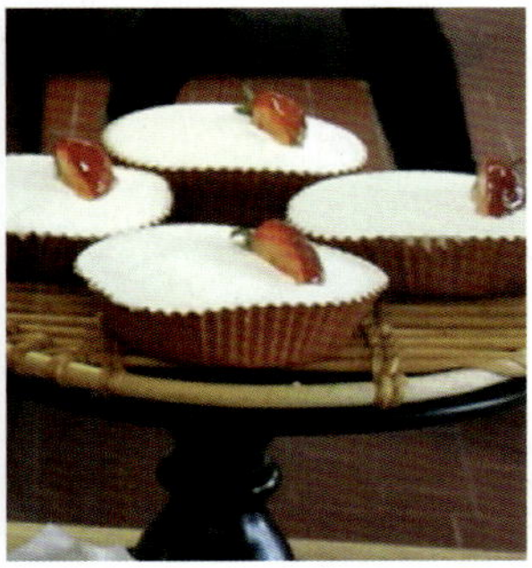

모든 과자류, 제빵류, 화장품과 목욕제품 및 향수제품 등에 바닐라 향이 사용되고 있다.

바닐라(Vanilla)는 이 허브(Herb)가 소화제, 흥분제 등 효능에 있어서 과도한 사용이 일으킬 수 있는 염증이나 흥분 등에 주의하면서 적정 소량만 쓰도록 하는 것이 중요하다.

39

고가 허브의 대명사

샤프란

Saffron

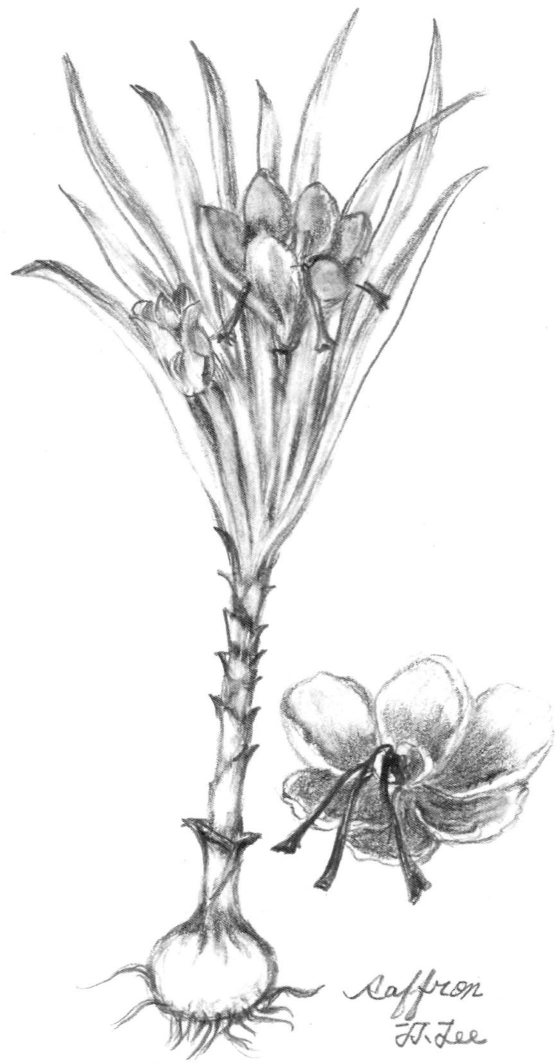

모든 향료(Herb) 중 가장 값비싼 향료가 샤프란(Saffron)이다. 샤프란 향료 재료가 단 한 개뿐인 샤프란 꽃의 암술이기 때문이다.

샤프란에서는 한 줄기에 꽃이 두어 송이 정도밖에 피지 않는데 더구나 꽃 한 송이에 세 갈래로 갈라진 빨간색 암술 한 개가 나온다.

샤프란 꽃(crocus)으로 만든 진노랑 화분인 샤프란은 전 세계적으로 가장 사랑받는 요리용 허브(Herb)이지만 그 가격이 금값에 견줄 정도로 가장 값비싼 향신료이다. 샤프란의 재료인 빨간색 암술은

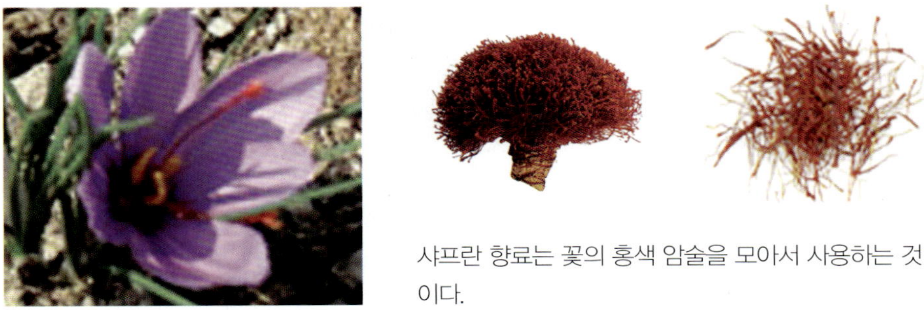

샤프란 향료는 꽃의 홍색 암술을 모아서 사용하는 것이다.

샤프란의 꽃에서 나온다. 그런데 샤프란 한 줄기에서는 두세 송이의 꽃밖에 피지 않고 그 속에는 단 한 개의 암술이 들어 있을 뿐이다. 이것을 채취해서 말린 것이 샤프란이므로 소량(1g)의 샤프란을 얻는 데만도 수백 송이(200~500)의 샤프란꽃 암술이 필요한 데다가 채취에서부터 모든 공정을 사람이 직접 하므로 인건비조차 고가(高價)이다.

샤프란은 천연 착색제로서 음식이나 옷감 천에 금빛노란색(오렌지색) 물을 들이는 데 사용되는 천연염료 혹은 색재로도 사용되며 화장품에도 쓰이는 등 매우 다양한 용도로 사용되고 있다.

샤프란의 원산지는 원래 동양이었으나 현대에는 프랑스에서 많이 재배되고 있다. 동양의 샤프란이라 불리는 강황(Turmeric)도 샤프란과 상당부분 유사한 용도로 활용되고 있다.

40

터메릭

Turmeric

강황

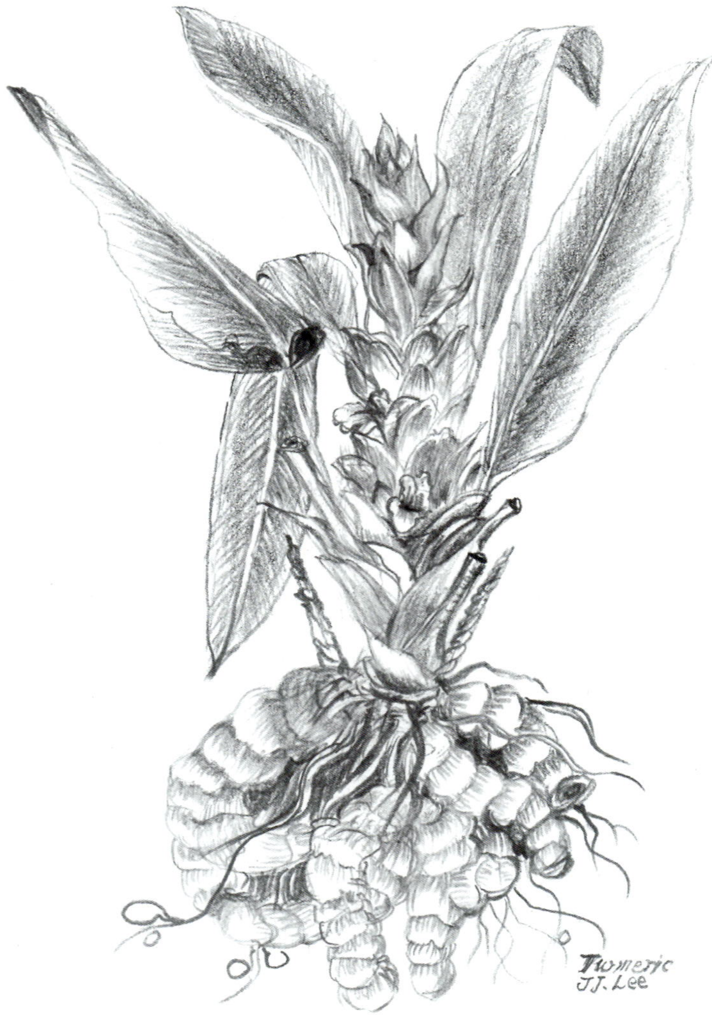

터메릭(Turmeric)은 동양의 샤프란, 혹은 인도의 샤프란으로 알려진 노란색의 생강과 열대아시아 원산의 다년생 국근성 초본식물이다.

터메릭(Turmeric)은 아랍어로 황금(Kurkum: 속명 Curcuma)이라는 의미를 가진 향신료로 뿌리는 굵고 튼튼하며 말단이 팽대해 생강 모양으로 생겼다. 겉은 갈색이고 속은 샛노란 황색 덩이뿌리로 생장하며 잎 모양은 칸나와 흡사하다.

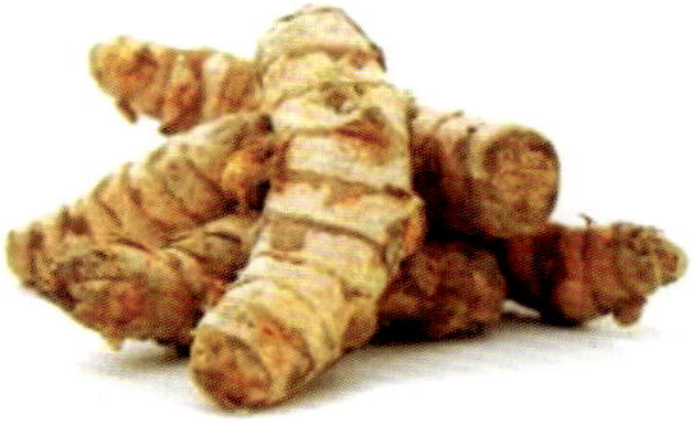 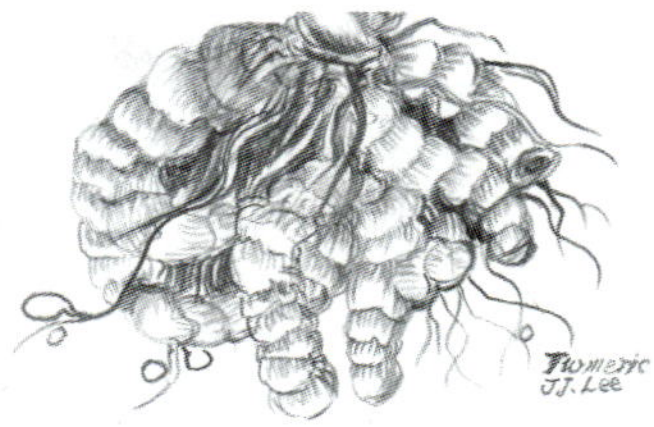 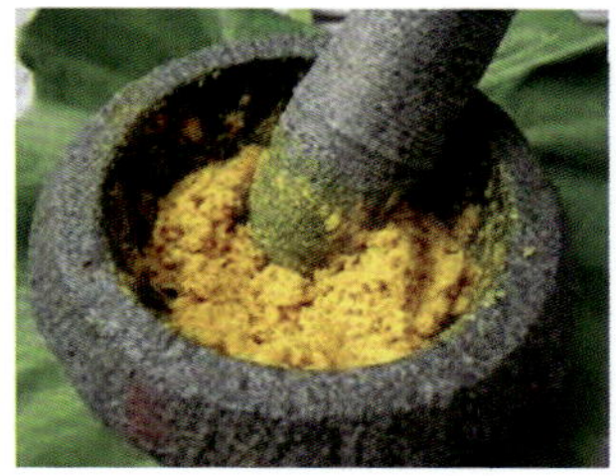

한방에서는 터메릭(Turmeric)을 '노란색 생강'이라는 의미로 강황 또는 울금이라고도 한다. 맵고 쓰고 서늘한 맛과 성질의 터메릭은 관상용 식물로 재배되기도 하지만 주로 약용이나 식용으로 이용된다.

터메릭은 독이 없으며 심, 폐, 간경에 작용하고 지혈이나 토혈에 대한 효능으로 기 순환촉진제 및 어혈을 푸는 한방약재로도 사용되고 있다. 또한 고대 아시리아, 중국 등 동남아권에서는 일찍부터 터메릭을 비단이나 면의 염색제 또는 식품착색제 등으로 샤프란과 같은 용도로 사용하였다. 인도에서는 카레요리나 쌀을 이용한 요리를 할 때에도 터메릭이 중요한 향신료로 이용되고 있으며 버터, 피클, 단무지 등 식품을 노랗게 착색할 경우에도 터메릭(Turmeric)을 쓴다.

41
올리브
Olive

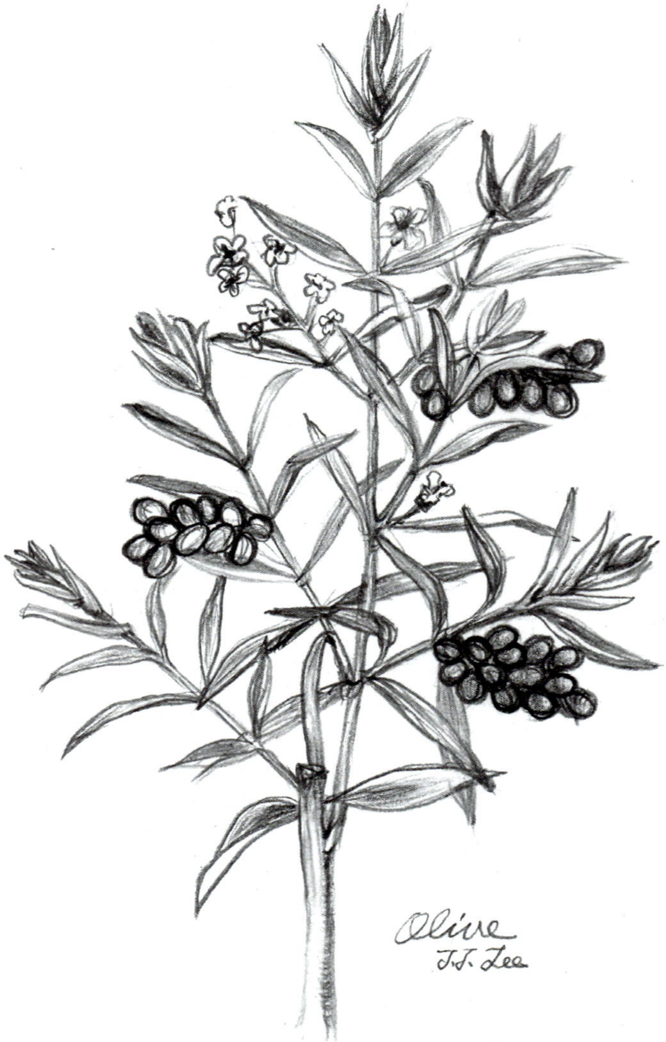

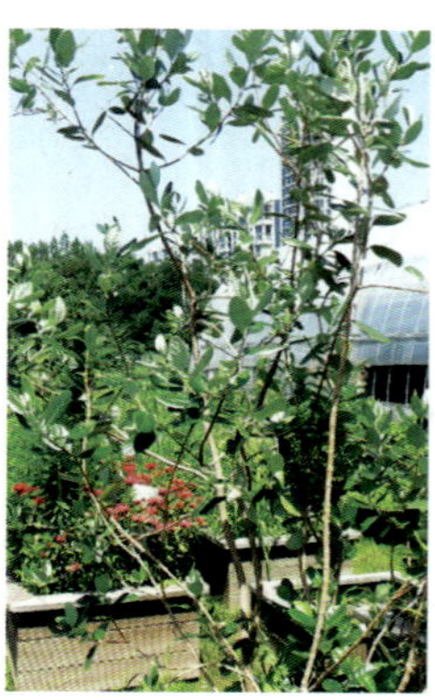

올리브(Olive)는 지중해 지방을 원산지로 하는 물푸레나뭇과의 식물로 그 나무의 열매 이름도 올리브(Olive)라고 한다.

이탈리아 지방에 가면 양지바르며 낮고 완만하거나 어느 정도 높은 구릉지대에 올리브 과수원들이 많이 눈에 띈다.

올리브 열매는 특유의 그린색이 주종이지만 숙과된 경우엔 짙은 가지색을 띤다. 올리브 열매는 덜 익은 것이나 완전히 숙과된 것이나 주로 올리브유(olive oil) 생산에 이용되고 그 다음으로는 올리브 피클을 만드는 데 많이 사용된다.

올리브 피클은 그린색의 것과 진보라색의 익은 올리브를 이용하거나 씨를 제거하거나 그대로 둔 것 등을 이용해서 다양한 맛과 색상 및 향의 피클로 개발되고 제조되어 시판되고 있다. 올리브의 씨를 뺀 경우는 흔히 그 속에 아직 초록색 풋고추나 숙과된 붉은색의 스페인 홍고추(Spanish Red Pepper)를 넣어 모양을 낸 것이 주류를 이룬다.

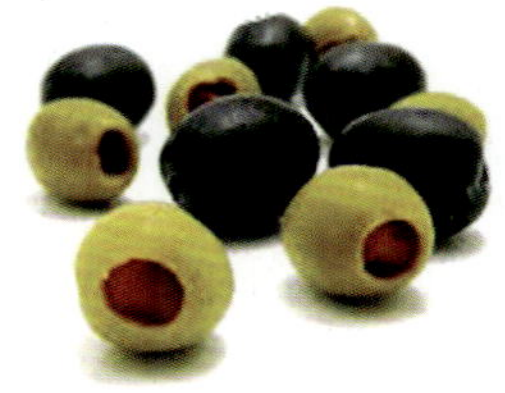
올리브(Olive)가 인체건강에 미치는 긍정적인 효능 인식과 더불어 증대되는 올리브(Olive)의 인기는 세계적인 웰빙 열기와 관심에서 초래된 결과라 하겠다.

올리브 열매는 상당량의 유분을 함유하는데 그 속에 들어 있는 풍부한 불포화지방산은 건강과 장수에 탁월한 효능이 있는 것으로 알려지면서 고조되는 관심과 더불어 올리브 수요는 점증추세에 있다. 올리브가 세계적인 건강식품으로 인정되면서 이탈리아 특정 지방의 장수마을 소개와 함께 이탈리아산 포도주와 올리브 효능의 연계소개에도 관심이 고조되고 있다.

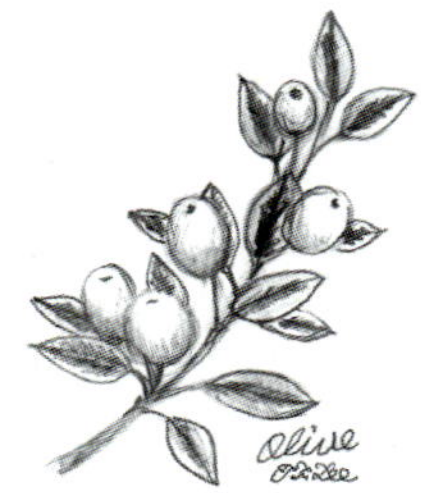

실제로 올리브 피클은 피자와 대부분의 채소 및 기타 요리의 기본재료가 되고 있다. 식품전문 저널이나 대중매체를 통해 피클이나 오일 형태의 올리브가 노화예방에 효과가 있음이 알려지면서 올리브(Olive)는 세계의 주요 건강식품으로 애호되고 있다.

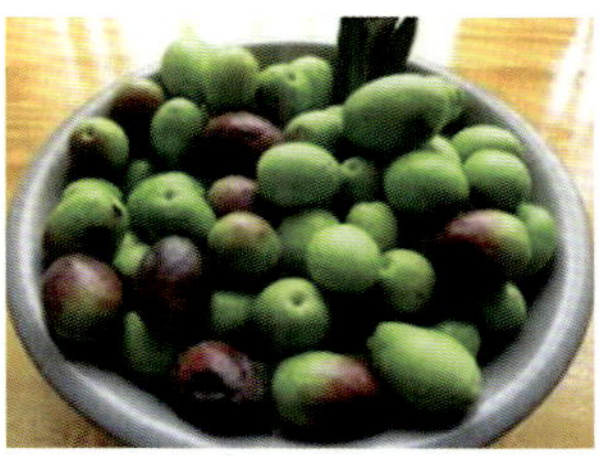

이탈리아 요리(Italian Cuisine)는 물론이고 국내외 어떤 식당이나 가정에서도 올리브 오일(Olive oil)을 이용한 요리, 샐러드는 물론 기름에 빵을 찍어 먹는 인구가 급증하고 있다.

올리브 오일(oil)은 피클보다 저장성도 좋아서 더 많은 지역에서 이용 · 소비가 되므로 올리브 생산국에서는 식품수출의 효자종목으로 소득창출로 인하여 산업적으로도 유망하다. 올리브 오일(Olive oil)은 올리브제품 중 최대 수익원이므로 주산지나 국가에서는 마케팅을 위해서도 각종 전시회에 참여하거나 세계 유수의 컨벤션센터를 활용한 전시회나 세계 올리브유 경진대회(contest) 출품 등의 상품품질과 수출물량 확보를 위한 마케팅 활동에 주력하고 있다.

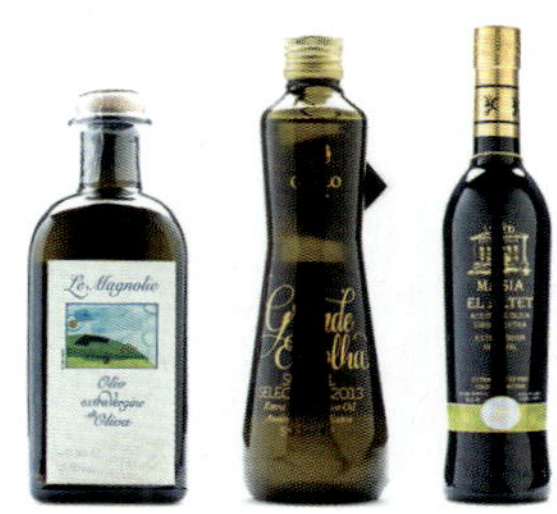

매년 세계 올리브유 콘테스트에 출품된 오일 브랜드들

42

차이브

Chives

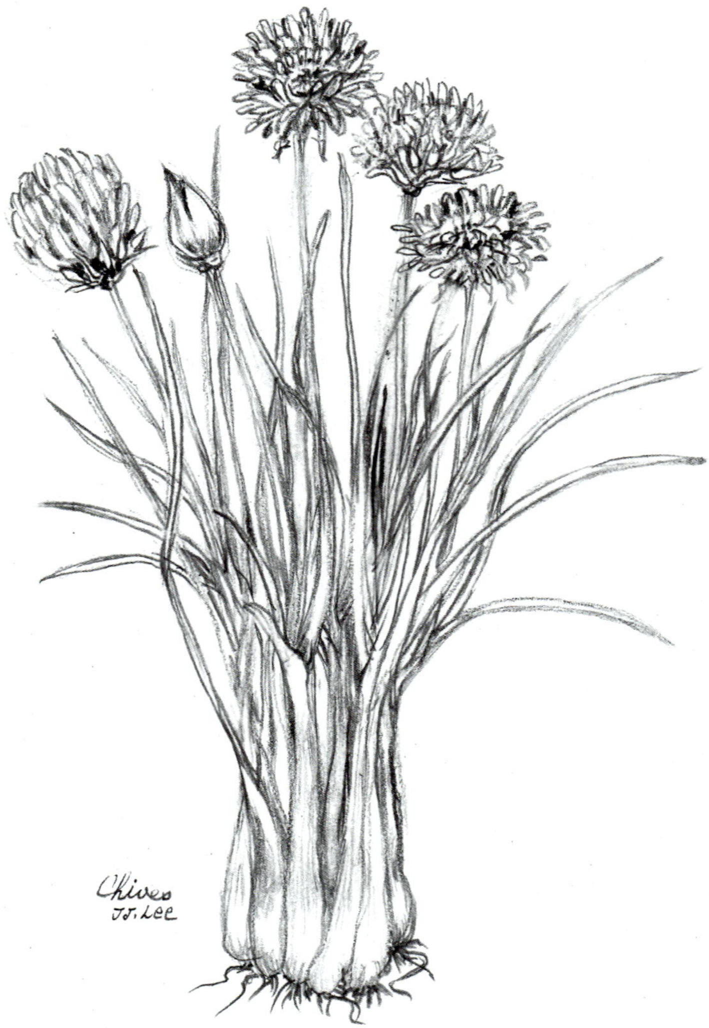

차이브(Chives)는 유럽의 추운 지방과 일본 홋카이도 등 냉대지방 원산의 식용 백합과 여러해살이 초본식물로 잎과 줄기에서 매운맛이 난다.

차이브(Chives)의 밝은 그린색상과 양파 같은 맛은 샐러드와 수프에 이상적인 고명(garnish: 가니쉬)이 되고 있다. 한국, 일본, 인도 등 아시아 지역에서 자생하거나 재배되고 있으며 현재는 미국, 캐나다 등을 포함한 세계 여러 곳에서 쉽게 찾아볼 수 있는 허브식품인 차이브(Chives)가 되었다.

차이브와 쪽파를 비교해 보자.

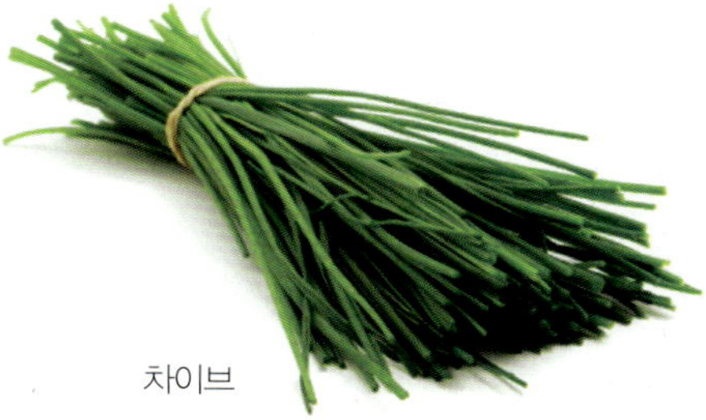

차이브

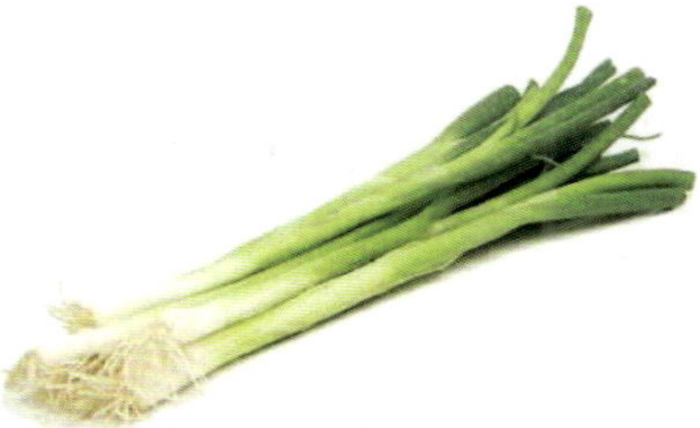

쪽파

차이브(Chives)는 같은 백합과에 속하는 파, 쪽파, 대파, 양파, 달래, 마늘, 부추 혹은 우리나라 재배종인 일반 부추와도 흡사하다. 차이브(Chives)는 원래 서양부추와도 같은 것으로 중국 부추(Chinese chive)나 마늘차이브(garlic chive) 혹은 우리나라에서는 그냥 부추(충청도의 졸, 경상도의 정구지, 전라도의 솔 등)라고 하는 동양부추와 차별화해서 차이브(Chives)라고 한다.

국제화시대에 사람들의 잦은 내왕으로 원래는 썩 좋아하지 않던 식품이나 허브들도 점차 외국 민속요리들을 맛보면서 익숙해지고 있다는 것이다. 그만큼 세계 여러 나라에서 일반적으로 많이 사용되고 있다.

43

거킨

Gherkin

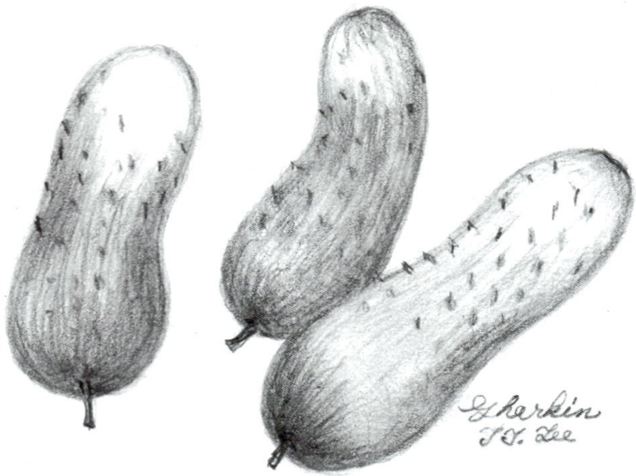

거킨(Gherkin)은 길이가 4~8㎝ 정도 되는 작은 오이를 딜(Dill) 등 허브(Herb)를 이용해서 식초에 담그거나 식품저장용 소금물(Brine)에 염장한 특정유형의 작은 오이피클을 말한다.

이처럼 오이피클을 만들 때 향과 맛을 내기 위해서는 딜(Dill) 같은 향신료를 함께 넣는다. 우리나라 음식점에서도 피클을 담그지만 식초, 설탕, 소금 등만을 주재료로 해서 담그므로 서양에서 천연 허브를 넣고 담근 것과는 맛이 완전히 다르고 향미가 떨어지는 경우가 많다.

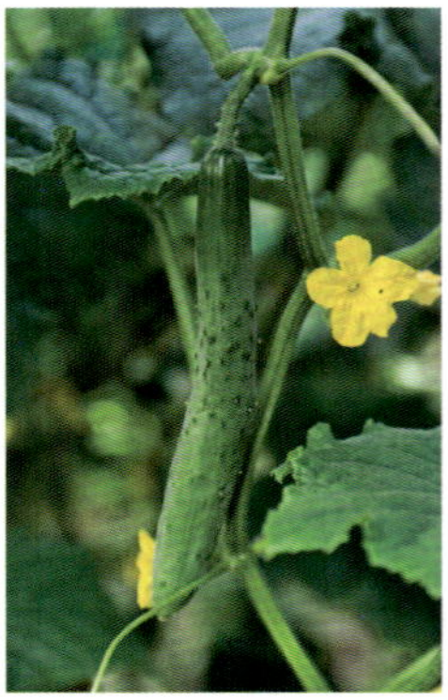
일반오이

거킨(Gherkin)도 오이과에 속하지만 보통 크기의 오이보다 작으며 보통 생 오이를 말하기보다는 흔히 특정 유형의 작은 오이피클을 일컫는 말이다. 이처럼 거킨(Gherkin) 오이로 피클을 담글 때 향을 내기 위해 사용하는 허브인 딜(Dill)을 함께 넣는데 딜(Dill) 재료가 많다면 딜 피클(Dill Pickle)이 된다.

오이피클은 소량으로 가정에서 담가 먹기도 하지만 대개 식품회사에서 대량생산을 해서 슈퍼마켓이나 기타 다양한 유통채널을 통하여 개인 소비자나 산업구매자들에게 판매하게 된다.

피클로 담근 거킨(Gherkin)은 작은 유리 항아리나 캔에 진공포장해서 상품화된다. 이처럼 일정 규격에 맞추어 병이나 기타 용기에 포장된 오이피클을 통칭 거킨(Gherkin)이라 한다.

달콤하거나 짭짜름하며 허브 향이 그윽한 작은 오이피클(Gher-kin)은 가정에서보다 실패 없이 만들 수 있도록 엄격한 생산공정을 거쳐 생산하는 제조업체의 것들을 구매하여 편하게 이용하고 있다.

교양 15

피클(Pickle)이란?

이것은 오이 등의 채소와 과일 등을 소금에 절인 뒤 식초, 설탕, 향신료를 섞은 액에 담가 절인 서양식 음식이다. 가장 대표적인 것은 이탈리아식 오이피클인데, 육류나 피자와 함께 먹거나, 샌드위치나 햄버거에 넣어 먹는다. 일반 가정에서도 담글 수 있다. 그러나 적정한 허브가 들어가지 않으면 피클의 맛과 풍미가 무언가 이상하다는 느낌과 더불어 제맛이 나지 않는다는 걸 누구나 쉽게 느낄 수 있다.

우리나라 사람들은 김치를 먹어야 속이 편해지는 것처럼 서양인들에겐 피클이 그런 역할을 한다. 그래서 임산부들도 입덧을 할 때 오이피클 먹는 걸 종종 볼 수 있다.

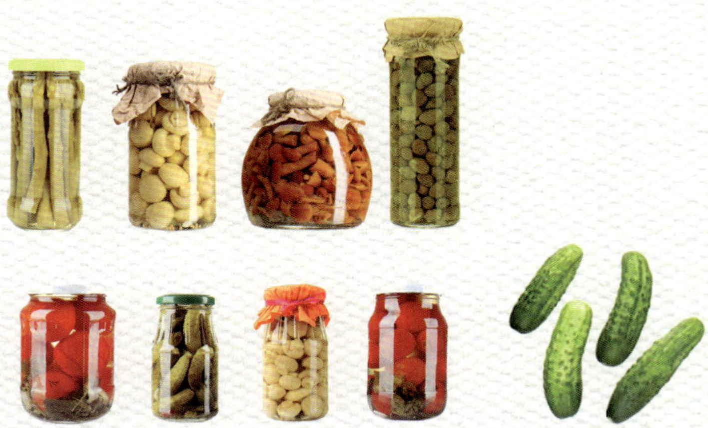

44

부케 가르니

Bouquet Garni;
Garnished Bouquet

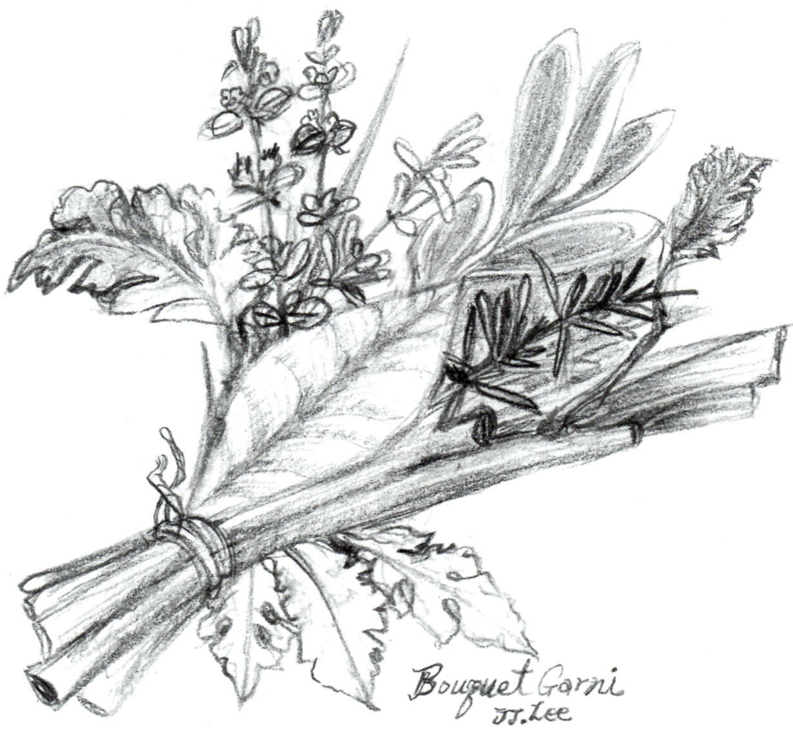

부케가르니(Bouquet Garni)란 향초다발이란 의미의 프랑스어인데 작은 향신료 다발을 묶거나 주머니에 넣어 주로 고기 국물이나 수프 국물에 향미를 내기 위해 사용하는 것이다.

부케가르니(Bouquet Garni)를 사용하는 목적은 여러 가지 향초들을 함께 묶어서 조리할 때 국물(주로 고기 국물), 수프 혹은 소스에 담가 요리에 풍미를 더하기 위해서이다.

향신료의 배합과 양은 사용하려는 음식이나 요리종류와 양에 따라 달라질 수 있지만 흔히 타임(Thyme), 셀러리(Celery), 릭(Leek: 대파), 로즈메리(Rosemary), 파슬리(Parsley), 월계수 잎(Bay Leaf) 등을 함께 묶어 만들거나, 대파에 후추, 타임, 월계수, 파슬리 줄거리를 천에 싸서 넣기도 한다.

또한 어떤 종류의 허브와 아로마 향을 사용할 것인지의 목적뿐만 아니라 어떤 허브들을 구성재료로 사용했는가에 따라 부케가르니(Bouquet Garni)를 싸고 묶는 방법도 달라질 수 있다. 주의할 점으로는 양이 지나치면 고기의 고유한 풍미가 전혀 없어지므로 고기 국물의 맛이 완전히 이상해진다. 그러므로 허브의 종류와 양 및 시간 조절에 세심한 주의가 필요하다.

교양 16

Simon and Garfunkel의 노래 "Parsley, Sage, Rosemary and Thyme"

대중가수로 명성이 높았던 사이먼과 가펑클이 부른 노래제목과 가사에 파슬리, 세이지, 로즈메리 앤 타임이란 가사 말이 나온다.

모두 잘 알려진 허브의 이름이면서 부케가르니에 많이 들어가는 허브 명칭들이기도 하다.

허브명을 공부할 겸 감미로운 선율의 노래를 한 번 들어보는 시간을 갖는 것도 연구문화와 휴식에 도움이 될 것이다.

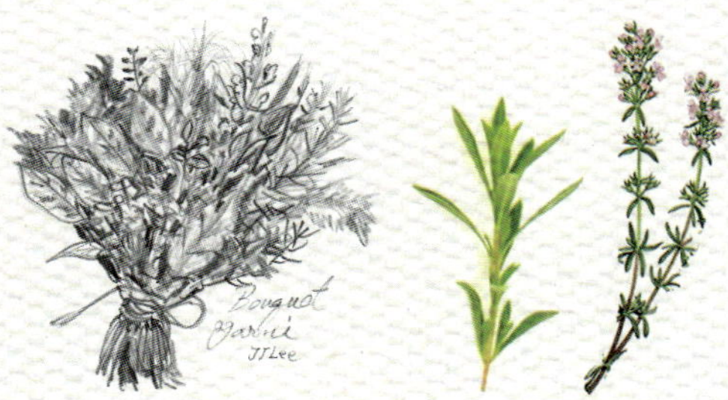

45

파프리카(Paprika)와 굴라시수프의 앙상블

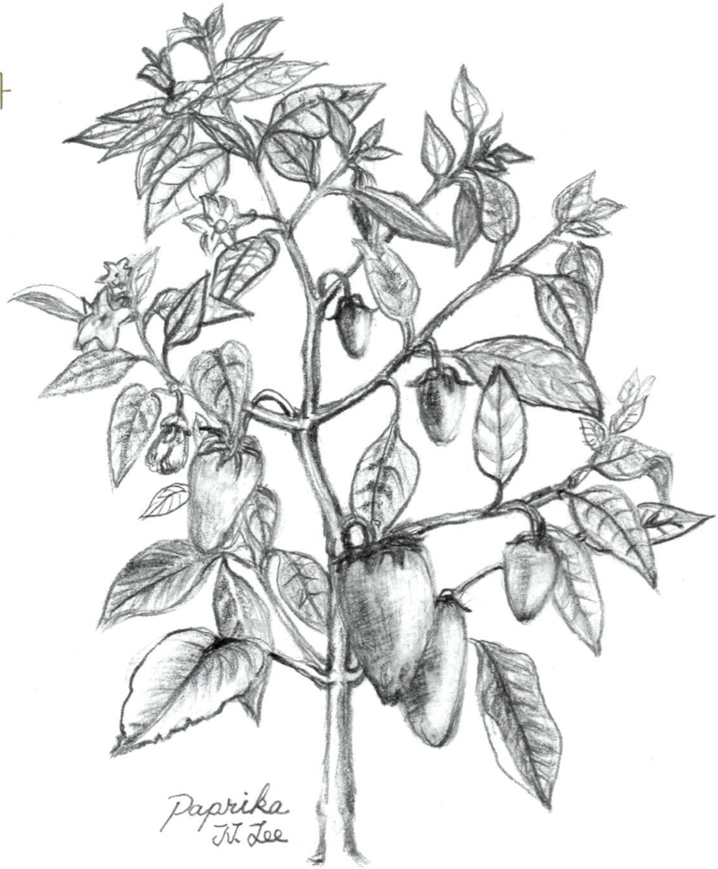

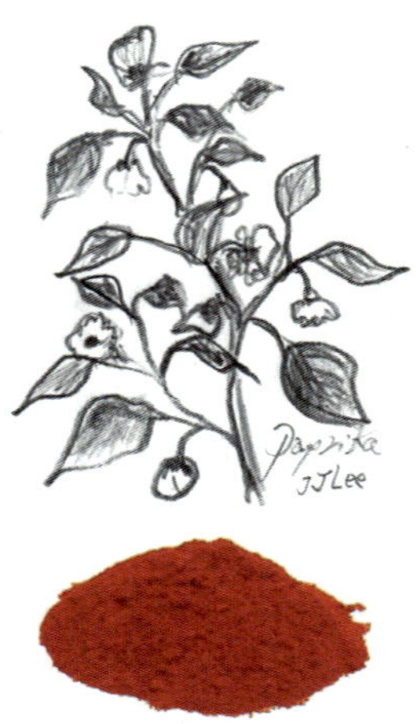

파프리카(Capsicum Annuum) 가루

파프리카(Paprika)는 채소에 가까운 우리나라의 단맛 나는 과일향 파프리카(Paprika)와는 달리 톡 쏘는 매운맛을 지닌 레드페퍼(Red Pepper)에 가까운 향신료(spice)이다. 이것은 매운 칠리고추(Chilli Pepper)과의 고추로 과육을 건조시켜 빻아 만든 것이 헝가리의 향신료(spice)로 이용되는 파프리카 가루이다.

특히 헝가리인들이 명물 전통요리로 자부하는 헝가리안 굴라시수프(Hungarian Goulash Soup)의 독특한 풍미를 내는 데는 이 파프리카 가루가 불가결한 향신료로 이용된다. 이렇게 알려진 헝가리의 파프리카(Paprika)는 케이퍼(Caper) 위에 뿌리거나 양파수프에 밝은색을 내기 위해서도 첨가된다.

46

전통과 허브의 만남

헝가리안 굴라시수프

(Hungarian Goulash Soup)

헝가리안 굴라시수프(Hungarian Goulash Soup)는 세계적으로 애호되는 헝가리 전통방식의 스튜(stew)와도 같은 수프이다.

헝가리 관광코스(Tourism Courses)에서도 이 수프의 시식기회를 뺀다면 결코 헝가리 여행내용(iternerary)이 알차다는 평가를 받기 어려울 정도로 유명한 헝가리의 명물이자 관광상품으로 취급되고 있다.

헝가리안 굴라시수프는 매콤하면서도 고기와 양파와 파프리카와 향료의 풍미가 어우러진 감칠맛 나는 요리로 매콤한 걸 좋아하는 우리나라 사람들 입맛에도 잘 맞을 것이지만 세계인들의 입맛까지 사로잡은 유명한 수프요리이다.

이 수프는 감자와 고기, 양파와 마늘, 피망, 당근, 파스닙, 토마토와 토마토 페이스트에 매운 파프리카 가루와 홍고추인 귀엔페퍼나 칠리페퍼 가루, 셀러리 잎, 캐러웨이, 월계수 잎 등 수프의 국물 맛에 향미를 줄 허브(Herb)가 들어가고 조미하는 등의 레시피로 만들어지는 만큼 그 영양이나 풍미 면에서 월등하고 특히 추운 계절에는 더 어울린다고 하겠다.

흔히 수프라고 하면 완전히 맑은 수프인 콩소메 수프(consomme soup)가 아니라도 비교적 묽은 음식종류이다. 이 정도의 재료를 넣어 만든 수프라면 여러분의 상상대로 걸쭉한 요리가 될 수밖에 없다. 실제로 들어간 재료를 보면 묽은 수프라기보다는 스튜에 가깝다. 그러므로 헝가리안 굴라시수프(Hungarian Goulash Soup)를 스튜요

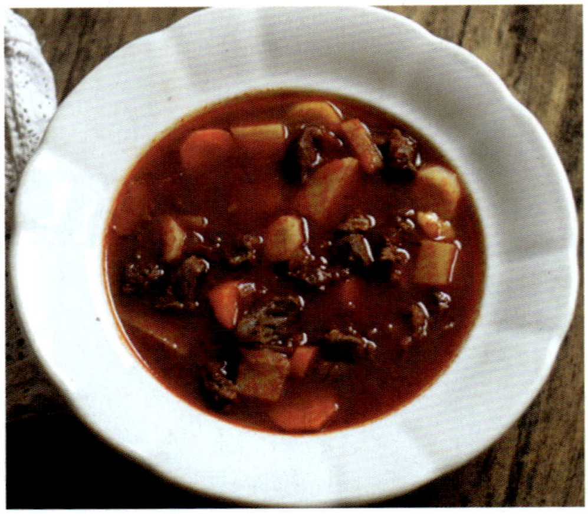

헝가리안 굴라시수프(Hungarian Goulash Soup)는 세계 어느 곳의 유수 외식업소에서든 거의 취급되는 메뉴이다.

리로 분류함이 맞다고 생각하는 이들도 있다.

국내외의 웬만한 호텔이나 식당에서는 이 수프 메뉴를 거의 취급할 정도로 잘 알려지고 애호되는 선호식품이므로 외식수요가 많다는 의미가 될 것이다.

기회가 되면 풍미도 좋고 영양도 좋은 헝가리 굴라시수프(Hungarian Goulash Soup)를 꼭 시식하는 즐거움을 누리시도록 추천해도 후회 없을 법한 메뉴이다.

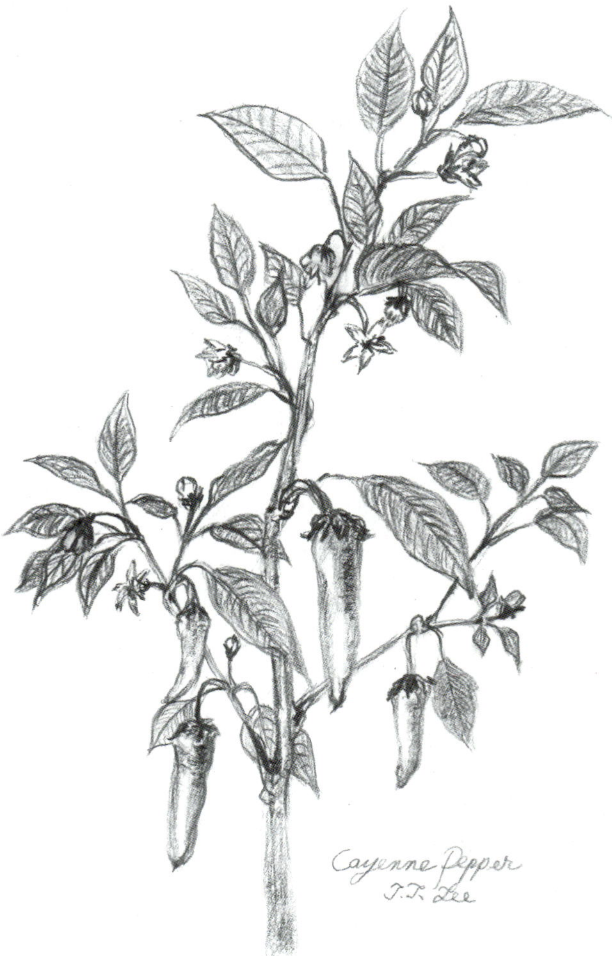

47
귀엔페퍼
Guyenne Pepper;
Red Pepper

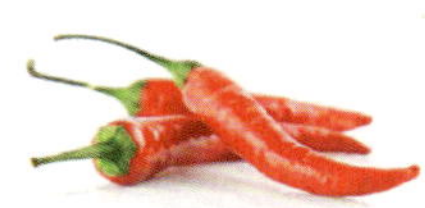

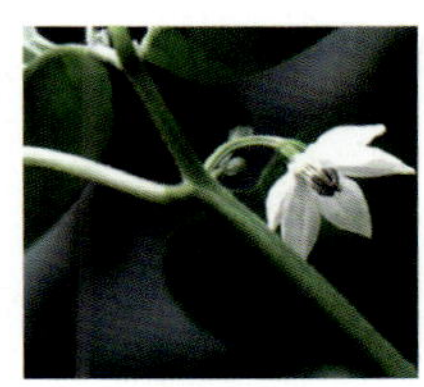

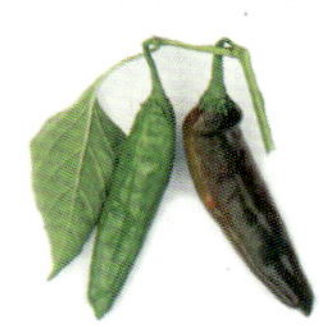

풋고추

홍고추(Red Pepper)는 중남미 원산의 여러해살이 초본식물에서 채취하는 매운 고추로 우리나라에서 많이 재배되는 붉은 고추 종류이다.

고추는 심장을 자극하여 혈액순환과 소화기능 등의 신진대사를 원활히 해주며 전신자극제로도 유용하다.

빨간 고추(Red Pepper)는 일명 귀엔페퍼(Guyenne Pepper) 혹은 카옌페퍼(Cayenne Pepper)라고도 하는데 이것은 고추가 생산되는 프랑스 지방인 귀엔(Guyenne)과 카옌(Cayenne)이라는 지방명을 따서 명명된 이름이기도 하다.

빨간 고추는 중남미 원산의 가지과(Solanaceae) 캡시쿰속(Capsicum)의 식물로 빨간색 고추초본들(capsicum plants) 중에서는 가장 매운 종류 중 하나인데 우리나라에서 대량생산되는 고추종(또

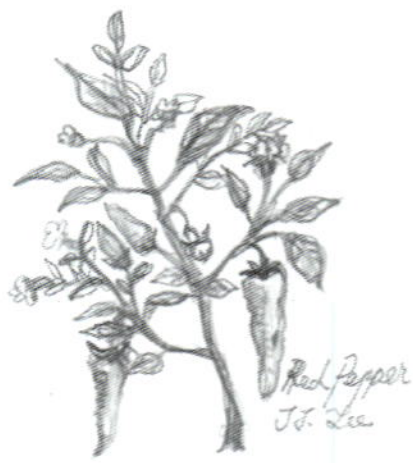

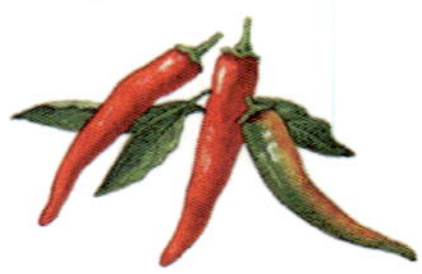
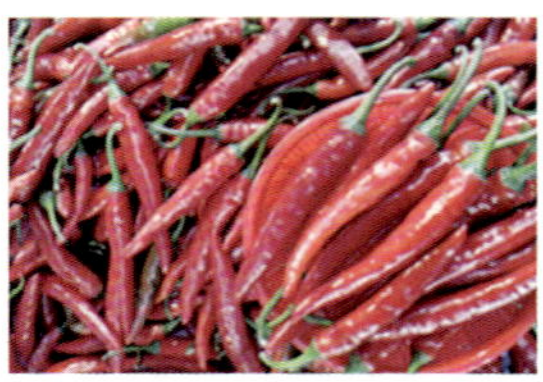
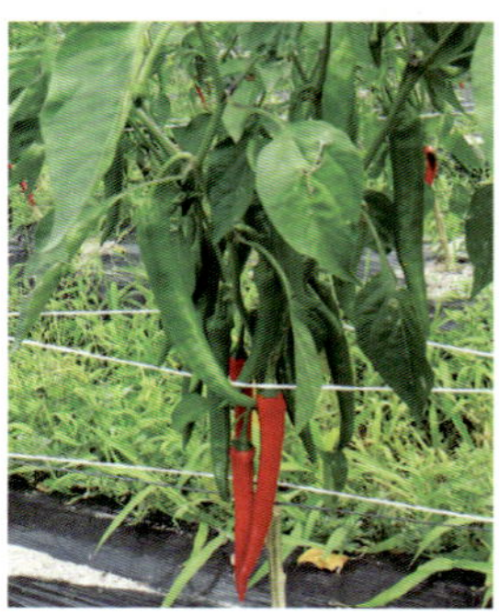
홍고추(Red Pepper)는 귀엔페퍼 혹은 카엔페퍼라고도 한다.

다시 많은 종으로 분류됨)으로 한국인의 식탁에서는 항상 볼 수 있는 매운맛이 강한 식품이기도 하다. 고추에는 비타민 A와 B 등 풍부한 영양소가 함유되어 있다.

고추는 고추장과 김치 등 토속 한식이나 전통음식에 빠져서는 안되는 식재료이자 허브(Herb)로 공기 중에 휘발성이 큰 특유의 진한 양념맛과 매운 향을 풍기므로 이것이 대부분의 한식 맛을 살리기 위한 조미에 빈번히 이용된다.

붉은 고추(Red Pepper)는 풋고추나 붉은 고추로 이용가능하고 생것이나 말린 것도 이용할 수 있지만 고추를 저장하기 위해서는 말린 고추를 이용하게 된다. 고추가 완전히 익어 과육 전체가 홍색이 된 후에 너무 늦지 않게 (너무 늦으면 고추꼭지가 약해질 수 있음) 고추 꼬투리를 채취해서 바람이 통하는 곳에서 말린 고추가 상품질이 될 수 있다. 건조시킨 고추를 용도에 따라 적정한 굵기로 빻아두고 필요할 때 사용하는 것이다.

뿐만 아니라 고추의 잎은 나물로 먹거나 삶아 말렸다가 무말랭이를 간장에 담글 때 같이 넣고 담그면 쌉쌀하면서 향긋한 무말랭이를 먹을 수 있다.

음식이나 용도에 다소 차이는 있겠지만 다른 나라에서도 매운맛을 위해서 가늘거나 굵게 빻은 고춧가루(피자요리 같은 경우)를 사용하고 있다.

후술될 파프리카도 우리나라에서 많이 재배되는 단맛 나는 고추(sweet pepper)종과 헝가리에서 재배되는 매운맛 나는 파프리카 종은 비록 고추의 색은 유사해도 모양과 매운맛에 차이가 있는 다른 종의 고추이다.

헝가리(Hungary)에서 생산되는 파프리카라고 하는 고추는 매운 것으로 이것과는 다른 종류이다. 이것은 적색(red) 칠리(chili) 꼬투리(pods)를 말린 것(혹은 가루)으로 통용된다. 여기서 분말로 생산된 톡 쏘는 매운맛의 고춧가루는 양념(spice) 맛과 냄새가 진하게 풍긴다.

48
스위트 페퍼
Sweet Pepper; Bell Pepper

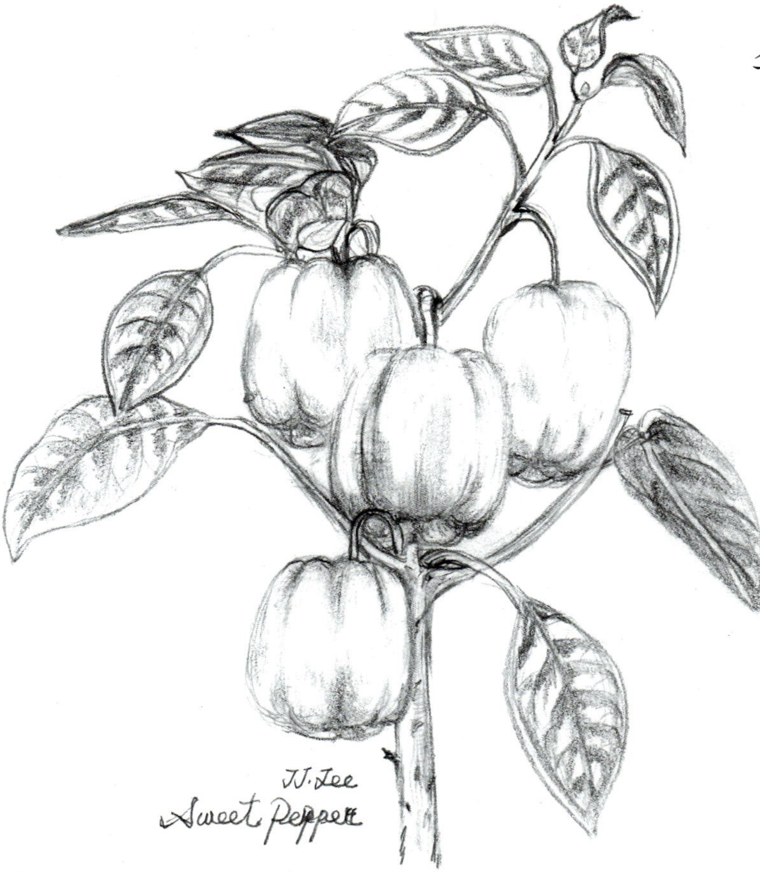

스위트 페퍼(Sweet Pepper)는 근자에 우리나라에서 많이 생산되는 과일향의 파프리카(Paprika)로 중앙아메리카 원산의 종 모양으로 된 단고추(Capsicum Annuum Var)이다.

그러나 단고추(Sweet Pepper)는 매운맛의 헝가리산 파프리카(Paprika)와는 다른 종이다.

파프리카는 과육이 매우 두껍고 비타민이 풍부해서 비타민 C와 E, 피부, 빈혈예방, 활성산소 제거 등 건강과 미용에 대한 여러 가지 효능들이 알려지면서 식재료 이용에의 관심이 높아지고 있지만 맛도 좋고 당도도 높아서 익혀서 조리하기보다는 신선한 채로 샐러드용으로 많이 이용되는 인기 있는 채소류이다.

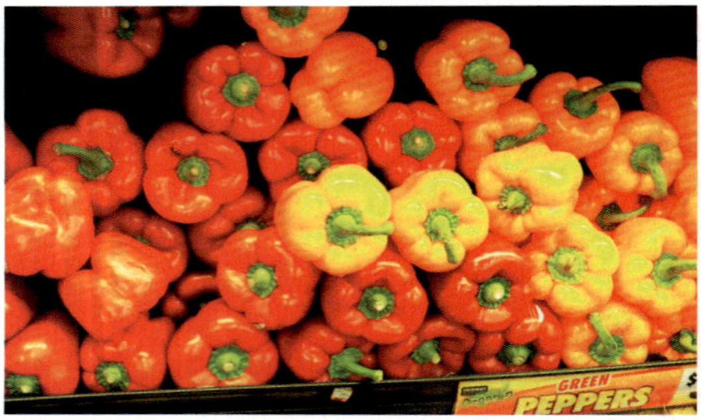

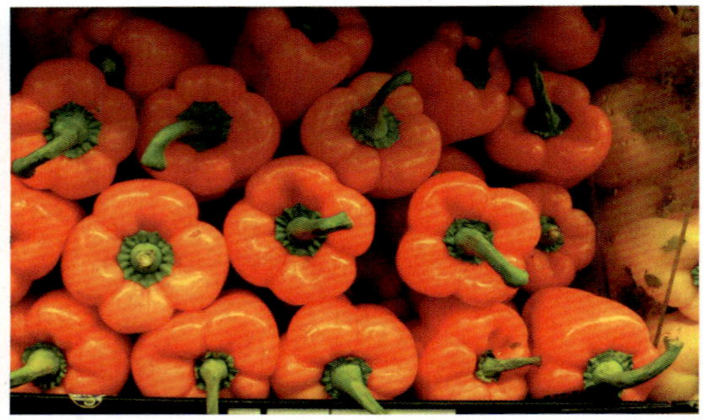

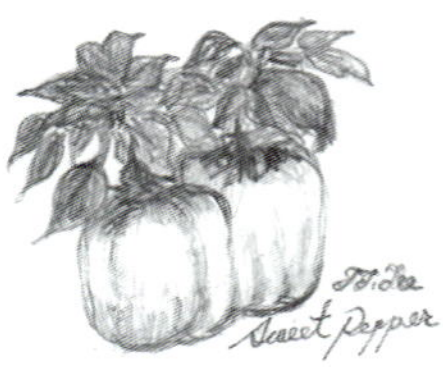

이 고추(Sweet Pepper)는 종 모양을 하고 있으며 향도 좋지만 색깔도 다양해서 노랑, 빨강, 주황, 초록 등의 곱고 선명한 색이 보기에도 매우 아름답고 입맛을 당긴다. 그런데 중국 등지에서 말하는 종(鍾)고추 또는 등(燈)고추는 이와 달리 매우 맵다.

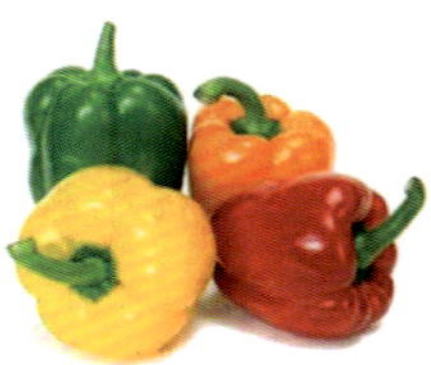

스위트 페퍼가 단맛을 내며 맛도 별로 맵지 않은 까닭은 고추에 함유된 매운맛을 내는 캡사이신을 만드는 유전자가 열성을 띠고 있기 때문이라고 한다. 그래서 스위트 페퍼는 고추라기보다는 오히려 과일에 가까운 맛을 낸다.

사실 고추속(capsicum genus)에는 적색이나 녹색 혹은 다양한 색과 크기 및 매운 정도나 용도가 다른 다양한 고추종들이 있다. 파프리카는 피망의 일종이지만 고추 꼬투리가 크고 긴 고추종류(capsicum)는 스위트 페퍼(capsicum 혹은 Sweet Pepper)이고 그보다 더 맵고 꼬투리가 작은 고추는 칠리(chillies)라고 한다. 현대에 와서 연중 필요할 때면 언제라도 여러 가지 요리에 사용할 수 있기를 바라는 수요시장을 겨냥해서 식품제조업자들은 맵고 작거나 크고 단맛 나는 고추를 모두 피클이나 캔으로 저장하여 시판하고 있다. 비교적 큰 고추인 단고추(Sweet Pepper)는 샐러드용 채소로 이용하거나 요리의 곁들임용 가니쉬(garnish)로 사용되기도 하고 전채나 기타 요리에 모양과 맛 그리고 색감을 더하기 위해서 사용되기도 한다.

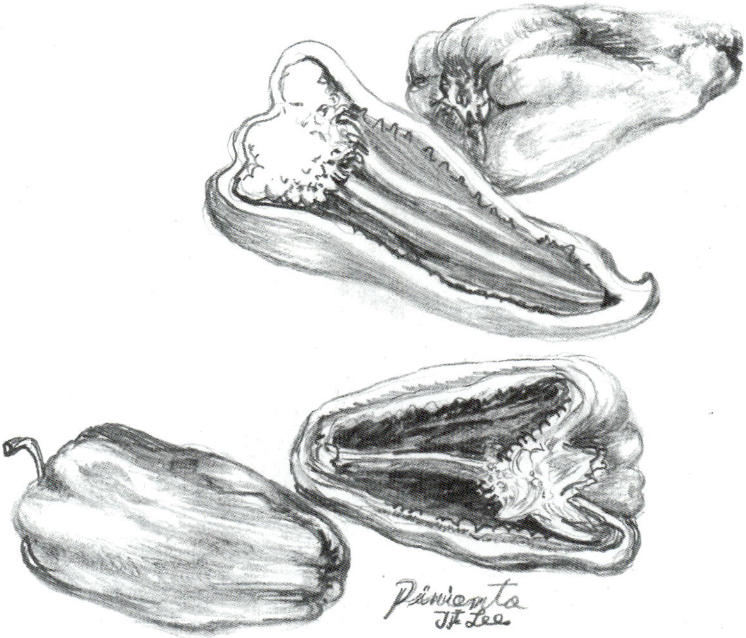

49

피미엔토

Pimiento

피미엔토(Pimiento)는 스페인 붉은 고추 혹은 피미엔토라고 알려져 있으며 우리나라에서 흔히 보는 홍고추(red pepper) 혹은 귀엔페퍼(Guyenne Pepper)와는 다른 종의 고추이다.

스페인 홍고추(Spanish Red Pepper) 혹은 피미엔토(Pimiento)도 같은 홍고추이긴 하지만 우리나라에서 재배하는 홍고추, 즉 프랑스의 귀엔페퍼와는 고추종(species of capsicum)이 다른 것이다.

이 고추도 어린 고추일 때에는 초록색이었다가 숙과되면 고추색이 진홍색이 되지만 귀엔고추처럼 가는 형태로 긴 고추보다는 굵기가 약간 더 굵은 고추인데 사용할 경우에는 녹색이나 적색을 막론하고 고추씨를 과육에서 모두 제거한 후에 사용한다.

흔히 씨를 뺀 올리브 피클을 담글 때 그 속에 이 피미엔토(Pimiento)를 넣어 사용하기도 한다.

교양 17

올리브 피클에 넣는 붉은색 피미엔토 고추

올리브 피클을 담글 때 올리브 씨를 제거한 후 빈 공간에 이 피미엔토(Pimiento)를 잘게 썰어서 속으로 집어넣은 것을 흔히 볼 수 있다. 사람들은 이것을 홍당무채 정도로 생각하기도 한다.

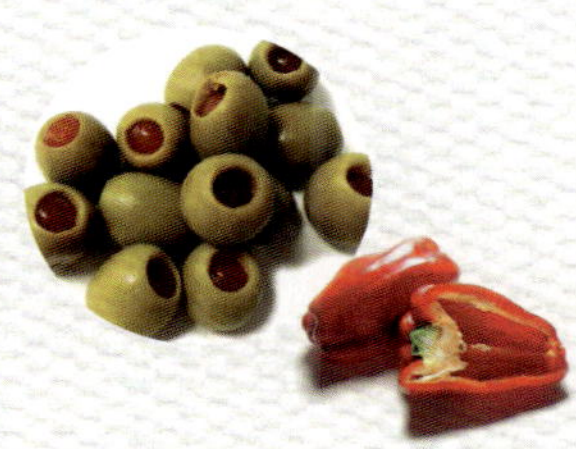

50

브랜드가 상품명이 된 칠리소스 타바스코

Tabasco

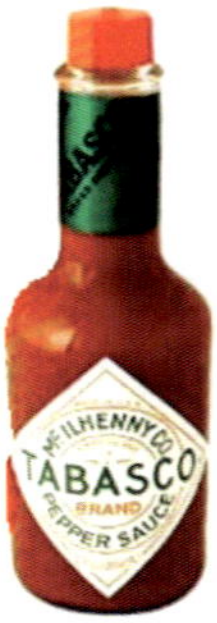

타바스코 오리지널 고추소스 (Tabasco Original Pepper Sauce)

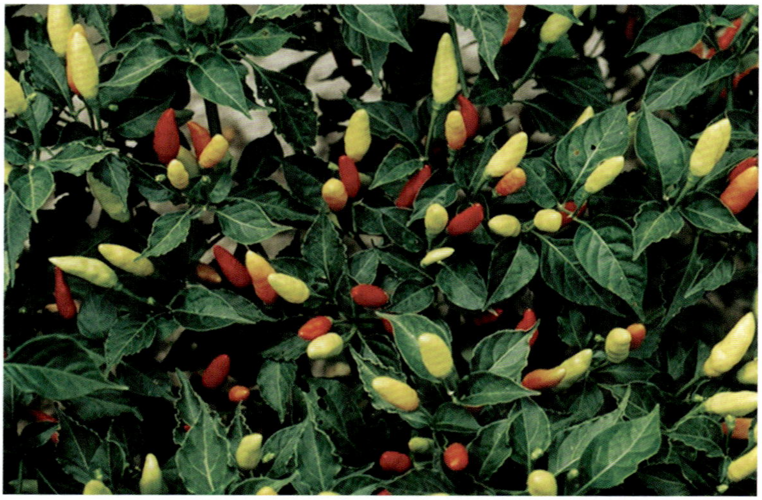

칠리(Chillies)

칠리(Chillies)는 붉은 고추를 그렇게 부르기도 하지만 대체로는 아주 작지만 매운맛이 매우 강한 고추 혹은 이런 매운맛을 내는 고추 종류를 통칭한다. 이것은 중국 종고추(bell pepper or lantern pepper), 베트남 고추, 멕시코의 고추 등을 포함하는 것으로 고추 피클이나 고추소스(Hot sauce)를 만들 때 사용된다.

세계적으로 잘 알려진 액체로 된 조미용 혼합재료(condiment)로는 이러한 매운 고추를 사용해서 제조한 소스들 중에 아주 맵고 자극적인 맛의 고추소스(hot pepper sauce)가 있다.

그중 가장 널리 사용되는 타바스코 브랜드(Tabasco)는 마치 매운 고추소스의 대명사 혹은 상품명처럼 통용됨으로써 브랜드명이 상품명화된 타바스코사의 성공사례가 되었다. 타바스코(Tabasco)사는 가장 매운 고추들만을 재료로 이용해서 고추소스인 타바스코를 개발하였다. 타바스코(Tabasco) 소스를 요리에 사용할 때에는 한두 방울씩 떨어뜨려 먹는다.

51

갈릭

Garlic

마늘

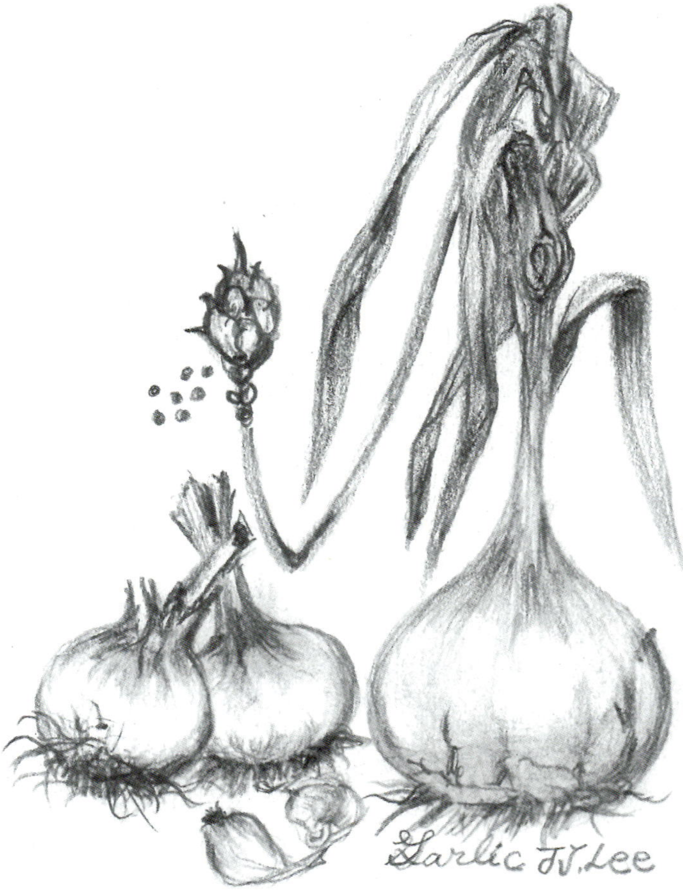

마늘(Garlic)은 둥근 구근성 뿌리식물로 allium sativum이라는 학명을 가진 강력한 방향(aroma)과 풍미의 식물자원이다.

마늘은 주로 식용으로 재배하는 재배종 마늘(산: 蒜)이 유통되고 있지만 산에서 야생하는 산 마늘(산산: 山蒜)도 있다.

마늘은 강한 냄새와 매운맛이 과할 경우 요리 맛도 그렇지만 이를 좋아하지 않을 수 있기 때문에 요리에 넣을 때에는 적정량을 사용할 수 있도록 주의해야 한다.

그러나 마늘은 대부분의 요리에 필요하고 특히 한식조리에서 없어서는 안될 중요한 향신료이며 마늘과 관련하여 웅녀가 등장하는

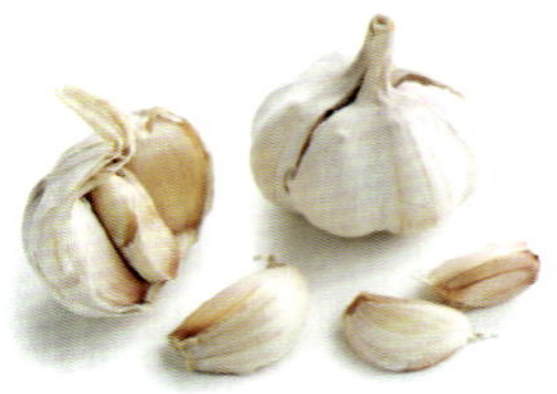

마늘(Garlic)

마늘(Garlic)은 백합과 식물 중 가장 매운맛을 갖고 있다.

단군신화와 더불어 우리 민족에게는 매우 친밀감을 주는 좋은 식품이면서 실제로 이것을 일상적으로 사용하는 식생활을 하고 있다.

마늘은 고대 이집트에서도 강장제로 사용되었던 것으로 전해지며 현대에도 신체에 대한 효능들이 과학적으로 규명되면서 질병과 관련해서도 사람들에게 이로운 착한 식품이란 점에서 세계적인 주목을 받는 계기가 되었다. 한방에서는 마늘을 천연방부제라고 할 만큼 항생효과가 좋다고 하며 고기와 같이 먹으면 소화에도 도움이 된다고 하고 있다.

세계적으로 사스가 창궐하고 조류 인플루엔자가 휩쓸 때 한국의 김치와 마늘은 건강에 좋은 식품으로 재조명되면서 강한 향과 맛(spice)을 제외하고는 신체에 미치는 마늘의 다대한 효능에 대해 세계인들이 주목하게 되었다. 한국의 마늘과 김치가 더불어 소개되기도 했다.

마늘은 이탈리아 요리에도 다양하게 사용되고 있어서 흔히 미국 소설 같은 데 보면 이탈리아인을 비하할 때 (지독한 냄새가 나는) 마늘 먹는 사람들로 치부하는 것을 볼 수 있다. 실제로 마늘냄새를 불쾌하게 생각하는 서양 사람들은 눈에 띄는 것 같았다. 소설에도 등장하는 드라큐라 퇴치에도 마늘이 나올 만큼 그 향을 즐기기보다는 독하다고 여기는 모양이다.

그러므로 식사에서 허브(Herb)로 마늘을 넣은 요리나 혹은 직접 마늘을 먹은 다음에는 그 냄새를 완화 · 제거하기 위해 노력하는 것도 잊지 말아야 할 것이다. 이것은 일반적인 경우이든 혹은 글로벌 에티켓을 요하는 대외적인 경우이든 식사 예법이나 타인과의 사교 예법과 관련해서 중시해야 될 부분이다.

52
진저
Ginger
생강

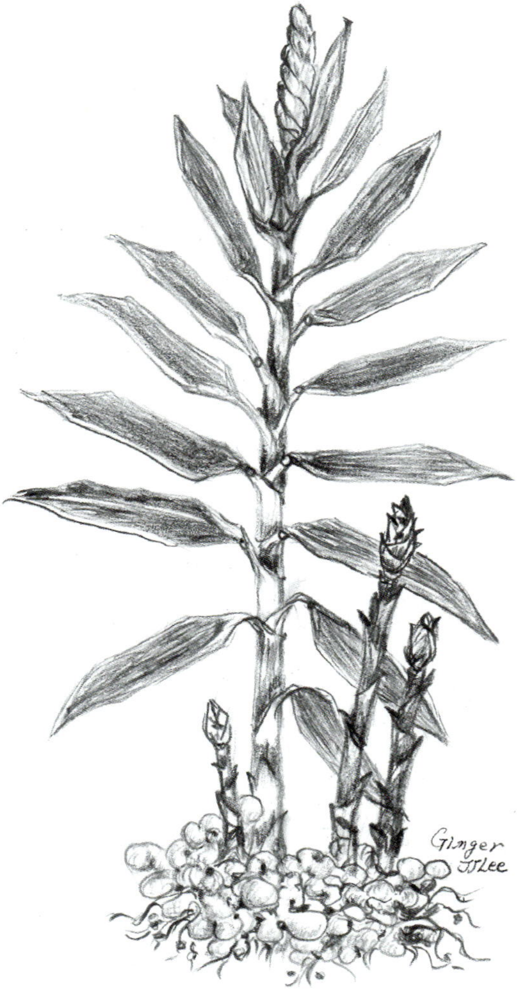

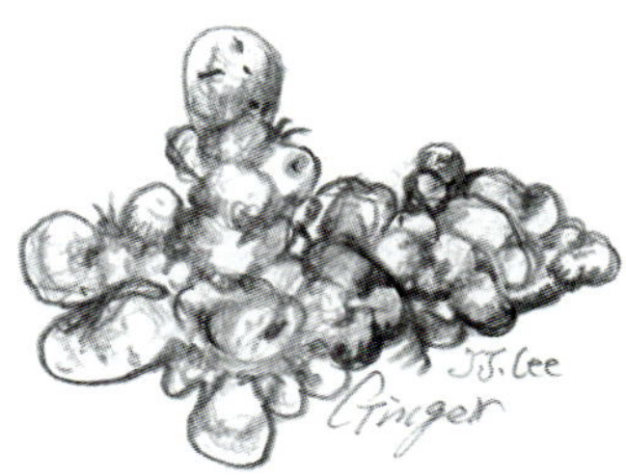

생강(Ginger)은 소화효능이 있는 향이 강하고 자극적인 향신료(spice)로 식물 뿌리줄기나 뿌리에서 얻어지는 구근이다.

생강(Ginger)은 여러해살이풀로 생강초본의 잎은 버들 잎이나 대나무 잎을 연상하게 하지만 먹는 부분은 뿌리이다.

생강은 생선의 비린내를 잡아주는 데 사용되거나 김치나 요리를 하거나 후식의 감칠맛을 낼 때에도 자주 이용되며 차를 끓여서 마시기도 하지만 한방에서는 약재로 사용한다.

생강의 줄기는 그다지 길거나 굵지는 않지만 추위엔 매우 약하므로 농업에 대한 장비연구가 전무하던 시절 생강 밭에는 흔히 짚 같

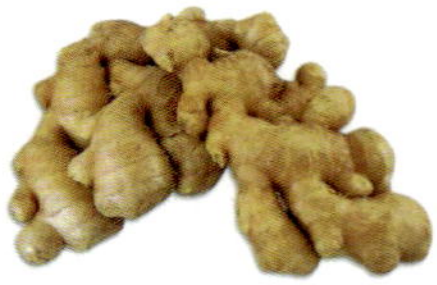

은 것을 깔아주기도 했다. 그러므로 생강 저장에 있어서 가장 주의해야 할 것은 동해를 입지 않도록 관리하는 것이다.

생강에는 보통 생강(Ginger)과 양하(Ginger Mioga) 두 종류가 있으며 식용 · 약용 혹은 관상용으로 재배된다. 우리나라에서는 식용으로 재배하는 보통 생강으로 충남 서산이나 남부 지방에서 많이 재배된다.

양하는 인도, 말레이시아가 원산지이며 주로 관상용으로 재배되고 부정제 화관의 흰색 꽃은 9월경 잎 사이에서 나오는 꽃줄기에서 생산된 생강으로 흑생강(Black Ginger)과 백생강(White Ginger)으로 구별되는데 전자는 채취한 후 껍질째 끓는 물에 데쳐서 건조시킨 것으로 건강이라 하며 맛이 맵고 강하다. 건조시켜 검은 생강이 될 때 저장한다. 또 생강뿌리를 씻어서 껍질을 벗겨 햇볕에 건조시킨 것을 백강이라고 한다.

교양 18

부정제 화관이란?

꽃부리의 꽃잎 모양과 크기가 균일하지 못한 화관(꽃부리)을 말한다.

53
어니언
Onion
양파

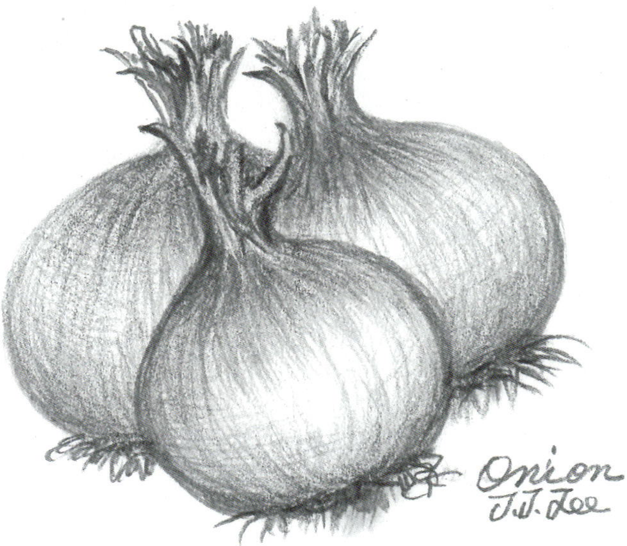

양파(Onion)는 백합목 백합과의 외떡잎식물로 두해살이 초본식물이다. 야생종이 발견되지 않아 원산지는 서아시아나 지중해 연안일 것으로 추측되고 있을 뿐이다.

양파와 마늘은 우리나라뿐만 아니라 세계인의 식생활에 있어서 다양한 방식으로 많이 사용되는 식품 겸 향신료로 너무나 익숙한 조미식품이기도 하다.

다양한 종으로 개량되기도 하는 양파가 우리나라에 처음 들어온 것은 조선시대 말엽으로 추정되고 있다.

양파는 우리나라뿐만 아니라 중국 요리나 서양요리에서도 많이 사용되고 있다. 양파를 주재료로 하는 요리 중에는 프랑스의 프렌치 어니언수프(French Onion Soup)가 유명하다. 또한 똑같은 건 아니지만 어니언수프의 일종인 헝가리안 굴라시수프(Hungarian Gou-

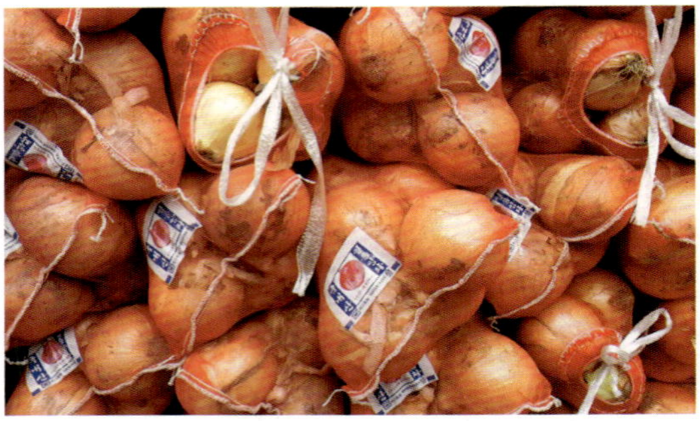
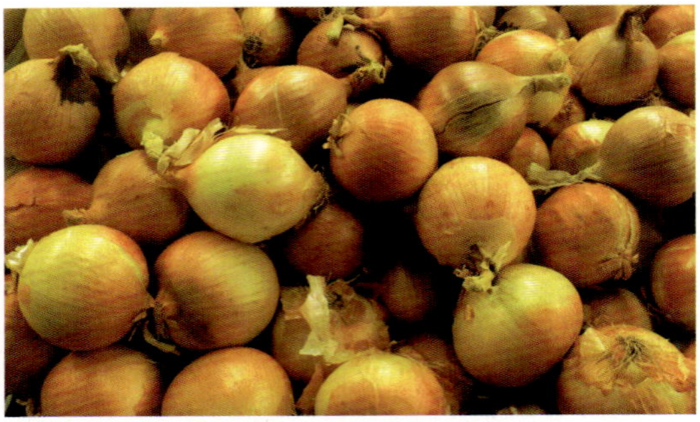
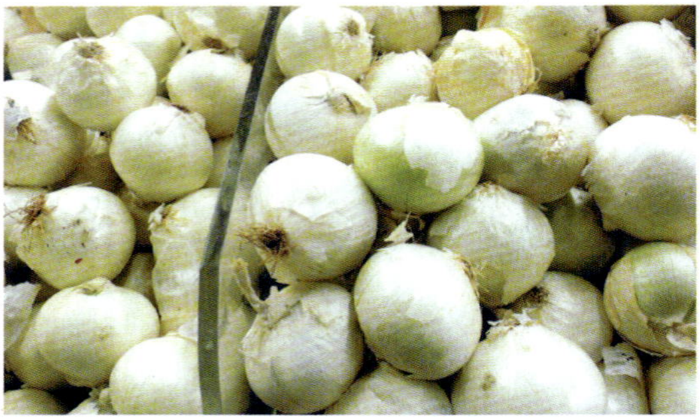
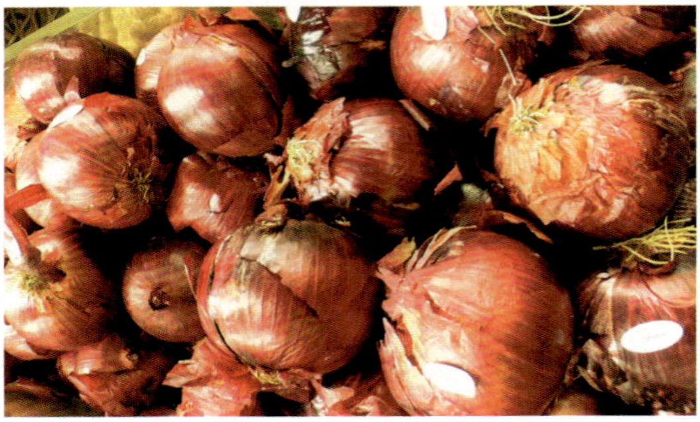

lash Soup)도 유명한 요리이다. 수프를 만들 때 고기, 감자, 양파, 파프리카를 주재료로 활용하는 등 식품으로서 양파가 갖고 있는 가치와 이용도는 재론의 여지가 없다.

양파의 성분을 보면 대부분(90%)이 수분이고 탄수화물(7% 이상)과 단백질(1% 상회) 및 비타민(Vitamin) C 등도 풍부하게 함유되어 있다.

양파에는 흰색이나 황색 및 자색 양파가 있는데 전자의 2종은 주로 조리에 사용되며 자주색 양파는 생것으로 샐러드 등의 재료 및 장식용으로 사용되고 있다.

양파는 요리, 고기요리 등에도 이용되지만 양파링 등 그 자체만을 가지고도 제과나 후식요리를 만들어 호응받는 식품들이 많이 개발되고 있다. 양파는 변함없이 선호되는 식재료로 현대인의 식생활에 기여도가 높다.

54
샬롯
Shallot

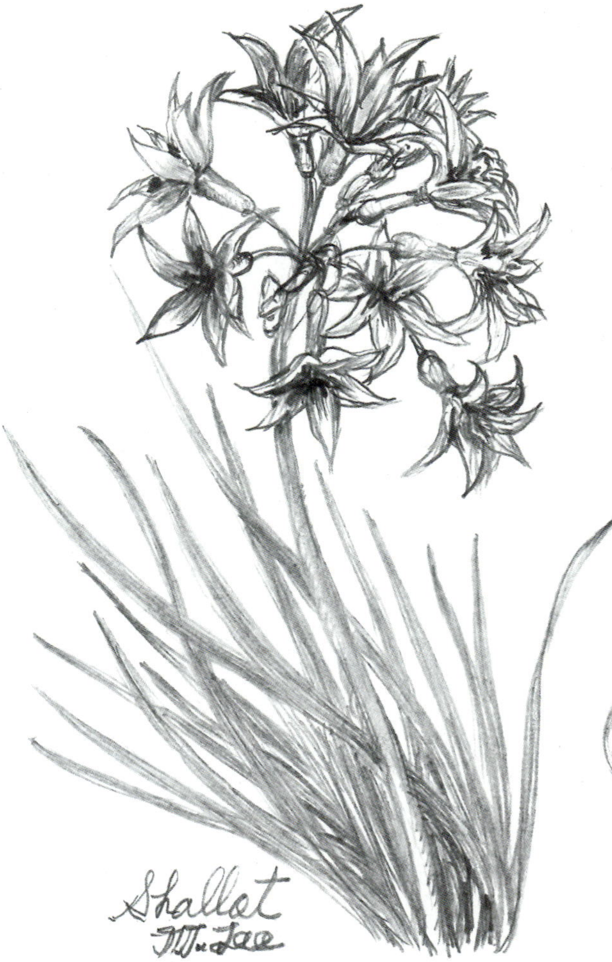

샬롯의 잎과 꽃

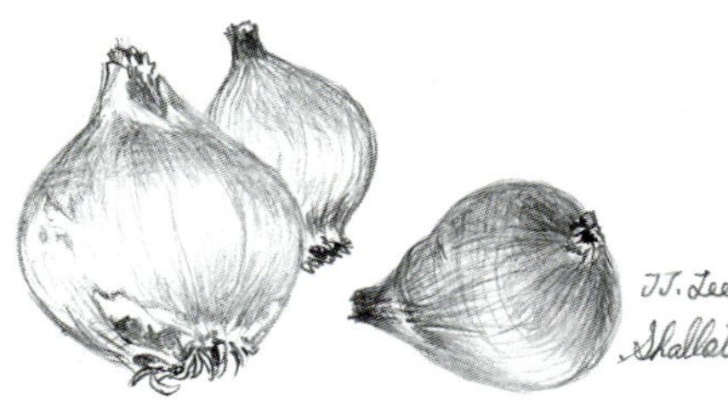

샬롯

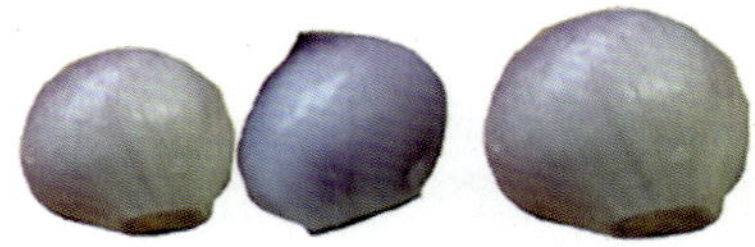

껍질 벗긴 샬롯

샬롯(Shallot)은 양파와 유사하나 그보다 작고 대부분 (야생종으로) 맛은 좀 더 부드럽다. 양파는 껍질을 벗겨보면 한 덩어리의 식물로 된 데 비해 샬롯은 껍질 속에 여러 개의 쪽으로 이루어져 있다.

55

레몬버베나

Lemon Verbena

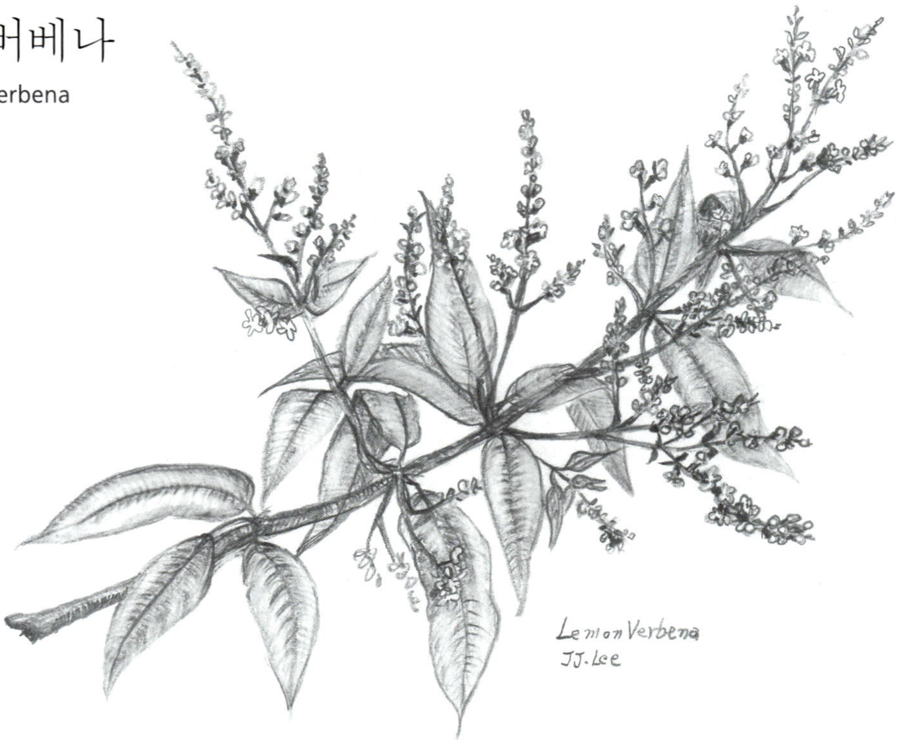

레몬버베나(Lemon Verbena)는 페루, 칠레, 아르헨티나 등 남미가 원산지인 허브로 레몬과 유사한 향이 난다. 향이 좋은 레몬버베나의 잎은 허브차(herb tea)로 주로 이용되는데 민트와 같이 이용하기도 하며 보관만 잘하면 향이 오래간다.

차로 이용하는 경우에 레몬향이 나는 긴 타원형의 레몬버베나의 잎은 신선한 채로 사용하거나 건조시켜 사용하는데 식욕증진이나 식후 소화촉진, 이뇨작용, 몸을 따뜻하게 해주는 효능을 지닌 차로 마시게 된다.

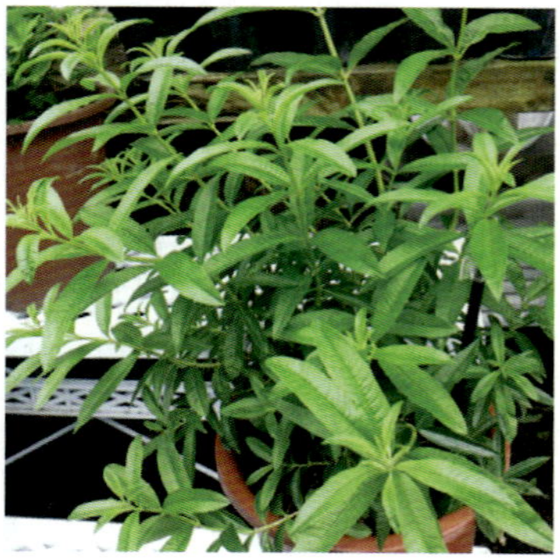

요리를 해도 남는 허브 향은 과일샐러드, 잼, 젤리, 펀치, 사탕, 케이크나 아이스크림에도 사용된다. 샐러드에 넣거나 뿌리면 레몬향이 좋다. 육류 및 가금류의 속을 채우기(stuffing)나 치즈의 풍미를 위해 넣기도 하고 생선요리의 맛과 향을 내는 데도 이용된다.

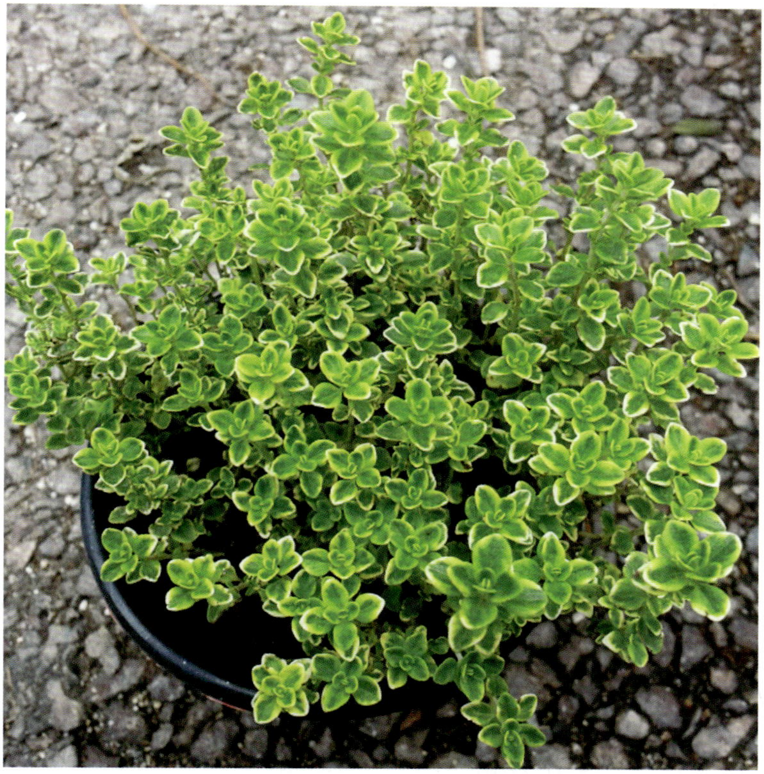

56
레몬타임
Lemon Thyme

레몬타임(Lemon Thyme)은 골든레몬타임(Golden Lemon Thyme)이라고도 알려진 레몬향이 나는 타임(Thyme)으로 향료, 약용식물, 향신료, 목욕제 등 다양한 용도로 이용되는 허브(Herb)이다.

레몬타임(Lemon Thyme)은 주로 허브차인 타임 차(thyme tea)로 이용되어 숙면, 두통완화, 소화기능을 돕고 피부를 맑게 해준다. 그러므로 골든레몬타임(Golden Lemon Thyme 혹은 Lemon Thyme)은 목욕제품이나 화장품 원료로 많이 이용되기도 한다.

살균, 소독용으로 사용되는 목적 외에도 레몬타임의 향을 이용해서 육류와 생선요리의 부향제로도 쓰는 등 용도가 다양하며 초본과 잎의 모양도 아름다워 대중적인 인기도 높은 허브이다. 우리나라 자생종으로도 백리향과 섬백리향 등의 타임(Thyme)이 있다.

57

라벤더

Lavender

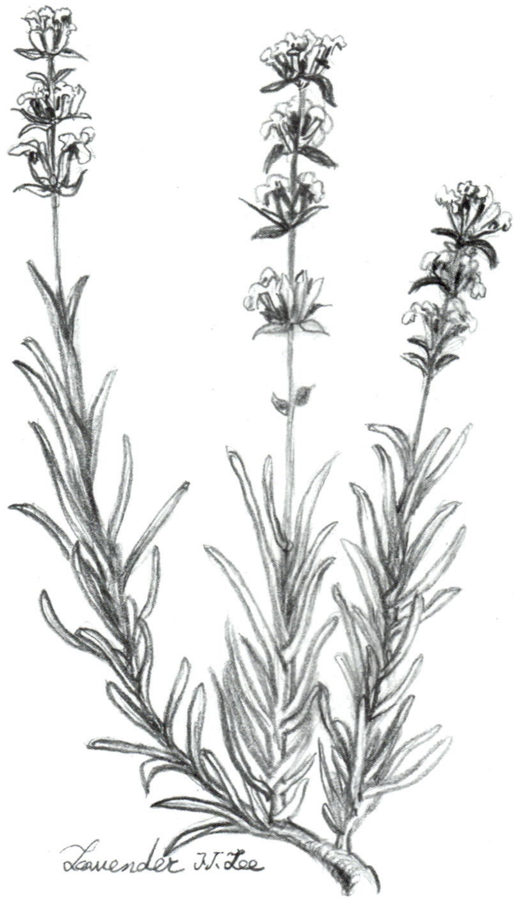

라벤더(Lavender)란 식물명은 원래 씻는 것(lavanda)이나 목욕하다(lavare)라는 의미의 라틴어에서 유래된 것이다.

라벤더는 남유럽 지중해 연안 원산의 다년생 꿀풀과 상록 초본으로 건조한 지중해성 기후를 좋은 생장조건으로 하는 허브이다. 원래 성전에서 성수 준비에 이용되는 성스러운 허브 중 하나로 귀하게 취급되었으며 고대 로마에서도 라벤더꽃은 파운드당 농장노동자의 한 달 임금에 상응하는 고가로 거래되었다(당시 화폐로 파운드당 100 데나리온). 라벤더는 솔로몬의 노래(Song of Solomon)에도 나오는 향이다(구약성서 중 22. 아가에 나옴: 사랑의 아름다움, 나의 신부: 아4:10).

라벤더(Lavender)는 허브차, 요리, 관상용, 향수, 포푸리 등 방향제로 애용되는 등 세계인들로부터 사랑받는 허브 중의 허브로 '향의 여왕'이란 칭송까지 받고 있는 향이 뛰어난 허브로 숙면, 정신 진정 효능이 있다. 상쾌하고 달콤한 향기로 아이스티, 아이스크림, 과자, 케이크, 푸딩 등에 이용해도 좋다.

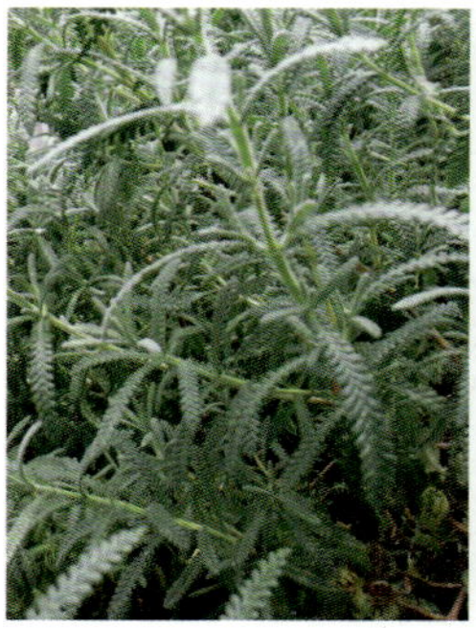
프리지드 라벤더

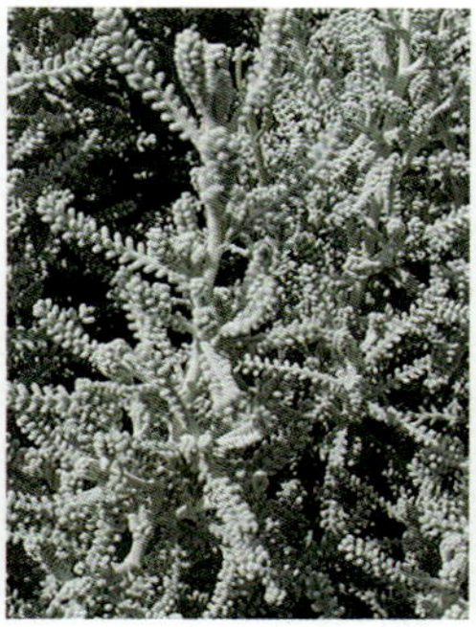
산토리나코튼 라벤더

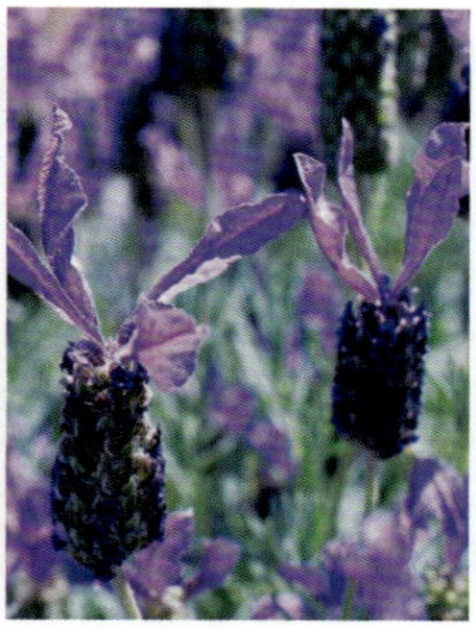
프렌치 라벤더

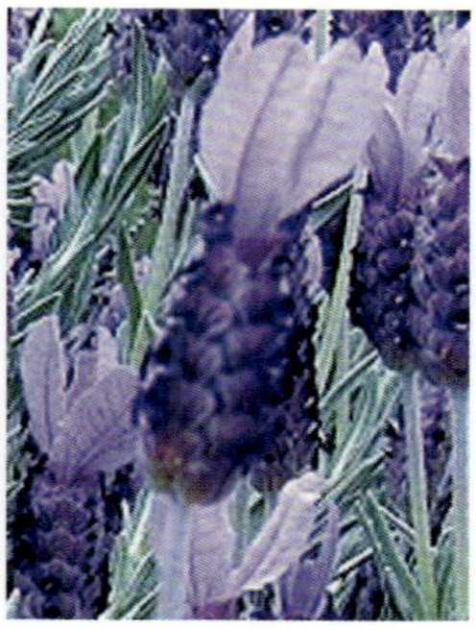
스패니시 라벤더

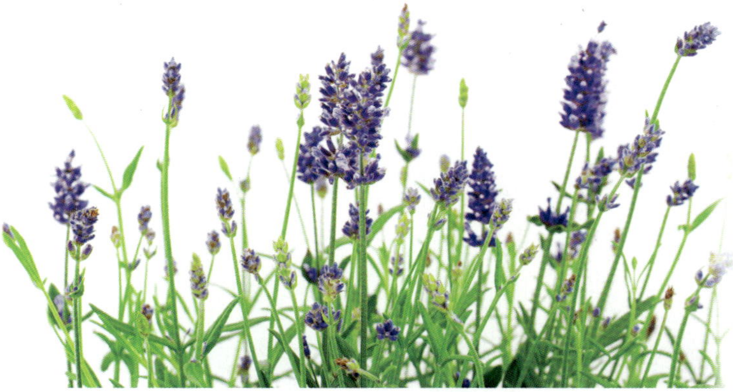

58 잉글리시 라벤더

English Lavender; Lavandula Angustifolia

잉글리시 라벤더(English Lavender)는 식용으로 가장 많이 사용되는 라벤더로 트루 라벤더(True Lavender) 혹은 베라(Vera)로도 부른다. 차(tea), 포푸리, 방향제 등 다양한 용도로 사용되며 은은한 향이 좋다. 색은 프랑스 라벤더보다 약간 흐리나 꽃이 소담한 개량종 레이디 라벤더(Lady Lavender)도 있다.

58-1

레이디 라벤더

Lady Lavender

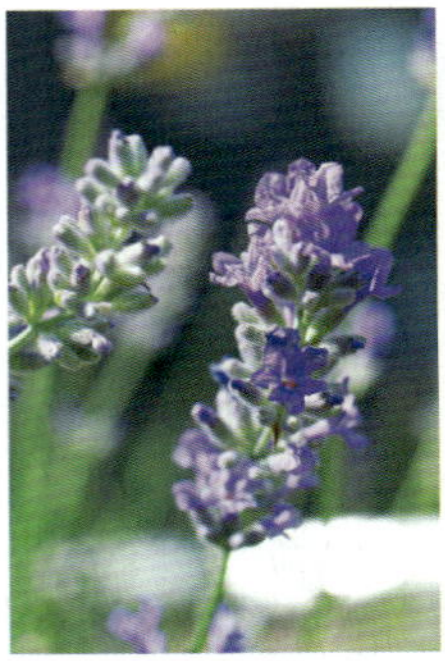

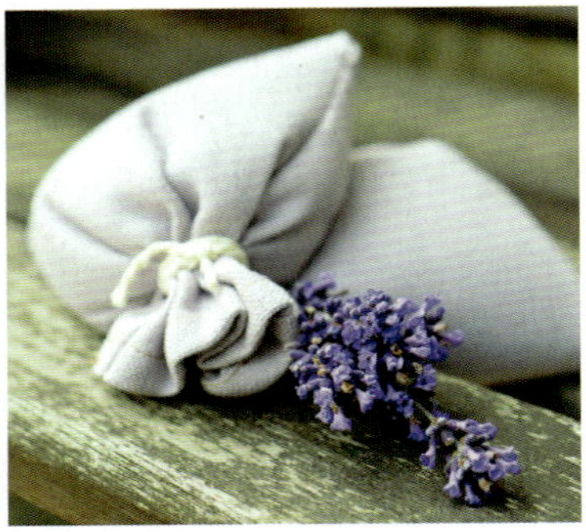

59

프렌치 라벤더

French Lavender; Lavender Dentata; Fringed Lavender

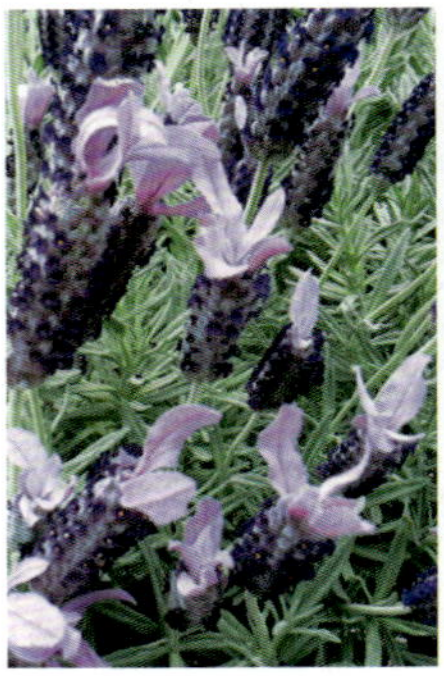

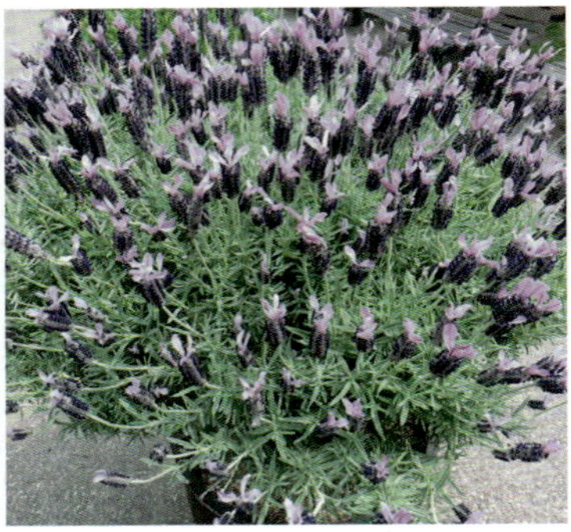

프렌치 라벤더(French Lavender)는 차, 숙면, 심신안(진)정, 살균 · 소독 효능이 있는 향을 지닌 짙고 화려한 색상과 꽃모양의 라벤더로 오일 함량이 높아 에센셜 오일 추출에 많이 사용된다.

60

스패니시 라벤더

Spanish Lavender; Lavandula Stoechas

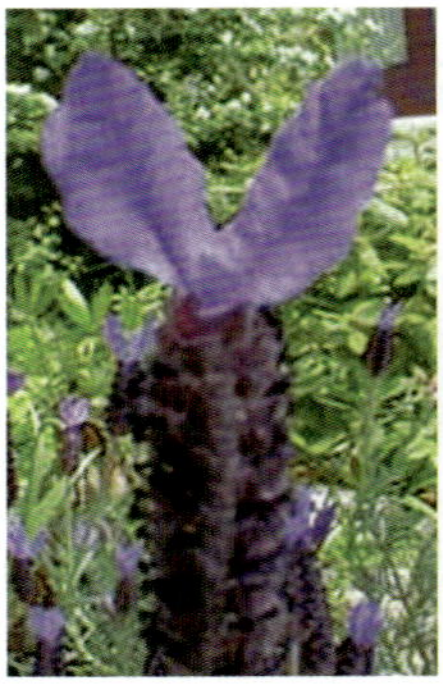

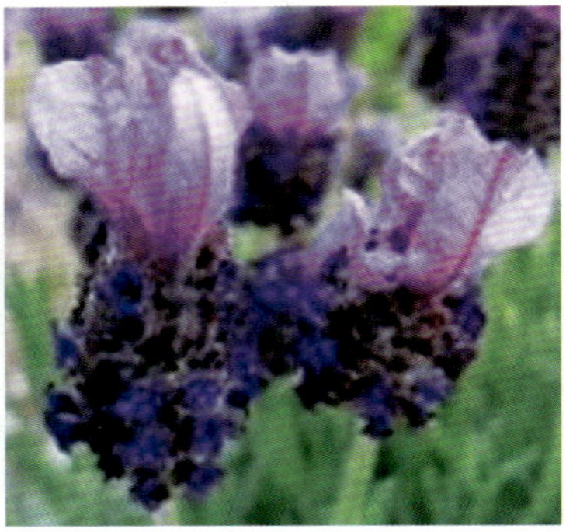

스패니시 라벤더(Spanish Lavender)는 토끼귀처럼 생겼고 꽃잎은 진보라색으로 파인애플처럼 생겼는데 향이 좋아 식용보다는 관상용, 방향제, 포푸리용으로 주로 사용된다.

61 스위트 라벤더 Sweet Lavender

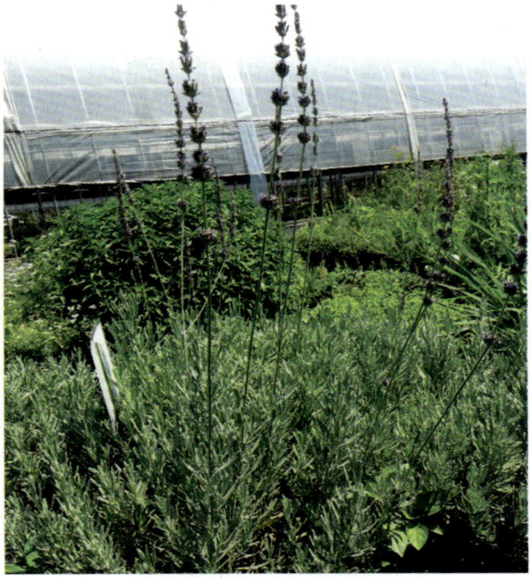

스위트 라벤더(Sweet Lavender)는 앞(p. 170)의 저자그림에 보이는 허브인데 차, 포푸리 등 방향제, 아로마 테라피용 에센셜 오일 용도로 쓰이며 빠른 생장력을 지닌다.

62 프리지드 라벤더 Frigid Lavender

꿀풀과 여러해살이 초본으로 회녹색의 털이 덮인 외형으로 다른 라벤더와는 달리 잎에 작고 섬세한 톱니모양이 있는 스페인 동남부 원산의 허브이다. 내한성이 없지만 생육이 용이하므로 온도만 적절하면 연중 보라색이나 자주계열의 별모양 꽃이 개화되며 잎은 감기, 천식에 효능 있는 차로 마실 수 있으며 피로회복과 숙면에 좋은 목욕제로도 효과가 크다.

이 잎을 넣어두면 곰팡이가 피지 않을 정도로 방부, 살충, 살균효과도 커서 습진 치료제 혹은 관상용으로 인기가 좋다.

그러나 모든 **프리지드 라벤더**가 동일한 것은 아니며 회녹색 털이 난 것은 프렌치 타입의 프리지드 라벤더이고 녹색의 잎을 지닌 것은 스패니시 타입의 프리지드 라벤더라고 한다.

63

산사나무 열매

Hawthorne Berry

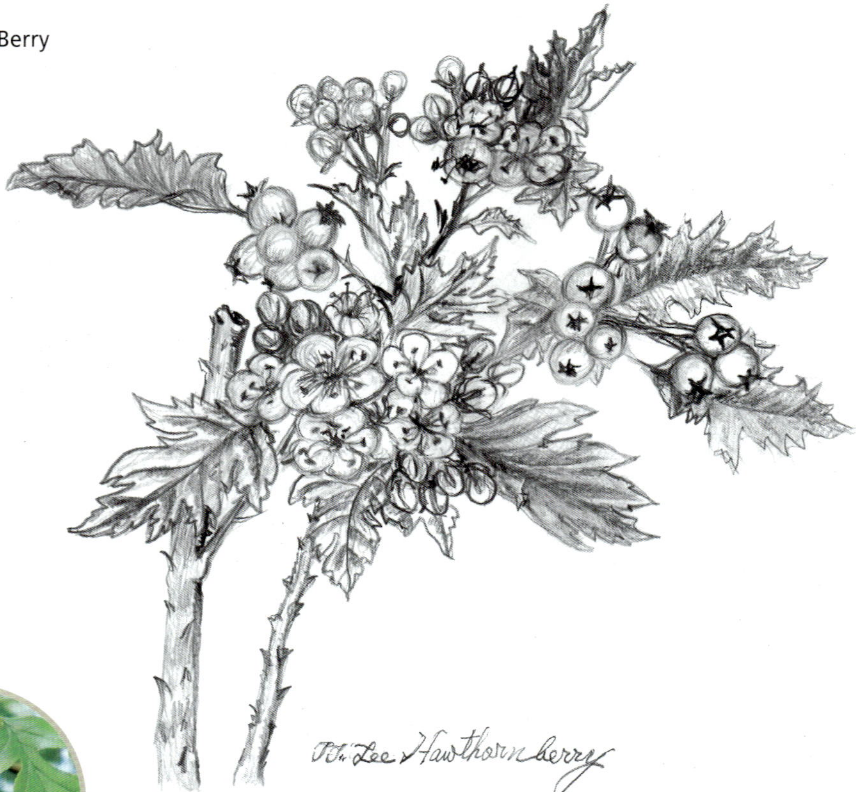

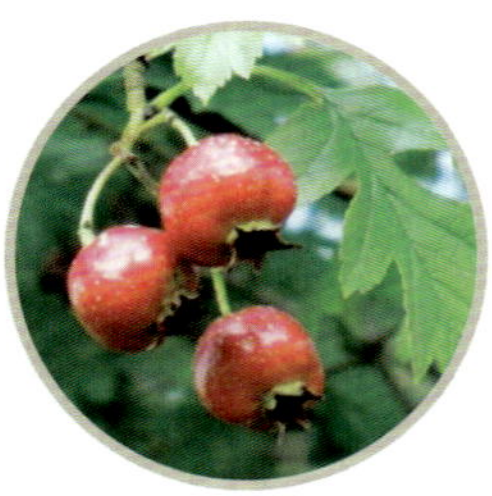

산사나무 열매(Hawthorne Berry)는 가지에 가시가 달려 있는 아가위 혹은 야광나무라고 하는 쌍떡잎 속씨식물로 장미목 장미과의 낙엽활엽 소교목이다.

중동 · 중국 · 시베리아 등 대륙에 분포되어 있으나 일본에는 없다고 한다. 원래 야산에서 자라는 나무지만 최근에는 아파트 등의 정원 조경이나 관상용 조경식물로도 많이 식수되고 있어 주변에서 흔히 볼 수 있다. 유럽에서는 일찍부터 조경수로 활용되어 왔는데 5월에 개화한다고 해서 메이플라워(May flower)라고도 하며 산사나무 열매(Crataegus)를 강심제로 사용한다.

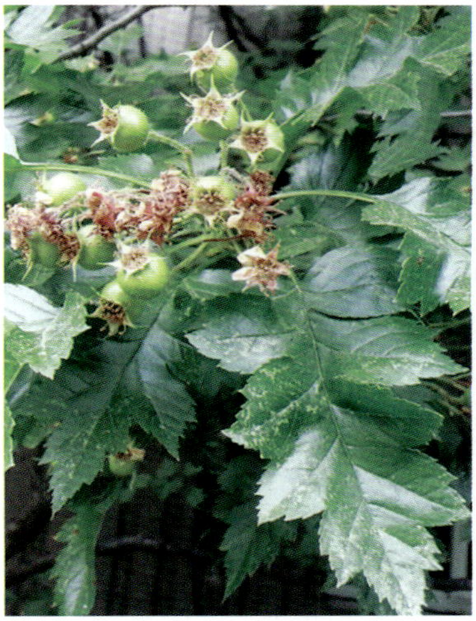

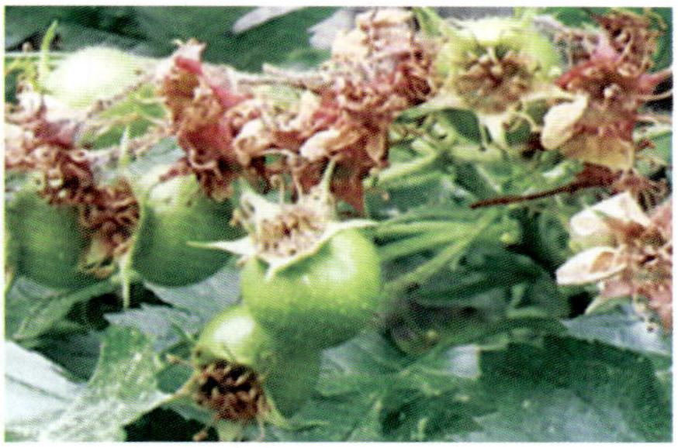

▲ 커가는 산사자 열매
◀ 착과된 어린 산사자 열매

유럽에선 열매(Crataeous)가 강심제로 사용되는데 우리나라의 산사나무 열매는 차로 많이 이용된다.

산사나무는 잎이 어긋나며 가장자리가 갈라져 있는데 그 잎이 좁고 넓으며, 갈라지거나 털이 나 있는가 혹은 다른 나무와 유사한가 하는 잎의 모양에 따라 여러 가지 이름(넓은 잎, 좁은 잎, 가새잎, 털 산사나무 등)으로 구분하여 불리기도 한다. 산사나무의 꽃은 흰색으로 5월 초중순경 산방꽃차례에 다닥다닥 달려서 피고 10월경에 둥근 진홍색의 산사나무 열매(Hawthorne Berry)로 숙과된다.

한방에서 이 산사나무의 열매를 산사자(山査子)라고 하는데 건위 소화제로 사용되며 고기의 소화에 효능이 있다고 한다. 최근에는 피부암에 대한 이 열매의 효능이 알려지고 있다(하혜순, 2004). 꽃도 차로 마실 수 있지만 숙과되면 진홍색이 되는 열매로는 산사나무열매차(hawthorn berry tea)를 마시기도 하고 이것을 가지고 산사자주(대중적인 산사춘 브랜드도 있음)를 빚기도 한다.

64

히솝

Hyssop

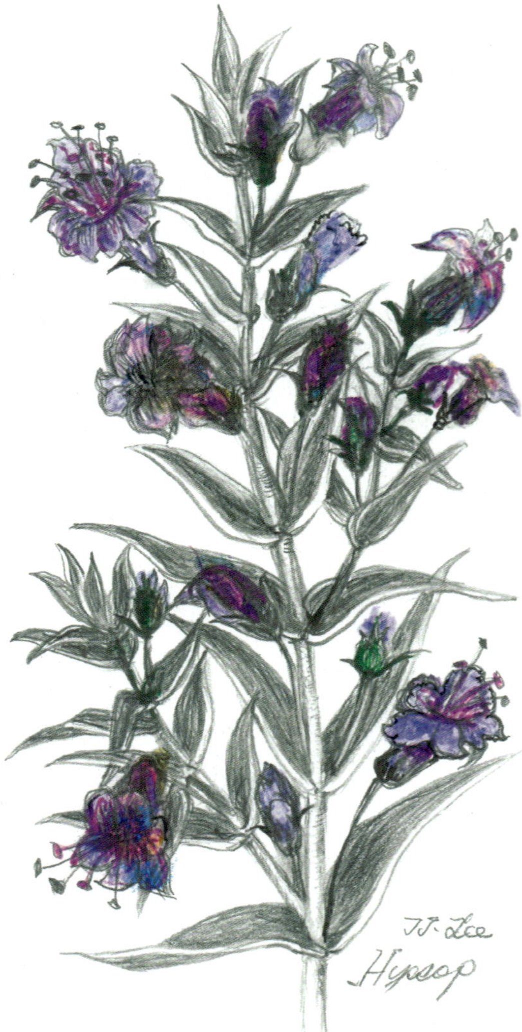

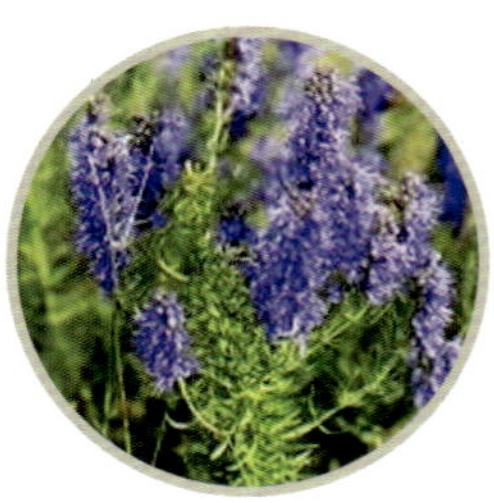

히솝(Hyssop)은 꿀풀과의 여러해살이 초본으로 박하과 반상록성 소관목(높이가 1~1.5자 정도)으로 중앙아시아와 남유럽이 원산지인 허브인데 백색, 분홍색 혹은 진홍색 꽃의 초본은 관상용이고 청보라색 히솝(Hyssop)꽃은 식용 허브로 이용된다.

이 허브는 원통형 줄기에 잎이 마주나는데 짙은 박하향의 청보라색 꽃은 향수 원료가 되는 허브로, 줄기는 목욕에 이용된다. 욕조에 식물의 줄기를 넣고 목욕하면 피부세정과 냉증치료 효능이 크다. 그

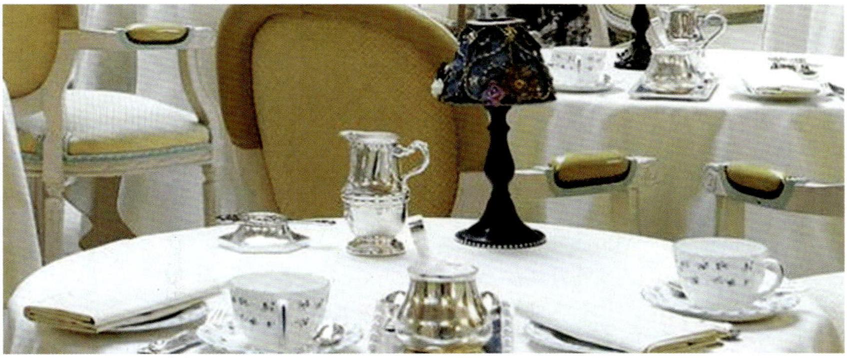

Tea Table Setting for Tea Time

런데 향료식물인 히솝의 꽃은 일반적인 다른 허브와는 달리 건조시켜도 향이 휘발되지 않아 청초한 향이 남는데 종교의식이나 악귀와 재앙 퇴치에도 사용된 걸로 전해지고 있다.

대부분 향이 다른 강한 향료들처럼 히솝(Hyssop)도 예외가 아니어서 고기, 생선, 소시지, 소스 요리에 많이 이용되고 그 외에도 이 허브를 사용하는 요리로는 감자 샐러드가 있다. 히솝(Hyssop)의 꽃봉오리는 리큐어(liqueur) 술의 풍미를 높이는 데 사용된다.

히솝(Hyssop)은 박하와 흡사한 향의 허브차(tea)로도 애용되는데 소화불량, 가벼운 감기나 히스테리 등의 치유에 도움이 되는 등 이것이 약초로 이용될 때 기대되는 효능들을 준다(하혜순, 2006). 히솝의 추출물(essence)은 항바이러스 작용을 하고 이 식물에 함유된 매운맛이 나는 말빈 성분이 거담작용을 해 기관지염, 감기 등의 호흡기계 질환이나 건위제의 효능이 있다.

65
재스민
Jasmine

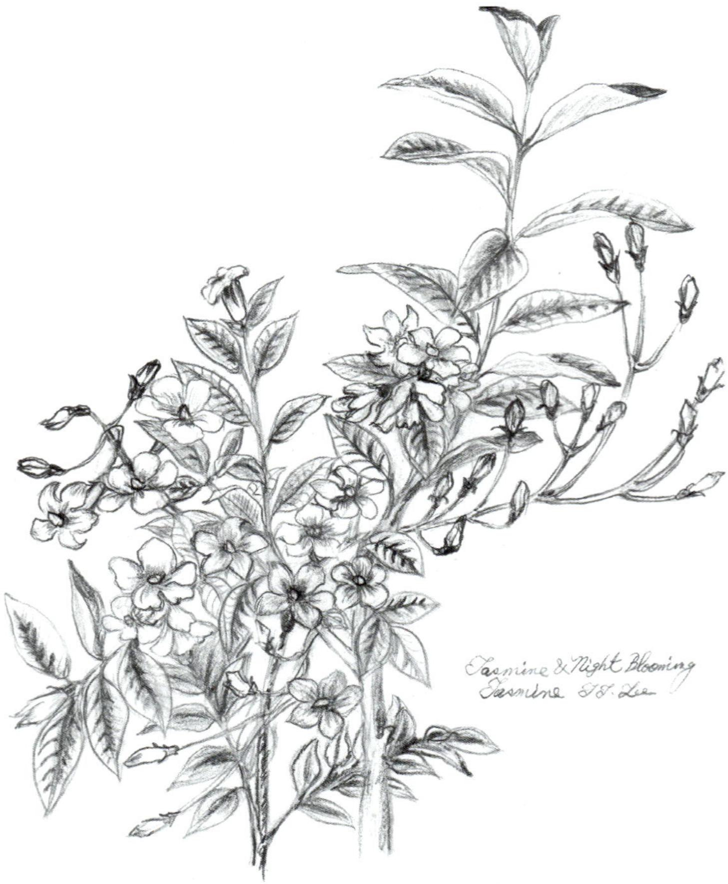

재스민(Jasmine)은 속명이 Jasminum인 물푸레나뭇과의 목본성 덩굴식물로 향이 좋은 흰색의 꽃이 핀다. 재스민은 허브차(herb tea)로 많이 알려진 허브이다.

재스민은 향유를 함유한 것이 많아 향유란 의미의 그리스어로는 자스메(Jasme)라는 속명을 갖게 되었다고 한다(하혜순, 2006).

중국음식점은 물론 일반 가정에서도 향이 뛰어난, 주로 외국에서 만든, 재스민차를 마시게 된다. 재스민차는 향이 휘발되기 전에 갓 핀 꽃을 따서 찻잎에 지속적으로 하루씩 새로 올려놓는 걸 반복해서 만드는 차이다. 재스민차는 기름진 음식을 먹은 후 기름기가 배출되는 효능이 있으며 심신안정에 도움이 된다고 한다. 생화나 신선한 생잎을 따서 건조시킨 차보다는 발효차가 일반적으로 소화기능을 돕는 데 효능이 있다.

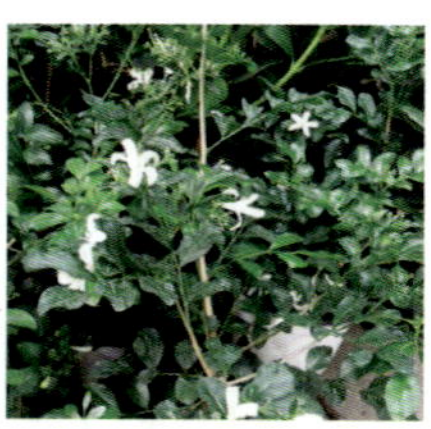

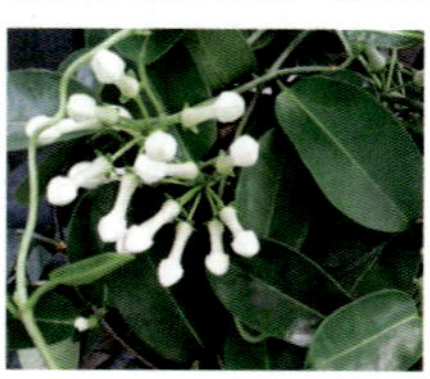

갓 핀 꽃을 말려 찻잎과 같이 넣어 마시거나 디저트를 만들 때 향료로 사용하기도 한다.

66

무스카리

Muscari

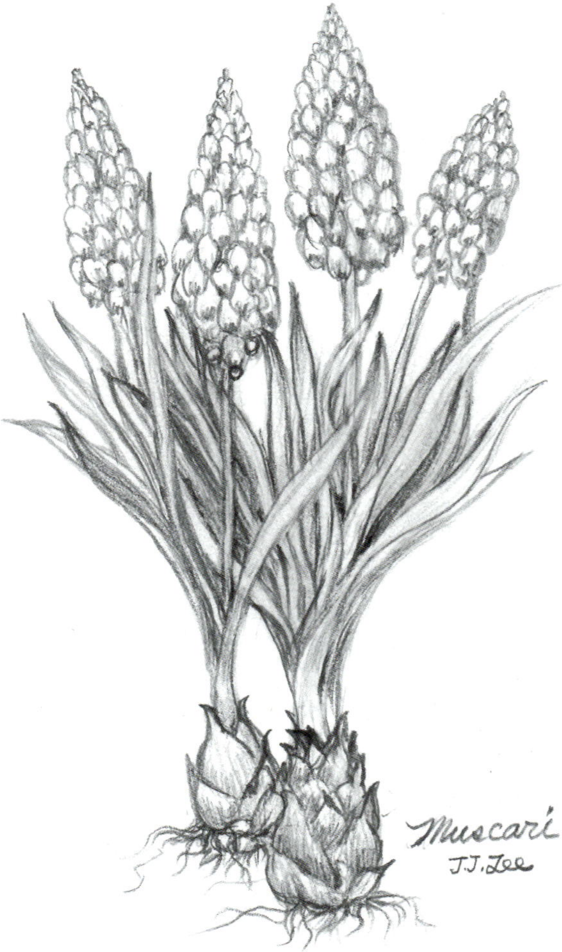

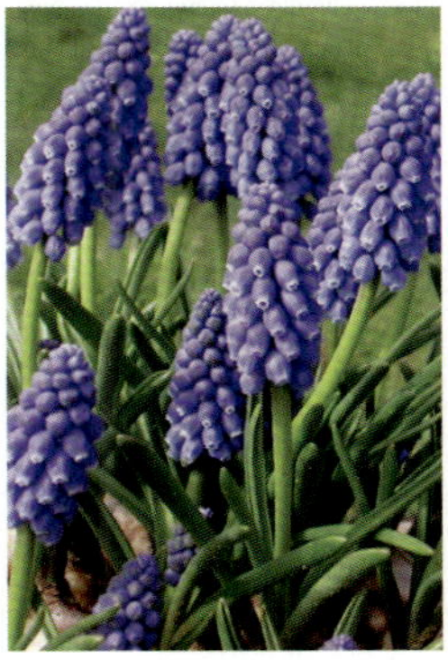

원산지가 유럽, 북아프리카, 서남아시아 지방인 무스카리(Muscari)는 사향 냄새가 나는 초본식물(무스카리란 그리스어로 사향 냄새가 난다는 의미)이다.

무스카리처럼 사향냄새가 나는 허브로는 너트메그나 타임 등을 포함하여 상당수 있다. 무스카리(Muscari)는 양파와 흡사하게 생긴 둥근 뿌리(구근: 球根)를 식용하는 향신료로 주로 봄에 추수한다.

무스카리의 뿌리는 주로 생것이 아니면 피클을 담가 먹는데 생 무스카리는 그냥 먹기도 하지만 약간 쓴맛이 나기 때문에 삶아 먹기도 한다.

67

고추냉이

Wasabi

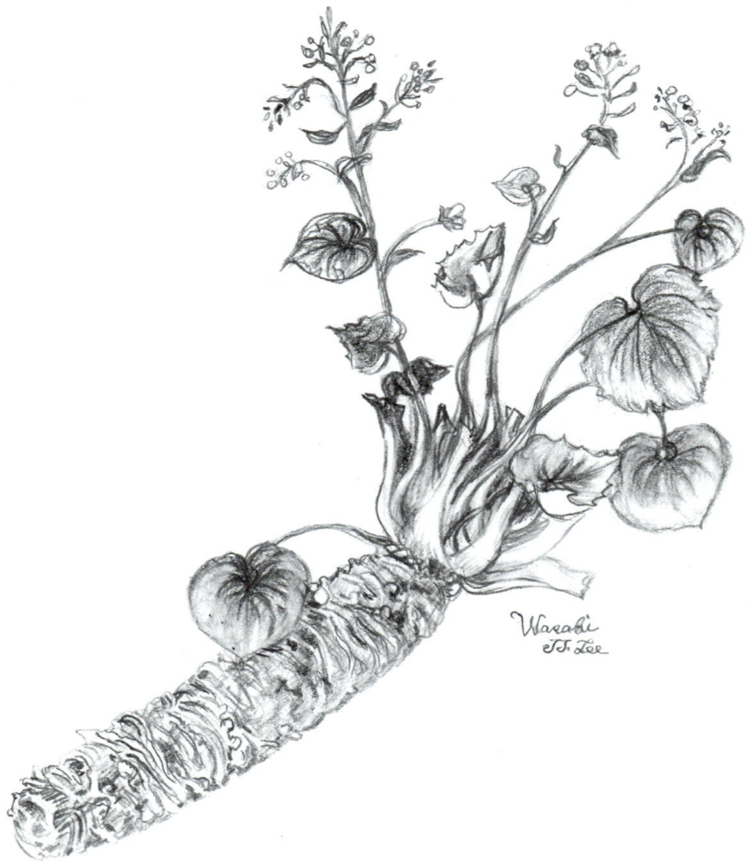

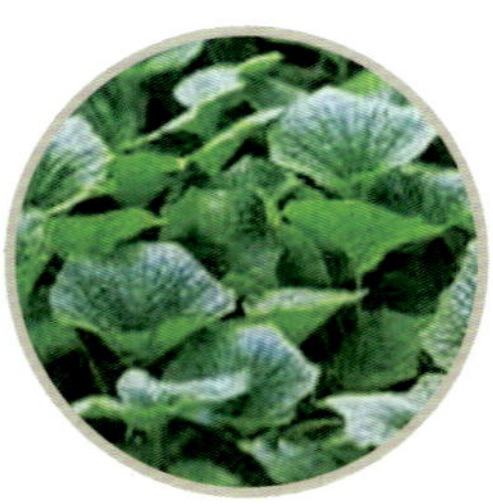

고추냉이(Wasabi)는 매운맛 향신료 중 가장 매운 종류라고 볼 수 있는데 원래 산기슭 물가에 나는 야생종을 최고로 알아준다.

일본겨자(Japanese Mustard)라고도 하는데 어류에 기생하는 기생충의 살충 · 살균 효과 때문에 생선회나 초밥 등에 반드시 이용되는 매운맛의 허브로 특히 일본을 대표하는 매운맛 향신료이다. 특히 날생선 요리에는 필히 이용되므로 세계적인 향신료가 되었다고 할 수 있다. 글로벌화와 더불어 증진되고 있는 국제관계 속에서 외국요리에 대한 이해 및 호응도가 높아지면서 종전에 먹지 않던 날 생선회나 그와 같은 음식이 인지도를 얻어가면서 특정 계층에서는 사회경제적 활동수위에 대한 척도가 되는 것처럼 여겨진 적도 있다. 그러므로 자국에서는 별로 습관이 되지 않았던 아주 매운 허브를 곁들인 색다른 요리에도 친근해져 보려는 새로운 시도와 더불어 새로운 식생활의 변화가 수반될 수 있다. 한식이 세계적으로 주목받게 된 것도 모두 그러한 맥락에서이다. 한식의 세계화에 국내의 것이든 외국에서 들어온 것이든 허브를 빼놓을 순 없다. 이런 여건에서 국제적으로 증대되는 고추냉이의 수요로 인해 일본의 와사비도 대대적인 재배와 생산이 이루어지면서 대부분 재배종이 이용되고 있다. 고추냉이는 이 식물의 신선한 뿌리를 갈아서 사용하거나 가루로 만들어두었다가 필요할 때마다 물에 개어 사용한다. 일식집이나 생선회집에서는 신선한 와사비 뿌리를 갈아 서비스하는 경우도 많다.

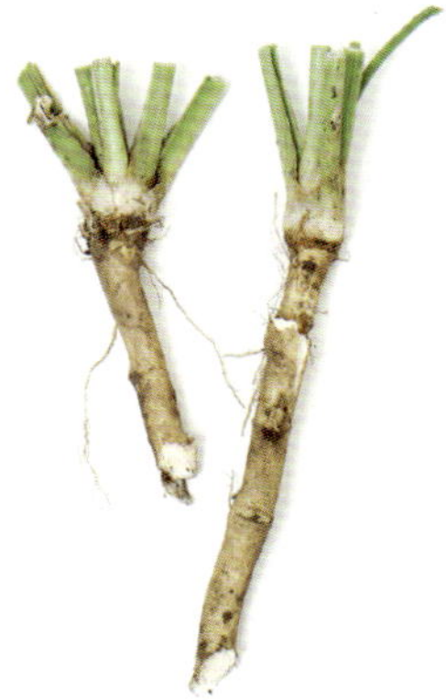

68
아루굴라
Arugula

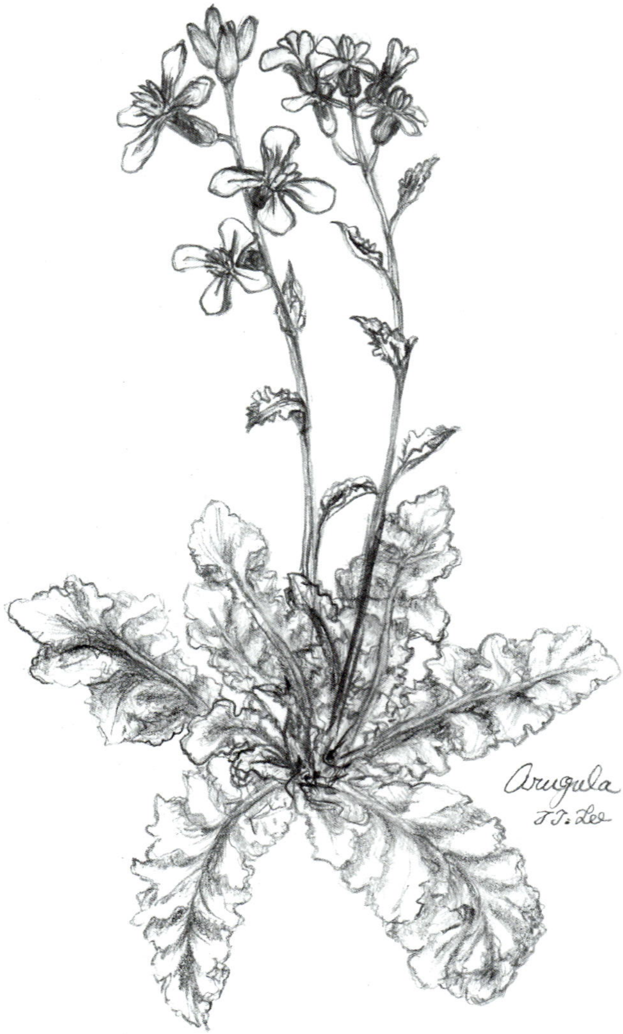

아루굴라(Arugula)는 겨자와 같은 십자화과의 향료로 봄철에 어린 싹 또는 어느 정도 자란 어린 채소(Eruca sativa)의 잎을 이용하는 향채이다. 유럽에서는 일찍부터 어리고 부드러운 아루굴라(Arugula)의 잎을 일상적인 샐러드로 이용해 왔다. 그 외에 줄기, 씨앗을 모두 식용하는 식물로 모로코, 포르투갈, 시리아 등지에서도 특히 겨자과의 식물에서 흔히 볼 수 있는 쌉싸름하면서도 톡 쏘는 듯한 시원한 맛을 즐기기 위해 샐러드용 채소로 널리 애용되고 있다.

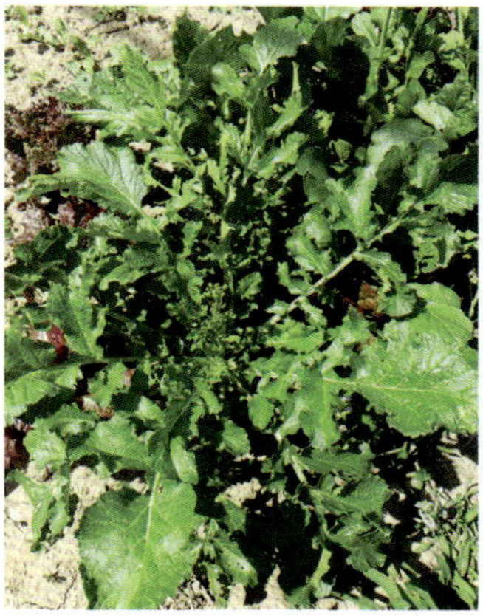
루콜라

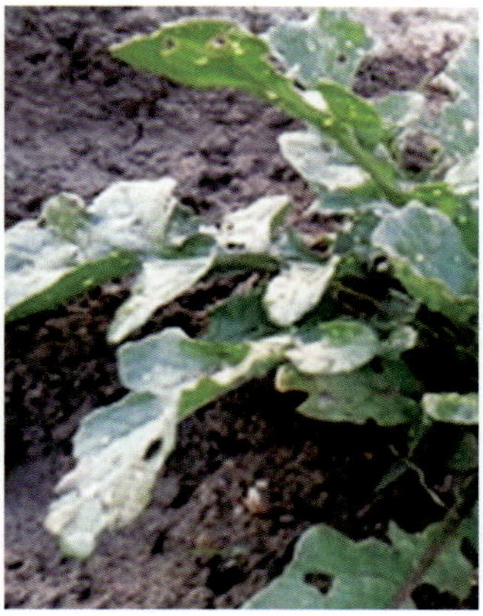
루콜라의 잎

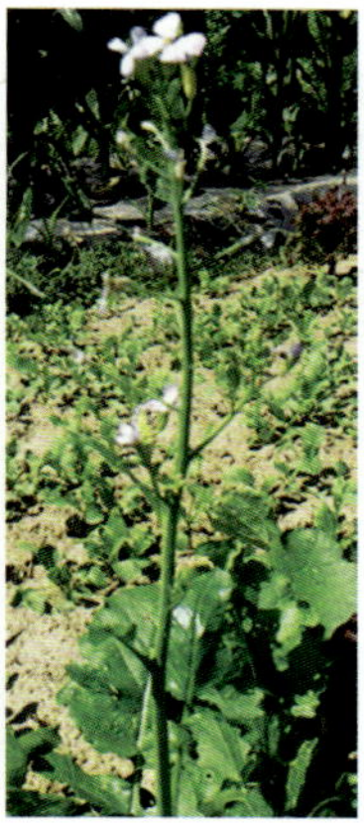
루콜라의 꽃

아루굴라(Arugula)는 같은 유럽 내에서도 그렇지만 국가별로 다른 명칭으로 통한다. 프랑스에서는 로켓상추(Rockette), 영국에서는 그냥 로켓(Rocket)이라고 하며 이탈리아에서는 루콜라(Rucola), 미국에서는 아루굴라로 부르는데 세계적으로는 흔히 아루굴라(Arugula) 혹은 루콜라(Rucola, Rugula)라는 이름으로 통용된다.

유럽, 이탈리아 등지에서는 아루굴라를 신선한 상태의 샐러드로 이용하거나 혹은 볶거나 기타 방법으로 조리해서 먹기도 한다. 부드러운 루콜라(Rucola, Rugula) 잎은 향과 맛이 독특한 향신 채소이므로 다른 잎채소들이나 과일 등과도 잘 어울린다. 따라서 보통의 샐러드는 물론이려니와 아주 어린 새싹샐러드인 메스클룅(mesclun)과도 잘 조화되므로 혼합해서 이용하기도 하는 애호식품이다.

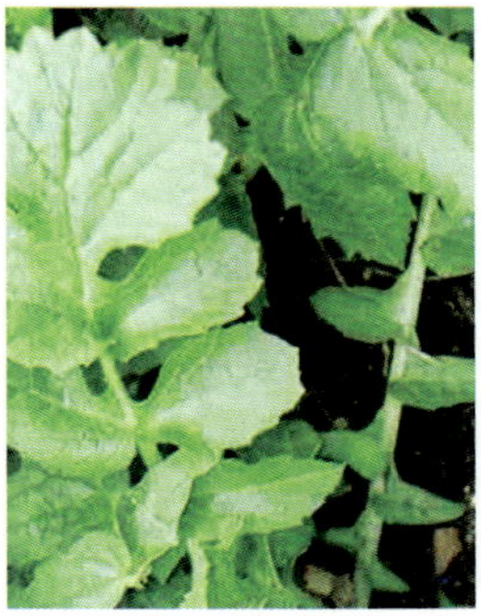
무의 잎

아루굴라는 육류요리나 파스타 요리 등에 곁들임으로도 이용되며 질겨진 아루굴라 잎은 조리해서 먹는 것이 좋다. 한식에서처럼 다 자란 무잎을 김치 담그는 데 사용하거나 삶아서 먹는 것과는 다소 차이가 있는 이용방법이라고 하겠다. 아루굴라의 잎은 시금치(spinich)나 흰 무의 잎(radish leaves)과도 유사하지만 다른 채소들에 비해 크고 매끈하게 자란 것이 비교적 눈에 띄지 않는다.

우리나라에서도 루콜라(Rucola)가 어린 묘목이나 허브 화분으로

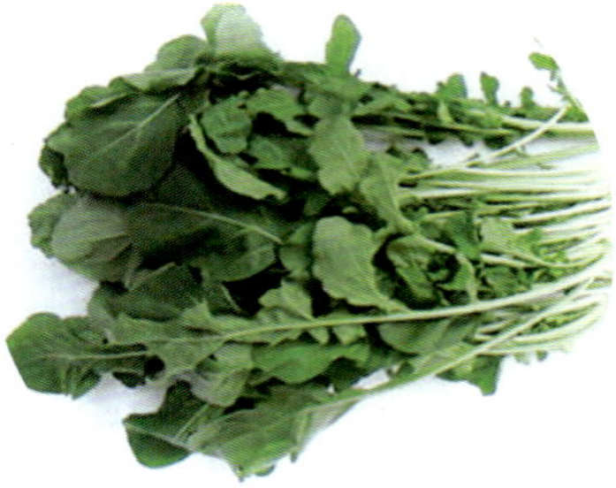

더러 판매되지만 모양으로 볼 때 일반 가정의 거실이나 화단에 놓을 정도의 관상용 허브로는 큰 인기를 기대하기 어렵고 아직 식용으로도 일반에 보급되진 못한 상태이다. 요리에 관심이 많거나 전문가인 경우엔 루콜라를 요리에 이용할 정도이므로 사업성 있는 허브재배를 하려면 생육조건 등에 대한 연구가 이루어져야 할 것 같다.

아루굴라(Arugula)는 쌉싸름하고 뒷맛도 개운해서 유럽식 샐러드나 닭고기 샌드위치, 특히 이탈리아의 피자나 스파게티 등 파스타 요리에도 흔히 이용된다. 요리의 완성단계에서 신선한 아루굴라의 생 잎을 잘게 썰어 올려 놓는데, 이것은 육류요리에 곁들여도 잘 어울린다.

루콜라(Rucola)는 식후(dessert wine) 소화용으로 마시는 달콤하고 시원한 맛이 나는 루콜리노(Rucolino)라는 리큐어를 주조할 때에도 이용되는 양조재료이기도 하다.

아직 익숙하진 않지만 향, 맛, 수요 등을 고려할 때 우리나라에서도 글로벌 호스피탈리티 차원에서 이 향채를 활용할 필요성이 크다. 매콤하고 시원한 맛을 좋아하고 무청(무잎)도 즐기는 소비자들의 미각에도 맞을 것(appeal)이다. 향후 맛있고 건강에 좋으며 농가 소득 향상 차원에서 아루굴라(Arugula)의 본격적인 허브재배와 매출을 기대해 볼 만하다.

69

칼롱지

Kalongi

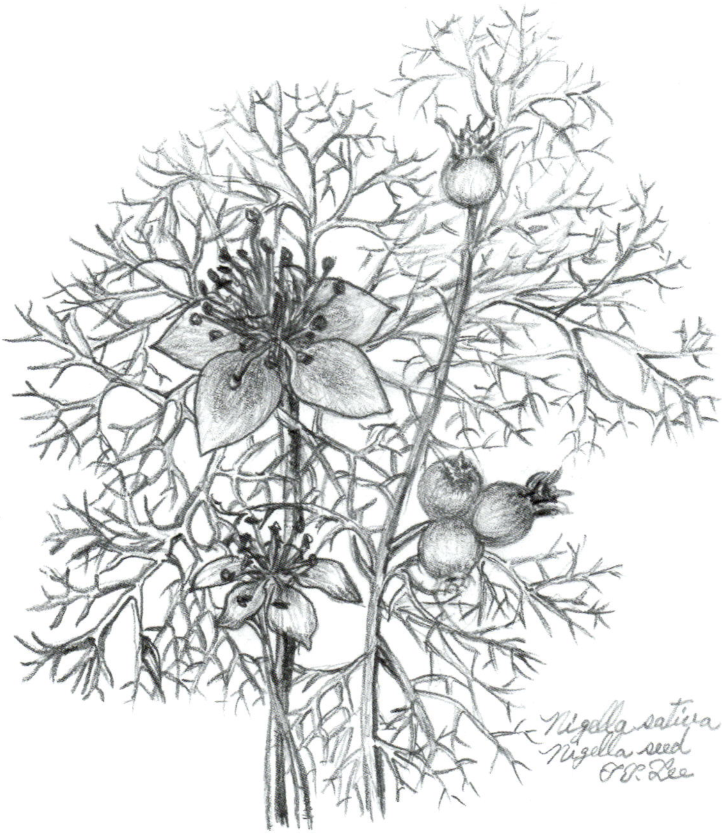

칼롱지(Kalongi, Kalonji 혹은 Nigella)는 아시아에서 조리에 향신료로 사용하는 검은씨앗을 말한다. 칼롱지란 니젤라속(Nigella sativa)의 각종 미나리아재비과(ranunculaceae family) 일년생 초본, 즉 흑종초(Nigella sativa)의 담청색이나 흰색의 꽃에서 얻어지는 검은씨앗들(Nigella sative seed)이다. 니젤라 사티바(Nigella sativa)란 칼롱지의 학명(scientific name)으로 그 어원은 검다는 의미의 라틴어, 'niger'로부터 파생된 용어이다(Wikipedia 사전).

칼롱지(Kalongi)라고 하는 흑종초는 회향(Fennel), 육두구(Nutmeg), 검은 캐러웨이(Caraway) 및 이탤리언 파슬리(Roman coriander)나 대회향(Star Anise) 등 다양한 이름으로 불리는데 이것들이 갖는 항산화물질이 체내에서 작용하는 항산화력이 인체에 유익하다는 것이다(재인용 http://www.znaturforsch.com/ac/v58c/s58c

0629.pdf). 이 식물들은 주로 여기서 얻어지는 검은색 씨앗의 종자유를 생산해서 이용한다. 더러는 검은종자(black seeds)란 점에서 검은참깨나 양파씨 같은 것들과 혼동되기도 하지만 예부터 검은종자의 치유(healing) 효능들은 귀하게 간주 · 취급되었다는 것을 알 수 있다.

칼롱지(Kalongji)의 재배와 사용에 대한 고고학적 증거들이 고대 이집트의 파라오였던 투탕카멘(Tutankhamen)의 고분 등 몇 군데에서 발굴된 블랙시드 오일(black seed oil)에 근거해 약 3300년 전의 고대 이집트였다고는 하나 그 씨앗의 정확한 기능은 아직 밝혀지지 않고 있다(Zohary, Daniel & Hopf, Maria, 2000; 재인용 www.google.com).

이슬람 문화권의 예언자, 마호메트(Mahomet Mohammed)도 이 권역에서 실제로 중요하게 사용되는 검은 커민 종자를 "축복의 씨앗(Habbatul barakah)"으로 보았다. Sayer는 니젤라 속의 검은 허브 씨앗을 "죽음을 제외한 만병통치 약재(a remedy for all diseases except death)"로 보았는데 그 효능을 신뢰했기 때문인 것 같다(Ji, Sayer, Nov. 29th, 2013, posted on Google). 실제로 딸기향의 매운 육두구 맛은 이집트, 인도, 그리스, 터키 등지에서 카레, 채소, 콩 요리에 향미를 더하고, 구충이나 신경 결함, 발한 촉진 등에 치료제로 사용되는 것으로 알려지고 있다(하혜순, 2006).

70
미나리
Water Dropwort

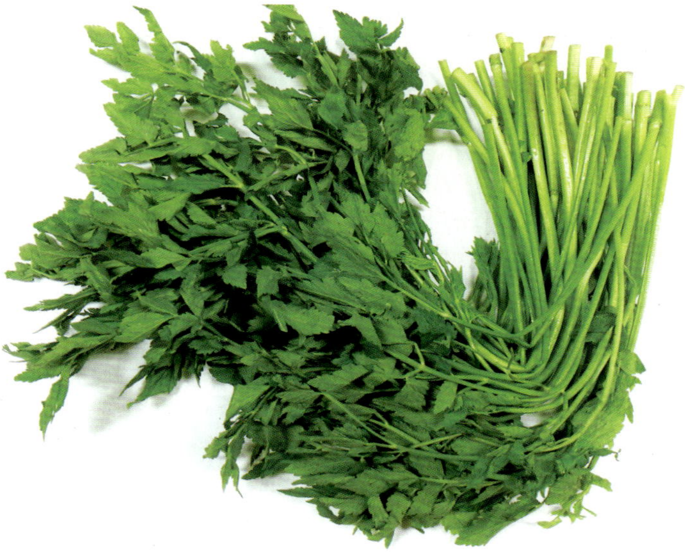

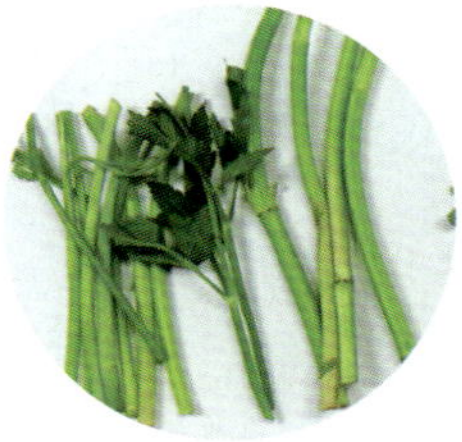

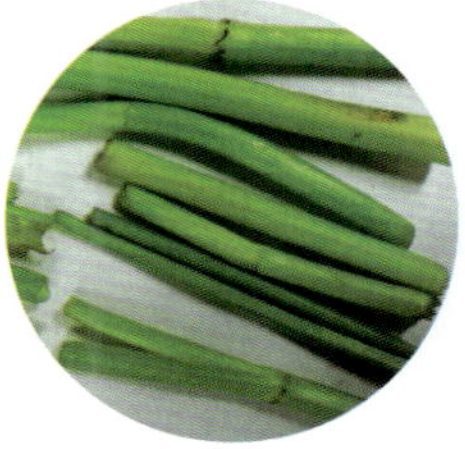

미나리(Water Dropwort)는 일명 수근 혹은 수영이라고도 한다.

미나리과의 다년생 향초로 향과 맛을 위한 허브이면서 채소로 이용된다.

미나리는 서늘한 성질을 가졌는데 한국인의 식생활에서는 빼놓을 수 없을 정도로 다양하게 이용되는 향신채소이다.

나박김치, 김장김치는 물론이고 각종 김치를 담글 때 향기를 더해 주는 향료로 이용될 뿐만 아니라 맛을 돋우는 데도 이용된다. 나물무침을 하는 경우에도 생것으로 혹은 익혀서 많이 이용된다. 특히 미나리의 쌉쌀한 맛과 독특한 향기로 찜, 매운탕, 지리 혹은 조림 등의 생선요리와 함께 고기, 묵과도 매우 잘 어울리는 향미를 가진 허브이다. 우리나라에는 파슬리나 체빌 혹은 코리앤더와 같은 잎과 줄기를 먹는 허브채소가 없는 대신에 미나리(Water Parsley라고도 함)의 잎과 줄기를 이용해서 향미를 내고 살리는 데 사용한다.

그만큼 한식요리에 있어서 미나리는 대표적인 향료라고 할 수 있다.

71

레몬밤

Lemon Balm

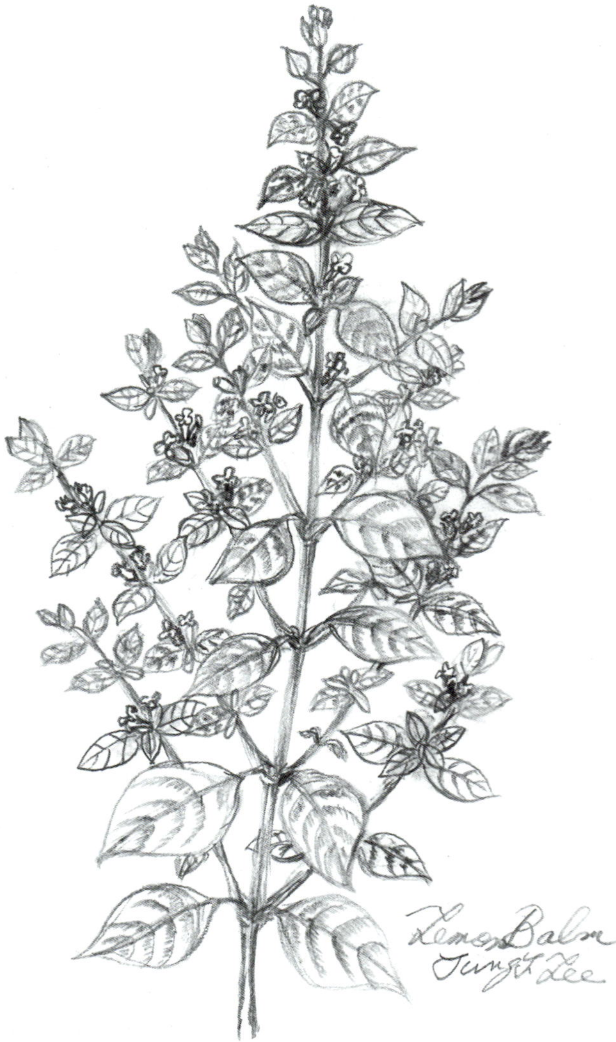

레몬밤(Lemon Balm)은 일명 비밤(Bee Balm)이라고도 불린다. 이것은 지중해 연안이 원산지이며 그곳에서 자생하는 허브종인데 향기를 따라 벌들이 몰려들기 때문에 붙여진 이름이다.

레몬밤(Lemon Balm)은 민트와 유사한 모양으로 그 잎에서 풍기는 달고 진한 레몬향 때문에 꿀벌들이 몰려든다고 해서 흔히 이 허브(Herb)를 비밤(Bee Balm)이라고들 한다.

비밤(Bee Balm)을 그리스에서는 '멜리사(Melissa)'라고도 하는데 이것은 그리스어로 꿀벌을 뜻한다.

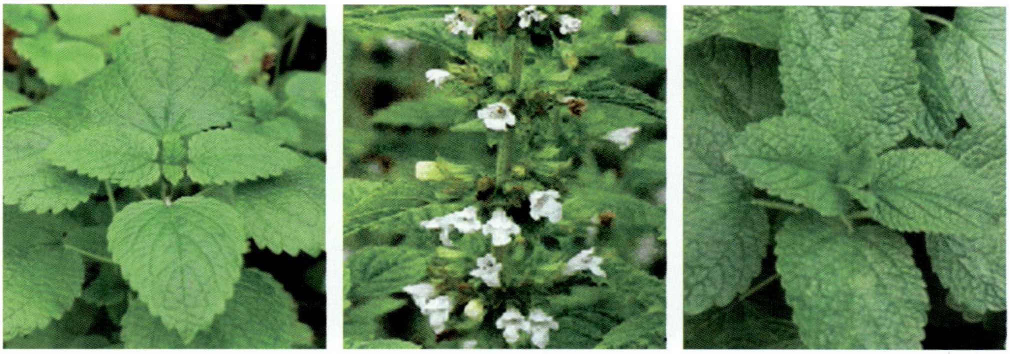

비밤(Melissa Officinalis) 잎과 꽃 모양

비밤은 샐러드, 수프, 소스, 오믈렛, 육류, 생선요리 조미에 이용되며 일상적인 음료에도 이용되고 있다. 레몬밤은 상처 염증치료나 치통에도 효과가 좋다고 알려지고 있다.

특히 레몬밤은 머리를 맑게 해 이해력과 기억력을 촉진하는 등 두뇌활동을 고양시켜 기억력 증진 및 우울증 퇴치 등의 효능을 통해 정신노동하는 사람들에게 잘 맞는다고 한다.

72

보리지

Borage

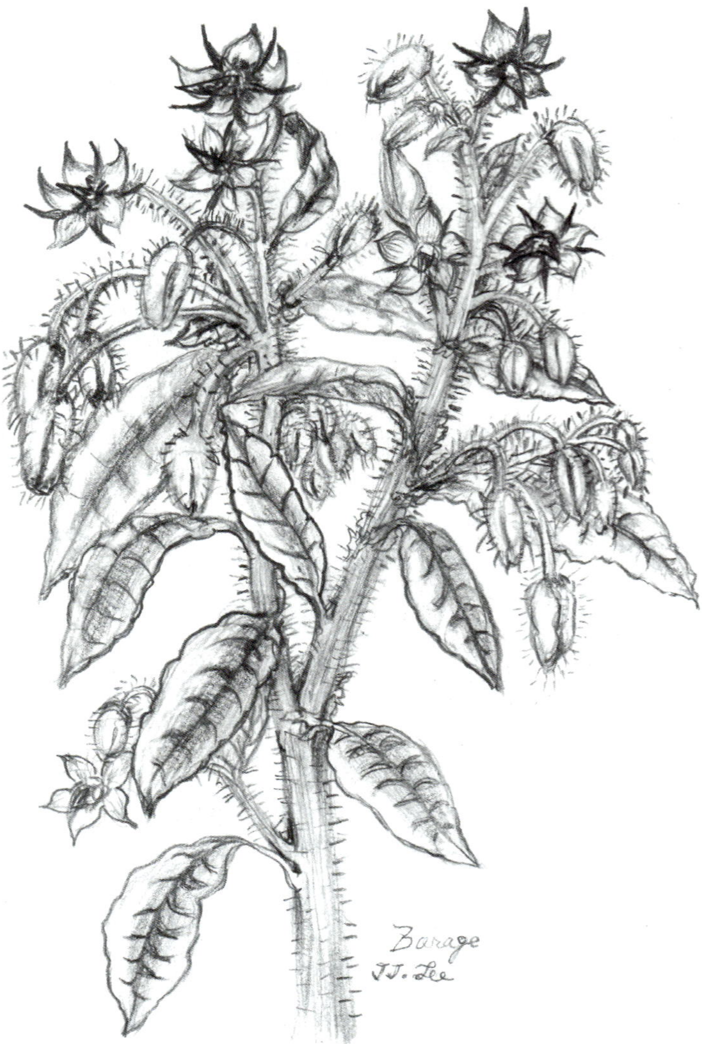

보리지(Borage)는 칼슘이나 칼륨 등 미네랄 함량이 높아서 약초, 꽃, 잎, 종자가 모두 많이 이용되어 왔다.

보리지(Borage)의 어린잎은 오이(cucumber) 향이 나므로 샌드위치에 이용되며 샐러드나 생선요리에도 활용된다. 또한 보라색 별 모양의 보리지꽃은 아름답기 때문에 관상용 화초로도 손색이 없다. 보리지꽃은 식용 가능해서 그대로 먹을 수도 있지만(edible flower) 이 꽃 외에 보리지의 녹색 잎도 모두 허브차로 음용할 수 있다.

이 보리지차가 독감 치료에 효능이 있다고 알려지고 있다. 그런데 이 꽃과 잎을 술로 담가 마시면 우울증 치료에도 효능이 있어서 보리지를 쾌활초라고도 불렀다. 이 잎과 꽃을 차게 저장해 두었다가 디저트나 와인(술과 주스 등을 섞은 색이 고운 펀치 등) 등에 장식용으로 사용하면 아름다운 색감과 함께 향미를 즐길 수도 있어 좋다.

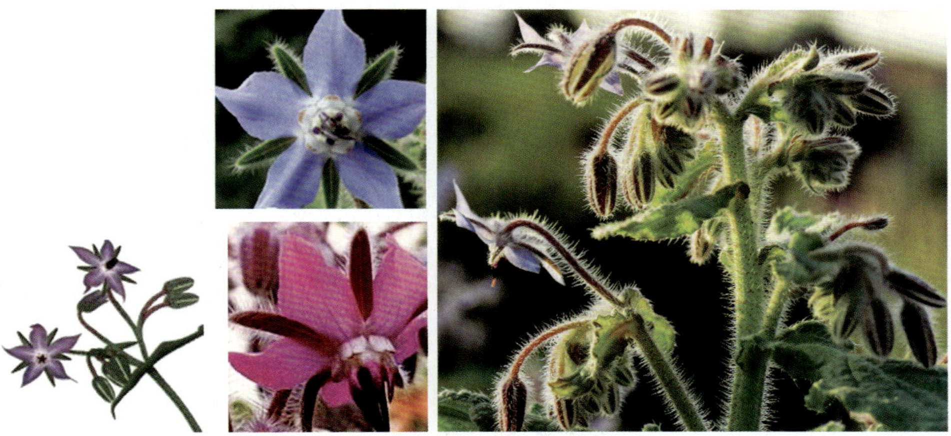

보리지꽃은 보기에도 매우 아름답지만 효능도 좋다. 보리지꽃은 처음엔 분홍색으로 피었다가 나중에 파란색으로 변한다.

73

스테비아

Stevia

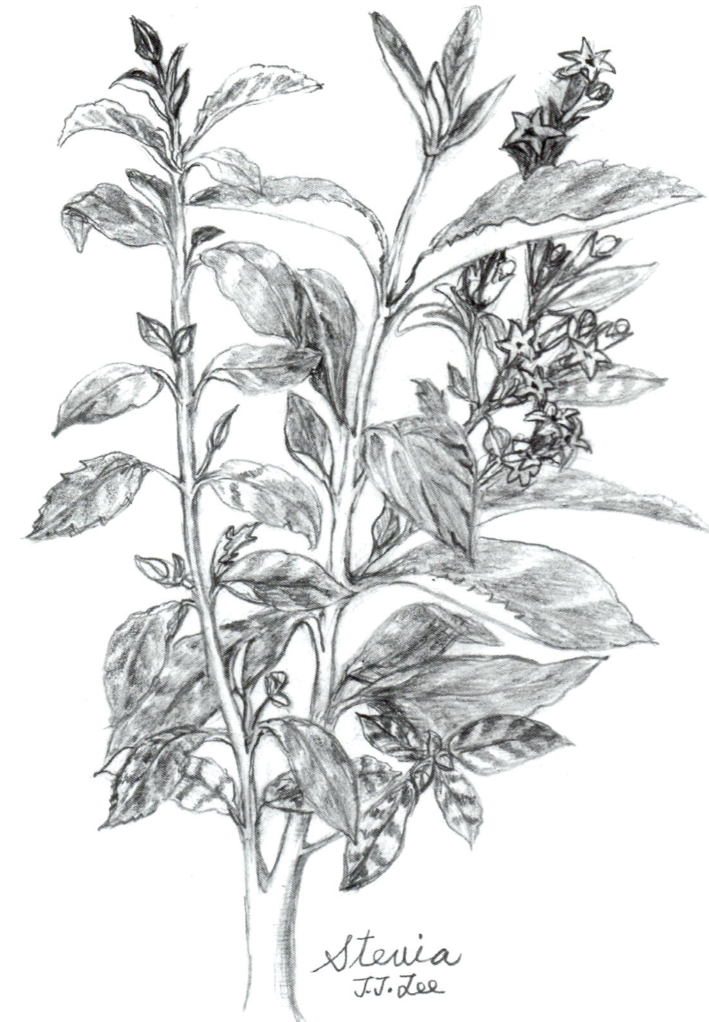

스테비아(Stevia)는 잎이 설탕보다 훨씬 당도가 높은 허브로 비교적 최근에 알려졌지만 이미 1500여 년 이상 전부터 남아메리카에서 생산되며 차와 약을 달게 할 목적으로 사용되던 '단맛 나는 허브'였다.

스테비아는 당도가 높으면서 상쾌하고 열에 견디는 내열성이 좋아 다이어트나 저칼로리 연성음료와 음식제품을 만드는 데 사용하며 분말형태의 제품이 상용화된 만큼 식탁에 두고 스위트너(sweet-ener)로 사용하기도 한다.

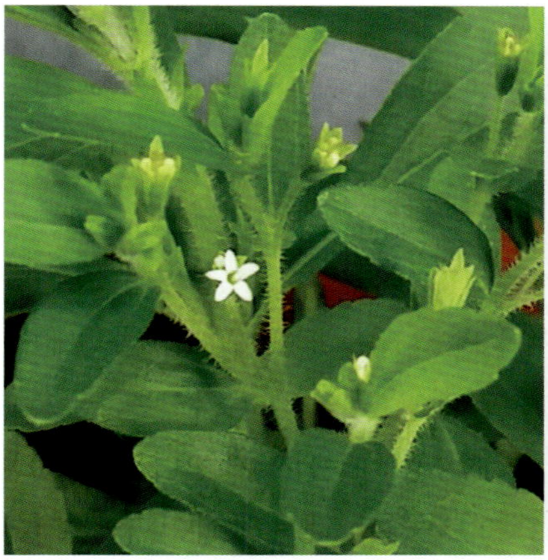

스테비아 plant의 줄기, 잎, 꽃

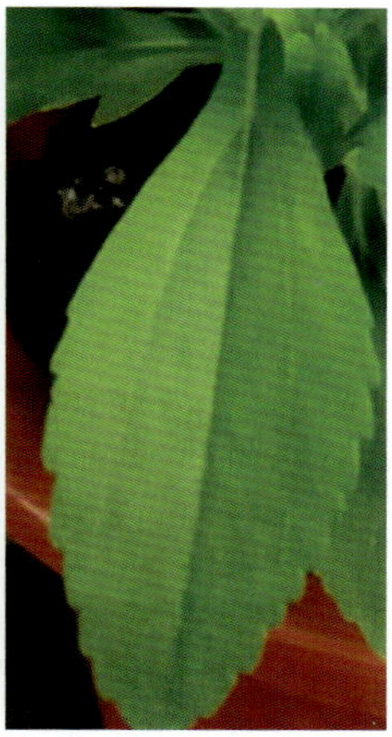

스테비아의 잎 모양

이것은 아직 사용하기 위한 제품이 상용화되고 있는 단계이다. 그러나 추위를 견디는 내한성이나 수분 및 양분을 요하는 식품으로 햇볕과 배수가 잘되는 토양과 환경을 맞춰줘야 하므로 재배가 용이한 편은 아니라고 하겠다.

74
멜로키아
Melokhia

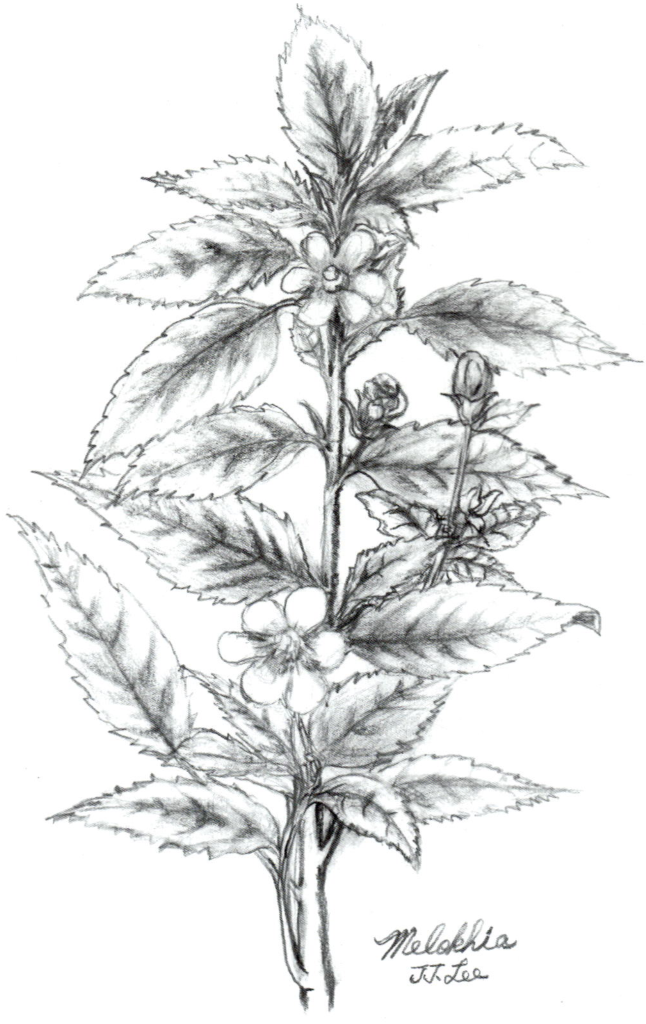

멜로키아(Melokhia)는 파라오시대부터 이집트 전 국민이 식용으로 이용해 오던 식용 엽채류 작물이다. 이 초본에 함유된 영양소의 함량이 높아 건강웰빙 식품으로 재조명되고 있다.

멜로키아(Melokhia)의 원산지를 인도라고는 하나 세계 열대지역에 널리 분포돼 있어 당초 이 잎을 가장 오래 식용해 온 최고의 나라는 이집트였고 최근까지도 이것이 중동과 남아메리카 등 여러 지역에서 잎을 먹는 채소로 이용되기도 했다. 그러므로 현재까지도 멜로키아(Melokhia)는 이집트, 시리아, 이스라엘 등지에서 소채로 재배되고 있다.

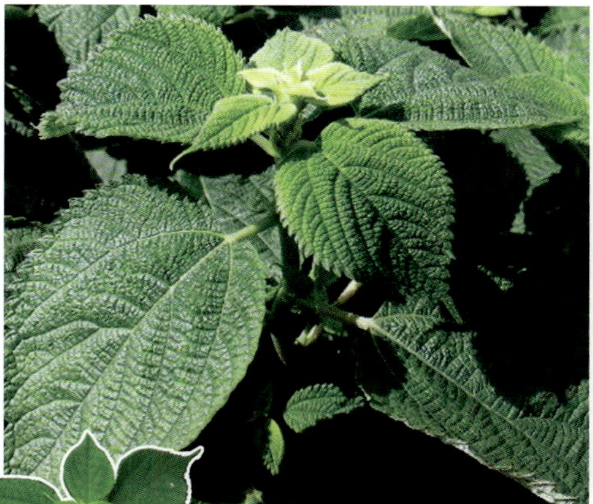

모시의 잎
(Ramie leaves)

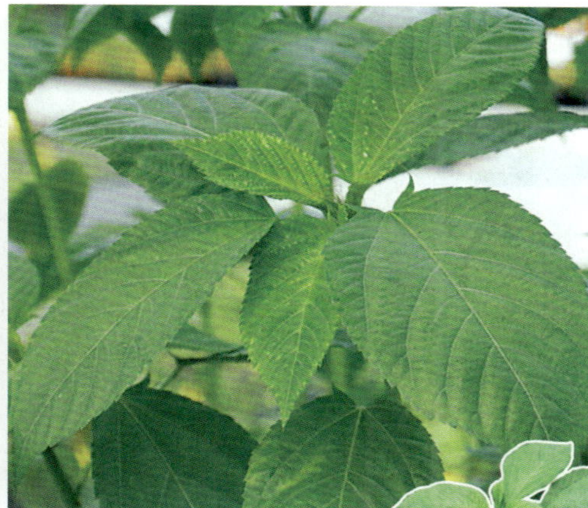

멜로키아의 잎
(Melokhia leaves)

멜로키아(Melokhia)의 잎은 수영과 비슷하게 약간 쌉싸름한 맛이 나지만 칼슘, 철, 마그네슘 등의 무기질과 비타민 A와 C 등의 영양소 함량이 높아 건강웰빙식품으로서의 가능성도 크다.

멜로키아는 익히면 끈기가 생기며 맛은 오크라와 시금치의 중간 정도이다. 이것을 재료로 하여 만드는 요리로는 역시 멜로키아(Melokhia)라고 부르는 진하고 걸쭉한 수프이다. 그 조리법은 처음의 전통방법 그대로인데 깨끗이 씻은 멜로키아 잎의 물기를 뺀 뒤 잎을 다져 끓는 물에 데치는 방식으로 사용한다.

지금껏 식용 엽채소로의 이용방법만 알아왔으나 근자에 이것이 대마를 대체할 섬유작물로 개발되기에 이르렀다. 어려서부터 모시를 보아왔던 저자가 보기엔 실제로 멜로키아(Melokhia)의 잎은 잎줄기 쪽이 둥글고 넓다가 잎의 끝쪽이 뾰족해지면서 잔 톱니모양을 한 것이 우리나라의 아마인 모시(Ramie) 잎과 매우 유사함을 알 수 있다. 공교롭게도 전엔 식용으로는 생각도 할 수 없었던 모시잎 송편이 식용으로 개발되어 전 국민에게 맛과 영양으로 좋은 반응을 일으키는 점과 비교해 볼 때 유사한 식물에 대한 각기 다른 문화권에서의 교차적인 용도개발이나 발견이란 점에서 흥미롭다.

75

레드루빈바질

Red Rubin Basil

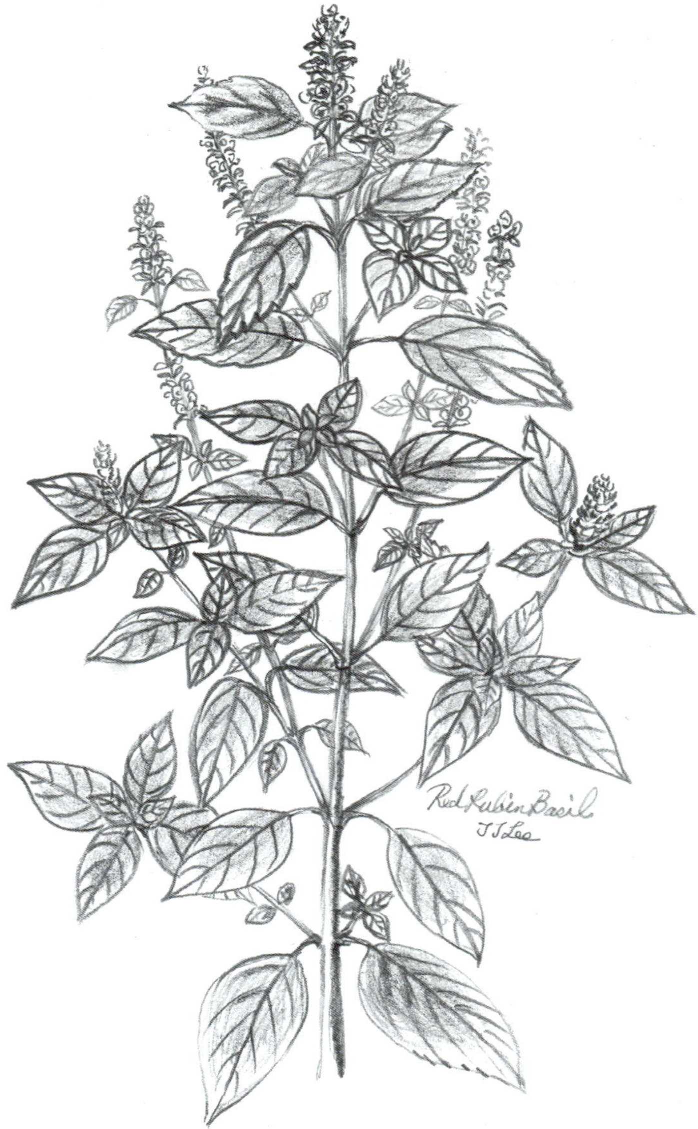

레드루빈바질(Red Rubin Basil)은 잎과 줄기의 색이 모두 진한 자색 혹은 자주색을 띤 매우 아름다운 초본의 허브식물로 흔히 관상용으로 식재된다.

이 바질(Basil) 역시 허브로서 매우 다양한 요리에 이용되는데 주로 신선한 어린잎을 사용하며 여기에는 칼슘과 철분 등이 많이 함유되어 있다.

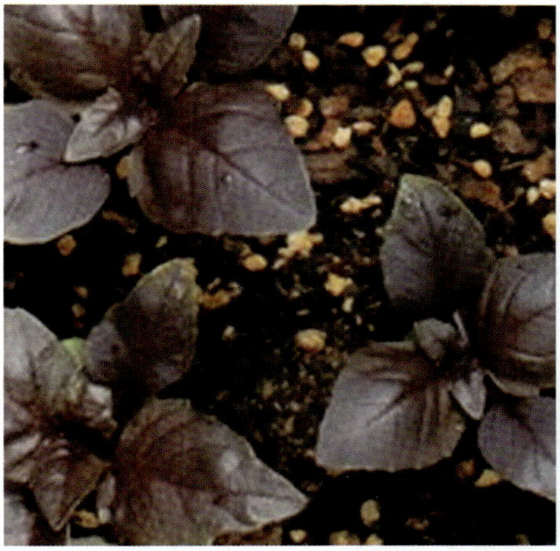

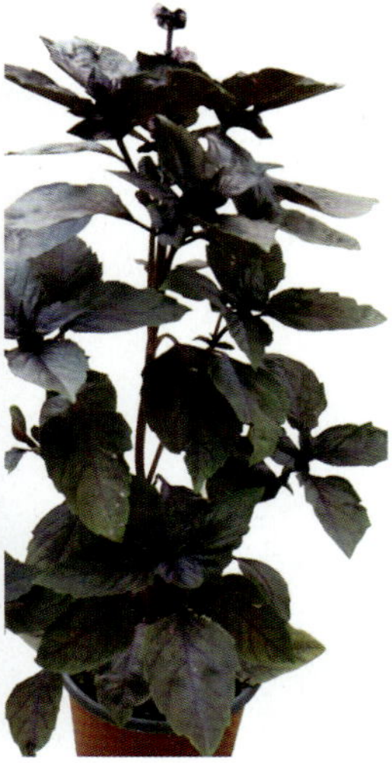

식물이 성장하면서 점차 잎이 강해지면 잎과 줄기에 탄력과 함께 윤기가 반질반질하게 나므로 진한 자주색과 모양이 무척이나 돋보이는 아름다운 정원 관상식물로 사랑받는다. 바질은 생것이나 익힌 것 등 어떤 종류의 토마토가 들어간 요리(cuisine)에도 잘 어울리므로 피자나 파스타 등 이탤리언 요리에는 필수적으로 들어갈 허브로 중시된다.

바질은 향이 좋아 다른 채소에 넣어 먹어도 향미가 좋아지고 소스나 육류요리에 넣어도 좋다.

레드루빈바질(Red Rubin Basil)의 잎을 이용한 허브식초도 만들 수 있어 관상과 식용수로 이용될 수 있는 허브이기도 하다.

76
치자
Gardenia Seeds

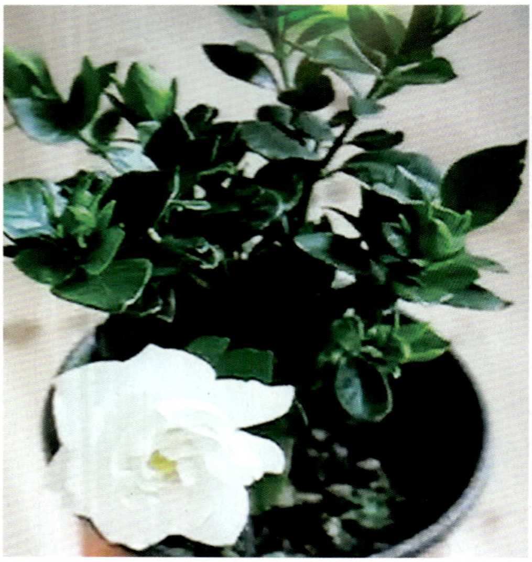

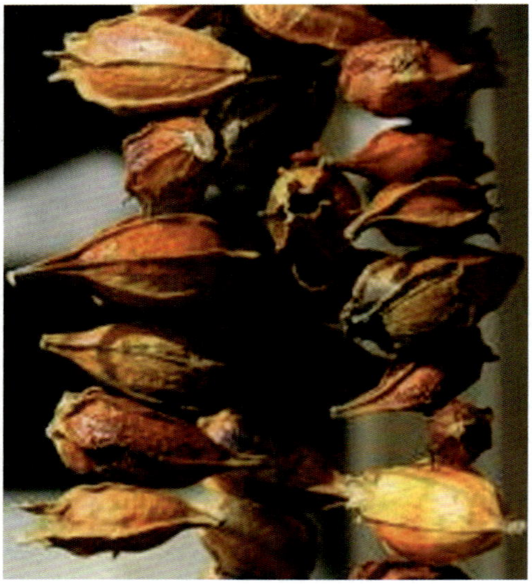

치자나무의 열매

치자(Gardenia Seeds)는 매끄럽고 윤기가 흐르는 잎의 양쪽 끝은 뾰족하나 전체로는 타원형으로 된 잎이 마주난 상록활엽관목인 복몬으로 흰색의 꽃이 피면 향기가 매우 강하고 열매도 숙과되면 주황색의 아름다운 씨주머니(gardenia seed pod)가 달린다. 그러므로 치자나무는 관상수로 선호되며 그 열매는 약재나 식용이나 기타 염료로도 사용가능한 유실수이다.

동아시아에 분포되어 있지만 중국에서 전래된 것으로 전해진다.

한식에서는 약용 겸 향신료 혹은 식용색소로 떡이나 과자 및 매작과 등의 후식을 만들거나 음식의 색깔을 곱게 하는 데 많이 이용되는 향료이다. 또한 우리나라의 한식요리 중 빈대떡이나 전 등을 부칠 때 치자를 사용해서 노랗게 물들이는 것은 천연식용색소의 이용이므로 비교적 안전하고 고급스럽게 생각된다. 기타 단무지를 만들 때 노란색을 착색하기 위한 염료로도 치자열매가 사용된다.

또한 치자는 가장 고가인 허브계의 왕인 샤프란의 대체향료로라는 점에서도 그 활용성이 인정될 만하다.

그 외에도 치자는 해열, 소염 등의 효능이 인정되어 한방에서는 약재로 이용되는 식물이기도 하다.

씨로도 번식하지만 삽목으로도 쉽게 뿌리를 내리고 성장할 수 있으므로 봄철만 되면 아주 작은 화분에 치자나무가 저렴한 가격으로 시장에 나와 있는 걸 흔히 볼 수 있다.

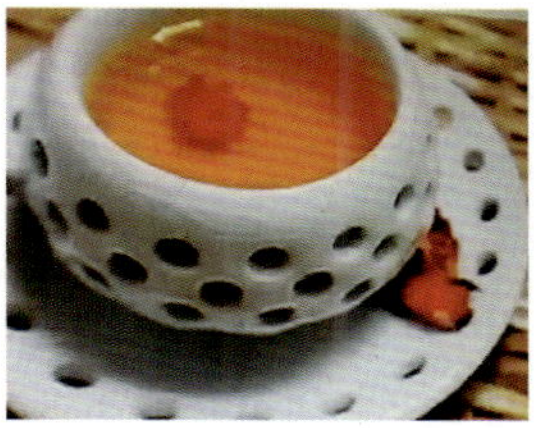

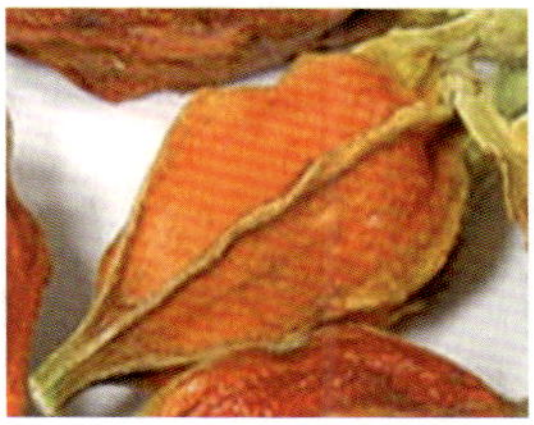

샤프란의 대체 허브로도 활용성을 인정받을 만하다.

77

도라지

Balloon Flower

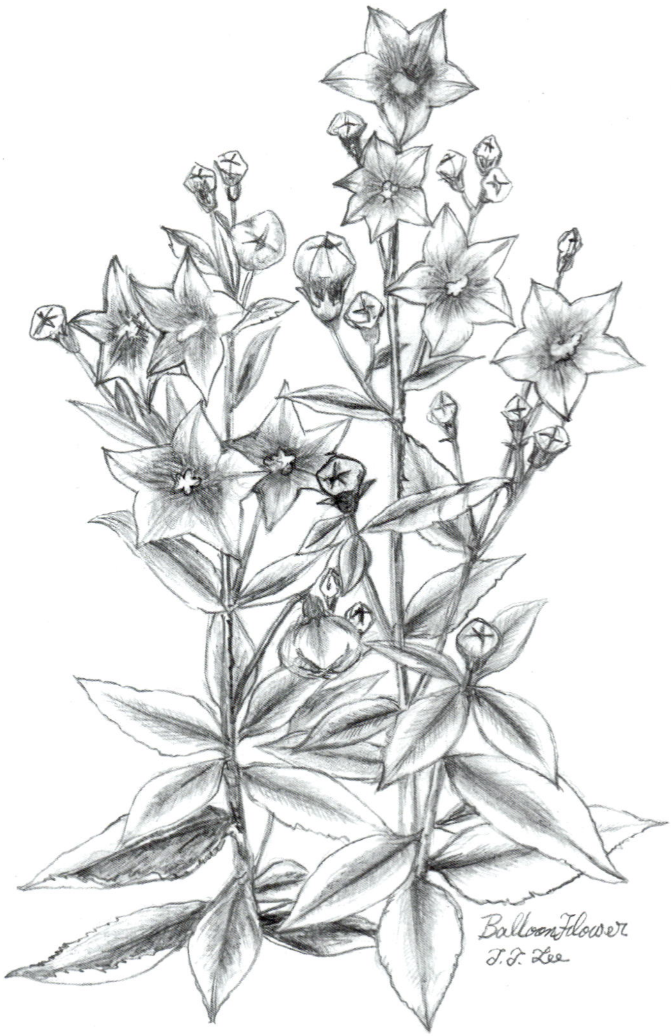

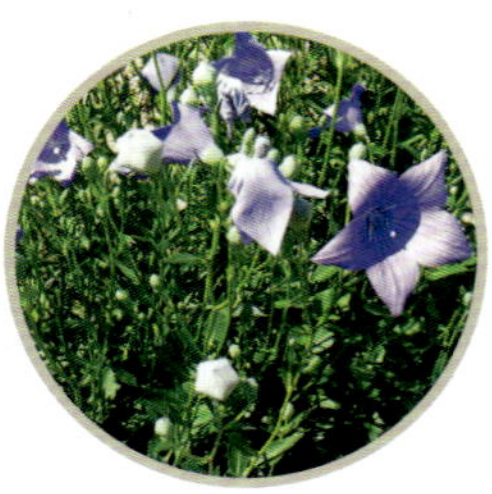

도라지(Balloon Flower)는 우리나라 산야에 자생하는 다년생 초본으로 몇 해고 그냥 그 자리에 놓아두면 봄철마다 새순이 올라오는 것을 볼 수 있다. 도라지꽃은 보라색과 흰색의 두 가지 색인데 흰 꽃이 피는 도라지를 특히 백도라지라고 한다. 도라지는 주로 뿌리를 식용하는 허브(Herb)지만 약으로도 이용된다.

도라지는 우리나라 사람들이 좋아하는 나물인데 특히 기관지에 특효가 있는 약재라는 걸 구전으로 들어 알게 되므로 이것이 건강에 좋을 것이란 믿음도 생긴다.

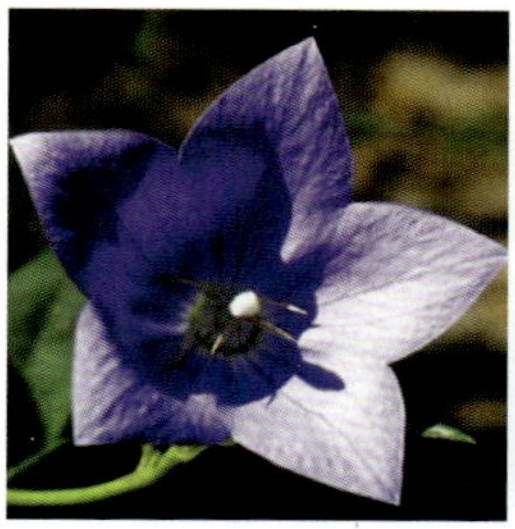

보라색 도라지꽃

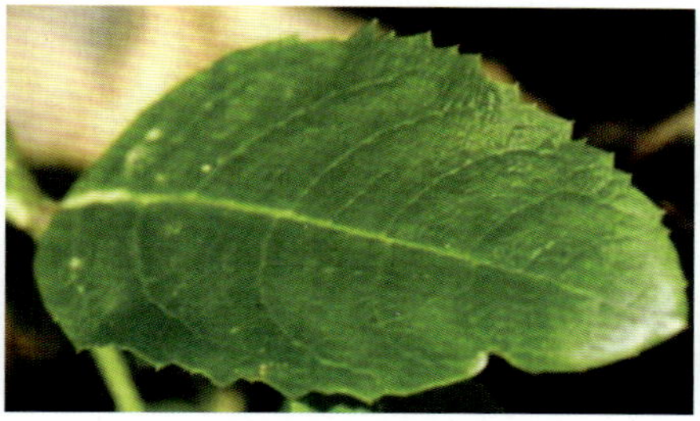

도라지초본의 줄기와 잎 모양

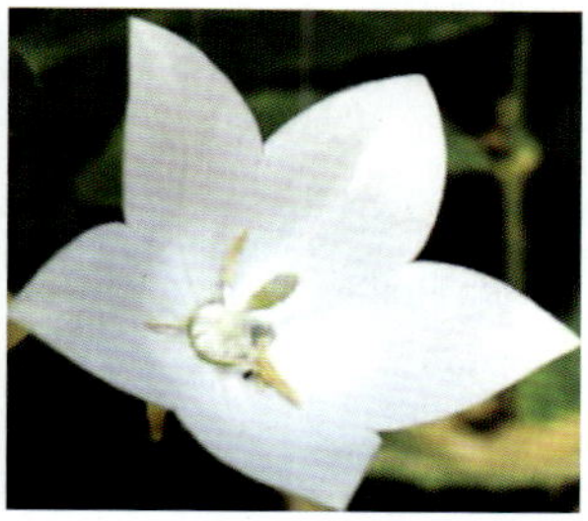

백도라지꽃

인삼이 비싸던 시절에는 인삼 대신 오래된 큰 뿌리의 도라지를 고아 먹었지만 근자에는 대량생산되어 찬바람이 불고 날씨가 추워지는 계절이면 으레 건조 도라지 뿌리를 구입하여 가루를 내거나 그대로 차로 복용하는 등 다양한 형태의 식품으로 애호되고 있다.

도라지는 쌉쌀한 특유의 향이 있어서 이것을 초고추장 등에 갖은 양념을 넣어 무친 나물로 이용할 경우 입맛을 돋우는 요리가 될 수 있다. 또 명절이나 제상에 무색의 볶음나물로 올리기도 한다.

전통적으로는 겨울 엿을 고아서 그 속에 도라지를 넣어 먹기도 했지만, 꿀이나 엿을 넣어 달인 도라지정과가 고급 전통요리로 탄생되기도 했다. 수십 년 전만 해도 산에서 야생도라지를 채취해서 먹었지만 약용 및 식용으로 도라지에 대한 수요가 급증하면서 밭에 조밀하게 도라지 씨를 파종해 두었다가 일정 크기가 되면 출하해 농가소득원이 되기도 한다. 근자에는 월동준비의 하나로 가정집마다 약용 도라지를 구입해서 씻어 말리거나 상업적인 장소에서 달여 약용음료로 마시는 사례를 흔히 접할 수 있다.

78

캐모마일

Chamomile;
Camomile

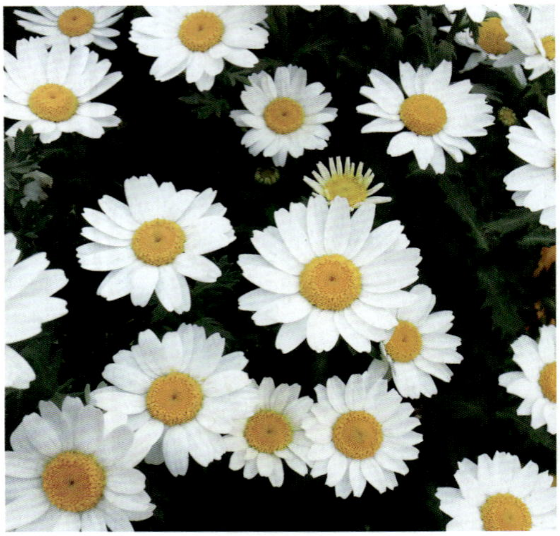

Chamomile

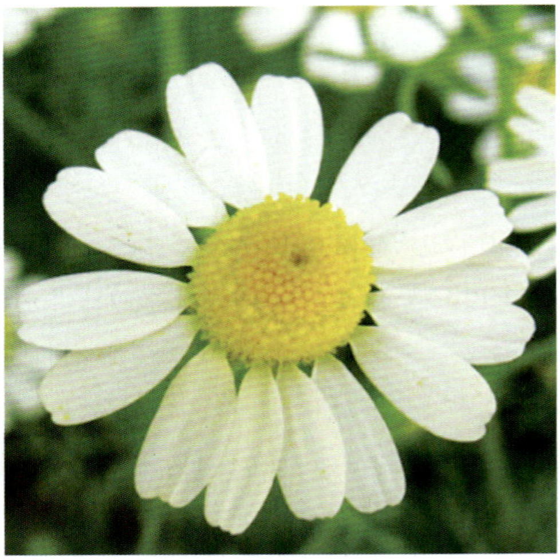

German Chamomile

캐모마일(Chamomile)은 마트리카리아 카모밀라(Matricaria Chamomilla) 또는 카밀라(Kamilla)라고도 하는 데이지꽃 종류의 일반 명칭이다. 캐모마일에서는 은은한 사과향이 나므로 땅의 사과(earth apple)라는 학명(chamaimelon)을 지닌 달고 신맛이 나는 허브(Herb)이다.

캐모마일(Chamomile)은 유럽과 북아프리카 원산의 다년생 식물이지만 아시아에서도 자생하는 국화과(Asteraceae)의 일년초로 일본 등지에서는 저먼 캐모마일(German Chamomile: 일본명 가미쓰레)이 많이 이용되기도 한다.

이 허브(Herb)는 꽃과 잎이 차나 요리에 자주 사용되므로 허브차(herb tea) 하면 캐모마일 꽃차가 가장 먼저 떠오를 정도로 차로 많이 활용되고 있고 유럽에서는 허브차의 대명사로 통용될 정도이다. 이 허브차(herb tea)는 흥분을 가라앉히거나 진정시키는 작용, 진통, 소화기계의 조화나 기능 촉진, 피로회복 효능으로 감기나 불면증에 대한 효과 등 많은 약리적 작용으로 편안함을 주며 숙면에 좋은 허브차로 세계적으로 애호되고 있다.

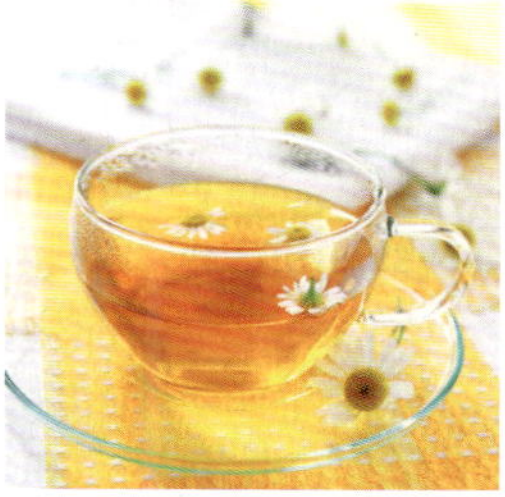

캐모마일이 들어가는 요리로는 카모밀라라는 소스가 유명하다. 또한 캐모마일의 줄기는 보온성 목욕제로도 이용되며 특히 이것이 피부진정을 돕고 상처나 습진 등의 가려움증을 억제하는 약제적 효능이 있어 미용제로도 가치가 있다.

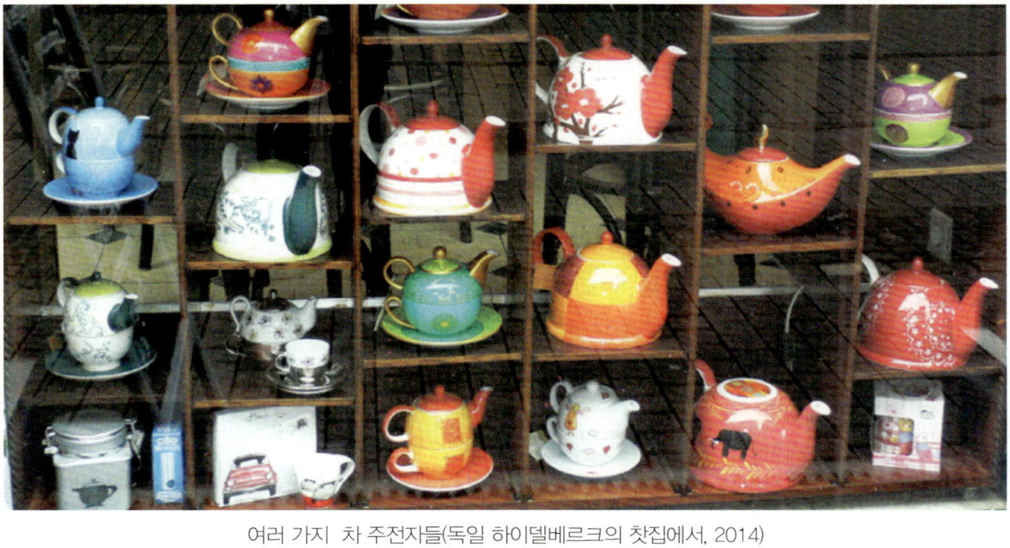

여러 가지 차 주전자들(독일 하이델베르크의 찻집에서, 2014)

79

생명나무 열매, 아사이베리
Acai Berry

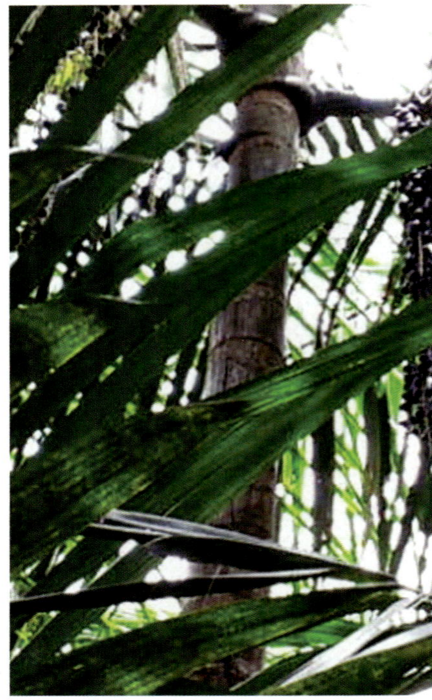

아사이베리는
생명나무의 열매로 불린다.
원주민에게 이 야자열매는
곧 치료제이자 자양강장제이므로
힘과 건강을 주는 생명나무인 것이다.
그러므로 이것은 슈퍼푸드이며
젊음을 주는 묘약이 되는 것이다.

아사이베리(Acai Berry)는 브라질 아마존강 어귀의 고지대 열대우림(rain forest)에서만 생장하는 아사이 야자나무의 열매를 말한다.

한 그루의 나무에서 대량의 열매가 생산되는 아사이열매 대부분은 단단한 씨앗으로 이루어져 있고 식용가능한 부위는 약 10% 내외뿐인데 그것도 당분함량이 적어 약간 텁텁하고 맛이 없다. 그러므로 대개는 당분함량이 높은 맛있는 과일과 함께 음식이나 음료로 이용되며 인기 있는 디저트 메뉴들이 앞 다투어 개발되는 형편이다. 뽀뚜아사이나 하사이볼 등은 아사이베리를 이용하는 전문 요리메뉴이며 이를 취급하는 점포명이기도 하다.

이처럼 아사이베리가 슈퍼푸드로 불리는 이유는 이것이 함유한 성분 중에 비타민, 칼슘, 철분 등의 다양한 영양소 및 껍질에 함유된 다량의 안토시아닌과 폴리페놀 등으로 인해서 세계적인 건강식품으로 주목받고 있기 때문이다.

안토시아닌은 노화방지와 암의 주범이라는 유해산소를 없애는 항산화성분이 블루베리나 크랜베리 등 역시 건강에 좋다는 다른 종류의 열매나 과일에 함유된 양보다도 월등히 높기 때문이며 그래서 이 열매가 젊음의 묘약 혹은 슈퍼푸드(super food)로 알려지고 있다.

그런데 아사이 야자나무에서 생산되는 열매는 매우 많아 그곳에서만 생산되는데도 세계적으로 유통이 가능할 정도이다. 최근 우리나라에도 이 열매를 주재료로 한 레시피와 음료 및 요리 매장이 개점을 준비하고 있다. 화려한 색상의 매치와 달콤한 과일 및 고소한 너트들을 믹스하여 향과 맛을 가미한 매력적인 디저트메뉴나 간식조의 음식인 것 같다.

주로 다이어트 식단용으로 공개된 아사이베리주스는 해독주스로 여성의 워너비모델을 앞세운 마케팅으로 피부노화 방지의 항산화성분이 널리 알려지게 되었다.

젊음의 샘이라는 아사이베리의 효능으로 알려진 내용으로는 체중감량, 힘(energy) 증진, 혈액순환, 건강 피부, 튼튼한 심장, 집중력의 강화, 콜레스테롤 감소 및 체내독소 제거 등 열거하기에도 벅찰 정도로 다대하다.

아사이베리는 베리, 분말, 주스 등의 제품으로 시판되는데 구매시 브라질 정부의 공식인증마크(S.I.F.)를 확인하거나 식품의약품안전처 관련 검사필증을 확인한 후에 구입하는 것이 바람직하다.

80 아로니아

Aronia

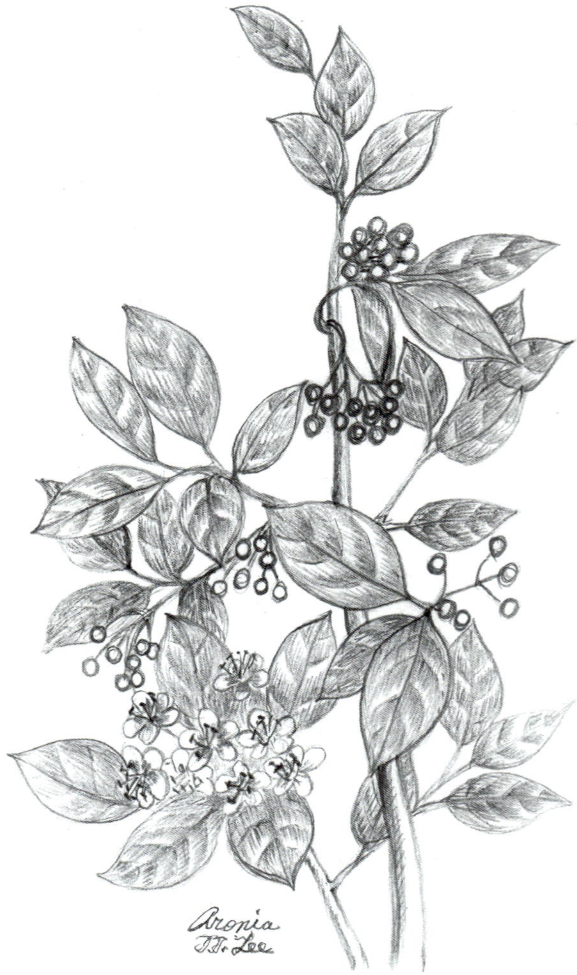

아로니아(Aronia)는 일명 '초크베리(choke-berry)'라고도 하는 허브인데 각각 적색(red), 검은색(black) 및 보라색(purple) 등 열매의 색상에 따라 그 이름도 '레드 초크베리', '블랙 초크베리', '퍼플 초크베리' 등으로 부르지만 역시 모두가 아로니아이다. 아로니아는 북미 원산의 장미과 다년생 목본(Aronia elanocarpa)이며 그 열매는 신맛이 나고 채과 직후에는 떫지만 열매류 중 안토시안 함유량이 높아 항산화작용은 물론 함암, 노화방지 및 시력개선 등 건강에 탁월한 효능이 있어 입소문과 함께 아로니아를 왕의 열매(King's berry)로까지 불리게 하고 있다. 식용 및 약용 목적으로 활용되는 아로니아(Aronia)는 관상수로 개발될 여지도 있지만 특히 추위 등으로 인한 열악한 재배환경을 견디는 강인한 생장력이 있어 농가 소득작물로서 손색이 없다. 생산원가 절감과 재배가능성에 대한 기대감을 증대시켜 준다는 점에서 경제작물로 주목받을 만하고 생산과 보급에 대한 전망을 밝게 해준다.

마침 범국가적인 농업혁신과 농민소득 향상을 지향한 농업의 6차산업화의 기치가 거센 현재 지역경제 활성화 차원에서도 농업의 니치마켓 개발은 절실해지고 있다.

6차산업화 농정의 요체는 관련분야의 시너지를 극대화시켜 줄 생산기반 융복합형 농업모형 개발전략이다. 성과극대화의 방정식은 곧 생산원가 절감과 시장개발을 통한 수입증대 및 비용절감을 이끌 혁신적인 노하우가 관건이다.

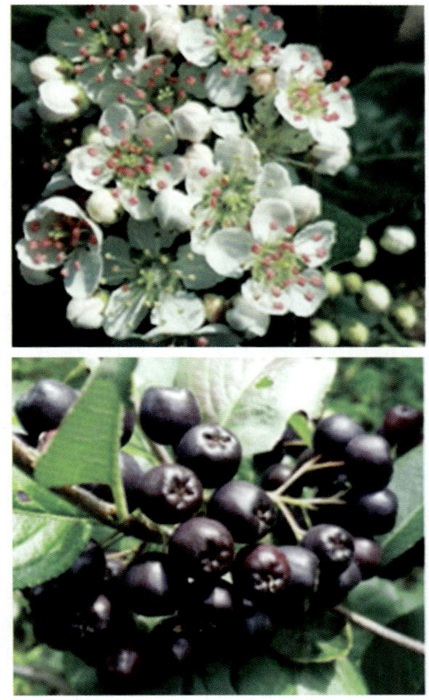

아로니아는 5월경에 개화하고 8~9월경에 열매를 채과한다.
(강원도 화천에서, 2015)

현대인들의 건강과 삶의 질에 대한 관심은 추세적 현상이고 소비자들은 약리적 성분과 심신 치유 역량 및 효능에 대한 신뢰감 확보차원에서 제품에 대한 계량적 정보를 통하여 구매의사를 결정하게 된다. 미용, 건강 등 허브의 본래적 기능도 이런 경험과정의 축적으로 신뢰도가 구축될 때 허브의 진가도 급격히 확산될 것이다.

현재 아로니아는 네덜란드가 세계 1위이고 우리나라에서는 강원도 화천, 인제, 충남 서산 등 몇 군데를 중심으로 농가소득 시범사례화되면서(중앙일보, 2015.6.9, 21면) 소득작물에 대한 벤치마킹도 증가될 만하다.

채과 직후 아로니아(블랙 초크베리)는 타닌성분으로 떫지만 숙성을 거쳐 주스, 잼, 샐러드로 이용된다. 하와이 등 아열대 지역에서 아사이베리를 이용한 음료수나 아이스크림 사업이 세계적 인기를 얻고 있음을 볼 때 아로니아를 활용한 외식사업개발도 개발될 여지가 크다.

81

블랙커런트

Black Currant

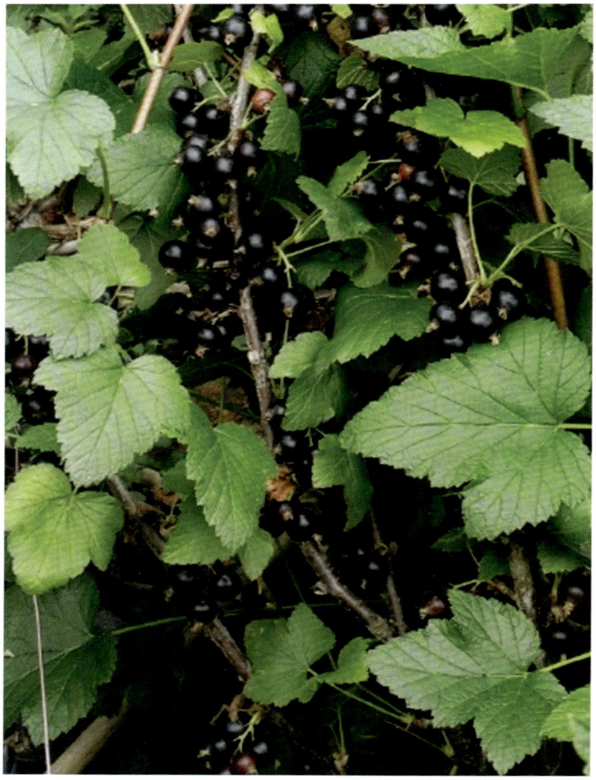

블랙커런트(Black Currant)는 특히 시력저하 등 항산화 효과 등으로 건강에 월등한 효능을 가진 것으로 알려지면서 베리계의 왕이라고까지 하는 웰빙 허브이다.

블랙커런트(Black Currant)는 양까막까치밥나무 혹은 검은송이물앵도나무라고 하는 쌍떡잎식물 장미목 범위귀과의 낙엽관목에 달린 열매로 일명 카시스(불어 Cassis)베리, 검은송이수구리, 혹은 물앵도라고도 한다. 붉은색과 검은색의 열매 중 검은 커런트는 중앙아시아 원산의 니그룸(Nigrum)종으로 폴리페놀 성분이 많아 이탈리아 수도원 등에서 개발되었던 피부약재용 허브처럼 아토피 등 피부염 치료에 사용된다. 이 열매는 풍부한 칼륨, 마그네슘, 철분, 칼슘, 비타민 외에도 비타민 A가 많이 함유돼 저하된 시력회복에 탁월하며 함유된 다량의 안토시아니과 폴리페놀 등 항산화 효능(antioxidant activity)이 알려지면서 항노화 웰빙의 건강식품으로 주목받으면서 생과일규스용 식재료 및 잼과 젤리재료로도 활용되며 나무껍질도 약재로 이용된다.

국내에 도입된 외국소과류 중 면역과 치유 효능 및 함유성분의 우수성은 식품의 틈새시장(niche market)을 겨냥한 새로운 고속득작물로서 농가소득이나 관련사업 성과에 대한 기대감으로 인해 입소문을 타고 재배 및 이용이 확산되는 추세이다. 블랙커런트 도입 및 재배의 선두지역으로는 파로후 등으로 일교차와 습도조절이 잘 되는 강원도 화천을 위시해서 전라도 순창과 장성, 충북의 옥천 등지가 있다. 병충해와 한파에 강한 블랙커런트는 특히 실패율이 적은 작목으로 평가된다(파이낸셜뉴스, 2014.8.9.).

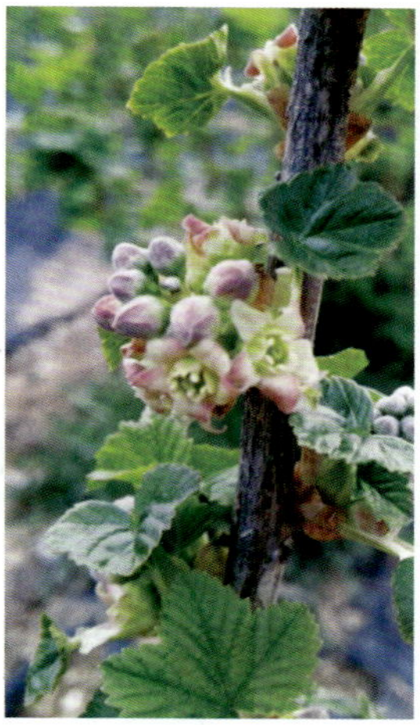

이 나무의 원산지는 뉴질랜드와 북서부 유럽으로 내한성 관목이다. 성장하면 1미터에 달하며 7~8월에 숙과되는 열매는 약간 쌉쌀하고 향긋한 향이 강하며 톡 쏘는 듯한 맛, 신맛과 함께 과즙도 많다.

(강원도 화천 건능골에서, 2015)

치열한 경쟁환경에서 성공한 식재료와 식품사업 배경엔 웰빙라이프를 추구하는 현대인 선호의 건강-미용-항노화(anti-aging)-레저지향성과 시장성을 고려한 지역특화 로컬푸드개발과 육성전략 적중으로 창출된 관광-농업 간 융복합 시너지효과도 적지 않다. 작물재배와 다차원의 산업화기술보급을 근간으로 한 정책지원이 식품테마 지역축제 및 상품마케팅 개발을 촉진해 지역경제활성화 주도의 기대감도 크지만 무엇보다도 급변하는 고객가치 파악을 통한 경쟁우위 작목, 상품, 판촉에 대한 지속적인 발굴과 타당성 평가의 상시체계화가 절실하다.

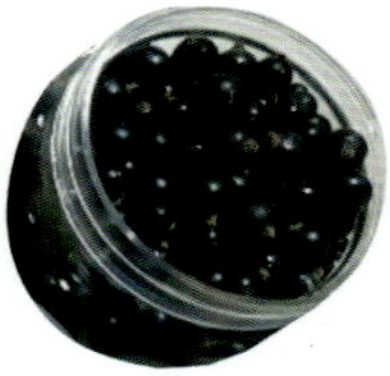

82
돼지감자
Helianthus Tuberosus

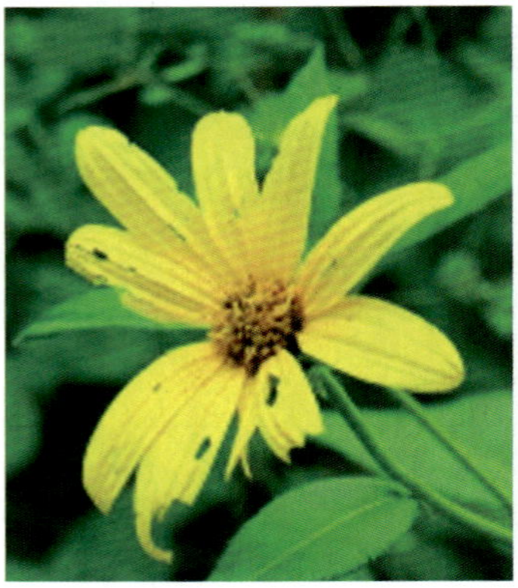
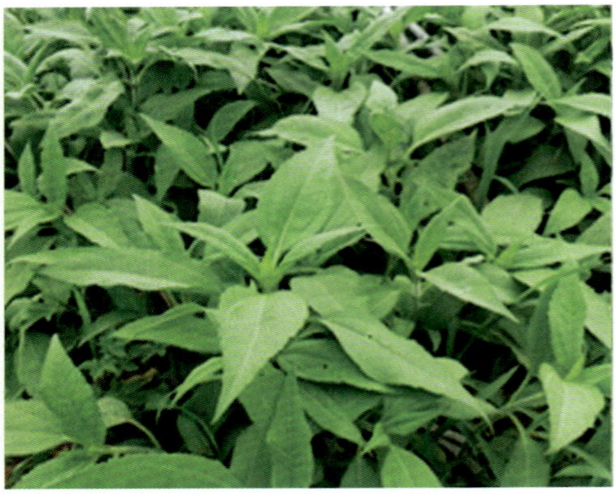

돼지감자(Helianthus Tuberosus)는 17세기 이후 우리나라에 전래된 북아메리카 원산의 해바라기속(Helianthus) 쌍떡잎의 귀화식물로 큰 키와 가을에 개화하는 노란 꽃은 해바라기와도 비슷하다.

들판과 야산 등지에 자생하는 돼지감자는 일명 뚱딴지(Jerusalem artichoke 혹은 Sunchoke)라고도 하는데 최근엔 차로 많이 복용되고 있다. 뚱딴지(Jerusalem artichoke)는 초기에 늦게 자라다가 5월 하순부터 성장이 왕성해지는데 천연 인슐린이라 불릴 정도로 풍부한 이눌린 함량으로 당뇨에 대한 효능이 알려져 전에는 먹지도 않던 돼지감자의 인기가 급상승했다.

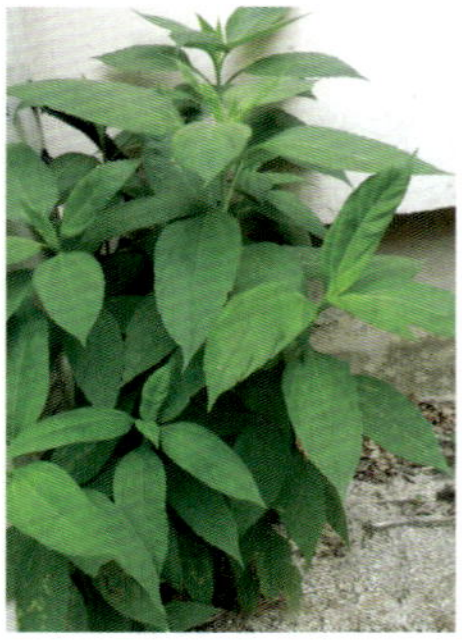

식이섬유도 풍부해 배변과 다이어트에 좋고 중성지방 제거에 효과적인 웰빙식품으로 선호되면서 전과 달리 거래도 많이 된다. 번식력과 강한 생명력으로 들판에 심어두거나 자생하는 것을 그대로 채취해 먹을 수 있다. 돼지감자는 날로 깎아 먹기도 하고 삶아 먹을 수도 있으며 흔히는 볶아서 차로 많이 이용되고 있다.

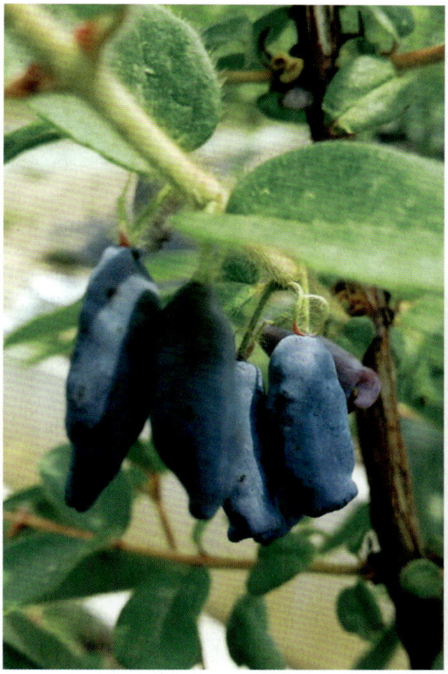

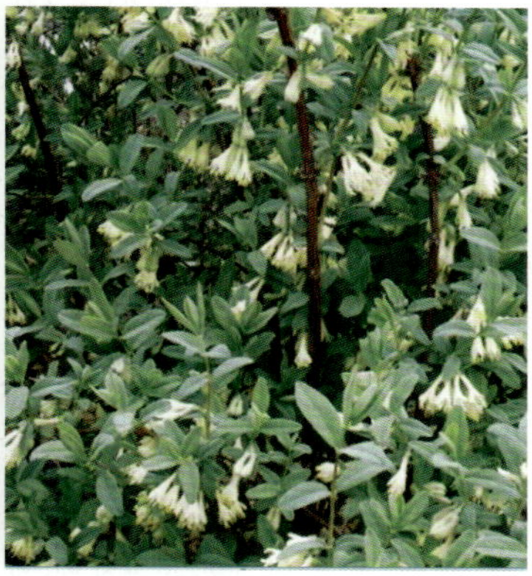

83

허니베리

Honey Berry

허니베리(Honey Berry)는 댕댕이나무라는 인동과의 낙엽활엽관목으로 허니서클(Honeysuckle, Blue-berried)이라고도 한다.

이 열매는 블루베리와 유사한 색상으로 블루베리 허니서클(Blue-berried Honeysuckle)이라고도 하는데 그 맛은 쌉쌀하면서 매우 향긋하여 생과일 주스로 많이 이용된다.

강원도, 함남북, 동시베리아, 사할린 등 고산지대의 추운 기후대에서 자생하는 내한성이 강한 식물로 노지월동도 가능하다.

현재 강원도 화천이나 충남 청양에서도 수확이 가능해 아직은 주문판매로 거래되는 상황이다. 성장한 댕댕이나무는 12.5~2미터 높이로 자라며 고산지대와 보습성이 좋은 토양과 양지에서 잘 자란다. 이 나무에 착과되는 기능성의 기다란 원통형 열매를 허니베리 혹은 스위트베리 허니서클이라고 하는데 다량의 항산화물질과 안토시아닌을 함유해 간기능치료제로 인정받는다고 한다. 대량생산만 가능하다면 건강기능식품으로 개발될 여지가 크다고 보여진다.

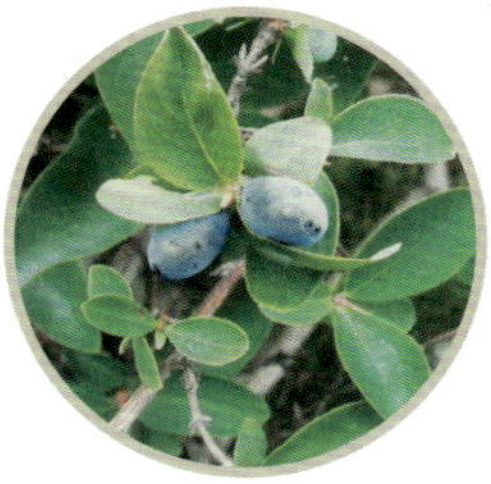

백두대간
야생 댕댕이나무

84
문관나무
Xanthoceras Sorbifolia

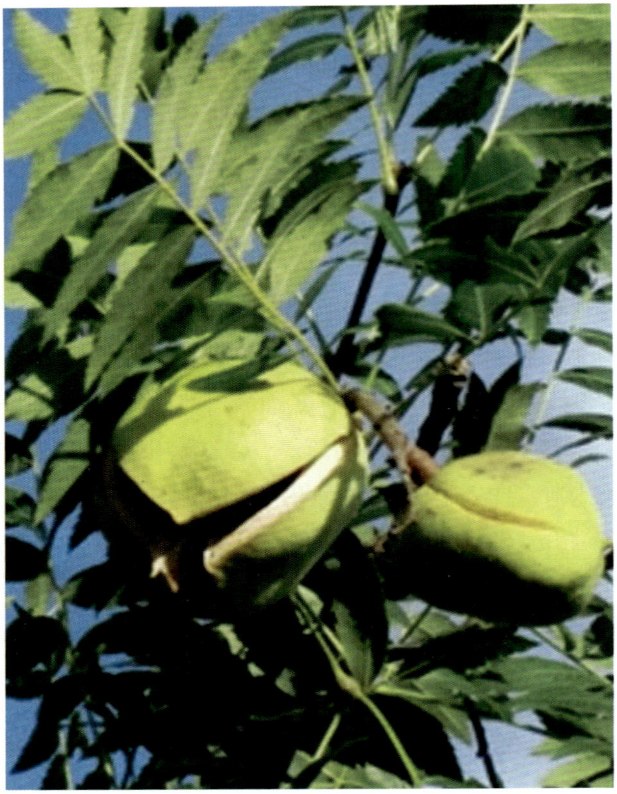

문관나무(Xanthoceras Sorbifolia)는 잎이 마주나는 낙엽활엽교목으로 생긴 모양과 성분중심의 명칭인 기름모과나무 혹은 기름밤나무로도 불리며 어린잎, 꽃, 문관과라는 핵과가 식용으로 이용된다.

문관나무의 잎은 흡사 마가목엽과도 유사한데 기름밤나무는 봄철 5~6월에 긴 화서에서 피는 화려하고 풍성한 문관과꽃 혹은 기름밤나무의 꽃이 지면서 그 자리에 문관과가 착과된다.

이 과일이 흡사 밤송이나 모과 모양과 크기가 유사한 녹색의 문관과는 삭과로 착과되므로 숙과되면서 저절로 밤송이처럼 벌어지는데(사진 참조) 대종피(겉껍질)와 종피(속껍질) 제거 후 그 안에 들어있는 딱딱한 핵과 형태의 종자를 얻는다. 종자는 주로 향미가 우수

삭과(蒴果)란?

열매의 내부가 여러 칸으로 나뉘어 있고 각각의 칸 속에 많은 종자들이 들어 있는 열매의 구조를 말한다.

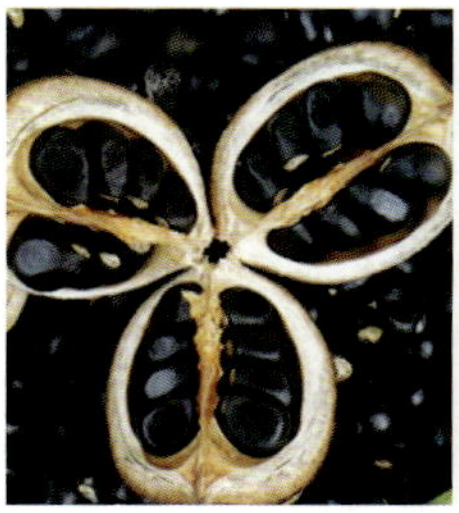

문관과의 쪼개진 삭과 모양

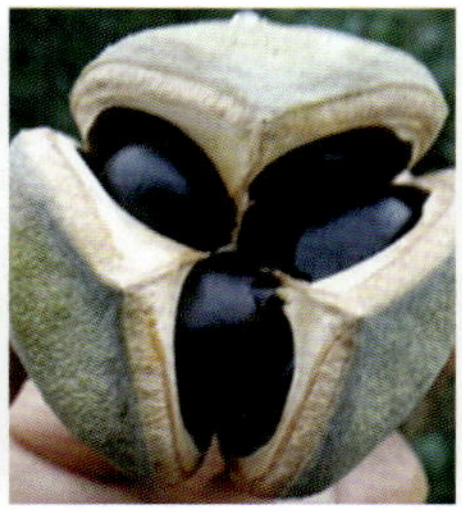

문관과나무에 달린 삭과

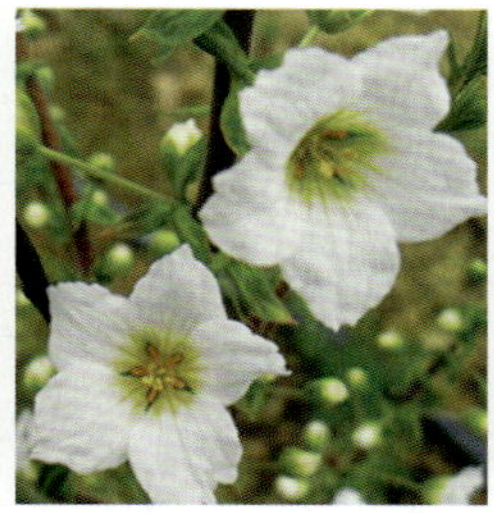

아름다운 문관과꽃 모양

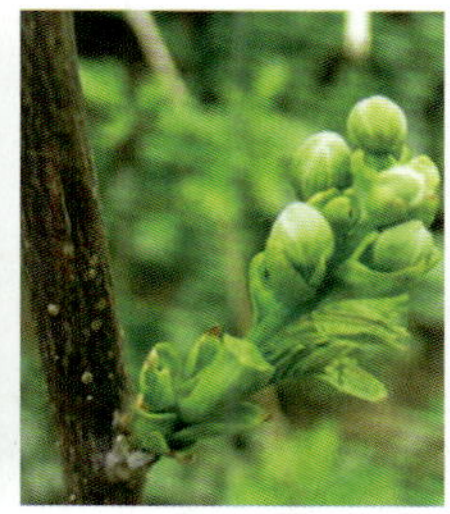

문관과의 꽃봉오리

한 종자유(Xanthoceras sorbifolia Seeds Oil) 생산에 이용되는데 이 씨앗기름의 기름성분 속에 포함된 고함량의 불포화지방산이 인체건강에 미치는 유익한 효능 때문에 웰빙 식용유로 귀한 대접을 받는다. 아토피피부염에 대해 효능관련 연구도 발표(정혜정, 문관나무종자유가 아토피피부염에 미치는 영향, 2-14)되는 등 로하스에 대한 대중적인 인식과 더불어 향미 좋은 식용유와 그 효능을 중심으로 문관나무와 종자유가 일반에게 알려지기 시작하는 단계이다. 당초 이 나무는 친환경 연료로의 사용가능성에 착안해서 기름밤나무로 명명된 만큼 이에 대한 가능성 연구와 더불어 밀원수로 꿀 생산에도 적합하지만 긴 화서에 달린 화려한 꽃들 때문에 정원 조경용 유실수로서 매우 재배전망이 밝은 수종이란 점에서 연구여지가 크다고 보아진다.

85
은행
Ginkgo

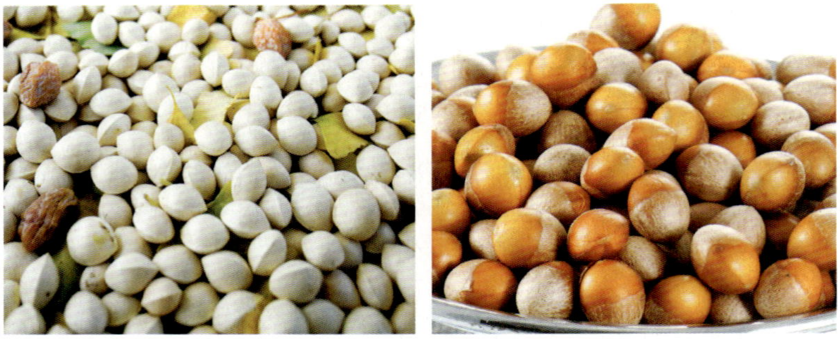

은행

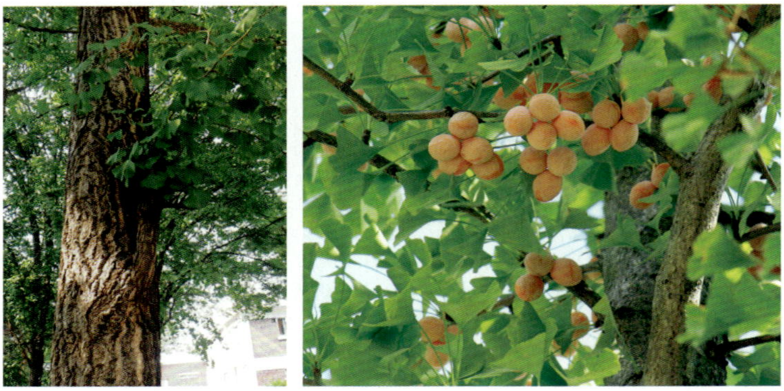

은행나무(左)에 은행이 달린 모양(右)

은행(Ginkgo)은 고급 한식에 자주 등장하는 열매이다.

신선로나 술안주 혹은 갈비찜 등의 요리를 할 경우에는 은행의 맛과 향을 이용하기도 하고 은행 그 자체를 안주 등으로 이용하기도 한다. 은행은 폐질환 등에 좋다고는 하나 날 은행에는 독소가 있어서 익혀 먹으면 관계 없지만 일정 양 이상의 날 은행을 먹으면 독소가 커질 수 있고 특히 어린이에게는 좋지 않으므로 이 점에 주의해야 한다. 아열대지방의 토란이 주식이지만 독소가 있어서 결석증상에 해가 올 수 있으므로 상당시간 날 토란을 물에 담갔다가 사용하거나 익혀서 먹으면 문제가 되지 않는 것과도 비견될 만하다.

86

실백

Pine Nut

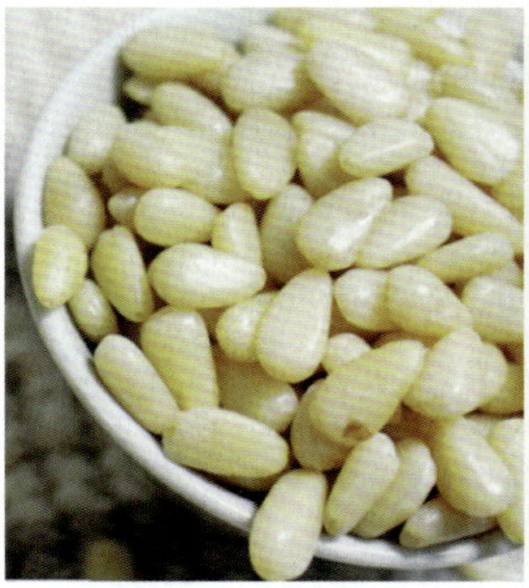

탱글탱글한 질 좋은 송자

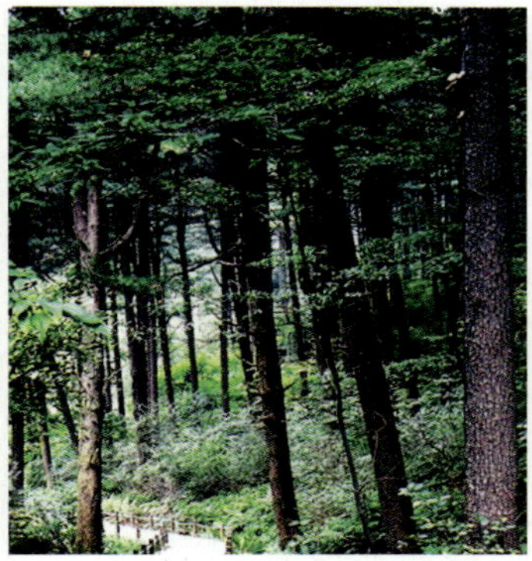
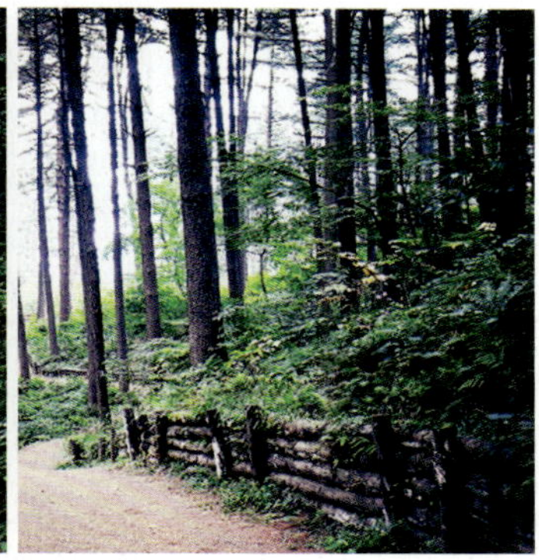

가평 축령산 잣나무숲길

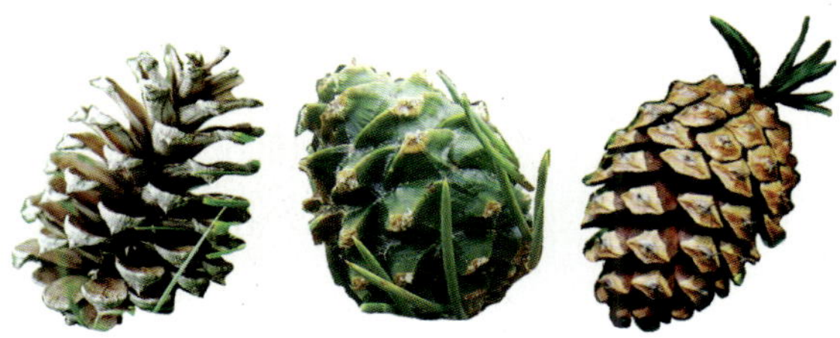

잣(Pine Nut)은 백자, 송자 또는 실백이라고도 한다. 솔 향의 맛과 향이 좋아 천연 기호식품으로도 많이 이용되어 왔지만 특히 그 영양소와 건강에 대한 영양강장제 중심의 효능도 좋아서 인기 있는 요리재료로 이용되고 있다. 한과, 떡에 넣기도 하고 음식 꾸미는 데 이용하기도 하지만 전통적으로는 식혜나 수정과 등 전통음료수에 몇 개 띄우면 운치도 있고 향미도 더해지는 귀한 재료로 가지런히 놓기도 하며 실백가루를 내어 살짝 뿌리기도 한다. 잣송이는 채취 후 말려서 두드리면 그 속에서 잣알들이 쏟아진다. 우리나라 잣의 주산지(전국 생산량의 40% 이상)는 경기도 가평군이고 품질 좋은 잣은 이 행정지역의 상징성을 띤 군목으로 지정되면서 특산물의 홍보 겸 축제도 매년 개최되고 있다.

87

오미자

Schiazandra;
Schisandra Chinensis

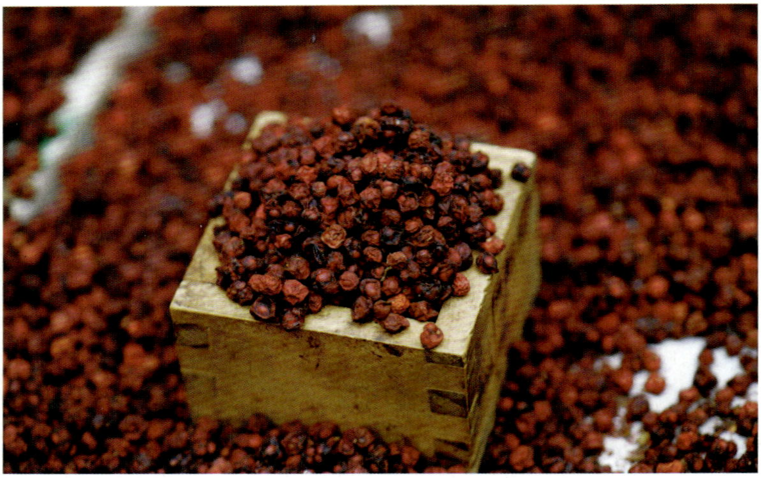

오미자(Schiazandra)는 달고 시고 쓰고 짜며 매운 다섯 가지 맛이 나는 열매란 뜻으로 오미자(五味子)라고 불린다.

극동아시아지역인 우리나라와 일본, 중국 등지에서 생산되는데 오미자의 종류는 산지에 따라 다소 차이를 보여 북쪽에서 나는 오미자를 그냥 오미자라고 하거나 북오미자라고 하며 흑오미자나 남오미자 등은 남부 혹은 제주도 지방에서 많이 생산된다. 가을에 채과되나 과육이 여려서 오래 보관할 수 없으므로 전국 각지에 주문배송하거나 설탕이나 꿀에 달이거나 과육을 말렸다가 우려서 사용하게 된다. 특히 더운 여름철 청량감 있는 천연주스로서 진홍색의 색감과 맛이 어우러져 많이 애호하는 허브이면서 주스재료가 되고 있다. 한식에서는 원소병, 떡수단 등에 흰 꿀물을 쓰지만 아름답게 하려면 그 대신에 오미자를 분홍색으로 달게 우린 물을 사용할 수도 있다.

오미자는 진해거담에 효능이 있고 심장을 강하게 해주는 강장제로 사용할 수 있다.

88

부추

Chinese Chives

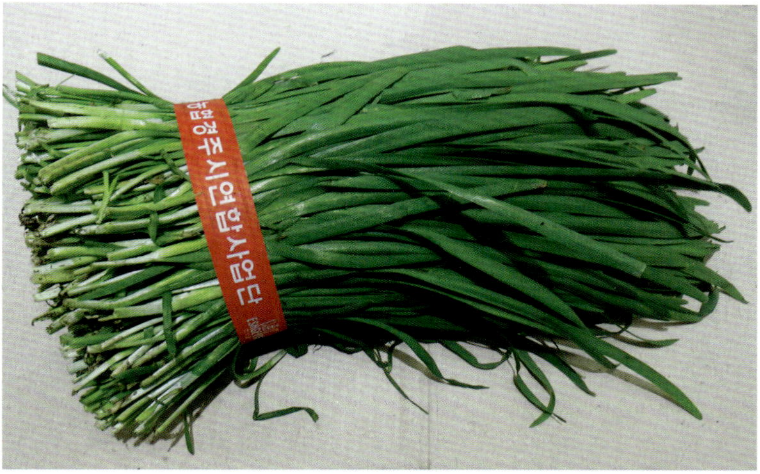

여러해살이 초본인 부추(Chinese Chives)는 녹황색 채소로 비타민 A와 C 등의 함량이 높고 칼슘이나 철분 섭취원으로도 좋다. 신선한 맛과 향이 좋아서 생으로 사용하거나 익혀서 이용한다. 각종 요리에 파, 마늘, 양파 못지않게 많이 들어가는 향채로 특히 한국, 중국 요리에 많이 이용되고 있다. 부추는 잎이 연할 때 베어서 사용하면 또다시 새순이 돋아나 자라므로 몇 번이고 이용할 수 있는 고로 재배와 출하가 매우 편리한 식물이다.

89

타이바질

Thai Basil

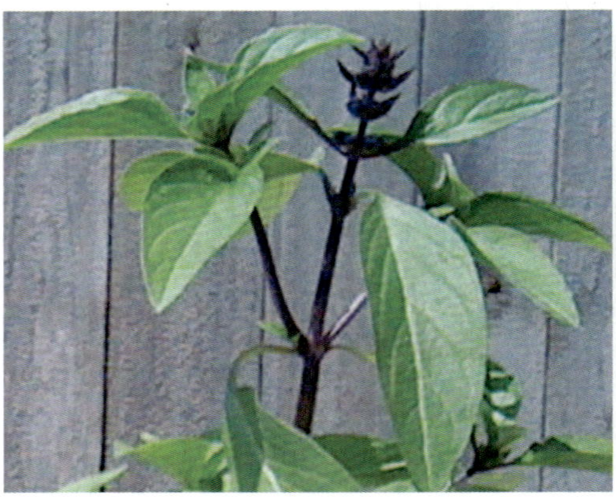

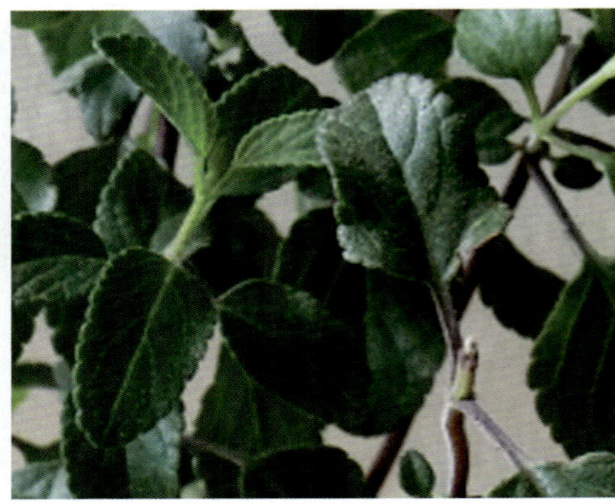

타이바질(Thai Basil)은 동남아시아 원산의 바질로 줄기가 보라색이고 꽃도 보라색이며 스위트바질에 비해 잎도 더 좁고 단단하고 작지만 동남아시아 전역에서 광범위하게 이용되는 허브이다. 이것은 아니스(Anise)나 감초(Licorice)와 같지만 그보다 맛이 약간 더 강하고 이 바질의 독특한 특성 때문에 이 지역에서 경작되고 있다. 열을 강하게 해도 비교적 온도에 안정적인 점은 열에 약해서 항상 생 잎으로 먹는 녹색의 스위트바질(green sweet basil)과는 다른 점이라 하겠다. 이것은 타일랜드의 전통요리인 똠양꿍(Tom Yum Goong), 팟타이, 가이크라파오(Thai Chicken Basil) 등의 조리에도 넣는다. 그러나 이것 대신에 타이파슬리인 실란트로(Cilantro)를 이용하기도 한다. 실란트로는 코리앤더(Coriander)라고도 한다.

90
레몬그라스
Lemon Grass

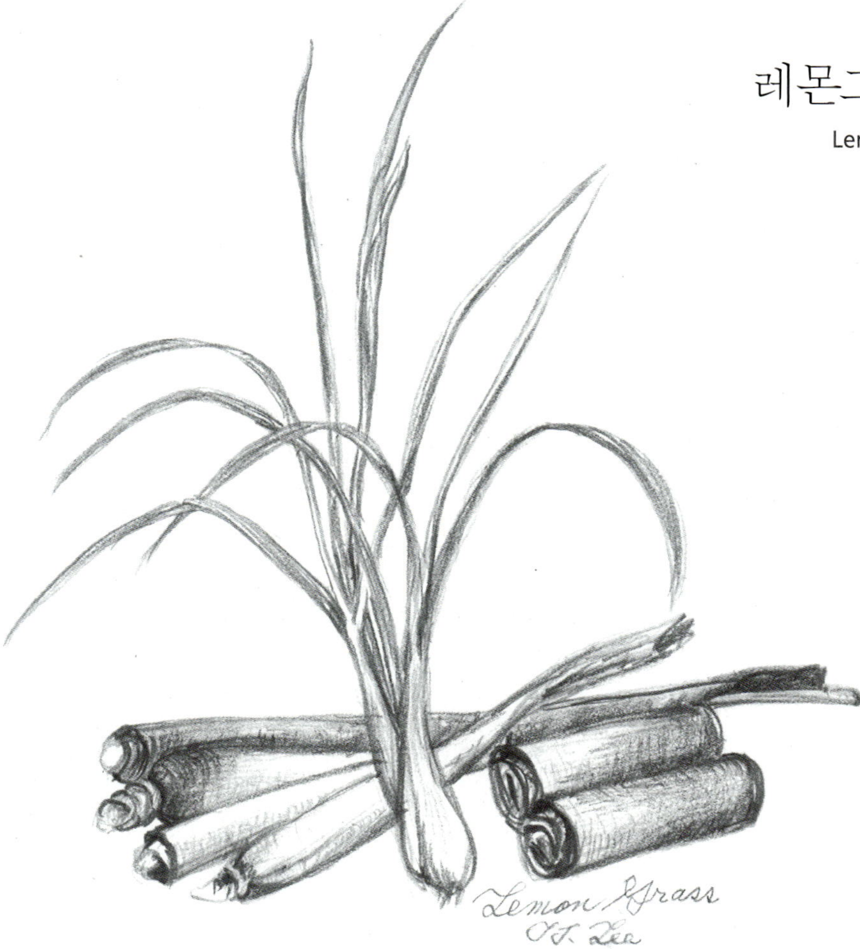

레몬그라스(Lemon Grass)는 레몬향이 나는 부드러운 억새와 유사한 허브이다. 식용으로 이용할 경우에는 억새 같은 잎사귀들을 제거하고 밑둥부분만 사용한다. 흰색의 밑둥부분이 수프, 소스나 닭고기나 생선요리에 이용된다.

세계적으로 인기 있는 태국의 전통 수프인 똠양꿍에도 레몬그라스가 들어간다. 레몬그라스는 얼핏 보면 풀 같지만 레몬과 같은 향이 나기 때문에 식용 및 약용 허브로 재배되는 건 다른 초본들과 다를 바가 없다.

91

샐러드브루넷

Salad Brunet

샐러드브루넷(Salad Brunet)은 여러해살이 초본으로 원래 유럽과 북아프리카 및 중동 서남부에서 자랐지만 귀화식물로 북미에 많다. 옅은 오이향이 나고 요리에 따라서는 민트용으로 사용할 수도 있다. 이 샐러드브루넷은 샐러드나 샐러드 드레싱에 이용하는데 시들면 쓴맛이 나므로 어린잎을 사용한다. 우리나라에서는 본 적이 없지만 북미에는 야생으로 많이 자란다.

92

달래

Wild Chive

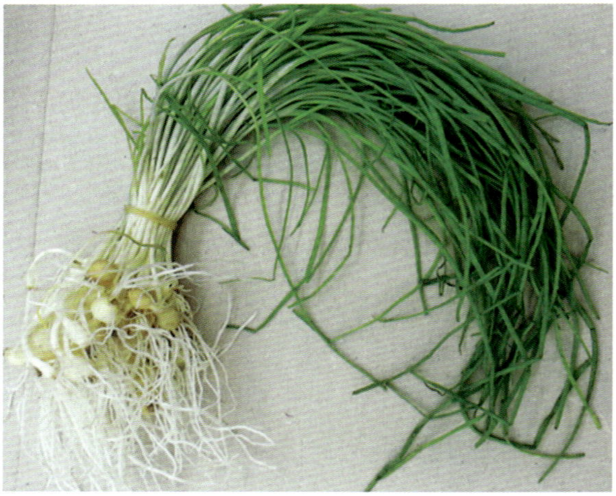

원래 **달래(Wild Chive)**는 우리나라의 산야에서 자생하는 다년생 초본 허브이다. 그러나 이것을 채취하여 집에서 길러 이제는 야생의 달래를 이용하는 것이 아니라 겨우내 하우스에서 재배한 달래가 이른 봄에 시장에 출하되고 가격도 좋게 형성되어 거래된다.

우리나라에서 봄철 입맛을 돋우는 데 많이 이용되는 채소로 농가에서는 달래를 재배하기도 하고 고가인 달래씨를 생산하기 위해 달래농사를 짓기도 한다.

93

솔잎

Pine Leaves

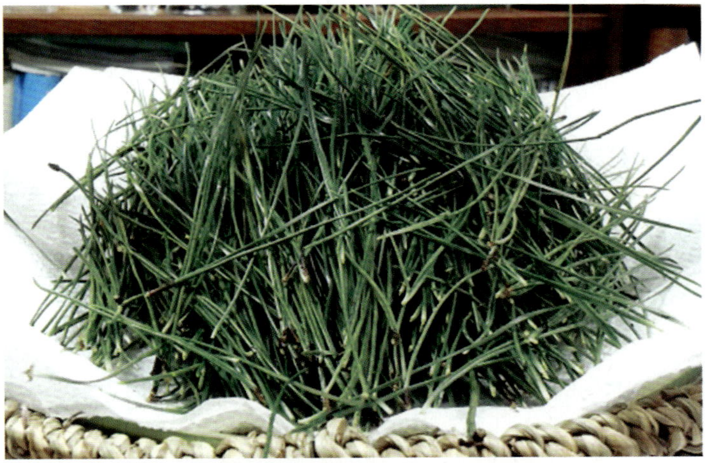

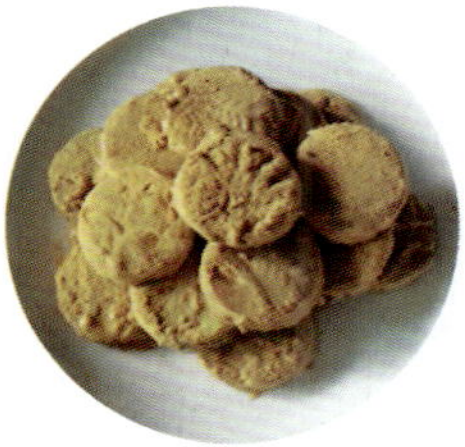

송화다식(송홧가루다식)

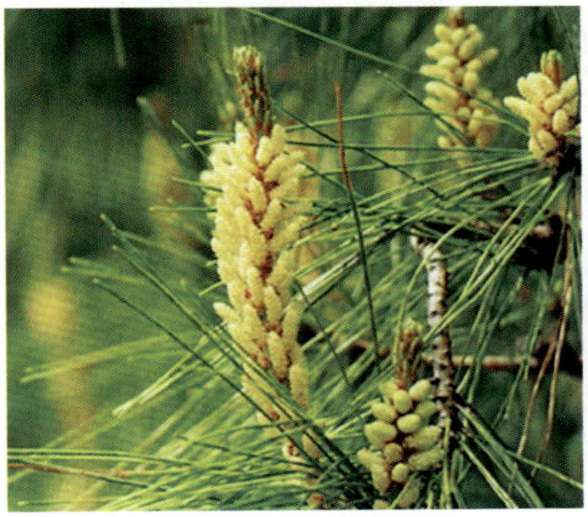

소나무에 핀 송화

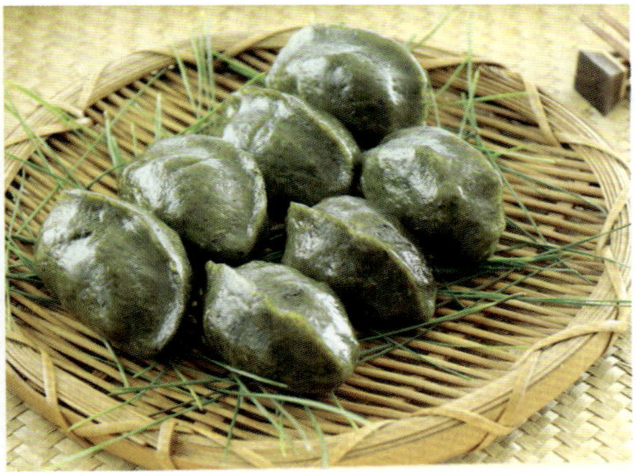

송편과 솔잎

솔잎(Pine Leaves)은 떡을 찌거나 할 때 향을 위해서 이용된다. 특히 송편은 솔잎을 깔고 찌기 때문에 붙여진 이름이고 실백을 술안주로 만들 때에도 솔잎을 이용한다. 솔의 꽃인 송홧가루를 채취해서 깨끗이 씻어 건조해 보관했다가 꿀이나 갱엿을 녹여 송홧가루와 섞어 되게 반죽한 다음 전통문양의 다식틀(판)에 찍어 다식을 만들 때 사용한다.

94

더덕

Codonopsis Lanceolata; White Ginseng

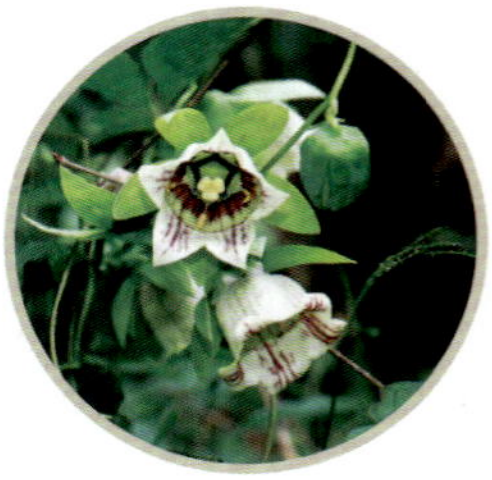

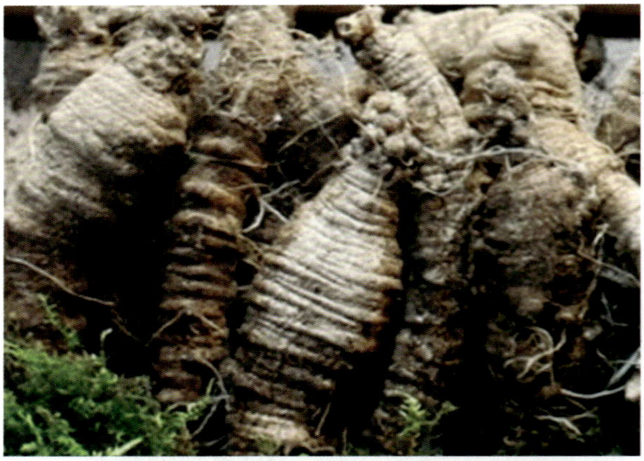

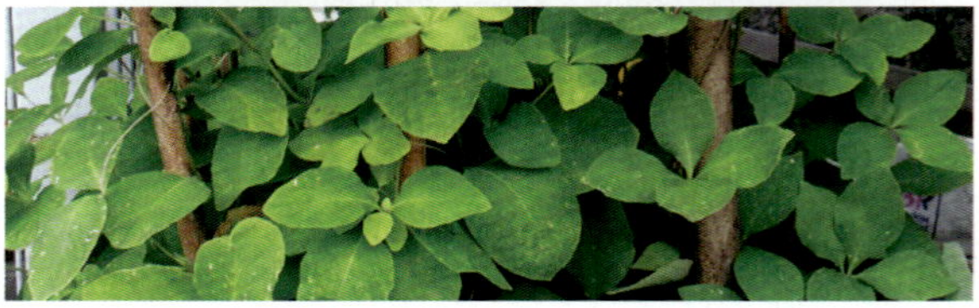

더덕 뿌리(위)와 더덕 잎(아래)

더덕(Codonopsis Lanceolata)은 사삼(沙蔘: Codonopsis) 또는 백삼(White Ginseng)이라고도 하며 숲속에 자생하는 다년생 덩굴 식물로 습도 높은 부엽질 토질에서 잘 생육하며 도라지, 잔대, 인삼과 유사한 모양의 굵은 뿌리를 식용이나 약용으로 쓴다. 철분과 사포닌이 함유된 더덕은 위, 폐, 신장을 위한 치열(治熱), 거담(祛痰), 폐열(肺熱) 제거 효능으로 위, 폐, 신장 강화 약재로만 보는 중국과 달리 우리나라에선 향미가 탁월한 명품약선 건강 식재료로도 귀하게 이용되었다. 더덕무침, 구이, 장아찌, 더덕밥, 더덕주(酒)는 물론 생선이나 육류 특유의 냄새 제거에 효과적인 말린 더덕가루, 엑기스, 정제 등 이용 편의와 수익성을 겸한 식품개발 여지도 크다. 최대의 더덕 산지(전국 유통량의 50% 정도 점유)인 강원도의 대표산지인 횡성은 우수품질의 더덕이 또 다른 명품식재인 한우와 더불어 지방특산물로 명성을 얻고 있다.

Herb · Life

제 4 편

전 세계에 유통되는 향채와 향과

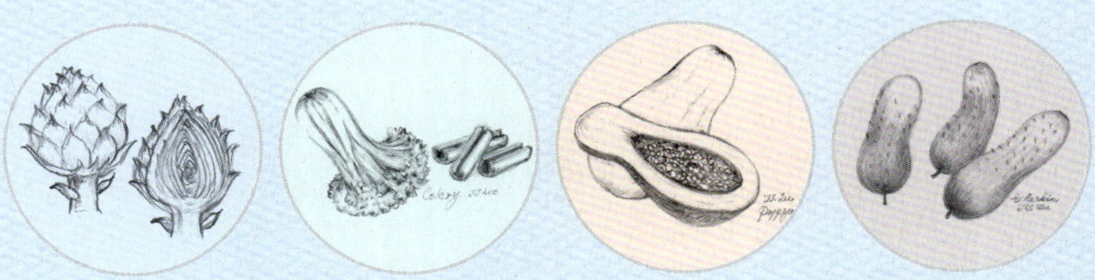

제 1 장

고객만족과 서비스의 시간개념

시간에 쫓기는 현대인들은 대부분 산업사회 근로자로서 직장생활을 하기 때문에 더 이상 음식을 준비하는 데 들일 시간, 체력, 정신적인 여유를 허용하지 않는 생활을 하기 쉽다. 이런 여건에서 전적인 내식 위주의 식생활을 지속하기가 쉽지 않고 가족 누구도 이런 식생활 고수를 주장할 수도 없는 관계에서 생활하는 경우가 많다.

남녀를 불문한 성인들이 직장 근로자들이므로 식사 준비나 식사를 집에서만 해결한다면 자녀나 노인들의 식생활에도 지장이 초래될 수 있고 심신의 피로로 인한 가족들의 스트레스도 문제시될 수 있는 여건이다.

슈퍼나 식료품상도 이런 사회적 변화를 인식하고 식품재료 판매만 하던 종래의 사업패턴에서 새로이 창출되는 수요를 고려하여 다양한 형태의 식품들을 개발하거나 취급하고 있다. 따라서 언제든지 금방 먹을 수 있도록 준비해 놓은 식음료와 과일 등을 다양하게 취급하고 있다. 그중 과일 샐러드나 채소 샐러드 등은 대표적인 품목이 되고 있다.

이제는 가공하지 않은 자연 그대로의 식품재료를 원하는 걸 사업자들은 알고 있다. 그래서 주스도 최대한 천연과즙에 가까운 것으로 준비하고 저장관리하면서 수익성을 추구할 수 있는 길을 모색하고 있다.

1. 어디서나 당장 먹을 수 있는 식품의 판매

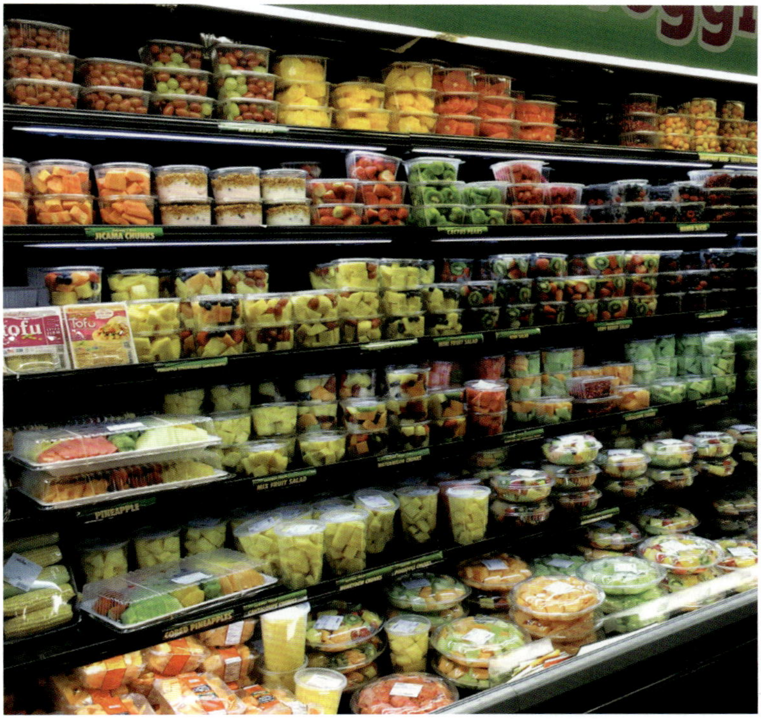

판매대 – Ready to Eat 과일샐러드 상품들이 진열되어 있다.

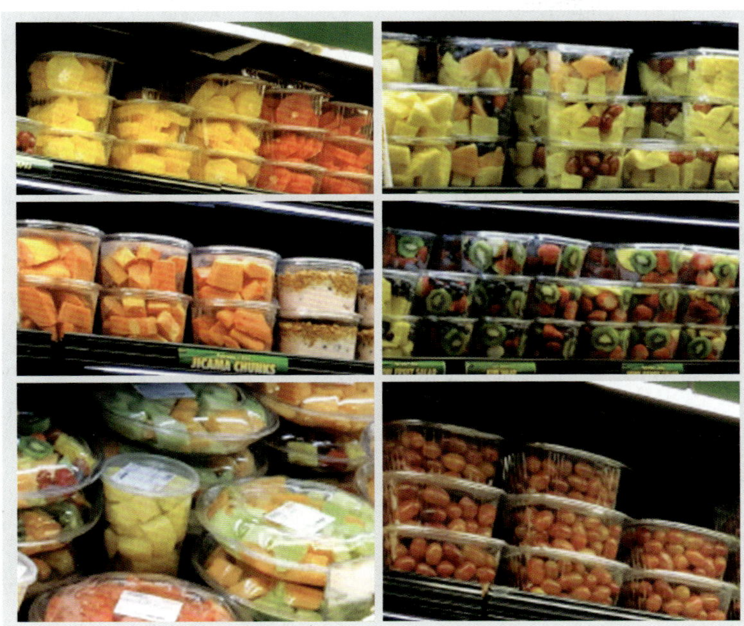

고객을 기다리는 각종 인기과일들이 진열되어 있다.

2. 고객이 원하는 정확한 질, 양, 가격의 과일 판매

식품매장은 고민하지 않고 원하는 팩을 구매함으로써 구매시간을 단축하고 쇼핑을 여유있게 즐길 수 있도록 매장 체류시간을 즐거운 체험기회로 제공하고 있다.

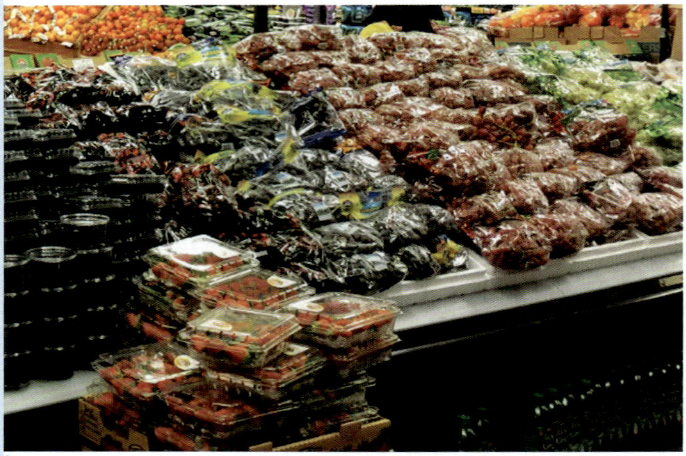

판매대에는 적정한 크기로 포장된 각종 과일들이 눈에 띈다. 고객들이 과일을 직접 만지고 고르는 불편도 감소되지만 과일의 선도관리에도 도움이 되므로 매장의 파손품이나 부패상품을 최소한으로 관리할 수 있다는 장점도 크다. 또한 인건비 절약도 기대해 볼 수 있다.

3. 빅데이터의 활용과 정확한 시장 대응

빅데이터를 통하여 기존고객의 행동경향을 분석하고 고객들이 추구하는 욕구—가령 시간, 편의, 품질 혹은 주로 구매하는 상품—를 비교적 정확하고 용이하게 파악할 수 있게 되었다.

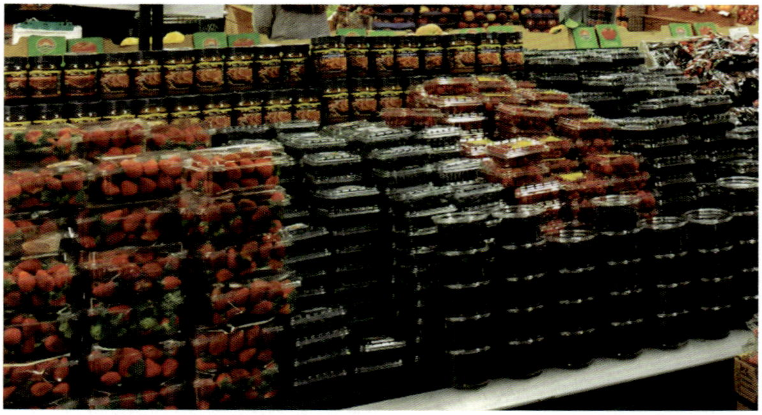

4. 신속한 준비가 가능한 위생적인 식품 판매

현대인들은 준비하는 기쁨보다는 이를 즐기는 기쁨추구자들인 것 같다. 좀 더 시간을 할애해서 주된 체험(peak experiences)에 몰입하고 시간, 노력, 경제력을 투입하려는 경향이다. 그러므로 여행을 떠나거나 일상생활에서조차 그런 삶의 패턴을 놓치고 싶어 하지 않는다. 가정식을 위한 요리가 불가피한 과정이라면 여기에 투입할 시간을 최소화하고 싶어 하는 것 같다.

그러므로 식품재료나 식음료의 생산 및 판매와 관련된 사업경영자들은 근로생활과 개인사로 항상 시간에 쫓기는 현대인들의 시간 절약, 노동력 감소, 즐거운 쇼핑체험 증진 등의 목적에 기여할 수 있는 다양한 정책을 모색하고 있다.

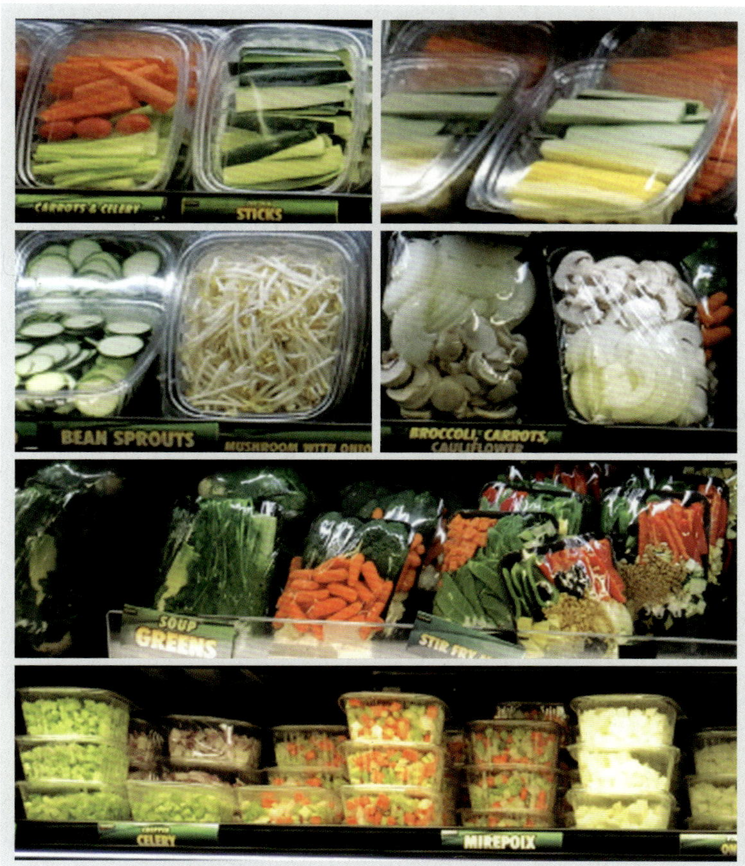

다양하게 준비된 고급형 슈퍼에 준비된 채소들

5. 질 좋고 다양한 상품 개발과 고객만족 경영

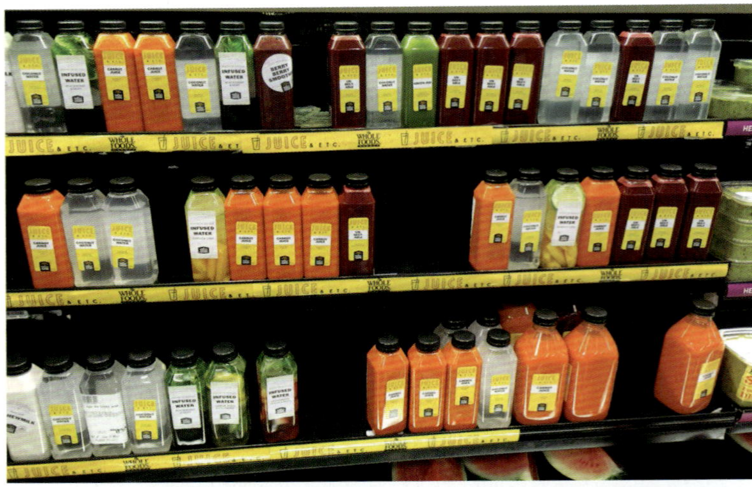

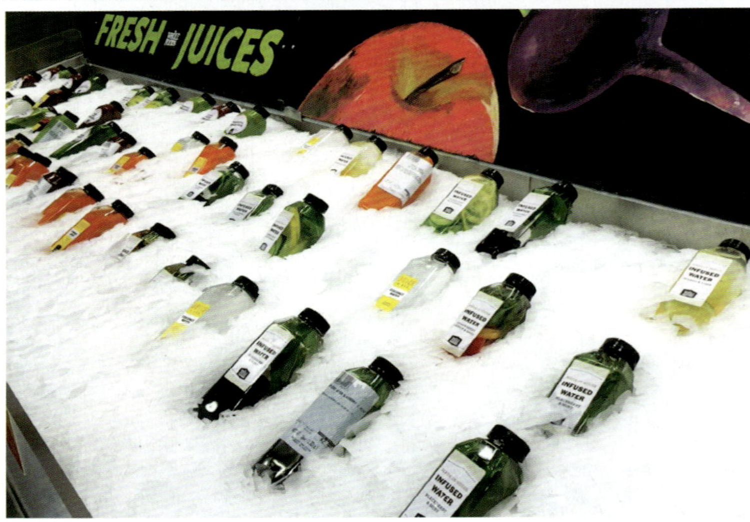

신선한 주스의
생산 및 판매를
위한 시설

제 2 장

세계적으로 사랑받는 향채류

01

아스파라거스

Asparagus

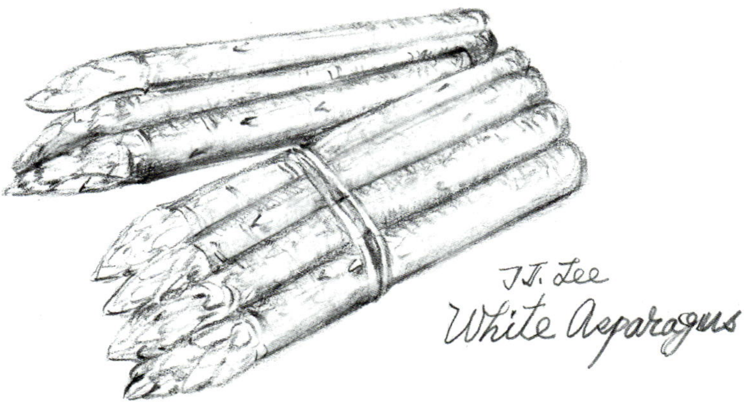

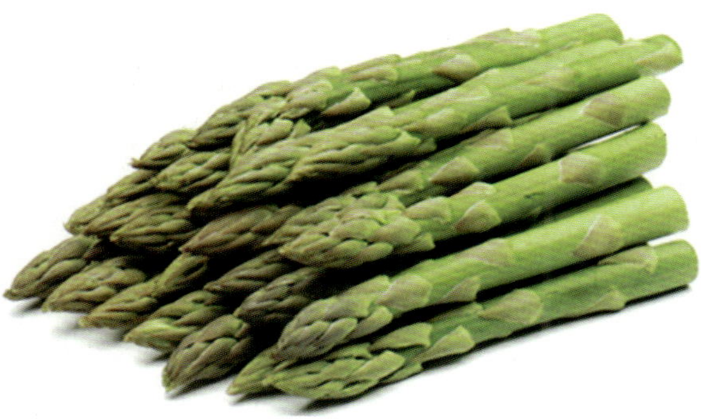

곧고 굵은 줄기의 신선한 Asparagus

아스파라거스(Asparagus)는 아스파라거스 부류(속: 屬)에 속하는 봄 채소이자, 여러해살이 속씨식물이다. 유사어로는 노순, 석도백, 천문동, 천동 등이 있다.

원산지는 남부 유럽 등 대부분의 유럽 지방과 러시아 남부 등 아시아로 덥지 않은 기후대에서 자생하는 다년생 백합과 식물이나 현재는 세계적으로 생산되고 있다.

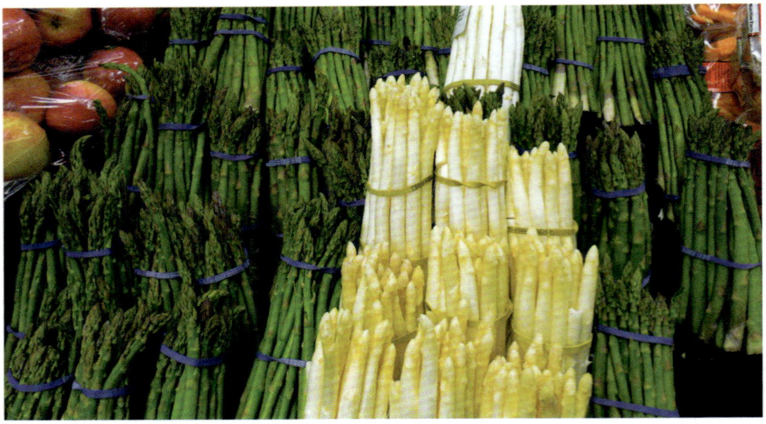

흰색과 녹색
Asparagus

아스파라거스(Asparagus)는 연한 단맛과 쓴맛이 나며 따뜻한 성질의 채소이다.

아미노산의 일종인 아스파라긴산이 다량 함유돼 있어 단백질이 풍부하다.

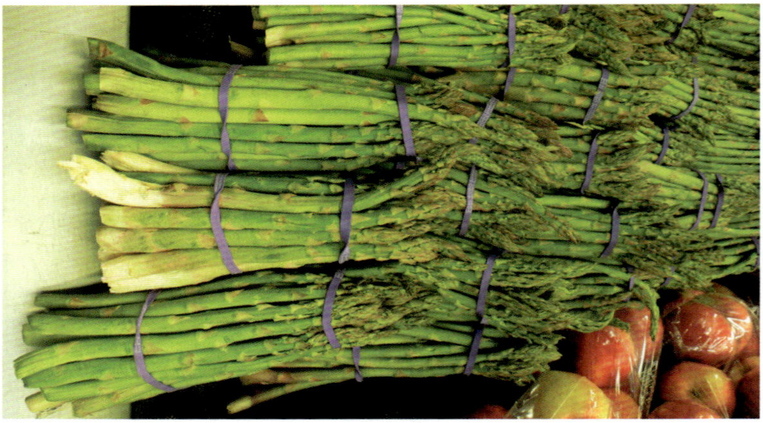

아스파라거스(Asparagus)의 인기가 세계적으로 높아지게 된 것도 그러한 영양소와 함께 엽산과 칼륨이 충분히 함유되어 있는 등 매우 좋은 식품으로 알려지고 있기 때문이다.

가격은 물론 비교적 저렴하지 않지만 건강과 미용에 대한 효능이 큰 고급식품으로서 여성들의 미용식품으로도 활용도가 높아지고 있다.

02
셀러리
Celery

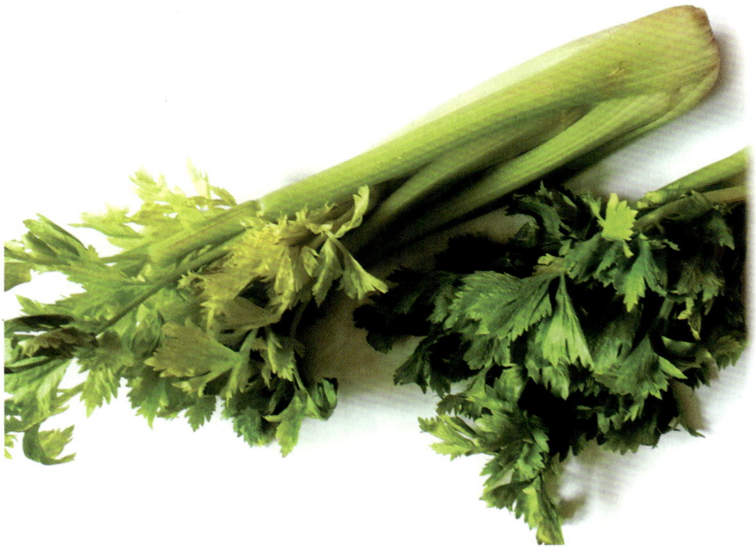

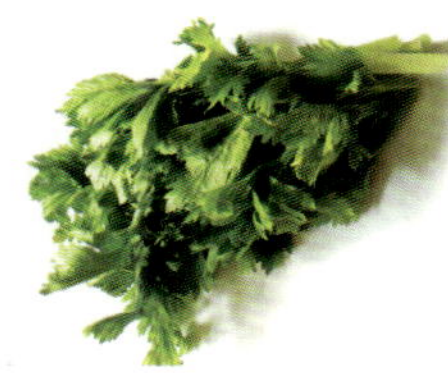

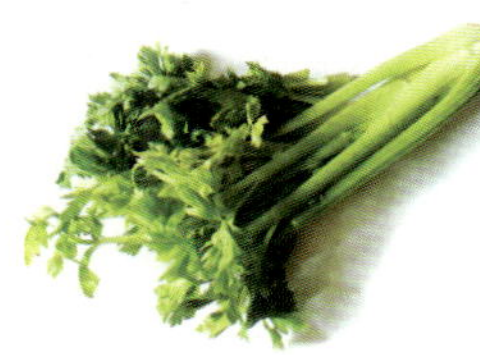

셀러리(Celery)의 독특하고 은은한 향기와 함께 가장 많이 알려진 줄기채소 중 하나로 연한 잎과 줄기를 주로 생으로 많이 이용한다.

셀러리(Celery)는 쌍떡잎식물 산형화목 미나리과의 한해살이 혹은 두해살이 식물이다. 원래 쓴맛이 강한 야생 셀러리를 17세기 이탈리아에서 개량 품종을 개발했다.

질기고 거친 대롱(줄기)이나 잎은 생것으로 먹기 어렵고 또 모양 있게 (위 그림에서 보듯이) 적당한 크기로 자르고 남는 것이나 시든 줄기나 잎은 모아두었다가 다른 용도로 사용한다. 즉 크기가 일정하지 않은 줄기나 셀러리 잎파리와 줄기가 너무 세서 질겨지고 단단한 대롱(줄기)이나 잎은 생것으로 먹기가 어렵다. 이런 경우 외식업소에서는 이들을 모아서 맑은 수프(bouillon: consomme soup)를 끓

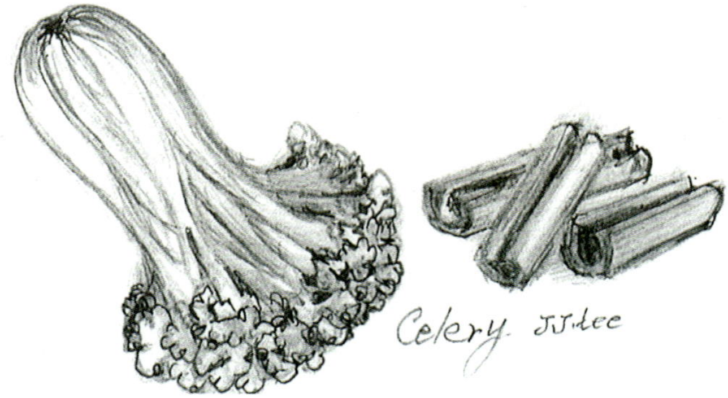

가장 널리 알려진 허브면서 줄기채소 중 하나로 연한 잎과 신선한 줄기를 샐러드로 애용하지만 대부분 셀룰로오스가 많은 줄기를 잘라 소스(sauce)나 딥(dip)에 찍어 먹기도 한다.

일 때 넣어 맑은 수프(bouillon)를 우려내는 데 사용하곤 한다.

셀러리는 특히 칼로리가 적고 대장운동을 돕기 때문에 유명인사(celebrity)나 일반인들의 다이어트나 미용식 식단에 자주 이용되는 식품이다. 셀러리는 누구나가 좋아하는 상큼하고 은은한 향을 지닌 허브로서뿐만 아니라 좋은 향의 채소로도 인기가 있고 변비에 효과가 있는 셀룰로오스가 많이 함유되었다는 점에서 여성들로부터 사랑받는 채소이며 식품이기도 하다.

03
카르둔
Cardoon

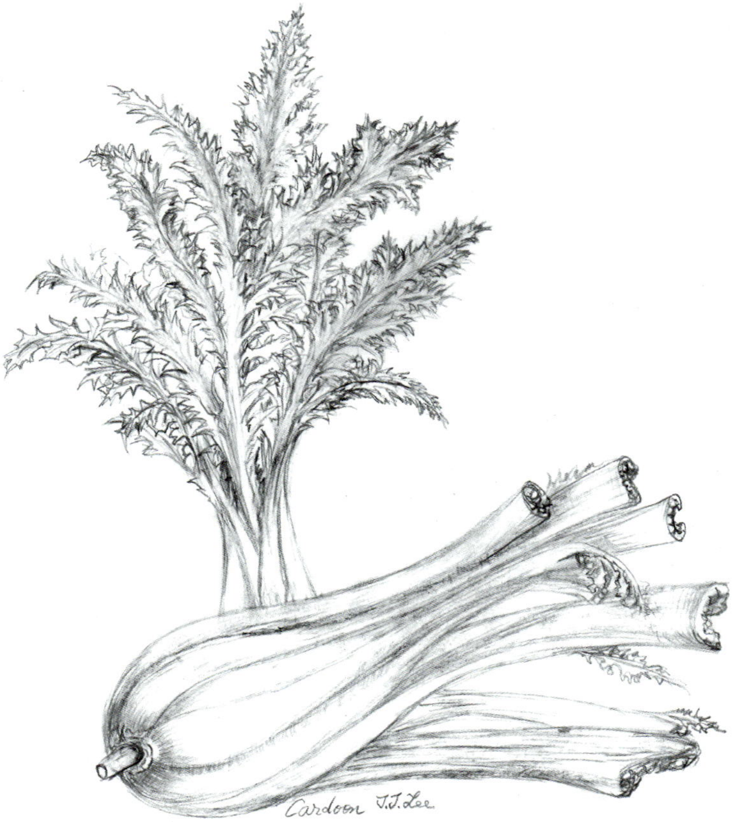

카르둔(Cardoon; Cynara cardunculus)은 프랑스 남부 지중해 연안 자생종의 엉겅키과 식물이다. 재배에 대한 최초의 기록은 그리스의 테오프라스투스(Theophrastus, 371~287 BC)에 의해서였다고 하며, 라틴어 'cactus'에 어원을 두고 명명된 아티초크 향의 향채이다. 현재 스페인(전통요리 재료), 남프랑스, 이탈리아에서 인기 있는 겨울 채소로 동남아의 동과(Winter Melon)처럼 겨울에 수확한다. 카르둔(Cardoon)은 셀러리처럼 줄기를 이용하는 채소로 그 모양과 맛 또한 큰 셀러리와 유사한데 특유의 쌉싸름하고 쓴맛이 나는 스파이시한 향미 때문에 날로도 먹지만 수프요리나 얇은 튀김옷을 입혀 프라이하는 등 익히거나 구우면(baking) 원래의 쓴맛이 감소되면서 아티초크 향이 나는 등 부드럽고 풍미도 좋아져 재료와 음식의 품격을 높일 수 있다.

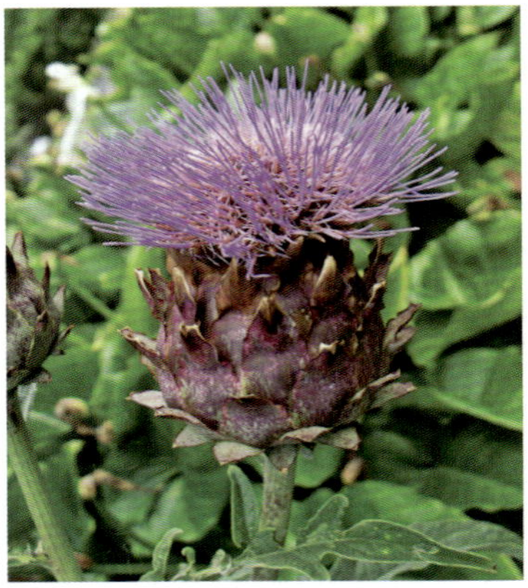

카르둔의 꽃과 가시들

카르둔(Cardoon)은 명절음식으로 인기 있는데, 건조한 기후적응을 거쳐 점차 포르투갈, 모로코와 리비아, 사이프러스나 카나리아 제도, 북프랑스와 크로아티아 및 북아프리카 등지로 퍼져 나갔다.

카르둔은 호주, 캘리포니아 등의 일부 지역에선 잡초로 취급되기도 했지만 이후 상당한 평가를 받기도 했다.

카르둔(Cardoon)과 유전적으로 가까운 아티초크(Artichoke)의 식용가능 부위는 각기 달라서 카르둔은 잎과 줄기를, 아티초크는 꽃봉오리를 먹는다.

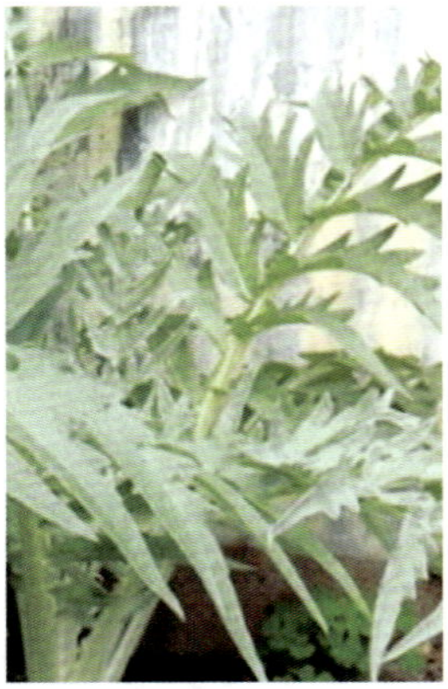

카르둔의 식용 줄기와 잎

당시 그리스, 로마, 페르시아 요리와 기타 중세와 초기 현대 유럽사회에서 인기 있던 카르둔(Cardoon)은 식민 미국에서도 보편화되었다가 19세기 말 인기가 하락되었다. 리옹과 프로방스를 중심으로 프랑스와 스페인 및 이태리와 북아프리카에서도 그러했다. 카르둔의 품종개발은 식물에 난 가시를 극복하기 위한 노력이었는데 카르둔 재배는 5개월의 길고 서늘한 생장기간과 재배면적을 요하고 추위에도 약해 주산지 외에는 재배가 용이하지 않다.

줄기와 잎을 먹는 카르둔 재배도 대부분은 셀러리와 유사하고 식용부위 및 먹는 방법이 다르다. 또한 줄기를 부드럽게 하기 위한 방안을 익혀 즐길 수 있도록 하고 줄기도 쓰기 때문에 생것으로 먹지 않으며 향도 조절하려고 한다.

04
아티초크
Artichokes

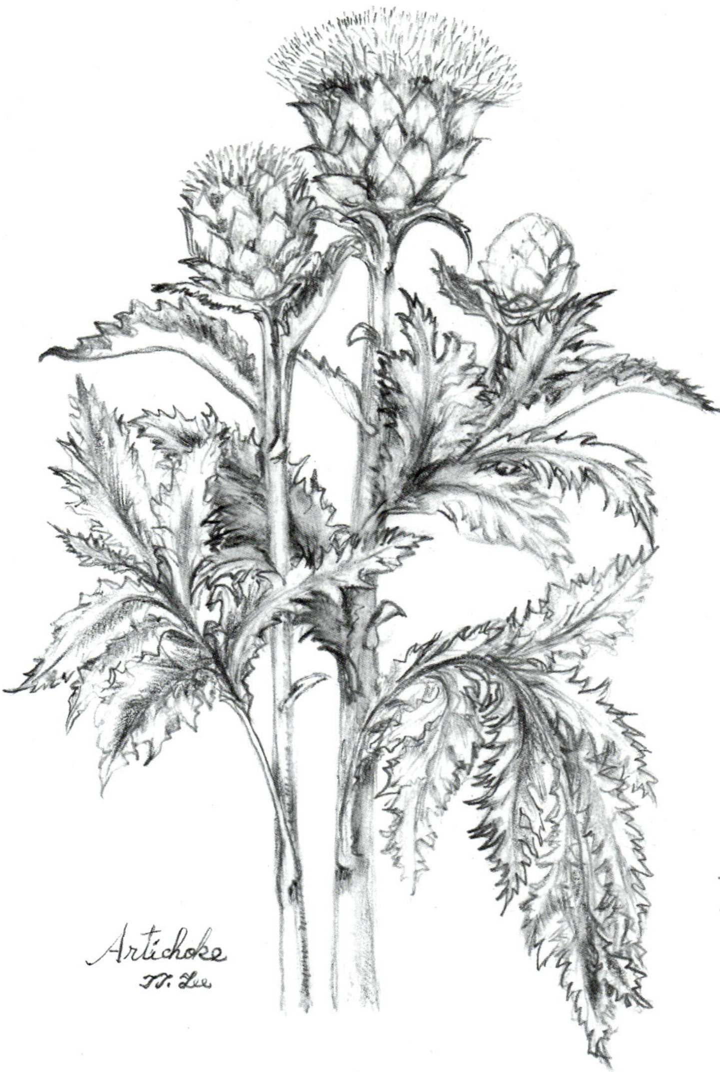

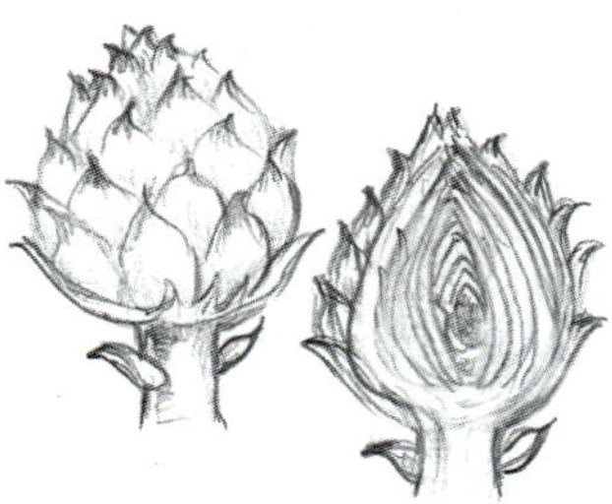

아티초크 꽃봉오리

아티초크(Artichokes)는 미나리속에 속하는 여러해살이 엉겅퀴과 식물로, 식용 가능한 부위는 바로 꽃이 피기 전 육질이 연하고 맛이 담백한 어린 꽃봉오리이다.

이 채소의 기원은 시실리 섬이나 로마와 그리스 등 지중해 연안 남유럽 바닷가 지방에서 찾아볼 수 있는데 꽃봉오리가 커지거나 꽃이 피면 먹을 수 없게 된다.

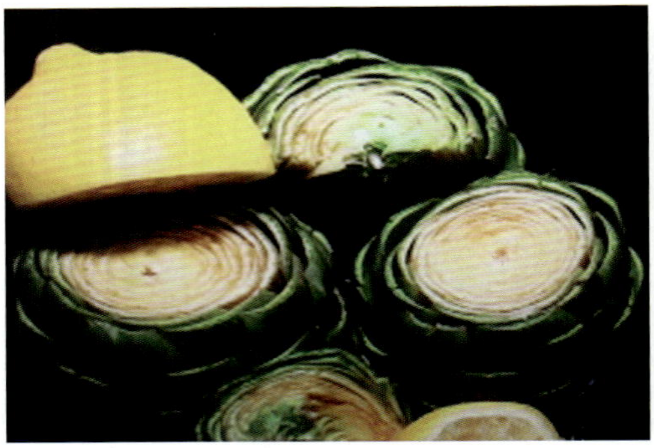

먹을 수 있는 요리를 위해 정리해 놓은 아티초크

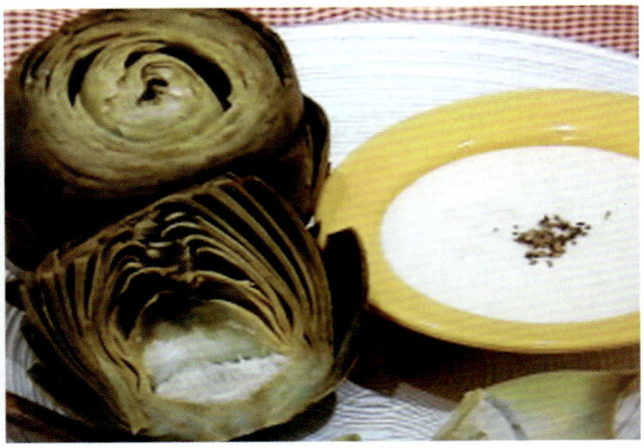

삶은 아티초크 요리

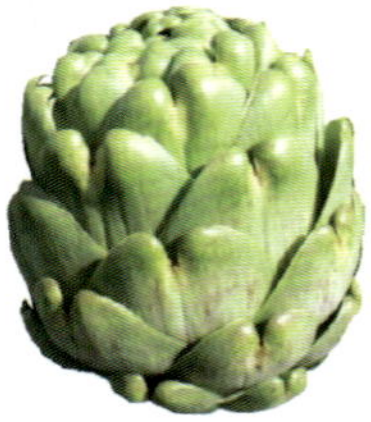

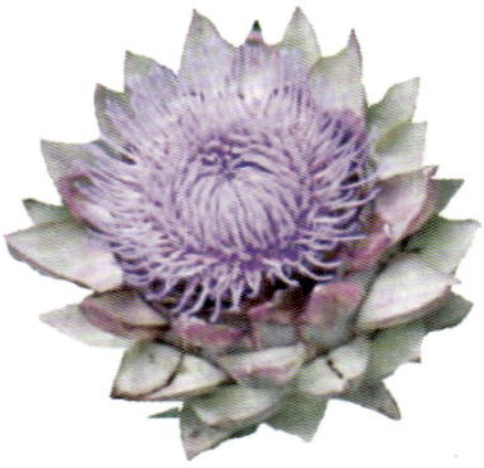

개화 전후의
아티초크 꽃봉오리

종전의 식생활에선 쉽게 접하거나 저렴하지도 않은 식재료였던 아티초크는 풍부하게 함유된 비타민 A, C, 칼슘, 철분, 당분 등과 혈중 콜레스테롤 저하 효능이 알려지면서 최근 식객들이 점차 알아가는 중이다.

로마시대 이집트 등 북아프리카 지방에서 아티초크(Artichokes)가 경작됐던 흔적들이 발견된다고 하는데 현재 전 세계에 공급되는 아티초크 생산량의 대부분이 이집트와 이탈리아에서 재배된다는 점에서 기후대나 오랜 재배 노하우가 성과를 내는 것 같다.

아티초크는 높이 약 2m 전후의 크기로 성장하는데 황녹색을 띤 아치형 잎의 길이도 매우 길다(2자 정도). 엉겅퀴와 비슷한 보라색 술 모양의 꽃은 초본의 맨 꼭대기 부분에서 나오는 꽃봉오리 머리 부분에서 주먹만한 크기로 핀다.

05 릭스

Leeks

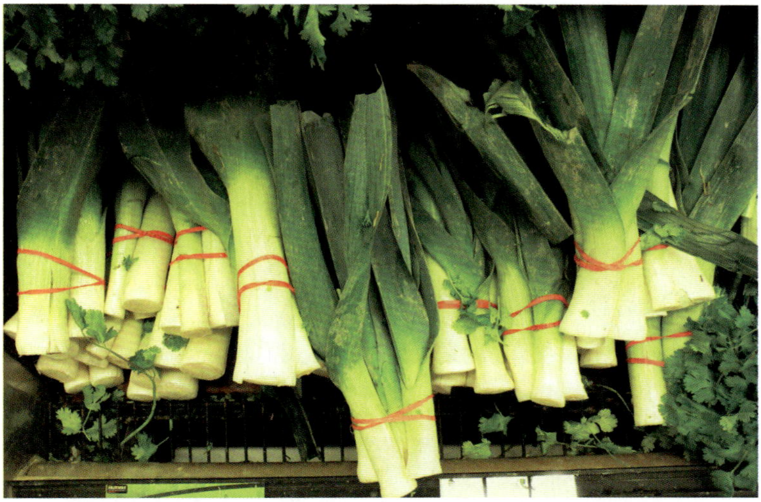

원래 릭스(Leeks)는 대부분 우리나라에서 나는 파속식물들과 같지만 그보다는 냄새가 나지 않는 향긋한 채소이다.

우리나라에서 재배되는 쪽파, 골파, 대파 등의 파 종류와 부추, 양파, 마늘 등은 릭스(Leeks)와 같은 과에 속하는 파속식물들이다.

파(Leeks)는 대부분 줄기와 잎, 혹은 이 두 가지를 모두 먹을 수 있는 품종들이 있지만 줄기의 굵기나 잎의 넓이나 크기에는 차이가 있다. 서양의 슈퍼에서 판매되는 Leeks는 대부분 다른 파들보다는 줄기나 잎이 더 넓적하고 크며 납작한 모양을 하고 있다.

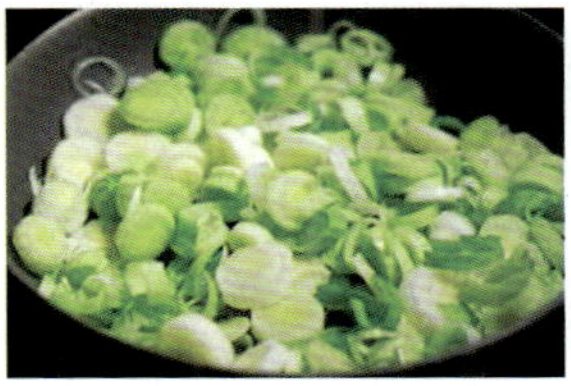

우리나라에서 사용되는 파는 대부분 대롱형 잎을 지닌 파로 썰어놓으면 링 모양이 된다.

재배품종으로는 코끼리 마늘(elephant garlic)과 쿠라트(Kurrat)가 있지만 이런 변종의 파속식물의 종류와 용도는 사용되는 음식에 따라 차이가 있다. 우리나라에서 곰탕이나 설렁탕 등에 사용하는 대롱형의 잎을 가진 파는 쪽파나 대파가 대부분이기 때문에 썰어놓은 잎은 링 모양임을 알 수 있다.

06

순무

Turnips

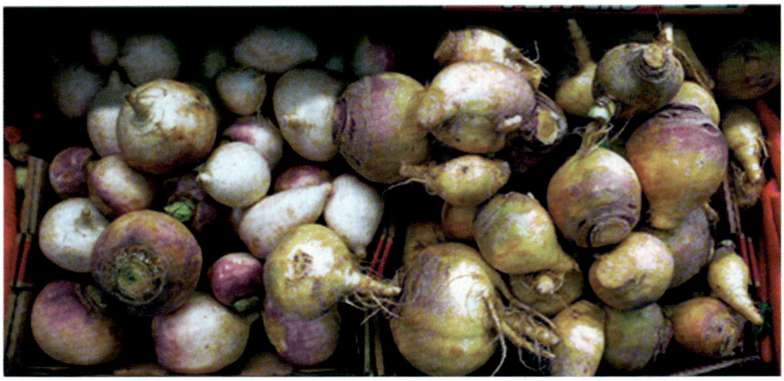

흰색 순무(White Turnips)

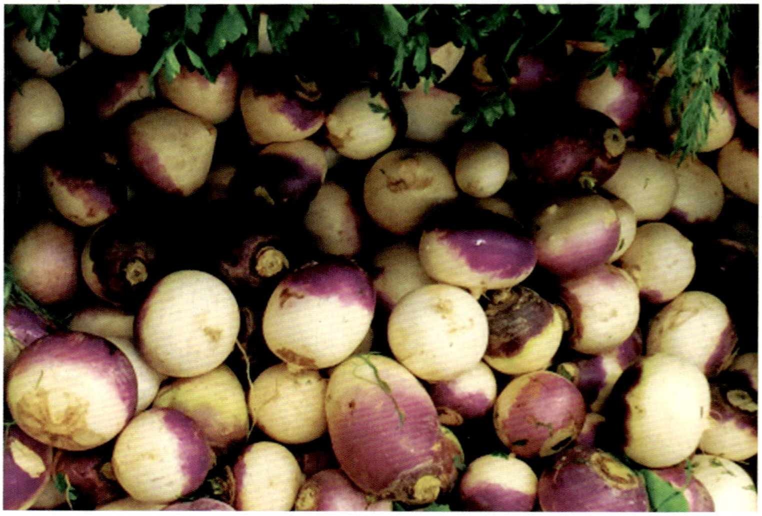

퍼플톱터닙스(Purple Top Turnips)

순무(Turnips)는 단맛이 풍부하나 일반 무와 비교할 때 수분은 덜하지만 강력한 비타민 C의 공급원이 될 수 있는 국근성 뿌리채소이다.

우리나라에서도 순무는 재배되고 있는데 사진에서 보듯이 서양의 순무와 다소 다른 점도 있다. 모양은 서양에서 생산되는 것보다는 우리가 먹는 일반 무와 유사해 보이지만 그 속은 자색이 난다(사진 참조).

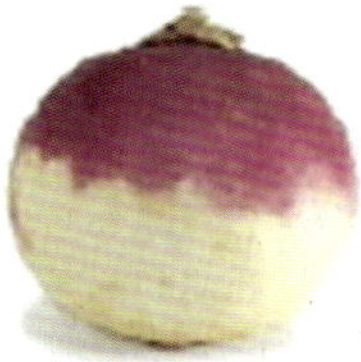

퍼플톱터닙

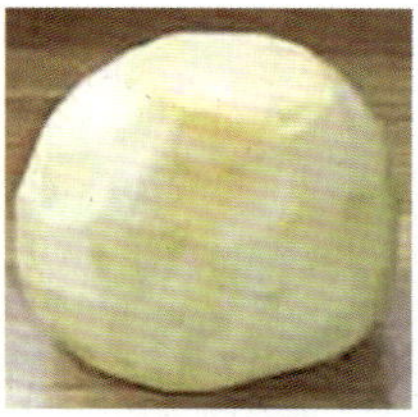

껍질 벗긴 터닙

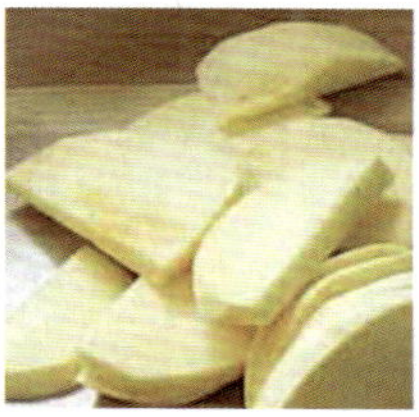

슬라이스한 터닙

순무(Turnips)는 흰색이 주종을 이루지만 흰색과 자색의 두 종류가 있다. 자색 순무(Purple Turnips)의 자색은 주로 무 잎 줄기가 나오는 위쪽을 중심으로 퍼져 있기 때문에 이것을 그대로 퍼플톱터닙(Purple Top Turnips)이라고 부른다.

순무는 우리나라에서 재래종 무보다는 훨씬 단맛이 강하지만 매운맛도 덜해 순하고 부드럽다.

순무(Turnips)가 우리나라 식생활에 소개된 지는 오래지 않은 일로 친숙히 이용하는 상태는 아니지만 점차 식생활에서 눈에 띄고 있다.

종래의 무는 주로 날로 먹거나 김치를 담그거나 고기 또는 생선 등 다른 요리를 할 때 같이 사용했던 데 비해 순무(Turnips)의 이용과 조리방법에는 다소 차이가 있다. 순무(Turnips)는 생것으로 먹기보다는 익혀서 으깨거나 그라탱(Gratin) 기법을 이용해서 담백하게 굽거나 프라이팬에 지지는 방식으로 조리하고 이용한다.

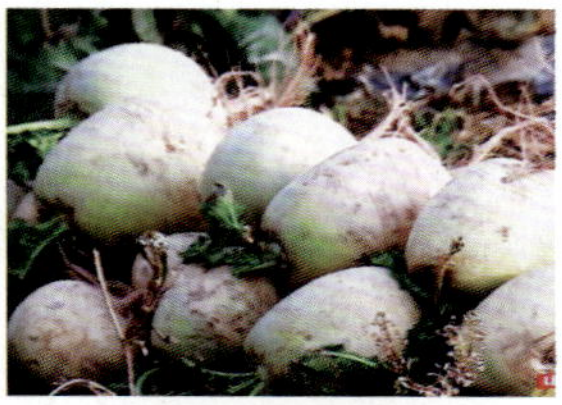

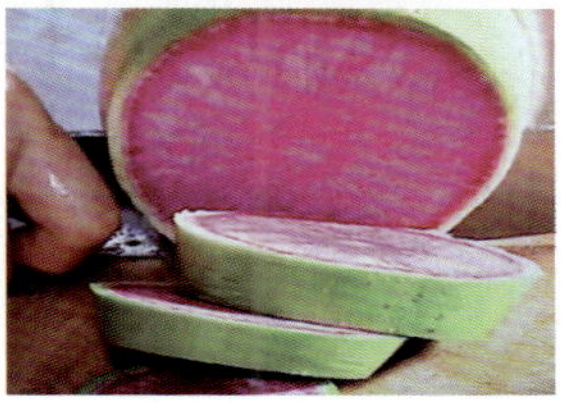

우리나라에서 재배한 흰색 순무
(WhiteTurnips)와 무의 속 색깔

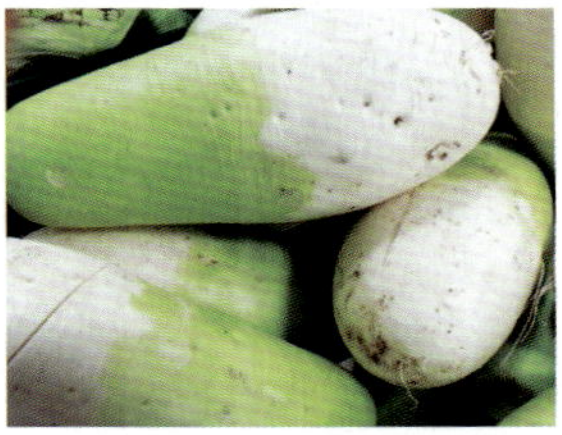

우리나라에서 유통되는
대표적인 무 종류(radish)

07

브로콜리 라브

Broccoli Rabe

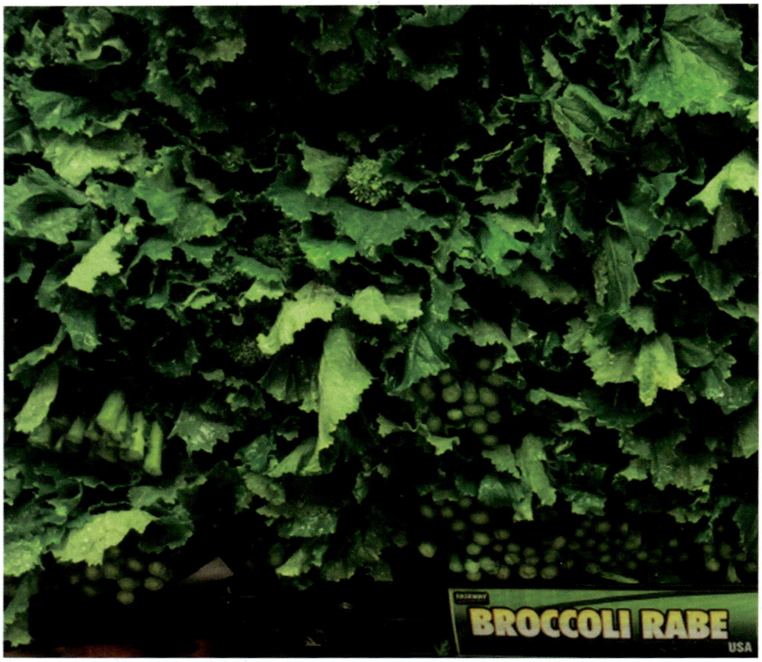

브로콜리라브(Broccoli Rabe)는 육질이 살아 있으면서 부드럽고 약간 쏘는 듯한 쌉쌀한 맛도 일품인 채소이다.

브로콜리라브(Broccoli Rabe)는 남부 이탈리아에서 많이 이용되는 엽채류로 브로콜리라베(Broccoli Rabe) 또는 라피니(Rapini)라고도 하며 여름부터 가을철까지가 성수기이다.

이 채소의 특징이라면 아직 피지 않은 어리고 작은 꽃봉오리들이 꽃방망이처럼 다닥다닥 달려 있는 식물의 부드러운 줄기와 거기 달린 무성한 잎을 먹는 채소라는 것이다.

식물종에 무관하게 마치 우리나라의 유채(학명 Brassica Napus로 배추속의 식물)와 모양이나 맛이 비슷하다고 보면 될 것 같다.

실제로 서양에서 브로콜리라브를 살짝 데쳐 요리해 놓은 모양이나 우리나라에서 봄철에 유채나물을 살짝 데쳐서 무쳐놓은 모양은

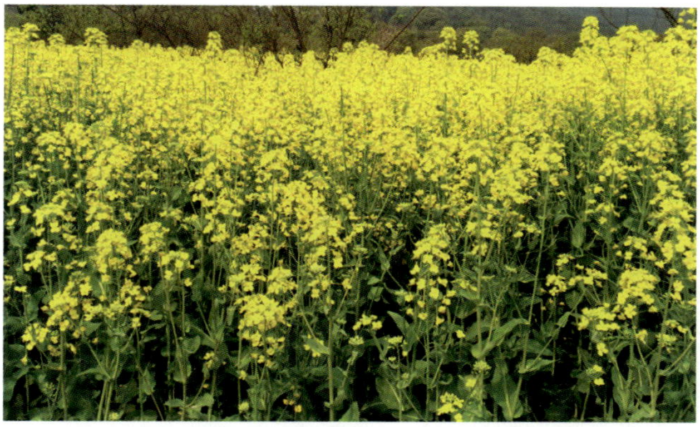

유채꽃

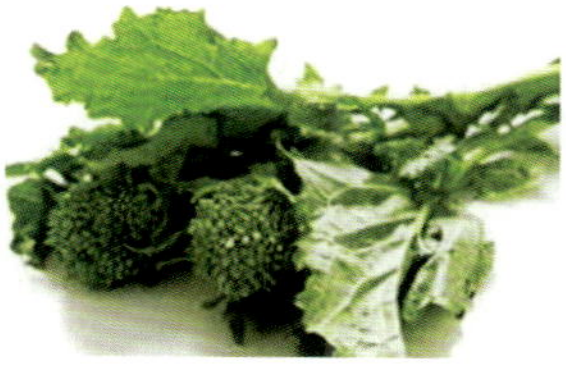

브로콜리라브는 매콤쌉쌀하면서도 달달한 맛과 향이 좋은 채소이다.

상당히 유사해 보인다. 필자는 브로콜리라브를 생각하면서 제철이 되면 입맛 돋우는 데 적정한 유채나물을 시장에서 구입하여 쌉쌀하며 육감이 살아 있는 채소요리를 즐기기 위해서 데쳐서 무치거나 볶아 먹고 있다.

겨자 잎보다는 약하지만 약간 그런 유의 쓴맛도 섞인 듯한 맛을 즐겨 찾게 되는 채소인데 포르투갈, 스페인, 중국 등지에서도 흔히 이용되고 있다.

브로콜리라브는 비타민 A, C, K가 많이 들어 있고, 칼슘, 철분, 인 등의 무기질도 다량 함유되어 있어서 영양소나 효능에 대한 기대가 큰 채소이기도 하다.

브로콜리라브를 고를 때에는 잎이 단단하고 줄기는 밝은 회녹색을 띤 것이 좋으며 줄기의 색이 진해지면 너무 쇤 것이고 또 꽃이 녹색상태가 아니라 노랗게 변색되고 있으면 먹기에 적정한 좋은 것이 못 된다.

08

블랙 래디시

Black Radish

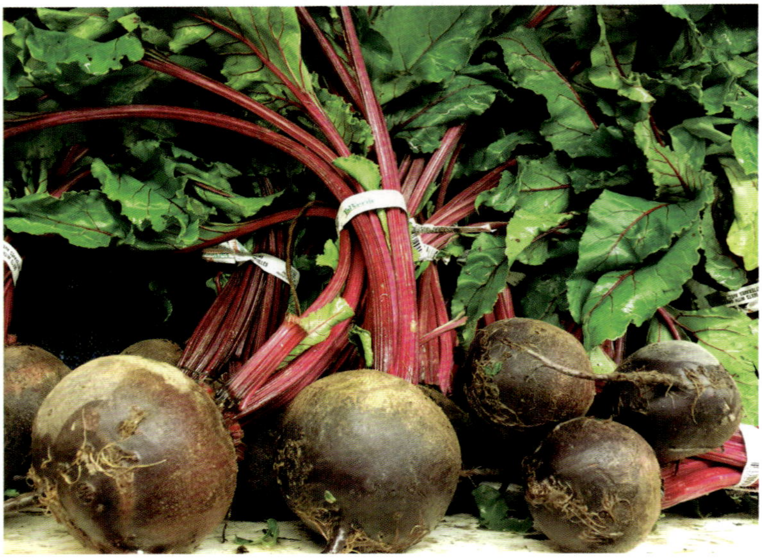

블랙래디시(Black Radish)는 어의론적으론 검은색 무란 뜻이다. 블랙래디시는 일년생 뿌리식물로 일명 스페인무(Spanish Radish)라고도 한다.

블랙래디시(Black Radish)의 껍질색은 검은색이지만 속은 다른 무처럼 하얀색이다.

블랙래디시(Black Radish)는 비타민 A와 비타민 C, 칼륨(Potassium), 철분, 마그네슘의 훌륭한 공급원으로 알려지면서 새롭게 주목되는 근채류 식물이다.

이러한 함유성분은 질병 감염을 막고 소화기능을 촉진시켜 주며 갑상선 항진증이나 불균형 치료에 도움이 되는 라파닌(Raphanin)이란 물질이 들어 있고 무의 잎에도 간 해독작용에 효과가 있는 등 검은색 무(Black Radish)가 지닌 건강 및 천연약재로의 효능 때문

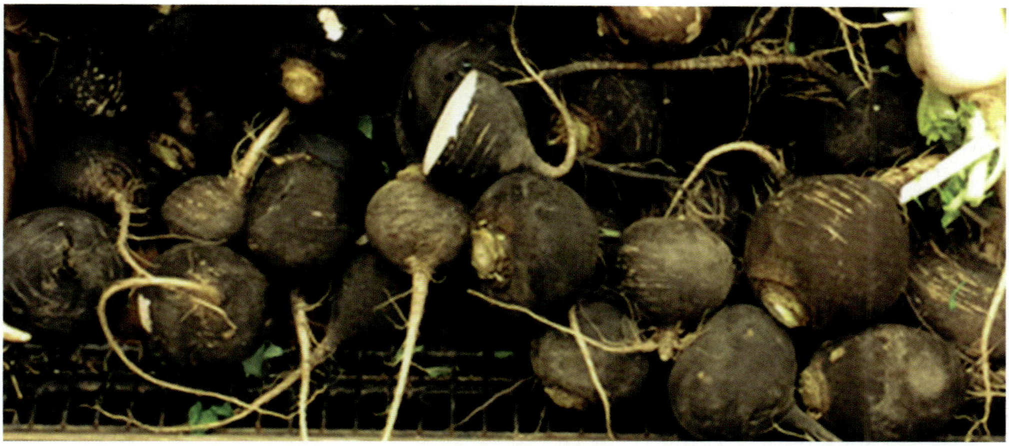

에 흔히 캡슐 등에 담아 약용으로 사용되고 있다. 그러므로 우리나라에서는 아직 식품보다는 특수한 이용 목적의 약용작물처럼 재배되어 약용으로 유통되는 상황이다.

그러나 블랙래디시의 새싹은 흔히 보는 일반 무의 어린 싹과 별다를 바 없는 잎 모양을 하고 있다.

식품으로서 블랙래디시(Black Radish)는 장방형(cubic)으로 네모지게 썰어서 그대로 생것을 그린 샐러드 재료와 섞어 먹거나 이것을 수프요리에 넣어서 조리해 먹을 수도 있다. 식용할 수 있는 더 다양한 블랙래디시(Black Radish)요리가 개발될 것으로 보인다.

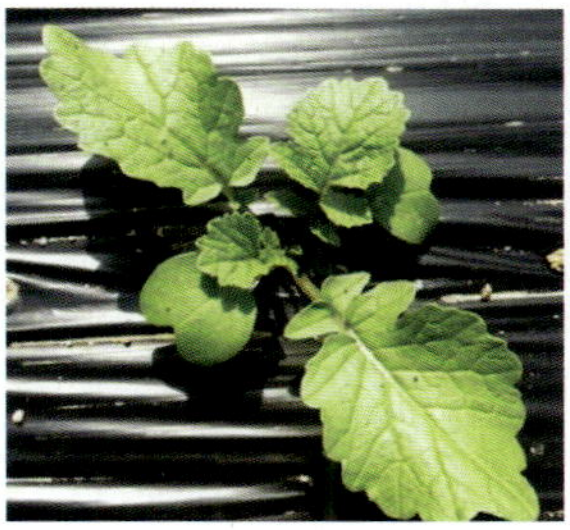

블랙래디시의 새싹은 흔한 일반 무싹과 별다를 것이 없다는 점에서 무싹처럼 식용으로 사용가능해 보인다.

09

파스닙

Parsnips

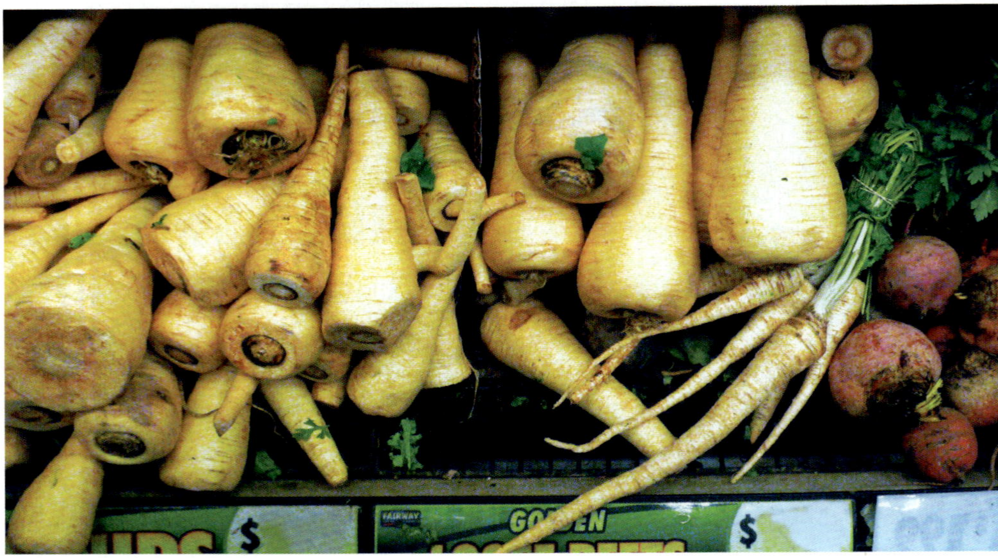

파스닙(Parsnips)은 설탕 당근이라고 할 만큼 단맛이 뛰어나고 모양은 꼭 당근(Carrot)과 같거나 배추뿌리처럼 생겼다.

그러나 파스닙(Parsnips)은 배추뿌리처럼 단단하지 않고 당근과 똑같은 모양과 질감을 지닌 흰색으로 당근 대용품의 근채류이며 은은한 향기가 난다.

파스닙(Parsnips)은 비교적 크기가 작은 식품인데 단맛을 이용해서 익히거나 조리하지 않고 생으로 적정한 크기로 썰거나 잘라서 샐러드(Salad)로 많이 이용된다.

파스닙(Parsnips)을 익히면 고구마보다는 약간 못 하지만 단맛이 좋고 향이 남아 있어 고급스러운 느낌을 준다.

또한 익히면 함유된 전분질 때문에 쫀득한 식감과 맛이 나기도 한다. 그렇지만 껍질 벗긴 파스닙(Parsnips)을 공기와 접촉하게 두면

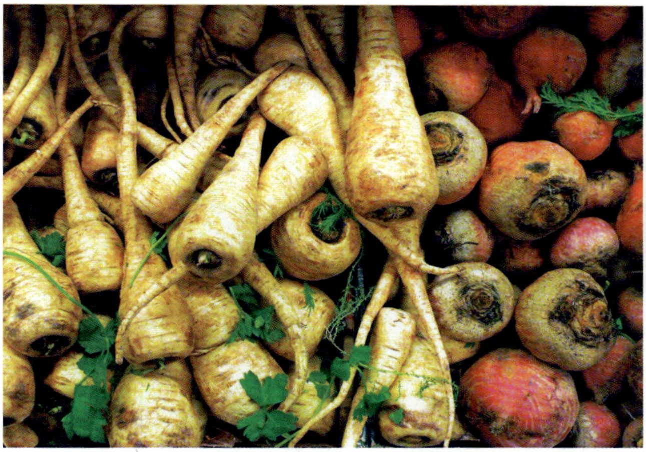

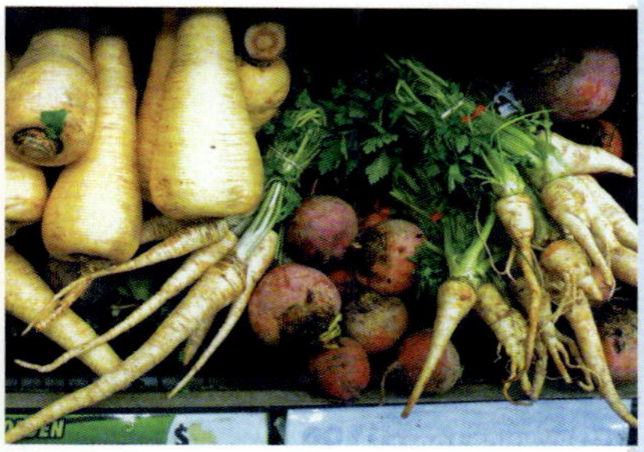

파스닙(Parsnips)을 당근과 비교해 보자

마치 감자 색깔이 시꺼멓게 변하는 것처럼 갈색으로 변색된다. 이는 전분질 때문으로 변색을 막기 위해서는 일단 껍질 벗긴 파스닙(Parsnips)은 소금물에 담가두는 것이 좋다.

10
치커리
Chicory

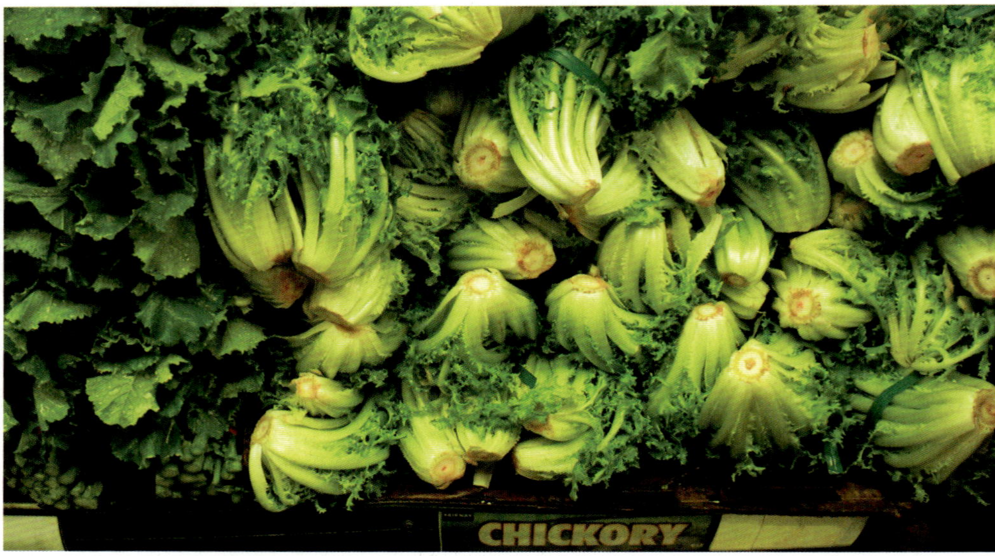

치커리(Chicory)란 채소의 이름은 원래 이집트어의 초리움(Cichorium)에서 유래된 것으로 알려지는데, 유럽에서는 이것이 이 식물명으로 굳어지게 되었다.

치커리(Chicory)는 이탈리아, 스페인, 그리스, 터키 등 지중해 연안 국가나 지역에서는 특정 요리에 빠질 수 없는 채소로 사용되고 있다. 치커리(Chicory)는 주로 쓴맛을 특징으로 하는 치커리의 잎을 샐러드용으로 사용하는 잎채소이지만 뿌리를 먹기도 한다.

중세인들은 치커리를 학질(malaria) 치료제의 약초로 여겼다.

치커리(Chicory)의 종류는 일반적으로 래디키오(Radicchio), 슈거로프(Sugarloaf), 벨지언 엔다이브(Belgian Endive) 등의 세 가지로 분류된다.

래디키오(Radicchio)는 붉은색 잎채소(red endive) 혹은 붉은색

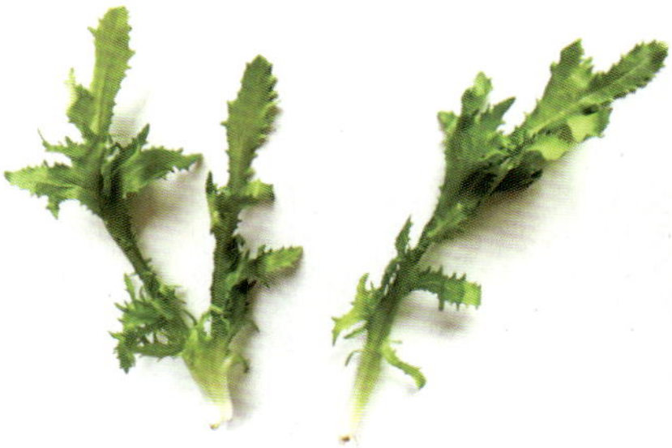

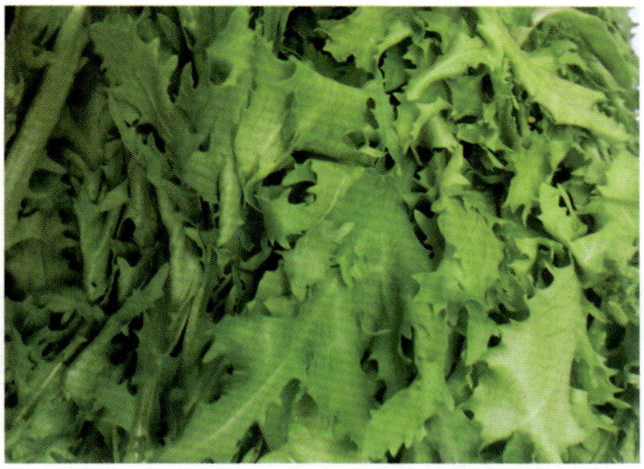

치커리(Red Chicory)로 알려져 있는데 붉거나 붉고 푸른 색의 얼룩덜룩한 잎으로 되어 있다. 이것은 조리하거나 기름에 볶으면(roasted) 쓰고 강한 맛(spicy)이 부드러워진다. 그러나 대부분 샐러드의 색을 곱게 하기 위해서 이탈리아와 그리스에서 많이 사용되는 엽채소이다.

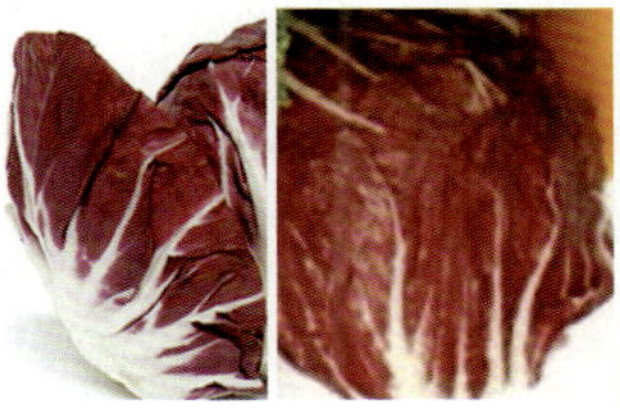

이탤리언 래디키오

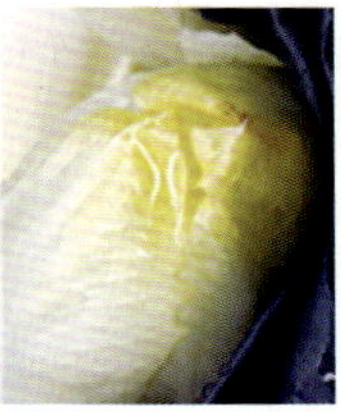

벨지언 엔다이브

슈거로프(Sugarloaf)는 잎이 단단히 묶여 있는 양상추(Lettuce) 혹은 설탕덩어리처럼 보이는데 대체로 쓴맛을 지닌 다른 대부분의 치커리와는 달리 당분이 있어서 쌈채소로 이용되는데 볶아서도 먹는다.

벨지언 엔다이브(Belgian Endive)는 흰색의 상추로 유럽이나 세계 각국에서 각기 다른 이름으로 불리고 있다.

지중해 연안을 중심으로 유럽에서는 커피 대용품으로 사용할 목적으로 치커리 뿌리(chicory roots)를 볶아 가루를 내기 위해 재배해 왔다. 양조업자들은 커피와 유사한 향을 가미할 목적에서 볶은 치커리를 스타우트(stouts) 흑맥주에 첨가하기도 한다. 특히 뉴올리언스(New Orleans) 지방의 원주민들은 전통적으로 밀크커피 스타일의 따뜻한 밀크를 마실 때 커피와 치커리를 섞어 마시기를 선호해 고유한 전통음료의 재료로 이용하기도 했다.

치커리(Chicory)는 국가별로 명칭이 다르다. 즉 영국(Chicory), 네덜란드(Witloof ; white leaf의 뜻), 미국(Witloof), 스페인(Endivias), 이탈리아(Indivia), 오스트리아(Witlof), 프랑스(Endive) 등으로 각각 괄호 안의 이름으로 불린다.

11

적색 사탕무

Red Beets

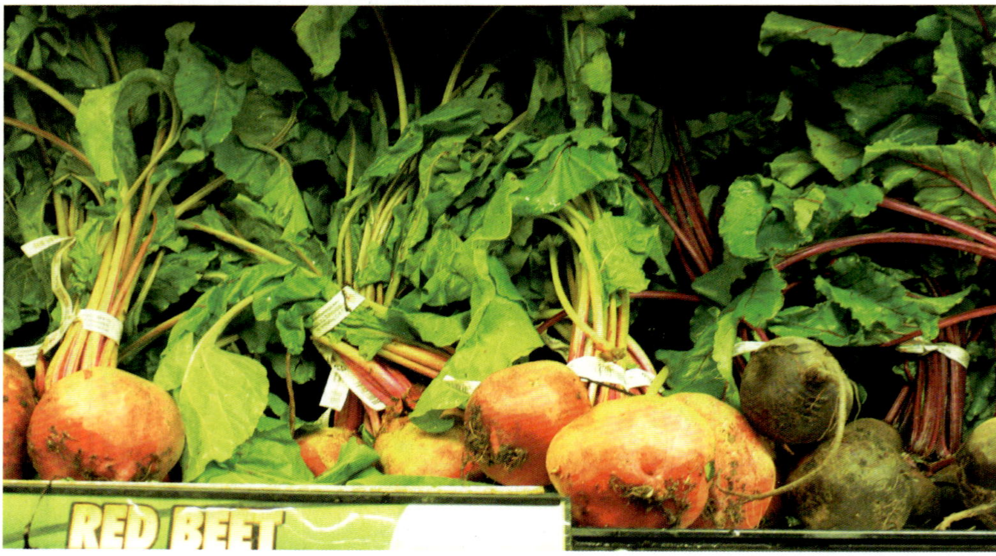

빨간 사탕무의 단(Red Beet Bunches)

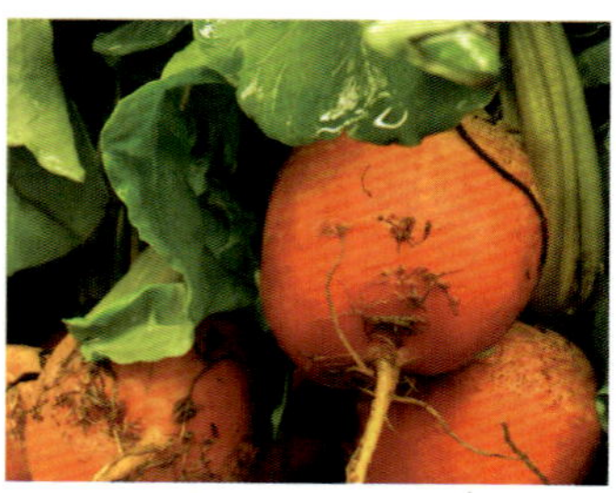

Candy Baby Stripe Beets

비트(Beets)는 사탕무인데 색상이 노랑, 빨강, 주황 등으로 곱고 다양하다. 또한 색깔 못지않게 생긴 모양도 다양하다.

아름다운 색상은 요리에 시각적 효과를 더함으로써 물리적인 환경에 도움을 줄 수도 있으며 고객의 즐겁고 만족스러운 식사체험 가치를 높여줄 수 있는 가능성이 크므로 맛 외의 목적으로도 많이 이용된다.

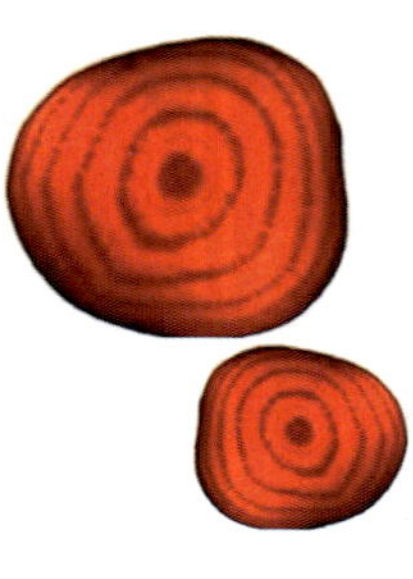

같은 적색의 사탕무(Red Beets)라고 해도 모양이 둥글거나 긴 당근같이 생긴 것이 있는가 하면 색상 역시 선홍색, 흰색을 입힌 듯한 뿌연 붉은색(Off Red), 주황색이나 진자색이 나는 것도 있다. 이처럼 비트(Beets)는 종류가 다양해서 요리의 맛과 미적 감각을 살리는데 많이 이용되고 있다.

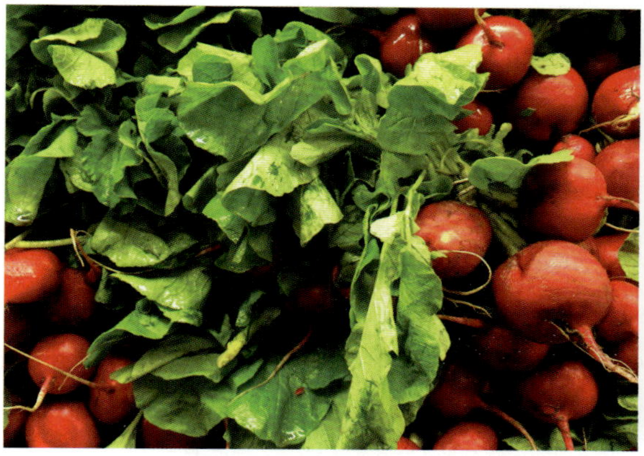

레드비트스트라이프(Red Beet Stripe)

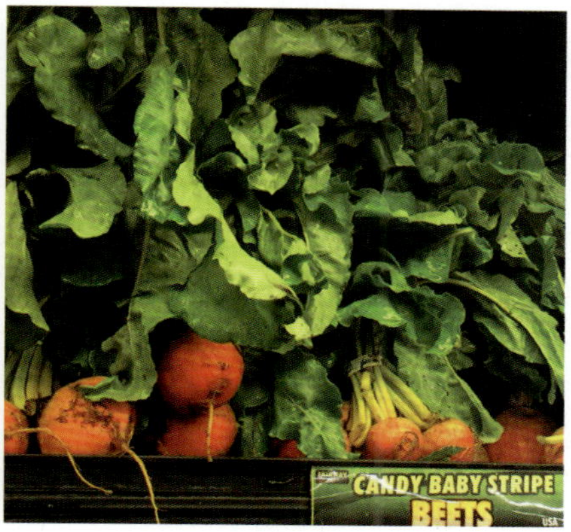

Candy Baby Stripe Beets

현대의 외식객들은 내식이든 외식이든 감성체험을 중시한다. 식사에서도 가능하면 그들이 가장 중시하고 추구하는 가치의존적인 식품이나 요리 구매, 식당 브랜드 선정 시 충실하게 행동한다.

이런 환경에서 요리와 서비스에 대한 식사 고객들의 긍정적인 평가와 행동의도를 유발할 수 있는 여건 조성은 심신의 웰빙(well-being)은 물론 사업적 측면에서도 매우 긴요한 문제로 대두된다. 고객의 감정을 통한 만족 지각과 선택 및 재구매 등 의사결정과 행동에 있어서 요리의 시각적 효과는 중요 요소로 고려되고 있다. 비트(Beets)는 신선한 것과 캔으로 저장된 것을 모두 이용할 수 있지만 생것의 맛과 향이 훨씬 더 좋다.

서양에서 사탕무요리는 주로 굽고 조리고 지져서 먹는다. 비트(Beets)를 로스팅하면 식감이 더 부드러워지고 단맛도 더해지므로 가장 맛있는 요리가 될 수 있다. 생비트(Beets)를 오래 보관하려면 로스트(Roast)해서 냉장보관하다가 필요할 때마다 소요량만큼만 요리에 사용하면 된다.

12

콜라비

Kohlrabi

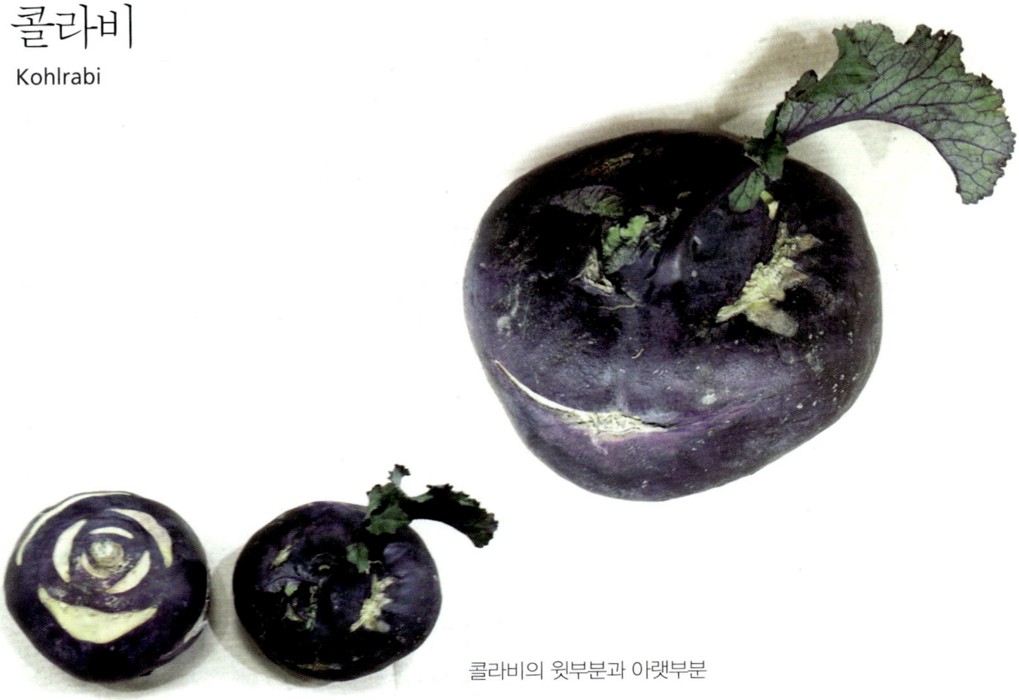

콜라비의 윗부분과 아랫부분

콜라비(Kohlrabi)는 순무양배추로 양배추(kohl)와 순무(rabic)의 교배종이며 독일어 권역에서 많이 활용되는 채소이다.

위쪽 좌측 사진은 콜라비(Kohlrabi)의 잎이 달린 상부와 짧은 뿌리가 달린 하부를 보여주는데 보라색 양배추의 색과 콜라비의 색상을 비교해 보면 매우 유사하다는 것을 알 수 있다.

콜라비(Kohlrabi)의 주요 식용부분은 뿌리인 무이지만 무 잎 같은 콜라비 잎도 콜라드그린(Collard Green)이나 케일(Kale)과 유사한 맛을 갖고 있어서 식용부위이며 너무 질기지만 않다면 줄기도 식용으로 조리해서 먹을 수 있다.

콜라비(Kohlrabi)의 종류는 교배한 양배추의 색깔에 따라 그린색과 진보라색(보라 다뉴브, 보라 비엔나 등)의 2종으로 구분되며 우리나라에서는 주로 보라색 콜라비만 보인다.

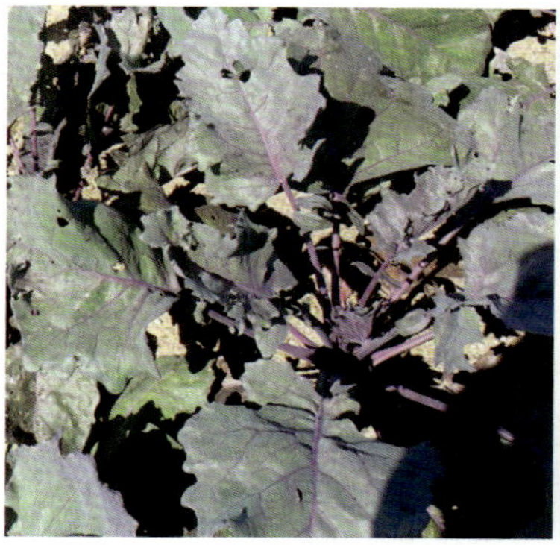

자색 콜라비

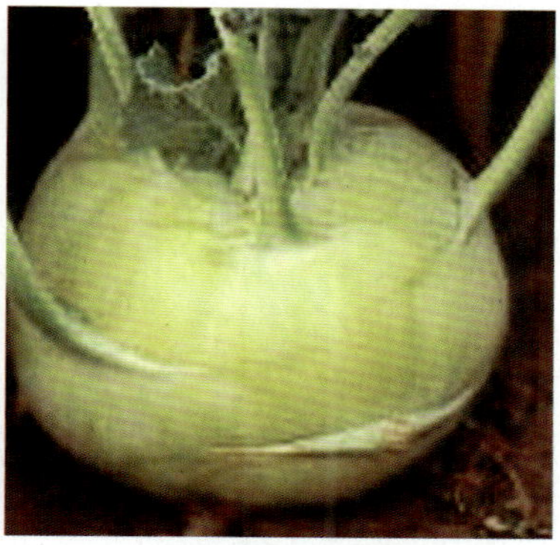

보통 양배추색 콜라비

콜라비(Kohlrabi)에 함유된 비타민 C, 칼슘, 식이섬유 등은 여느 과일보다 풍부하며 이에 비해 저칼로리 식품이고 면역력 증진에도 효과가 커서 최근 웰빙열풍 속에 추구되는 미용식과 건강식 식품으로 인기가 높은 채소류이다.

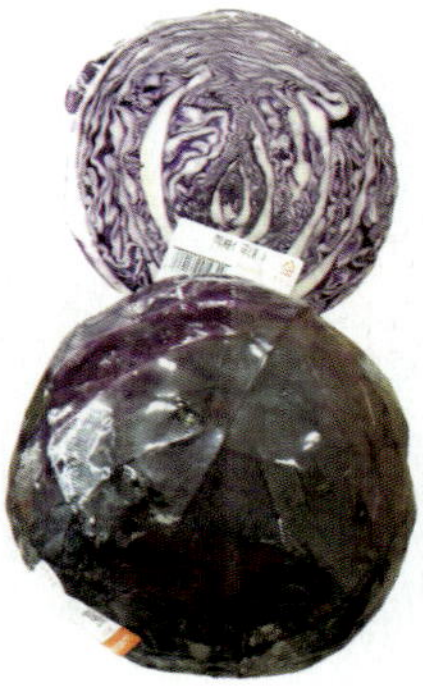

콜라비 교배에 이용되는 양배추

콜라비(Kohlrabi)는 양배추의 단맛에 순무의 단단함을 갖추고 있어 마치 양배추의 속대나 단단해진 브로콜리 줄기 혹은 배추뿌리와 유사한 육질과 향이 있어 맛도 좋다. 콜라비의 품질은 콜라비 뿌리의 부드럽고 단단함과 수분 함유량에 따라 달라진다.

육질이 고르게 단단하고 부드럽게 먹을 수 없다면 수분이 마르거나 시든 것으로 단맛도 감소되고 퍽퍽하게 마른 무처럼 맛도 없어진다. 녹즙재료로도 많이 이용되지만 껍질을 벗겨 생으로 잘라 먹어도 좋다.

13

케일

Kale; Collard Greens;
Spring Green

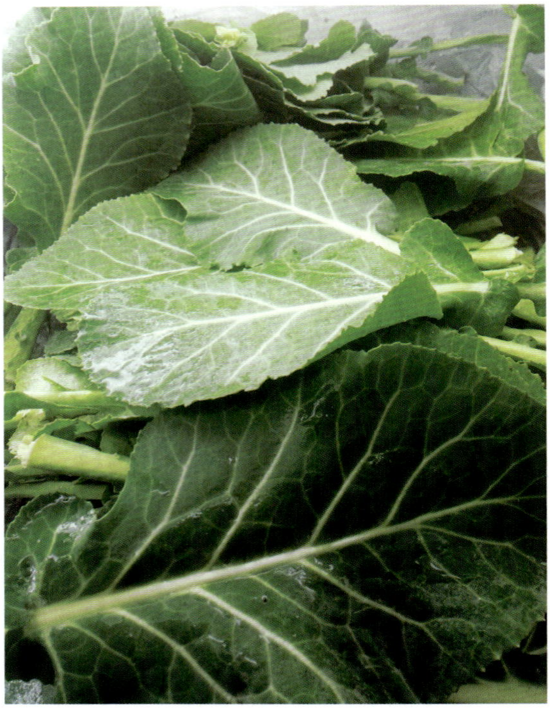

케일(Kale)은 콜라드그린(Collard greens, Collards)이라고도 하며 비타민 K가 풍부한 식용 엽채류인데 관상용으로 정원에 식재되는 경우도 많다.

콜라드그린(Collard greens, Collards)은 넓고 진한 녹색의 식용 엽채소인데 식물학과는 거리가 먼 일반인들은 주로 라틴어로 표시된 식물분류학적으로 정확한 학명, 속명, 종 등에 대해 알 수가 없다.

그러므로 통상 이런 종류의 채소들은 그냥 케일이란 이름으로 통용된다.

동일한 채소명이라도 지방이나 국가에서 사용하는 언어에 따라 다소 이름을 달리하고 있다. 미국에서는 이 식물을 주로 콜라드그린(Collard greens, Collards)이란 명칭으로 부른다.

케일(Kale) 혹은 콜라드그린(Collard greens)은 양배추(Cabbage), 브로콜리(Broccoli) 등과 동일한 속의 애스파이아 그룹(Acephaia group)에 속하는 채소류로 모두 풍부한 비타민 K를 함유한 것이 특징이다.

이 재배종(cultivar group)의 녹색 케일(Kale)을 미국에선 콜라드그린(Collard Greens)이라고 하지만 영국에서는 스프링 그린(Spring Greens)이라고 한다.

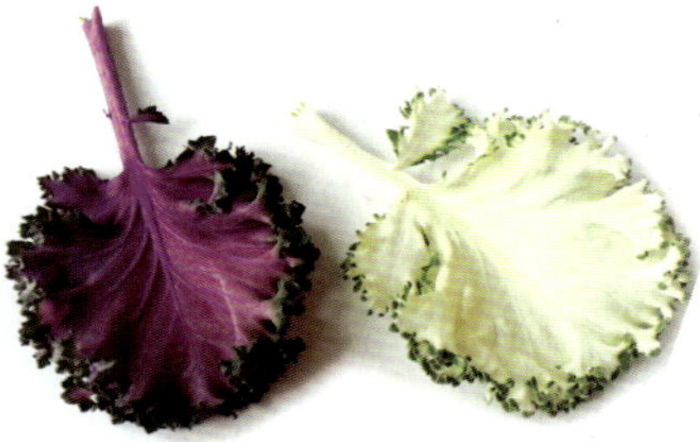

고대 그리스에서 케일(Kale)이 재배되었던 걸 보면 적어도 2000여 년 이상 식용채소로 이용해 왔음을 알 수 있다. 콜라드(Collard)란 이름은 야생 양배추 초본(Wild Cabbage Plant)의 식물명, '콜워트(Colewort)'가 와전 · 발전된 것으로 보고 있다.

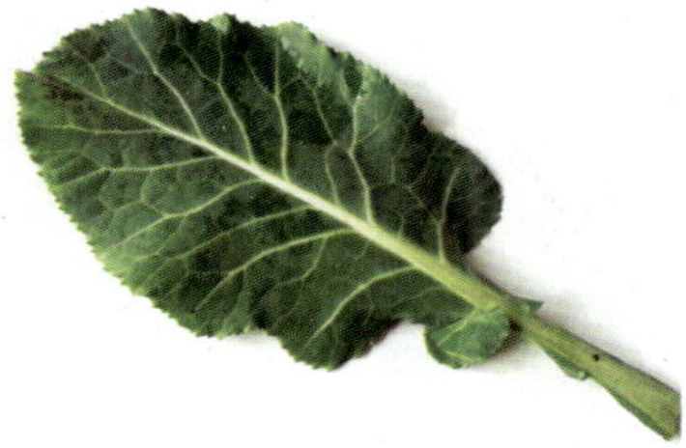

뉴질랜드에서는 콜라드그린을 달마시안 캐비지(Dalmatian Cabbage)라 부르고 브라질과 포르투갈에서는 쿠베(Couve)라고 부른다. 그곳 현지인들이 애호하는 '칼도 베르데(Caldo Verde)' 수프도 주재료를 콜라드그린(Collard Greens)으로 해서 만드는 요리이다.

브라질과 포르투갈 및 미국 남부에서는 콜라드그린(Collard Green)을 식용목적 외에 관상용 정원식물로 식재하는 경우가 많다.

교양 19

칼도 베르데(Caldo Verde) 수프

칼도 베르데(Caldo Verde)란 초록색 국물(green broth)이란 의미의 수프이다. 이것은 그린색 케일(Kale)의 잎을 잘게 채 썰듯 썰어서 감자와 올리브유, 양파나 마늘 및 소금을 넣고 조리한 포르투갈을 대표하는 전통적인 수프요리로 외국에도 잘 알려졌다. 그린색 케일 대신에 콜라드그린(Collard Greens) 잎을 사용하기도 하지만 케일을 사용하는 것이 원래 요리방법이다.
주로 결혼식이나 생일과 같은 축제음식으로 인기가 높은 수프이다. 이것은 국물에 케일을 많이 넣은 것도 있지만 일반적으로는 그다지 많이 넣지 않으며 옥수수 빵과 함께 수프를 찍어 먹는 것이 인기 있는 수프요리이다.
흔히 이 수프가 완성될 무렵이면 물에 별도로 삶아둔 소시지인 초리조(chourizo)를 얇게 썰어 넣어 먹는 것이 일반적이다. 만약 이 소시지가 Caldo Verde 수프에서 빠지는 경우에는 수프의 구수한 감칠맛이 적어지는 대신에 비교적 담백한 맛을 내는 수프가 된다.

14

레드케일

Red Kale;
Russian Kale

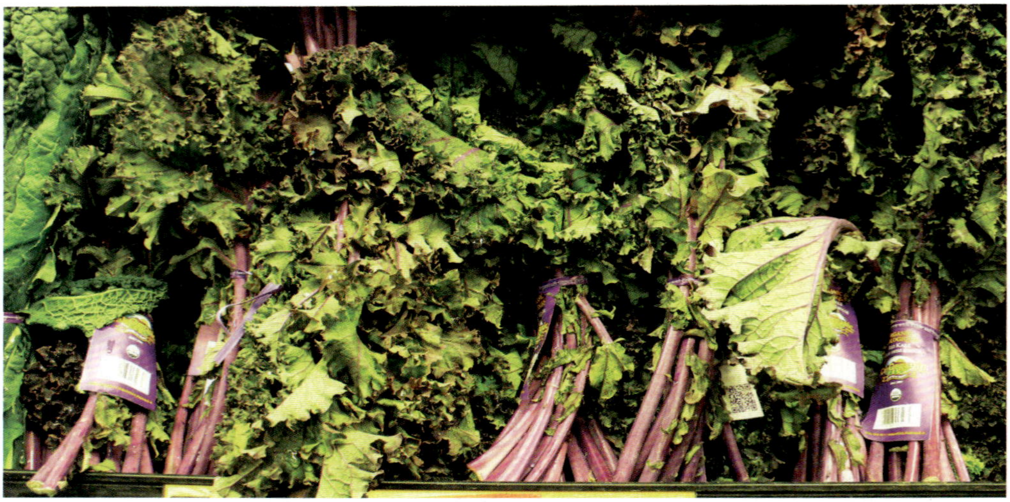

레드케일(Red Kale) 또는 보어콜(Borecole)이라고 하는 초록색과 보라색의 엽채소로 야생 양배추에 가깝다.

이 종류의 채소로는 브로콜리(Broccoli), 콜리플라워(Cauliflower), 콜라드그린(Collard Greens) 및 브뤼셀 스프라우트(Brussels Sprouts) 등 다양한 종류의 채소들을 포함하고 있다.

베타카로틴 함량이 높고 비타민 A, C, K, 칼슘, 철분, 섬유질 등 풍부한 영양소에 비해 칼로리가 낮기 때문에 건강과 미용목적으로 매우 인기가 있고 널리 애용되는 채소이다. 붉은색 케일은 일명 러시안 케일(Russian Kale)이라고도 하는데 초록색 케일보다 단맛이 더욱 좋고 버터향(buttery flavor)이 난다.

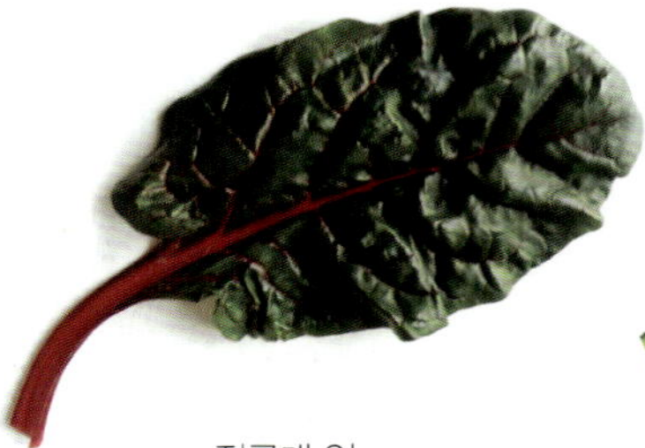

적근대 잎

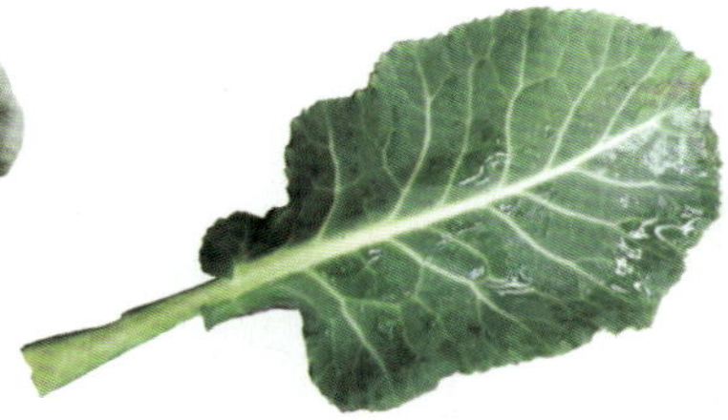

녹색 케일 잎

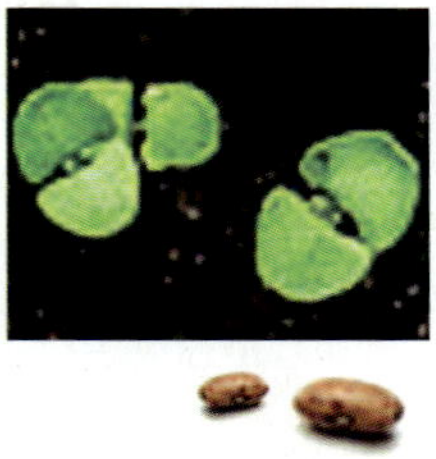

적색 케일 종자와 새싹

사진에서 보듯이 적근대 잎(Collard Greens Archives)은 잎 모양이 뾰족하게 잘린 모양인 레드케일(Red Kale)보다는 둥글다. 또한 적근대 잎(Collard Greens Archives)은 일반적인 녹색의 케일 잎(Collard Green)에 비해 붉은색이 돌고 특히 잎줄기는 진홍색이다. 그 맛도 콜라드그린에 비해 양배추 맛이 덜하고 근대 잎과 유사하게 좀 더 부드러운 잎 조직에 순한 맛을 낸다.

15

여러 가지 잎채소의 모양비교

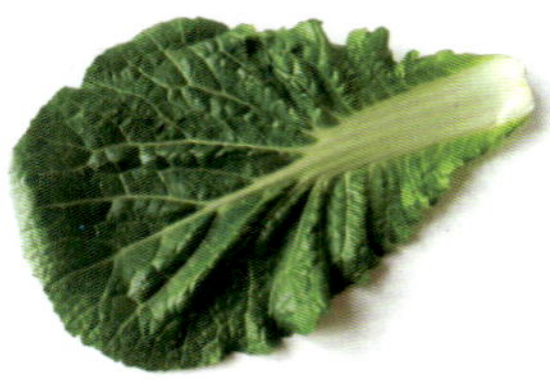

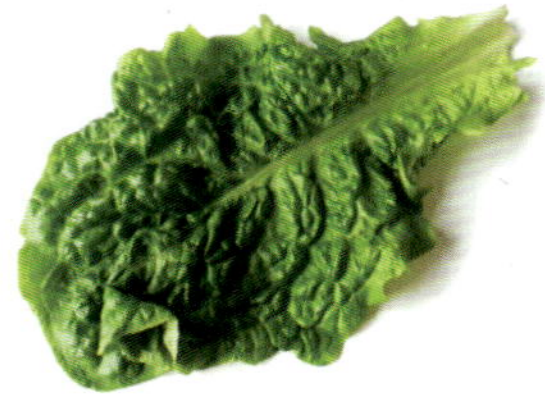

녹색상추

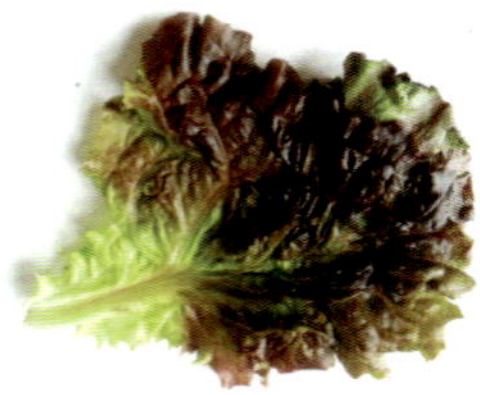

적상추

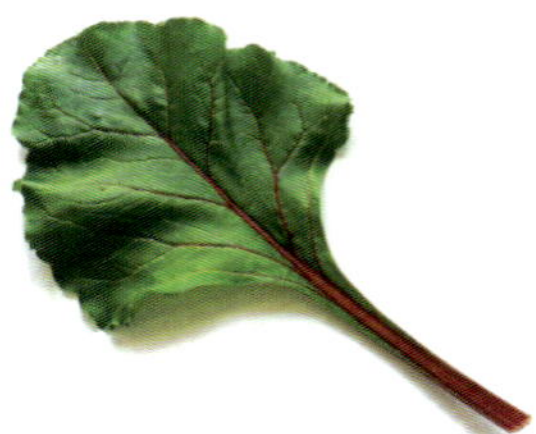

순무 잎

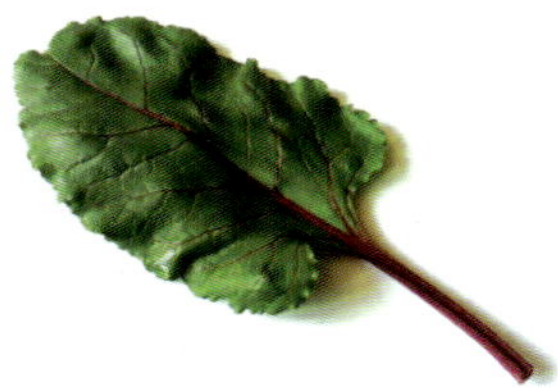

순무 잎

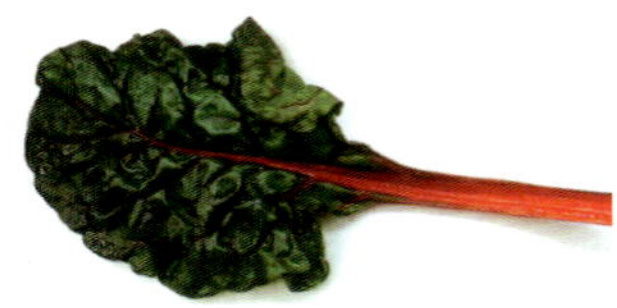

적근대

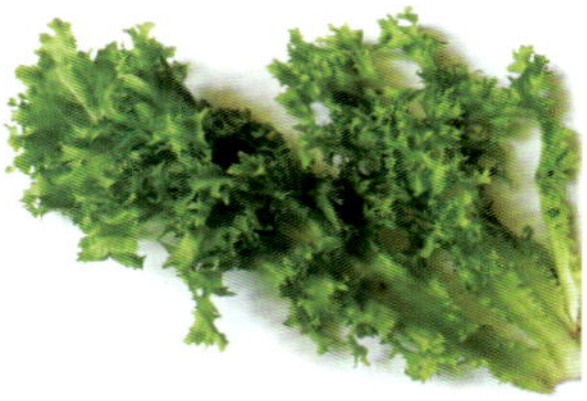

치커리

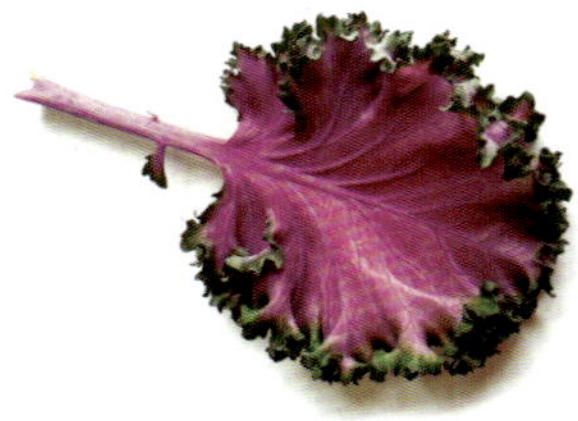

꽃양배추 잎

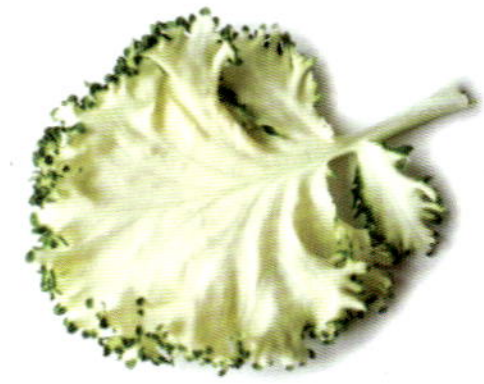

꽃양배추 잎

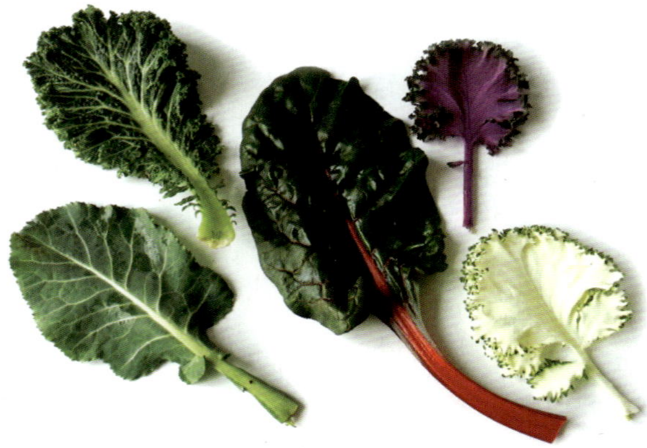

해독작용에 좋은 잎채소(leaves for detoxing)

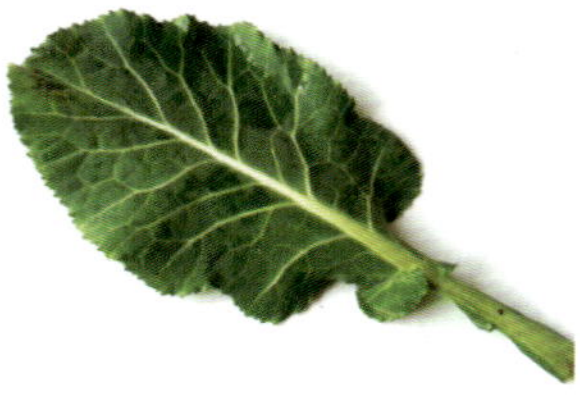

Collard Green 잎

15-1
잎채소 더 보기

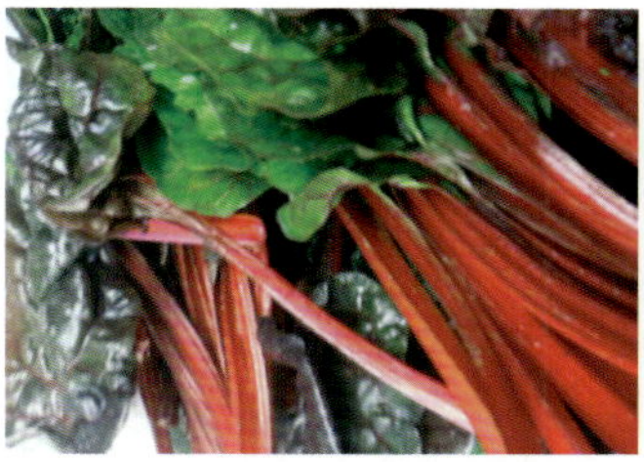

적근대 잎(Collard Greens Archives). 근대(Swiss chard)는 원산지가 남부 지중해지역으로 알려지고 있다.

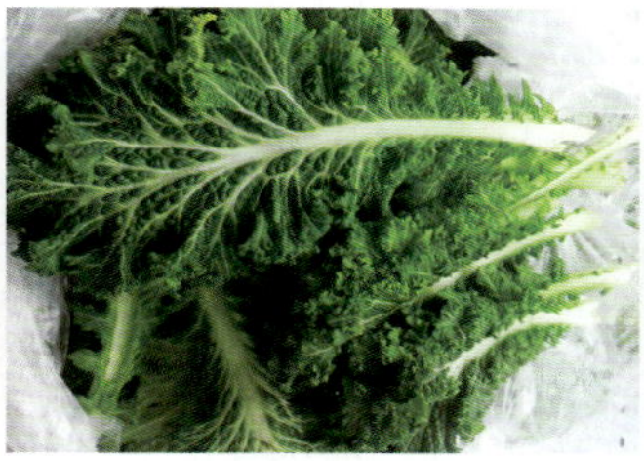

겨자 잎(Mustard Greens)

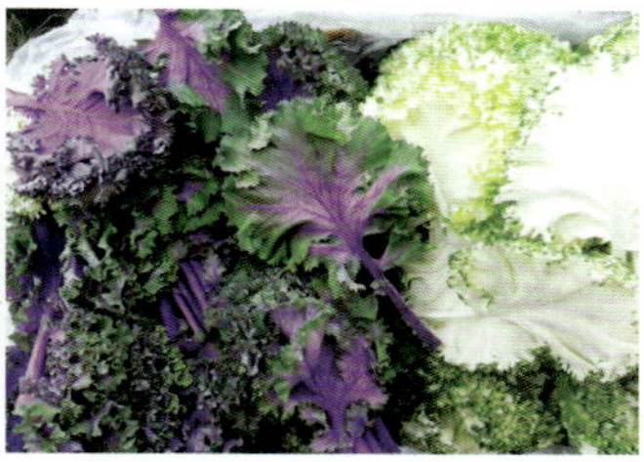

케일 잎(Kale : Collard Greens)

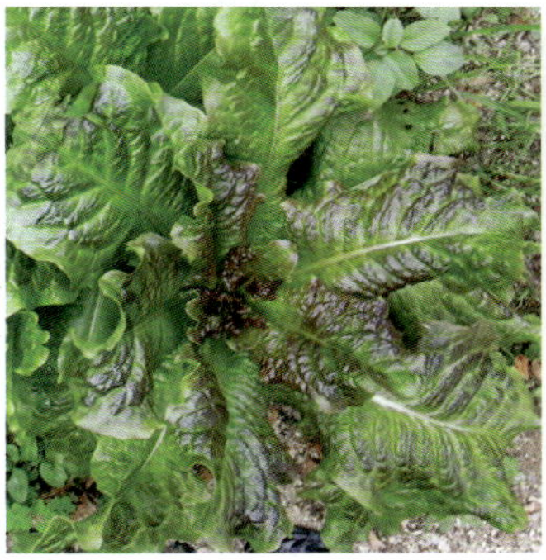

적상추

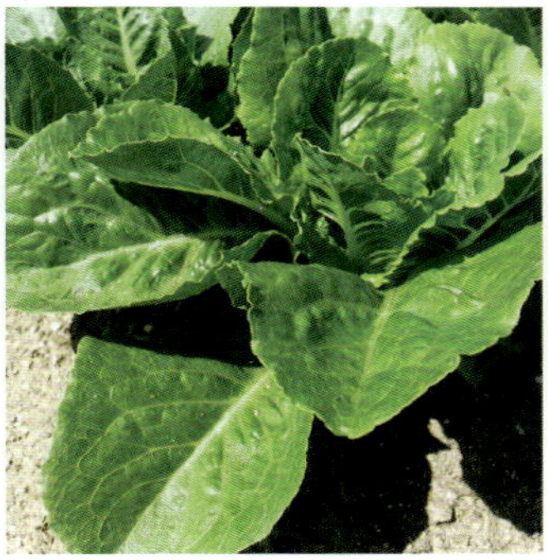

로멘상추

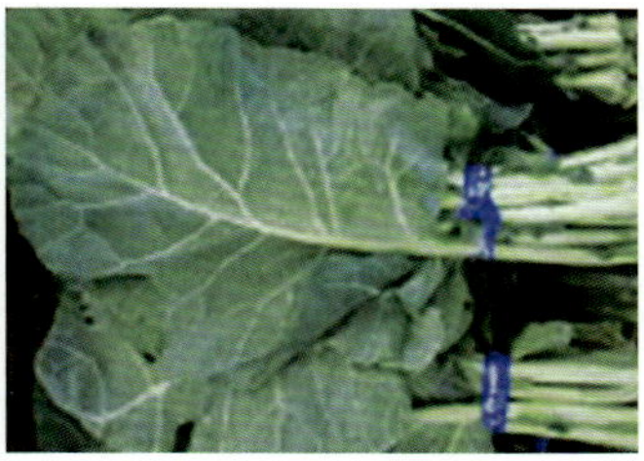

콜라드그린(Collard Greens)

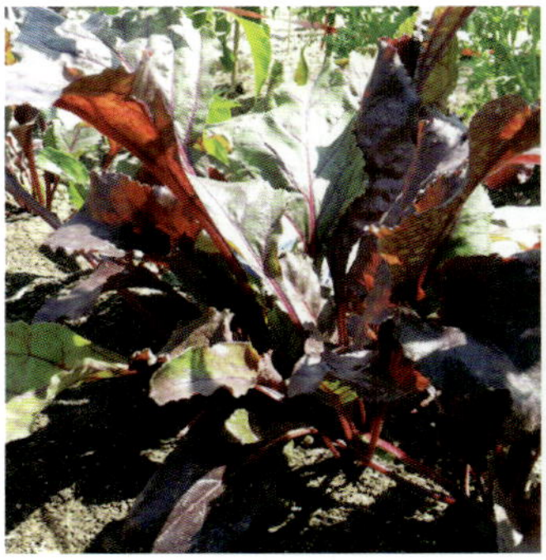

순무잎

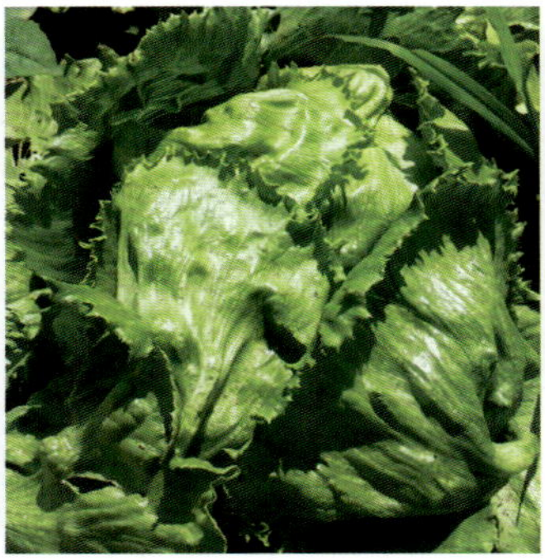

양상추

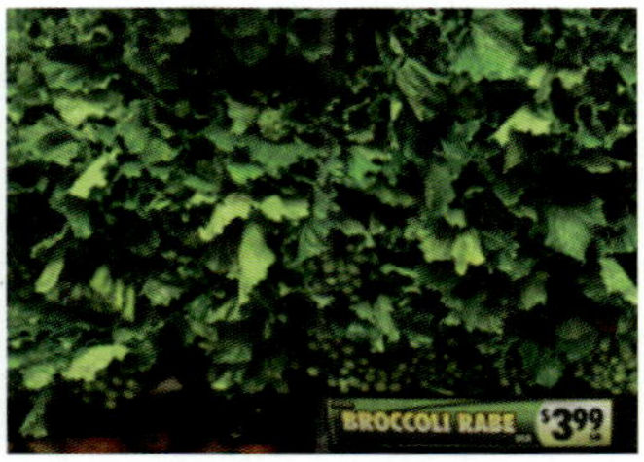

브로콜리라브(Broccoli Rabe)

16
워터크레스
Watercress;
Cresson

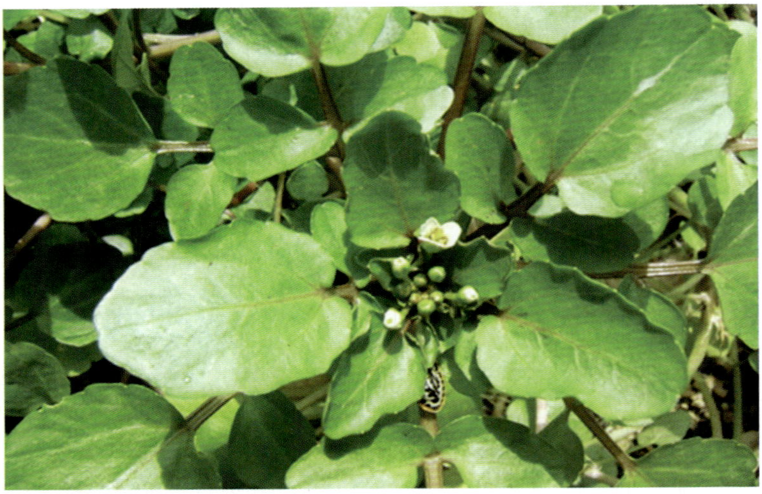

워터크레스(Watercress)는
어린 무와 유사하며
맛이 더 산뜻하다.

워터크레스(Watercress)는 일명 중국 물미나리(Chinese Watercress) 혹은 프랑스어로 크레송(Cresson)이라고도 한다. 우리나라에서는 워터크레스(Watercress)를 물미나리, 물냉이, 양갓냉이 혹은 후추풀이라고도 부른다.

입안이 시원할 정도로 쌉쌀한 쏘는 맛이 있지만 겨자나 와사비처럼 독한 정도가 아니라 마치 어린 무싹이나 잎 혹은 유채나물의 잎이나 줄기 또는 브로콜리라브(Broccoli Rabe)와 유사하게 신선하며 달콤 쌉쌀한 향과 맛이 난다.

이런 맛은 오히려 입맛을 돋우고 기분을 상쾌하게 만들 수 있는 채소이므로 대부분의 사람들이 좋아한다.

비타민의 파괴도 막을 겸 영양이나 맛 양면에서 신선한 생 샐러드로 이용하지만 한국식으로 양념을 섞어 만든 초고추장에 달달하

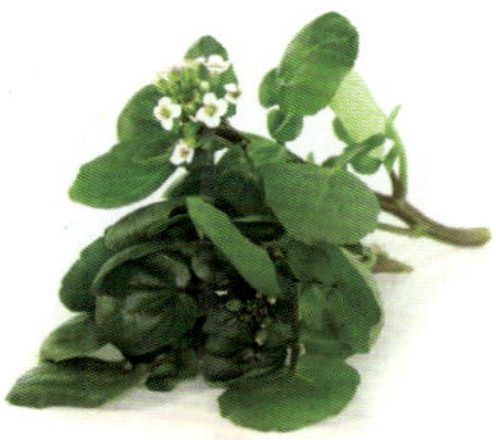

게 무쳐서 먹어도 좋다. 워터크레스(Watercress)는 주로 생선요리에도 많이 이용된다.

워터초이(Water Choy)는 베트남, 타이, 말레이 등지에서 자라는 물나팔(water morning glory)인데 '워터옹초이(Water Ong Choy)'로 통한다. 동남아시아 지역에서 하루에 4인치가 자랄 정도로 생장이 무척이나 빠르고 흔한 채소이다.

그러나 미국 등 어떤 지역이나 국가에서는 이 식물의 반입에 따른 인허가 절차이행을 요하기도 하고 워터초이(Water Choy)의 재배나 수입을 금지하기도 한다.

17
댄딜라이언
Dandelion

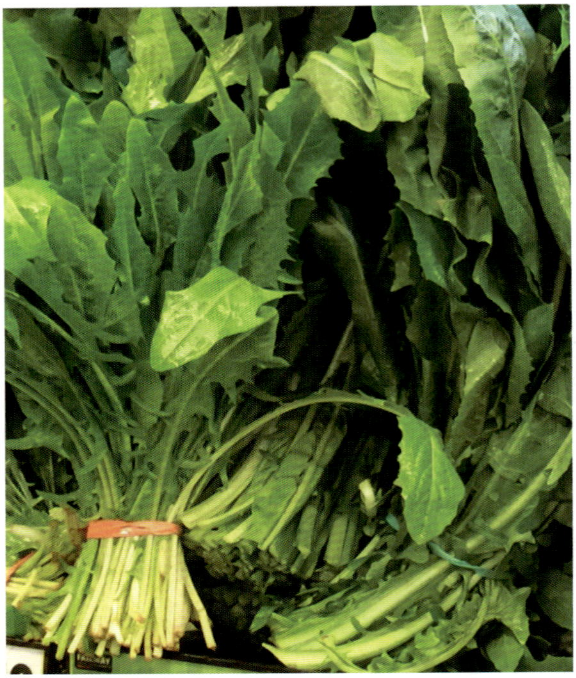

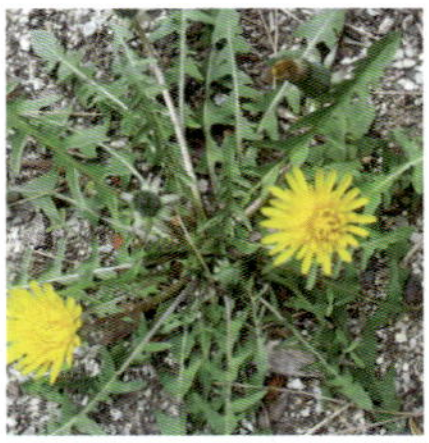

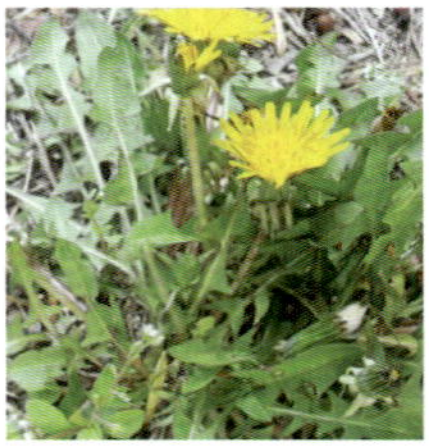

서양민들레(Dandelion)는 민들레속 국화과의 여러해살이 식물로 잎을 잘라 먹지만 봄철에는 어린 뿌리를 나물(무침)로도 이용한다.

프랑스에서 서양민들레는 사자의 이빨(Tooth of the Lion)이란 의미로 명명된 것이다. 그것은 민들레의 잎이 마치 사자의 이빨 모양 혹은 물었을 때의 이빨자국 모양으로 되었다고 보고 이를 묘사하여 붙여진 명칭이다.

서양민들레는 우리나라에서도 흔히 볼 수 있는 민들레와 같은 종류지만 토종과 서양민들레에는 약간의 차이가 있다. 민들레꽃이 지고 씨가 영글면 총포가 열려 낙하산처럼 종자가 바람을 타고 멀리까지 날아다니며 여기저기로 퍼지게 된다. 이른 봄이면 우리나라 전역의 들에서 민들레꽃을 흔히 볼 수 있다. 민들레꽃은 흰색과 노란색의 두 가지가 있다. 최근에 민들레의 뿌리, 잎, 줄기 등 식물 전체가 간 기능과 고혈압에 좋은 성분들을 중심으로 효능이 크다고 알려지면서 약재로 이용할 목적에서 전에 없이 야생민들레가 많이 채취되고 있다.

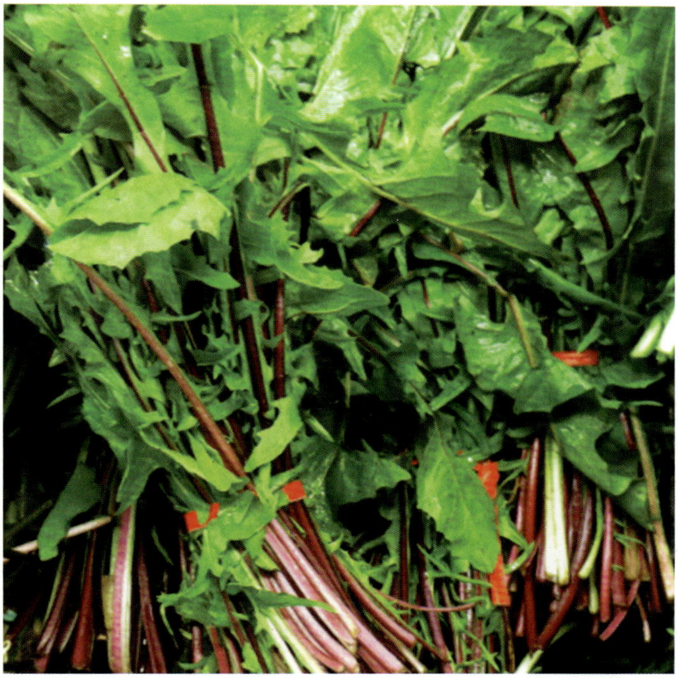

18
적색 댄딜라이언
Red Dandelion

적색 민들레(Red Dandelion)는 줄기와 잎이 모두 녹색인 댄딜라이언(green leaves dandelions)에 비해 잎은 녹색이지만 그 줄기가 빨간 댄딜라이언을 말한다.

그래서 이런 적색 민들레의 잎을 적색 댄딜라이언 잎(red dandelion greens)이라고 한다. 서양에서는 과일과 물을 민들레와 섞어 만드는 건강녹즙 셰이크 음료수(green smoothie)를 만들어 먹기도 한다. 여기에는 칼슘, 철분, 해독소, 광물질, 저칼로리, 프로테인, 비타민복합제가 함유되어 있어 암 위험을 줄이고 천식이나 염증성 질환(inflammatory diseases)에 효과가 있는 것으로 알려지고 있다. 민들레는 쓴맛이 나기 때문에 이를 완화하기 위해서는 달고 향기가 좋은 바나나, 딸기, 망고, 감귤류나 파일애플 같은 과일과 같이 혼합하여 음료수를 만들면 맛이 좋아진다.

19

박초이

Bok Choy

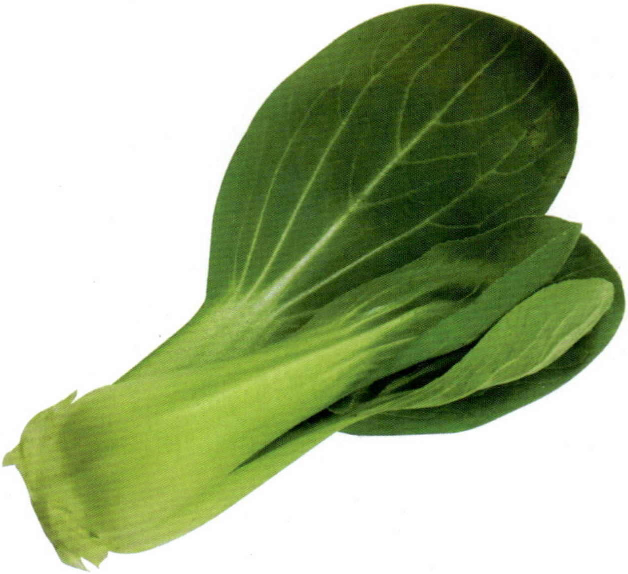

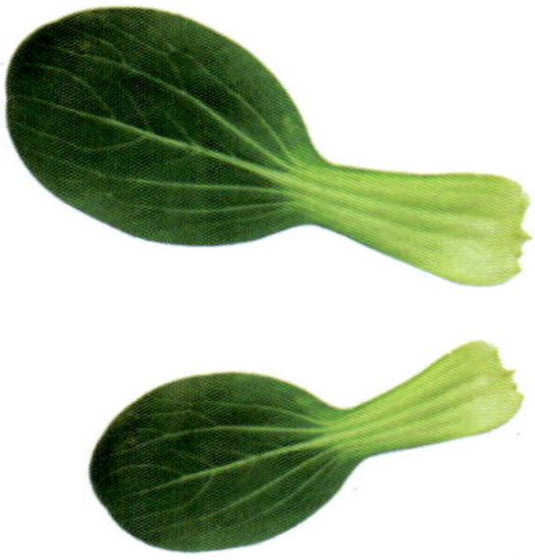

박초이(Bok Choy)는 우리나라에서는 청경채라고 하는데 원산지는 중국인 배추의 일종으로 중국 요리에서 많이 이용된다. 특별한 맛이나 향은 별무하나 잎이 매우 연하여 살짝만 익혀도 숨이 죽는다.

청경채(Bok Choy)는 중국의 일반 배추(Napa Cabbage)와 더불어 2종을 이루는 배추과 식물 중 하나이다. 생물학적 분류체계로는 청경채(Bok Choy)가 서양에서 주요한 채소류로 생산되는 양배추(Cabbage), 브로콜리(Broccoli), 콜리플라워(Cauliflower) 등 주요 재배종들과 동일한 속(Genus) 중 변종 품종에 해당되는 채소라고 하겠다.

청경채(Bok Choy)는 비타민 A, C 등이 많이 함유되어 있으며 최근에는 우리나라에서도 많이 생산 · 소비되고 있다.

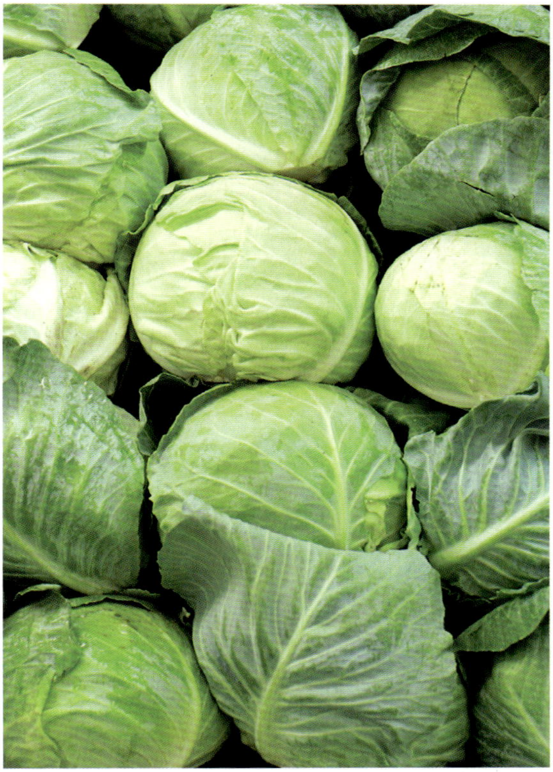

20

양배추

Barassica Oleracea

양배추(Barassica Oleracea)는 네 개의 꽃잎이 십자형태를 보이는 십자화과 배추속 식물로 잎을 주로 이용하는 잎채소인데 매년 재배와 수확이 되지만 종자를 얻기까진 2년(2년생 식물)이 걸린다.

양배추의 역사나 정확한 원산지 추적은 쉽지 않으나 기원전 100년경 유럽으로 추정되며 16세기 이후 양배추(Savoy)가 개발되어 중세 무렵에는 유럽 요리에서 중요한 위치를 점하게 되었다(Cowling W. A., 2011).

양배추속의 식물로는 브로콜리(Broccoli), 케일(Kale), 콜리플라워(Cauliflower), 방울다다기양배추(Brussels Sprouts) 외에 색깔도 자색, 흰색 및 녹색 등으로 다양한 종류가 있으며 음식으로 개발되었다.

양배추속(Brassica genus) 중 음식에 많이 사용되는 종류로는 양

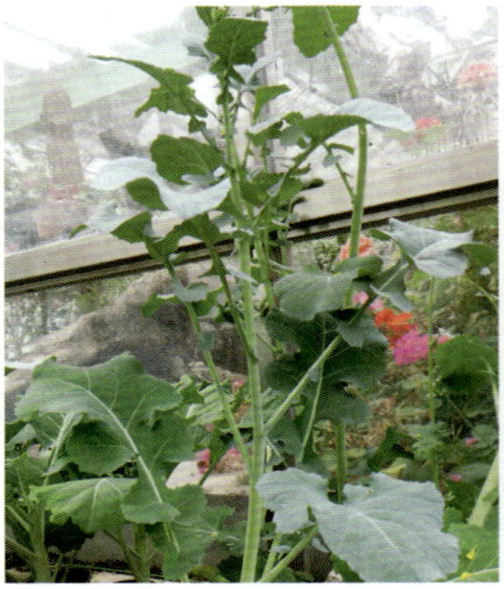

유채

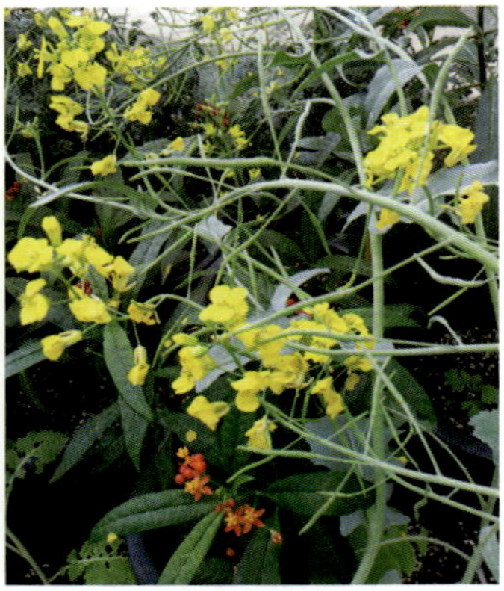

유채꽃

배추(Cabbage), 브로콜리(Broccoli), 줄기와 싹 종류로 방울다다기 양배추(Brussels Sprouts), 뿌리를 먹는 것으로는 콜라비와 터닙, 겨자씨와 유채씨 등의 씨앗류가 있고 색깔은 흰색, 보라색, 붉은색 및 녹색 등 다양한 색상의 꽃양배추(flower heads)종들이 개발되고 있다. 그러므로 음식 외에도 장식용 혹은 정원용 식물로도 인기가 높다.

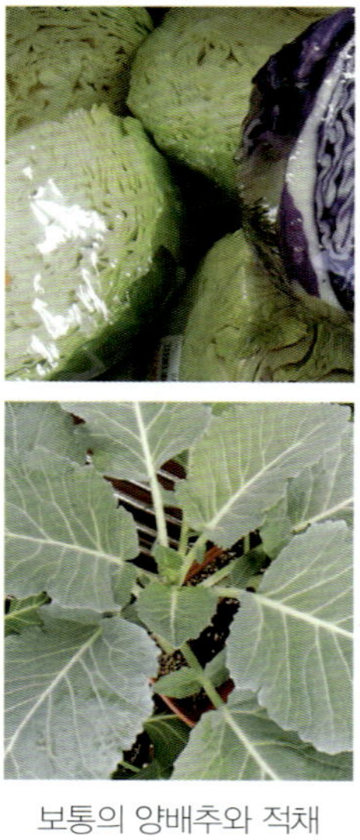

보통의 양배추와 적채

양배추는 일찍부터 배변용, 독버섯 해독, 안연고, 도포제, 피부에 든 멍 치료 및 2차 세계대전 중 동상, 류머티즘이나 인후염 치료에 이용되었고 민간요법으로는 쉰 목, 배앓이, 우울증, 일사병 등의 치료에도 이용되었다.

그런데 최근에는 십자화과 채소(양배추, 브로콜리, 콜리플라워, 물냉이 등)의 항암효능이 강조되면서 채소주스 재료로 광범위하게 이용된다.

본서에서는 이런 양배추속 향채들을 개별적으로도 다루지만 식물분류학적으로 같은 속에 속한다는 점에서 공통적인 특징을 중심으로 한 음식으로서의 맛, 향, 영양소나 약리적 효능들에 대해 접근해 보는 것도 좋을 것이다.

21

방울다다기 양배추

Brussels Sprouts

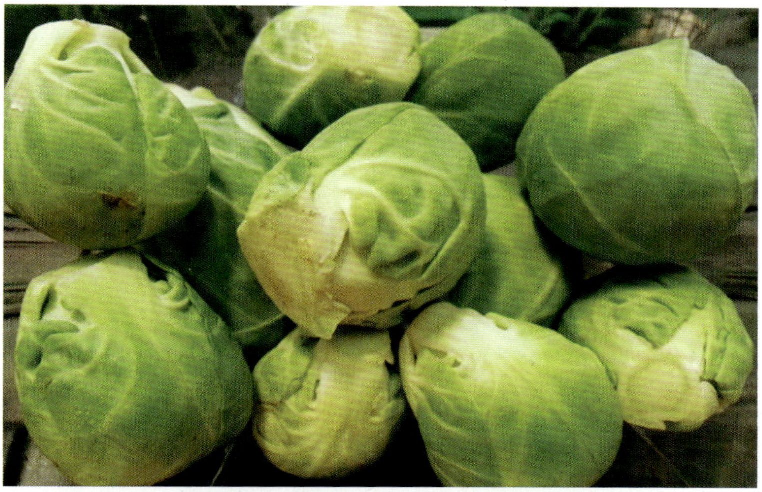

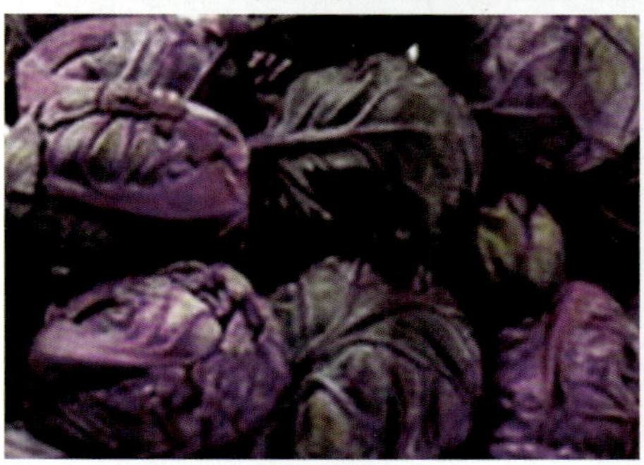

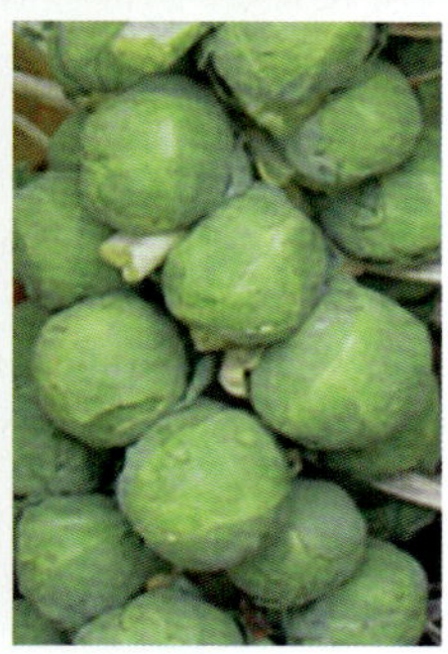

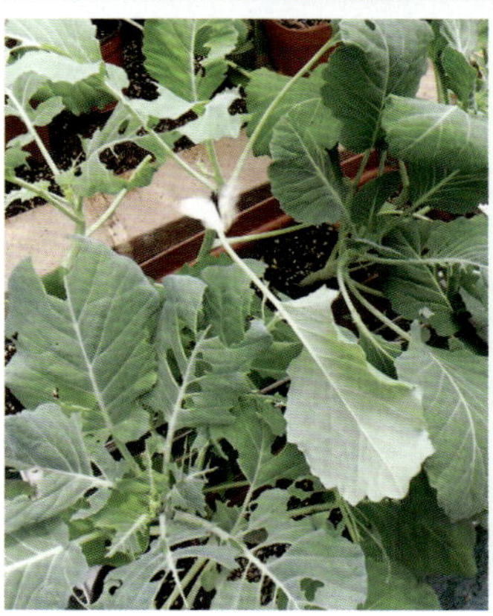

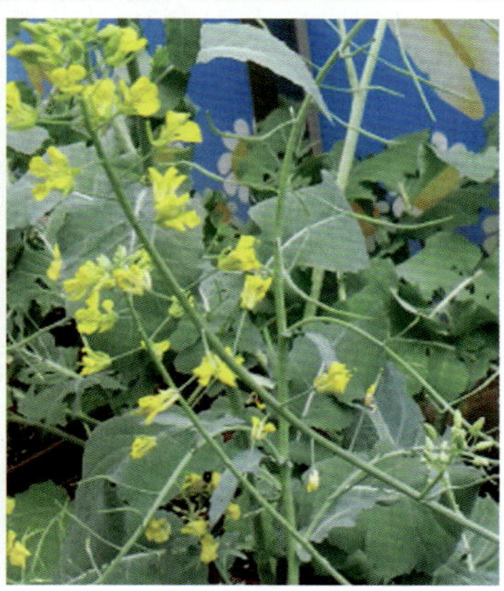

나방의 먹이로 사용되는
양배추속의 식물

22
꽃양배추
Flower Cabbage

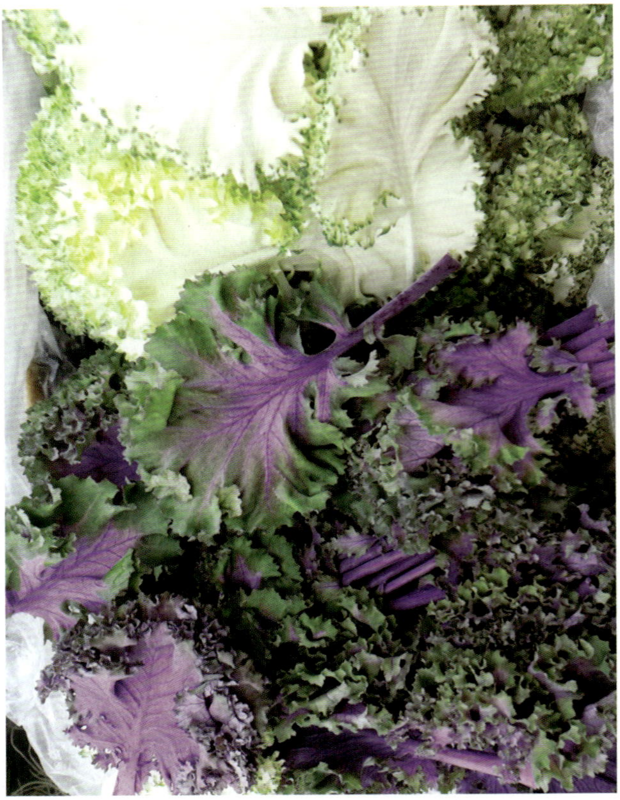

꽃양배추(Flower Cabbage)는 마치 아름다운 한 송이의 큰 꽃송이처럼 보인다.

꽃양배추(Flower Cabbage)는 거리, 공원, 일반 가정의 정원에 관상용으로도 많이 식재되지만 콜리플라워(Cauliflower)처럼 일반적인 흰색의 양배추와 동일 계통의 식물로서 먹을 수 있는 채소이기도 하다.

꽃의 색은 자색, 흰색, 분홍과 자색이 섞인 양배추, 미색 양배추, 초록 겉잎 안에 결구되어 들어 있는 양배추로는 흰색, 자색, 분홍색, 미색 등이 섞여 있는 것 등 많은 꽃양배추종이 개발되고 있다. 이러한 꽃양배추는 모두 서늘한 기후에서 잘 자란다.

적채(Red Cabbage)는 붉은색 혹은 적자색을 띤 꽃양배추로 양배추의 고운 색깔 때문에 붙여진 이름인 붉은꽃양배추, 빨간 양배

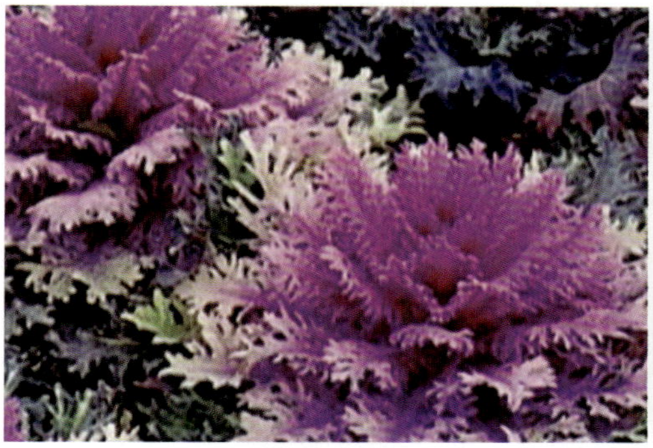

붉은꽃양배추

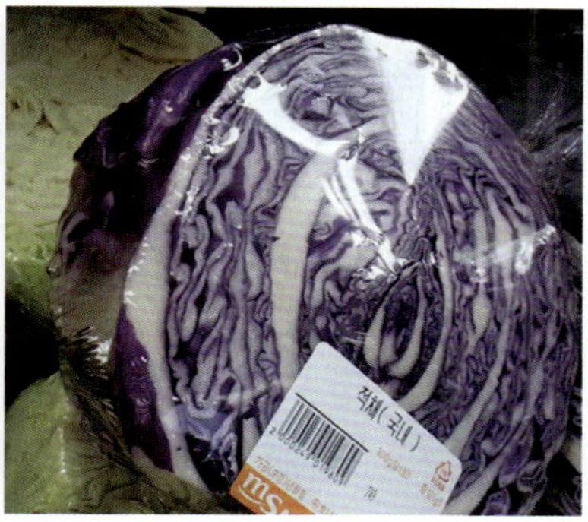

적채

추, 적양배추 또는 루비볼로도 불린다. 독일에서는 적양배추를 로트콜(Rotkohl)이라 해서 초절임하여 메인디시(main dish)에 곁들이는 샐러드로 만드는데 이것 역시 동일한 명칭으로 부른다.

이러한 결구(結球) 양배추인 붉은꽃양배추는 흰색의 보통 양배추에 비해 영양소가 더 풍부해서 과당과 포도당, 식물성 단백질, 리신, 비타민 C 등이 함유되어 있다. 위궤양 치료효능이 있다고 하는 비타민 U가 풍부하고 노화방지 및 간기능에 관여하는 셀렌(셀레늄) 등의 성분으로 대표적인 건강소채류로 인식되고 있다. 적채는 또한 꽃양배추의 곱고 화려한 독특한 빛깔로 인해서 샐러드의 장식용으로도 자주 이용되는데 이도 꽃양배추의 대표적인 활용사례 중 하나이다. 이 채소의 어린 싹도 다른 다양한 양배추속의 채소처럼 향미가 뛰어나므로 이를 싹기름 채소라 해서 새싹채소로도 많이 이용되고 있다.

23
콜리플라워
Cauliflower

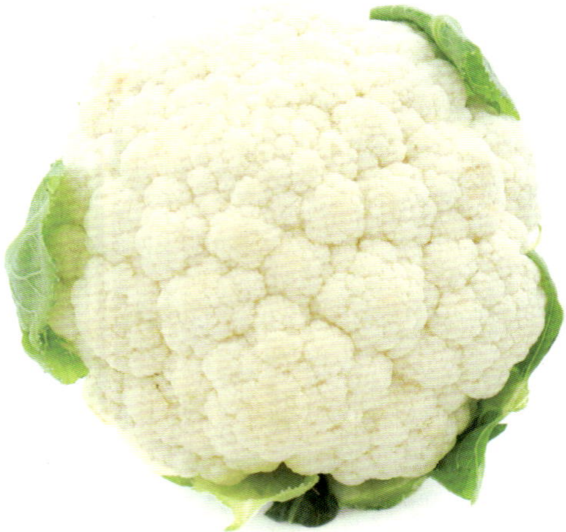

콜리플라워의 결구된 모양

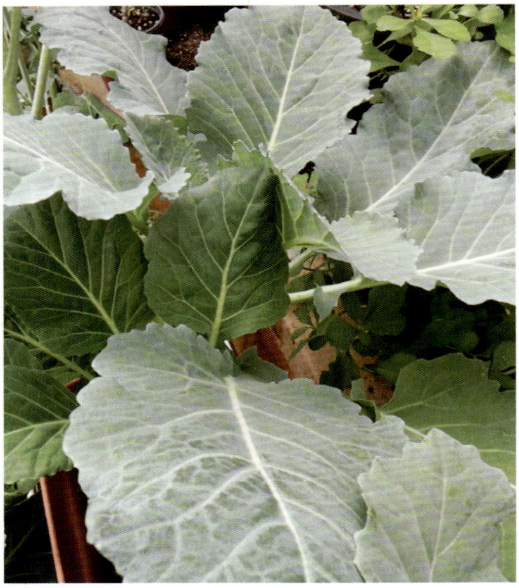

채소가 자라면 안쪽 중앙에 콜리플라워가 결구된다.

콜리플라워(Cauliflower)는 흰색 혹은 미색의 잎채소로 브로콜리와 모양이 유사하지만 브로콜리는 주로 신선하게 혹은 익혀서도 먹는 데 비해 콜리플라워는 주로 데치거나 요리를 해서 먹는다.

교양 20

식물분류학의 속(genus)이란 무엇인가?

허브를 설명할 때 불가피하게 자주 나오는 속(genus)이란 생물학적 분류에 사용되는 용어로 주로 분류학상의 서열(taxonomic rank)을 뜻한다.

속(genus)이란 수직적인 생물학의 분류체계에 있어서 분류의 기초단위가 되는 종(種 : species)과 가계(family)보다 상위에 해당되는 분류체계이다.

24
브로콜리
Broccoli

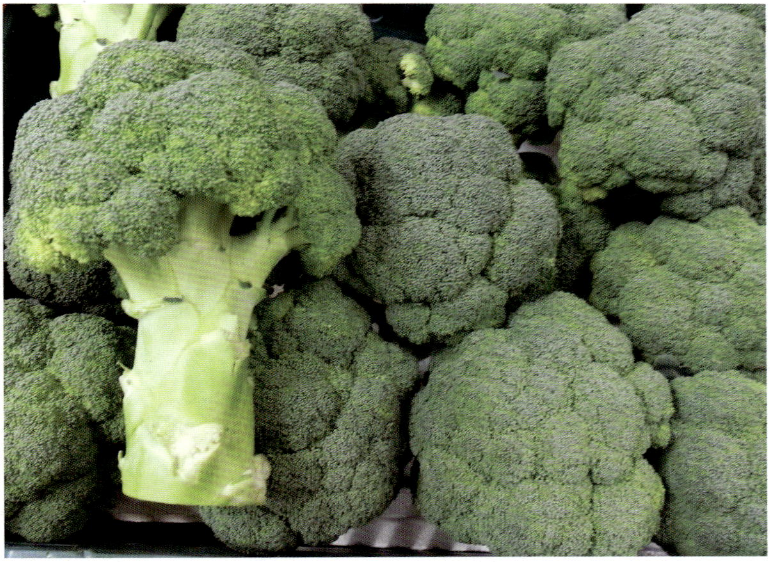

브로콜리(Broccoli)는 양배추나 콜리플라워(Cauliflower) 등 다른 양배추보다는 키가 더 크고 길쭉하다.

브로콜리(Broccoli)는 건강에 좋은 채소로 전 세계적으로 애호되는 향채인데 주로 신선한 채로 샐러드로 많이 이용된다. 그러나 브로콜리는 고기나 다른 식품들과 함께 조리해도 향과 맛과 모양이 모두 잘 어울리고 맛도 좋은 요리로 재탄생된다. 중국 요리 중에 이 브로콜리를 쇠고기와 같이 볶는 방식으로 요리하는 비프 브로콜리(beef broccoli)가 있는데 국적을 막론하고 선호하는 메뉴이다.

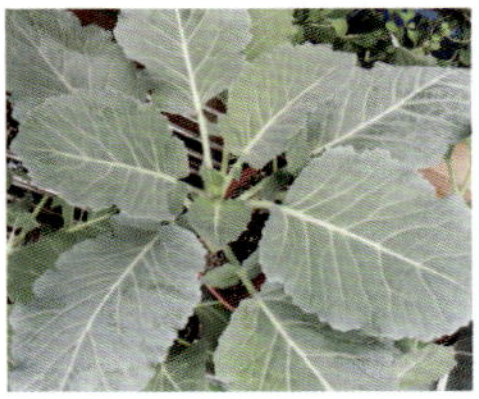

브로콜리 초본: 자라면 중심부에 브로콜리가 결구된다.

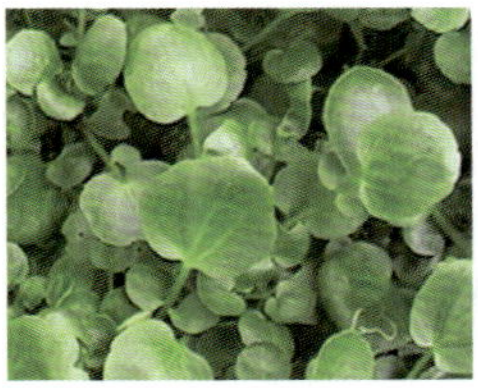

브로콜리 싹기름 채소

25
동과
Winter Melon

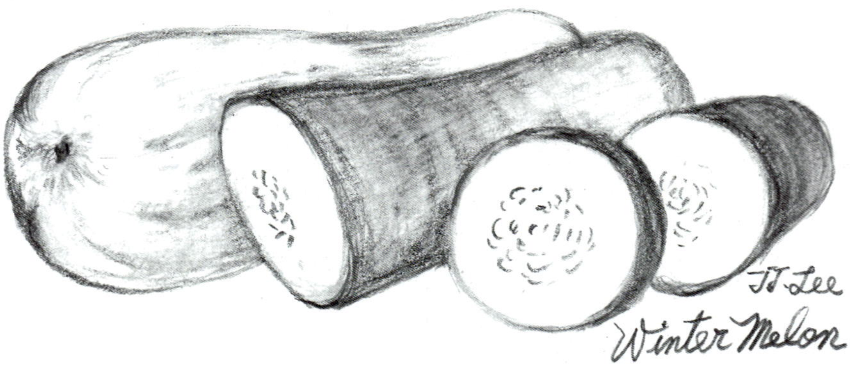

동과(Winter Melon)는 원래 인도 원산의 덩굴식물(plant)을 말한다. 이 식물의 열매 또한 동과(Winter Melon)라고 부르는데 겨울에 수확하며 달지도 않고 과일도 아닌 일종의 호박과 같은 식물이다.

동과(Winter Melon)는 학명이 베닌카사 히스피다(Benincasa hispida)라고 하는데, 일본 또는 인도네시아가 원산일 것으로 여겨지고 열매채소로 동남아시아 일원에서는 식용으로 많이 이용되는 인기 있는 식물로 약한 불에서는 녹기 쉬우므로 센 불에 볶거나 끓이는 것이 아니면 수프, 피클, 커리, 잼 등에 이용된다.

동과는 그림으로 얼핏 보면 작은 스쿼시 같은 색과 모양이지만 실제로는 그보다 훨씬 크고 어떤 경우에는 대단히 큰 것도 있어 껍질색이 연녹색에서 진한 수박색까지 있는 길쭉한 겨울수박 정도로 여

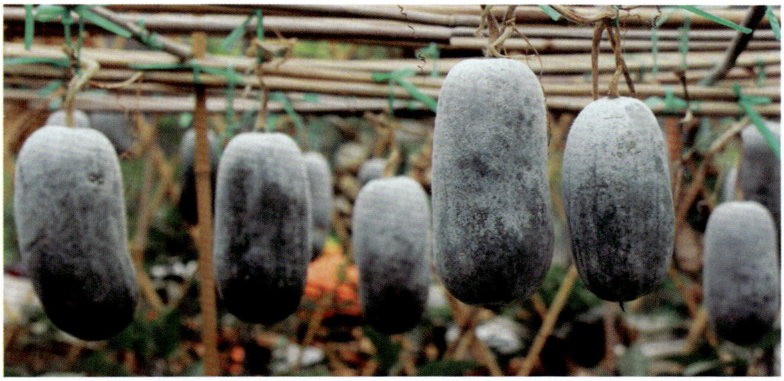

겨질 수도 있는 열매채소이다.

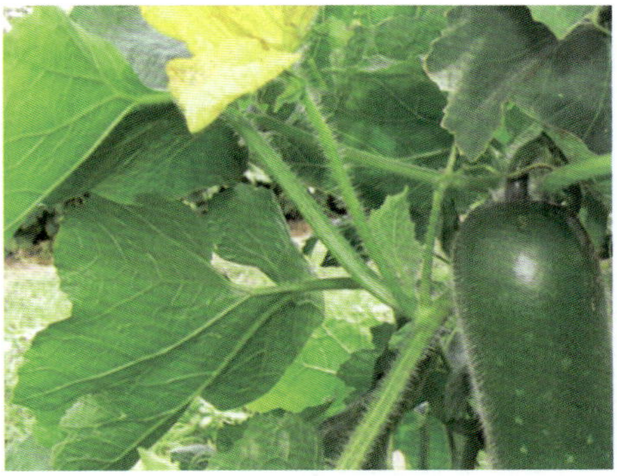

사진에서 보듯이 동과는 초본, 줄기, 잎, 꽃이 모두 외관상 우리나라의 호박과 거의 같다. 또한 어린 동과가 맺힐 때의 모양도 우리나라의 호박이 달릴 때와 다른 점을 발견하지 못했다.

우리나라에서는 일반적으로 이용되던 채소가 아니어서 종자도 없었지만 그 효능과 맛이 알음알음 소개되는 단계에 있다. 부종 완화에 대한 효능이 소개되는 사이트 등을 통해 소개되기 시작했지만 오랜 식용경험과 과학적인 실험결과에 대해 일반화를 하기에는 아직 시기상조인 듯하다. 속의 과육이 하얗고 겉껍질이 비교적 매끈한 동과는 비교적 장기 보관도 가능한 채소이다. 속살은 하얗고 색깔은 연녹색에서 진녹색까지 다양하다. 한국에서는 수제비를 뜰 때 어린 애호박처럼 이용하는 것이 소개된 것을 본 적이 있다.

그러나 동과는 적정 시간 요리하면 그야말로 입에서 사르르 녹지만 오래 조리하면 과육이 흐물흐물해져 부서지므로 단시간 익혀야 보기 좋고 아삭아삭하며 부드러운 맛을 볼 수 있다. 그래서 동과는 센 불에 볶거나 샤브샤브처럼 물에 넣어 살짝 익혀 건져 먹는 것이 좋다.

26

토란

Eddo

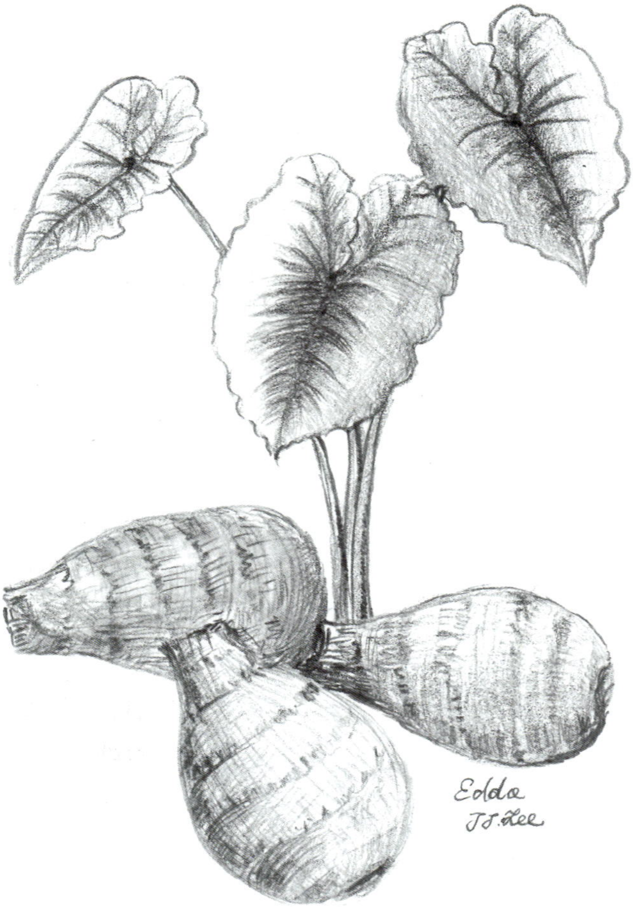

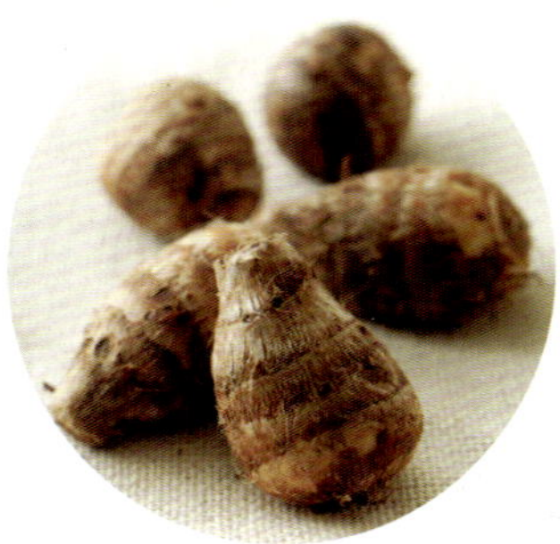

열대 아시아원산의 **토란(Eddo or Taro)**은 땅속에 생기는 알줄기를 식용으로 이용하는 근채류(colocasia esculenta)이다. 다양한 품종만큼 이름도 많아 중남미에선 얌(yam, cocoyam)으로도 불린다.

약간 습하고 더운 기운을 좋아하는 토란(Eddo 또는 Taro)은 인도와 동남아시아에서 기원전 5000년 이래로 경작되어 식용으로 이용되었다고 한다. 다양한 품종과 이름 못지않게 토란뿌리의 색상도 보통 약간 밝거나 짙은 갈색까지 다양한데 거죽은 코코넛처럼 실 같은 털이 북실북실하고 속은 백색부터 회색에 이르며 우리나라의 토란보다 알이 훨씬 굵다. 분홍색의 토란 속살은 포만감도 주지만 영양소(주로 열량)도 풍부하다. 그러나 이것을 날로 먹을 때 과식하면 좋지 않은 경우도 있으므로 하룻밤 정도 물에 담가놓거나 불에 익혀 조리하면 해소된다고 한다. 하와이를 포함한 폴리네시아 제도에서는 이 토란을 주식으로 하고 있다. 자주색 줄기의 토란을 삶아 으깨 만드는 전통음식, '포이(poi)'도 많이 먹고 이것을 이용한 죽 같은 것도 요리로 많이 먹는다. 한때는 이것을 많이 먹어서 폴리네시안 중에는 체중이 많이 나가는 사람이 많다는 말을 70년대에 들었는데 현재는 식생활의 변화 때문인지 혹은 다양한 문화의 영향인지 그런 말이 별로 없다. 아열대 및 열대 지방의 토란은 크고 조직도 매우 조밀하며 익히면 끈기도 많아 맛이 좋다. 걸쭉한 죽처럼 혹은 떡처럼 단단하게 만든 요리를 주식으로 먹었었고 식음료가 다양해진 현대에도 여전히 식용으로 이용하고 있다. 다양한 음식문화의 교류와 혼합되는 현대에는 하와이의 포이도 사이드 디시(side dish)처럼 이용되는 경우도 많다. 얇게 썬 토란은 칩(chip)처럼 튀겨도 맛이 좋다. 토란은 감자나 다른 알줄기 식물보다 덩이도 크고 찰지며 향이나 맛도 좋다.

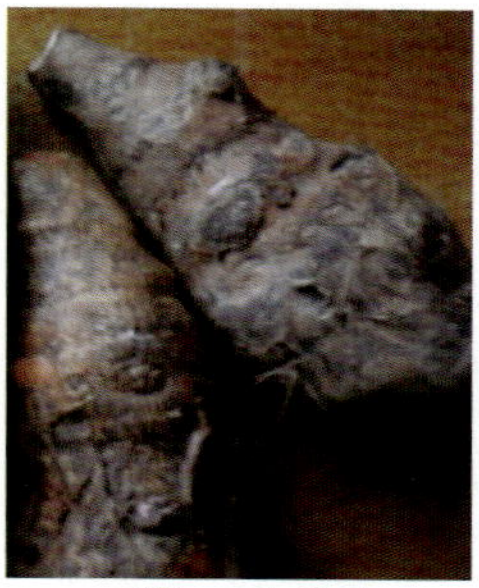

진한 표면 색깔

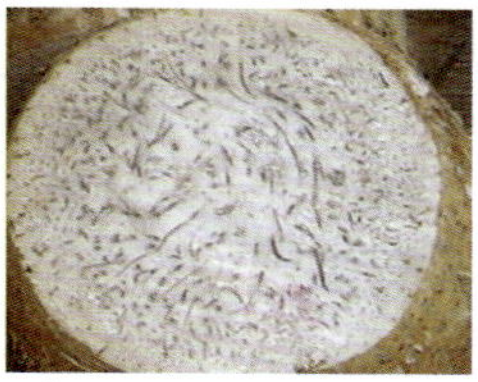

토란의 단면

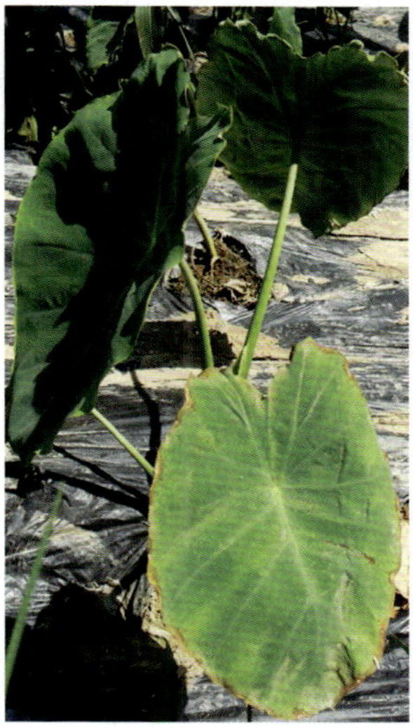

우리나라에서는 추석 때 고기를 넣고 끓인 토란국을 명절 음식으로 먹지만 연중 흔한 식재료는 아니다. 토란대도 삶아 건조시켜 저장해 두었다가 고기육수나 육개장 등 탕을 끓일 때 이용하고 필요할 때 불려서 볶아 먹기도 한다. 그러나 아열대지방처럼 토란뿌리가 크지 않고 아주 작으며 흔하지도 않고 맛도 미끈거리는 느낌은 많지만 더운 지방의 토란조직에 들어 있는 전분질만큼 차진 느낌은 적고 실제로 맛도 약간 다르다. 전분질이 많은 토란은 소화가 덜 될 수 있다.

27

초록 제비콩

Green Flageolet

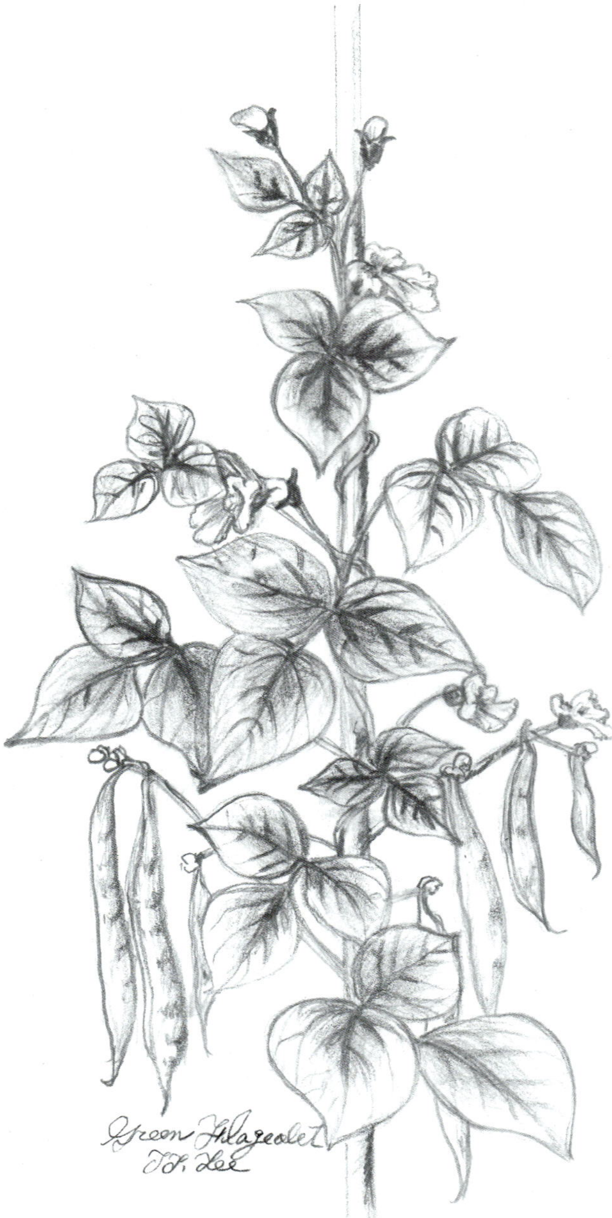

초록제비콩(Green Flageolet)은 매끄러운 질감과 은근한 향미로 콩류 중에서는 기품 있는 맛 때문에 '콩류의 롤스로이스'로도 칭해진다.

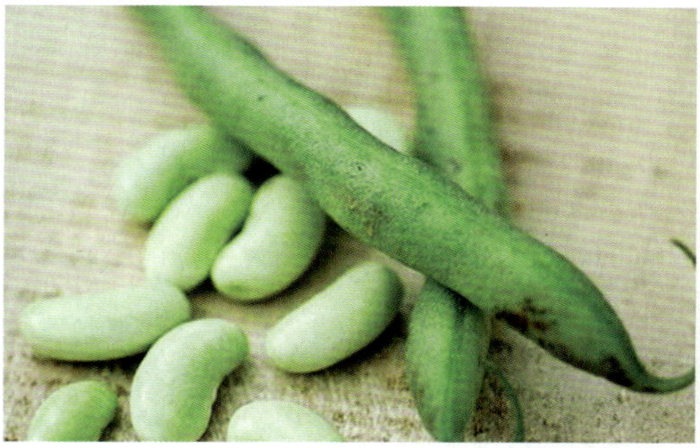

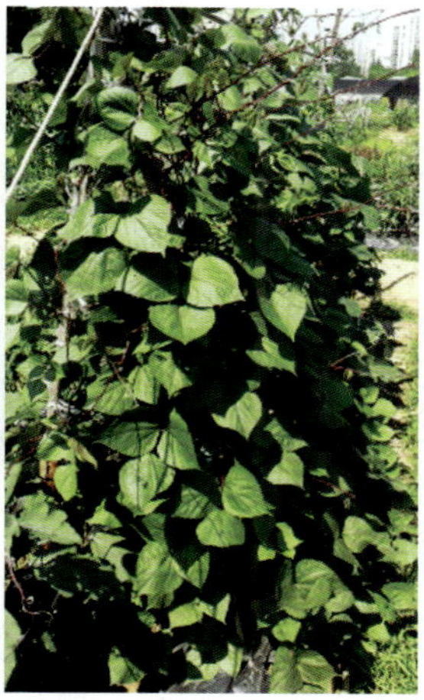

프랑스 원산의 그린 플래절렛콩(Green Flageolet Bean)은 작은 강낭콩 모양으로 껍질을 벗기면 육질이 단단하나 조리하면 크림처럼(creamy) 된다. 10월경 익은 콩을 추수해서 겨우내 이용할 수 있다.

초록제비콩(프랑스어 flageolets verts)은 녹색 강낭콩이라고도 하는데 녹말 함유량이 낮은 작은 콩으로, 연두색 씨를 얻기 위해 키운다.

프랑스의 전통 방식대로 이 콩을 브레이징(braising)이나 오븐구이를 한 새끼양 고기와 곁들여 먹으면 특히 맛이 매우 좋다. 완두콩이나 작은 리마콩과 비슷한 초록제비콩은 매우 연하고 크리미한 향을 가지고 있으며 그보다는 맛이 더 섬세하고 엽록소 향도 약간 난다.

교양 21

브레이징(braising)이란?

건식 혹은 습식으로 열을 가하는 방식으로 조리하는 서양요리 기법인데 로스팅과 스튜잉(stewing)의 혼합방식 조리법으로 처음에는 국물이 있도록 색깔을 내면서 익힌 뒤에 오븐에 넣어 물기를 가해 조리하는 것을 말한다. 육질이 연하지 않으며 덩어리가 큰 육류 등을 요리할 때 찜요리와 유사한 방식의 요리기법으로 조리하는 것을 말한다.

28

델리카타 호박

Delicata Winter Squash

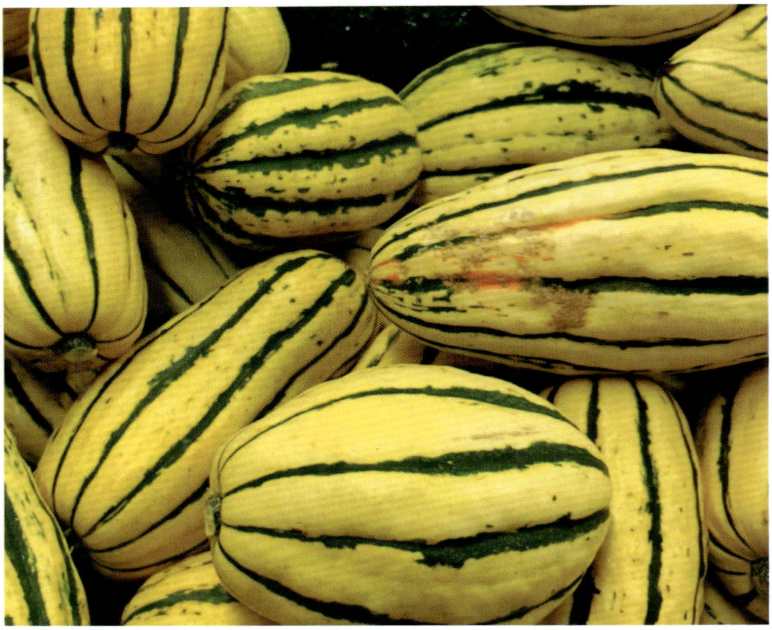

델리카타호박(Delicata Winter Squash)은 크림색이나 담황색 바탕에 초록색 줄이 간 장식적인 요소도 커서 보기도 좋고 단맛도 강한 호박이다. 얼핏 보면 우리나라의 줄이 간 참외처럼 보이는데 보통의 주황색 호박인 버터너트(Butternut)종보다 단것이 특징이다.

이것은 주로 수프, 로스팅(roasting), 글레이징(glazing), 오븐구이(baking)에 많이 이용되는 종류로 새롭게 개발되는 많은 현대적인 식품에도 불구하고 미국 등지에서 비교적 옛 향수를 떠올리면서 가족들이 다정하게 어울려 함께 먹을 수 있는 요리에 이용된다고 볼 수 있다. 이런 음식들은 주로 식탁 분위기를 한껏 살릴 수 있는 복고적인 요리라 하겠다.

여기서 로스팅(roasting)이란 팬에 넣어 오븐에서 굽거나 직접

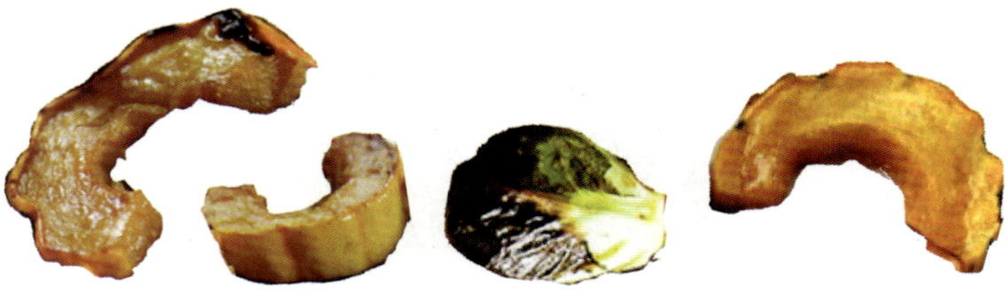

로스팅한 델리카타 스쿼시와 글레이즈한 방울양배추

델리카타 스쿼시 요리는 단조로운 맛과 색상의 호박을 식재료로 사용해도 더욱 창의적이고 전체적으로도 요리의 풍미가 새롭게 업그레이드된 스쿼시 요리를 만들 수 있음을 보여준다.
노란색의 호박을 글레이징 방식으로 요리할 때 한껏 화려한 색감을 돋우고 물렁한 호박에 아삭아삭한 신선한 식감이 조화될 수 있도록 가령 방울양배추(Brussels Sprouts)나 다른 종류의 작고 귀여운 야채를 함께 요리할 수도 있다. 달콤한 스쿼시 맛을 새콤달콤하게 하고 모양도 낼 수 있게 하려면 색이 예쁘고 크기가 작으며 과육이 문드러지지 않는 과일을 함께 이용하는 것도 전체적인 모양을 좋게 하는 데 효과적일 수 있다.

열에서 조리하면서 가끔 표면에 양념이나 물기를 발라주면서 이리저리 뒤집어 모든 부위가 부드럽게 골고루 익고 색도 좋게 나올 수 있도록 조리하는 것을 말한다.

최근 우리나라에서도 호박이 전통적인 죽, 떡, 범벅 재료 외에 찐빵, 서양식 제빵, 샐러드, 피자 등 다양한 요리에 식재료로 광범위하게 이용되고 있다. 우리나라에서는 찾아보기 힘든 델리카타호박도 이것만을 재료로 사용하는 전통적인 요리들 외에 제빵류에도 많이 이용된다. 특히 델리카타호박을 적당한 크기로 잘라 달게 한 다음 위에 얹어 만드는 갈레트(gallette)나 유사한 형식의 델리카타호박빵을 구울 때도 사랑받는 식재료이다.

29

쑥갓

Crown Daisy

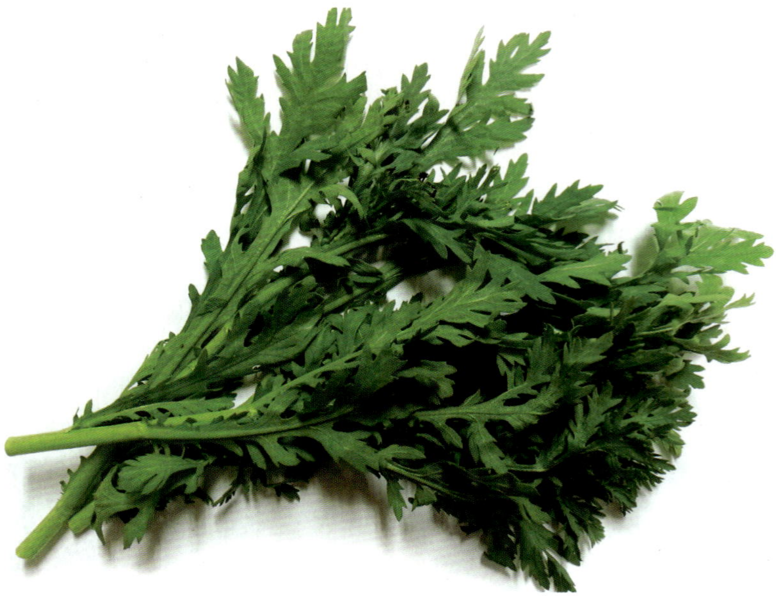

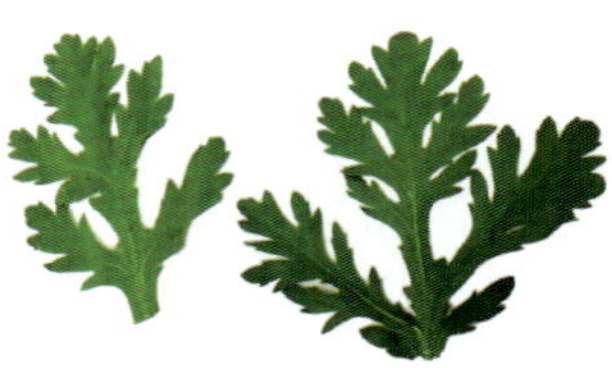

쑥갓은 엽채허브(crown daisy, chrysanthemum greens, Japanese green, 혹은 edible chrysanthemum)로 주로 잎을 이용한다.

쑥갓(Crown Daisy)은 지중해 연안과 동아시아지역이 원산지인 국화과의 일년생 초본 향채로 우리나라, 대만, 중국, 일본 등 대부분의 동아시아에서 주로 이용되는 강한 향의 향료이다.

주로 흰 꽃이 피는 화초 식물인 쑥갓의 원명은 크리샌드멈 코로나리움(Chrysanthemum coronarium)으로 쌈채소나 나물로 먹는다. 매운탕이나 생선탕을 끓이거나 생선찜 요리의 마지막 단계에서 꼭 넣는 채소이다. 쑥갓은 특히 다른 쌈채소들과 어울려 전체적으로 신선하고 향긋한 미각을 살리는 데 효과적이며 완성된 요리의 향과 미적 감각을 돋울 때 없는 쑥갓 잎의 장식효과도 크다. 떡이나 부침개질을 할 때 작은 쑥갓 잎을 장식으로 올려놓고 부치는 것은 흔한 사례로 이 향채는 한식에서는 쓰임새가 다양한 허브(Herb)이다.

30

메스클룅 그린잎 샐러드

Mesclun Greens

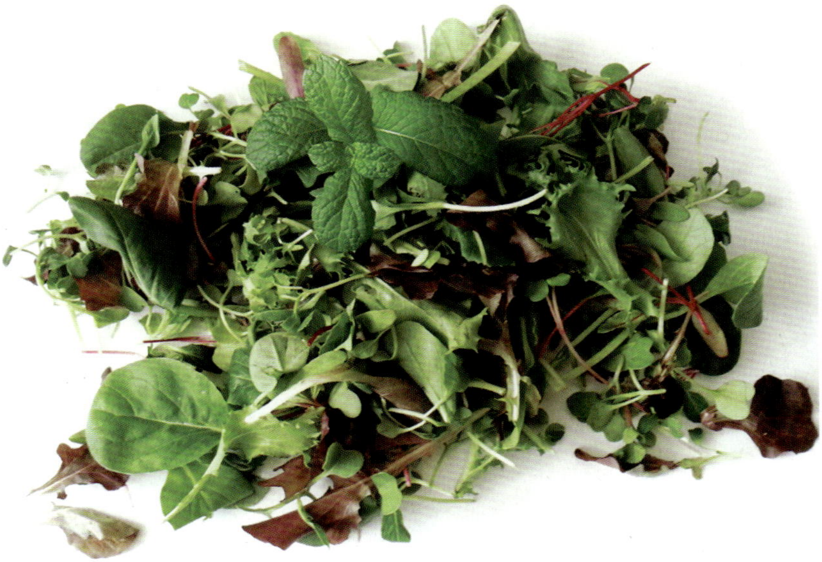

샐러드용으로 여러 가지 어린 녹색잎들을 섞는데 이 어린잎을 이용한 샐러드를 **메스클룅 그린잎 샐러드**라고 한다. 이런 샐러드 기법은 프랑스 프로방스 지방 농부들이 고안했던 것으로 잎채소 중심의 샐러드를 말한다. 체빌(Chervil), 상추 및 치커리류의 잎인 엔다이브(Endive), 시금치, 아루굴라(Arugula: Rocket or Roquette로도 사용하는 겨자과 채소), 적근대, 겨자잎, 민들레, 프리제라는 컬이 진 엔다이브(치커리의 일종: Frisee), 미즈나(Mizuna 혹은 Water Greens: 일본 겨자잎 종류로 아루굴라보다 톡 쏘는 맛이 약하고 페퍼 맛이 남), 마쉐(Mache 혹은 Corn Salad)로 알려진 채소로 잎모양이 양의 혀와 비슷하다고 해서 양상추, 'Lams Lettuce'라 함), 흰 줄기에 자주색 잎면을 가진 래디키오 치커리류(Radicchio), 잎모양은 시금치 같지만 신맛이 나는 허브인 소렐(Sorrel) 및 여타 잎채소 등을 섞거나 다른 여러 가지 신선한 어린 샐러드 싹이나 잎을 섞은 것을 말하기도 한다.

제3장

먹을 수 있는 꽃

(Edible Flowers)

제1절

식용가능한 꽃들

식용가능한 꽃(edible flowers)에 대한 선호도가 점차 늘고 있는 추세이다.

처음에 이런 상품을 개발한 농원의 성공사례에 대한 사례담을 들을 때만 해도 정말로 특이한 발상을 했다고들 느꼈다. 그러나 불과 수년밖에 지나지 않은 현재 이런 동향은 지극히 당연하고 평범한 아이디어란 생각조차 들면서 자연스럽게 받아들여지고 있다. 식용 꽃은 때로는 식용목적보다는 약재로서 약처럼 먹기도 했지만 지금은 어떤 경우라도 자연스러워진 것이다. 그만큼 웰빙사조와 새로운 변화추세에 대한 감수성이 과거 어느 시대보다도 우리 생활 깊숙이 침투해 있다.

그리고 이런 꽃들은 여러 가지 음식에 골고루 이용되고 있다. 점차 어디서나 허브 잎을 이용하는 빈도가 늘고 있다.

식생활에서 이런 식용화의 활용은 좋은 색감을 통한 여러 가지 좋은 느낌으로 마음을 진정시키고 스트레스나 아픔을 치유(healing)해 주면서 식욕을 촉진할 수도 있다. 우리나라에서도 허브농원 관광코스에 꽃잎을 넣은 빙수나 음식, 허브를 이용한 과자나 음식들을 메뉴로 해서 내방객들이 잠시나마 오감을 동원한 레저시간을 즐길 수 있도록 배려한 식당이나 카페는 그런대로 호응도가 높다. 이런 자연 혹은 허브 관광시설에서의 식음료 서비스는 고객편의를 위해 당연시되기도 하지만 고객의 만족을 높일 수 있는 차별성에 착안한 아이디어 개발이 이루어지고 있다.

재방문이 잦은 곳이 늘어나는 만큼 고객충성도 면에서도 점증되는 수요를 충족시키기 위한 상품개발과 서비스수준 제고 그리고 사업성 개발에 대한 정책과 전략개발이 이루어져야 할 때이다.

원예농업과 관광산업 및 경제성 작물의 마케팅 등에 관련된 융·복합 연구나 종합적인 노력에 의해서 새로운 화훼작물 개발로 식용꽃(화초)이 발전하고 증가될 수도 있겠다.

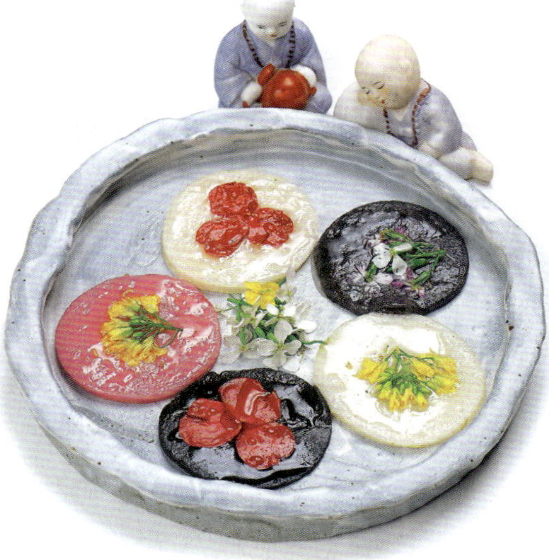

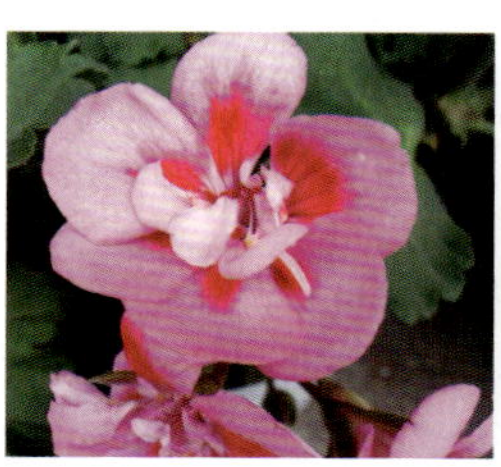

제라늄

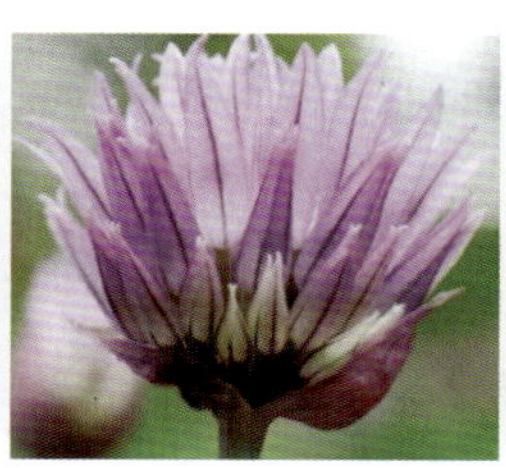

차이브

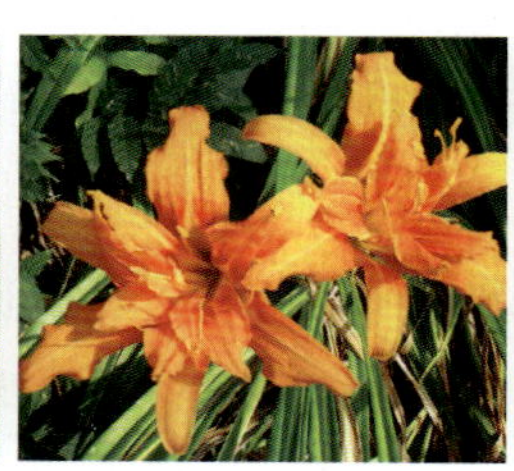

원추리꽃

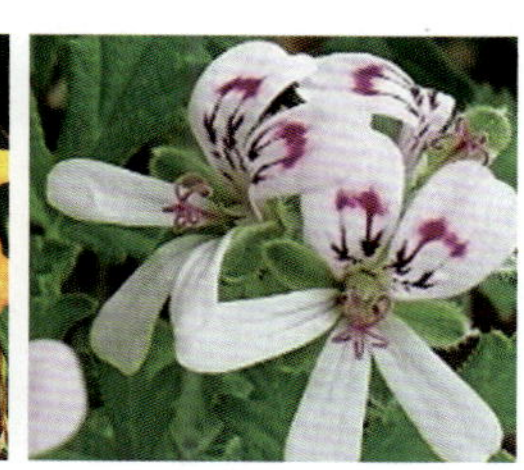

향제라늄

01

향제라늄

Scented Geranium

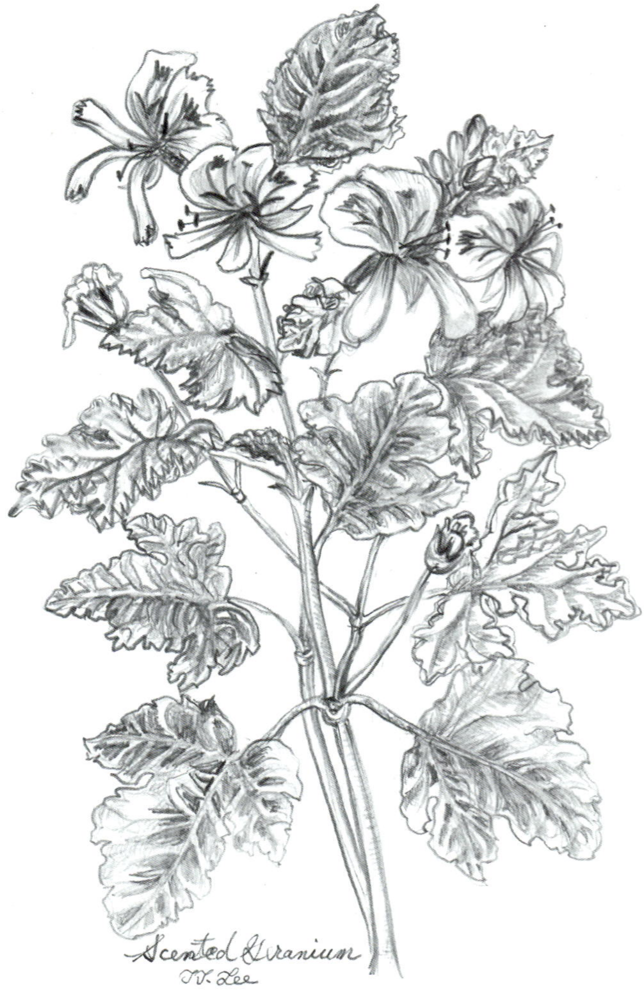

향제라늄(Scented Geranium)은 남아프리카 원산의 펠라고니움(Pelagonium)종의 식물로 약 200여 종에 달할 정도로 사과, 초콜릿민트, 진저, 시나몬, 라임, 레몬, 오렌지, 장미, 딸기, 페퍼민트 등 다양한 향을 지닌 제라늄이 있다. 17세기경 유럽(영국)으로 전해지면서 19세기 빅토리아 시대엔 부케, 포푸리, 과자, 차, 잼이나 젤리 및 술(wine) 등으로 다양하게 이용되기 시작했다. 그러므로 장미 제라늄(Rose geranium: 구문초)이나 시트러스 제라늄(Citrus geranium) 등 식용 제라늄(edible geranium)도 그만큼 다양한데 향은

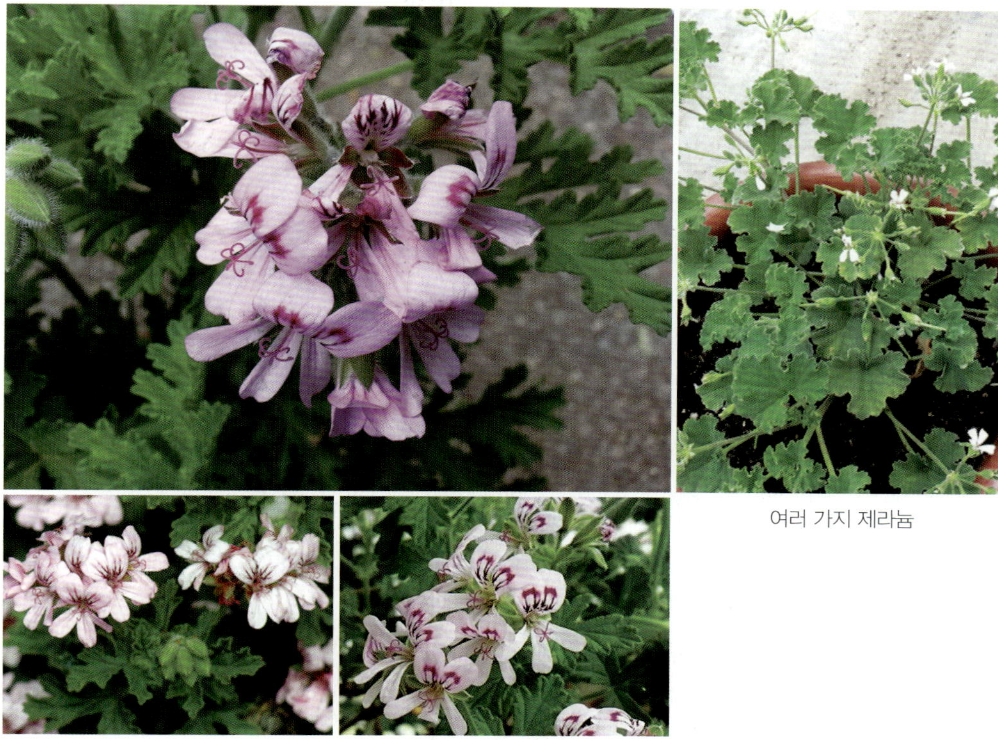

여러 가지 제라늄

주로 꽃보다 잎에서 많이 나온다. 비옥한 토양재배의 경우 제라늄 향이 적어진다는 점에서 양분이 많지 않은 화분재배도 널리 성행되고 있다.

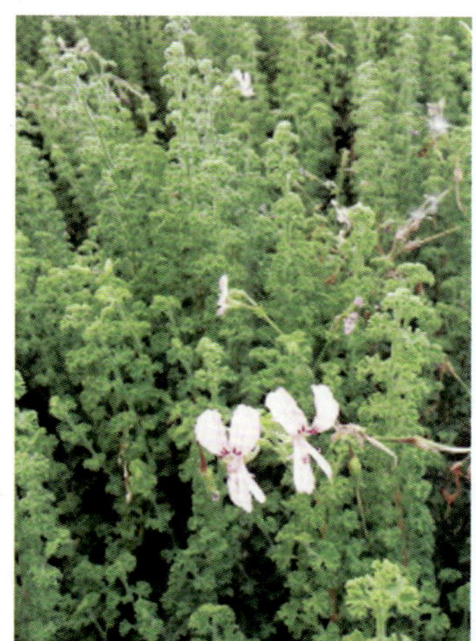

핑거볼 제라늄

02
감귤류의 시트러스 블로섬
Citrus Blossoms

02-1
자몽
Grapefruit

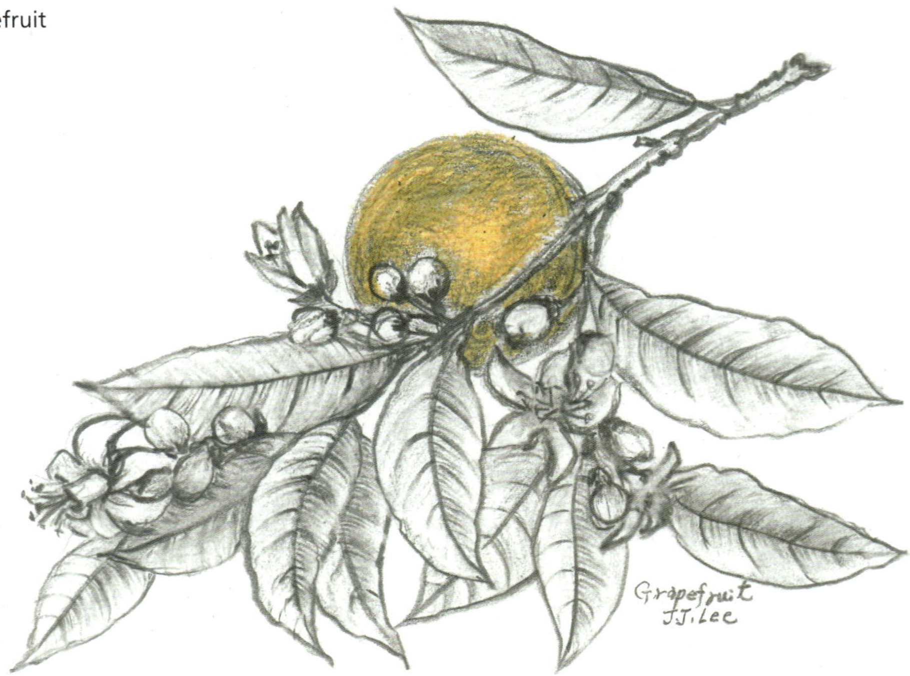

02-2
다양한 감귤류(Citrus) 꽃

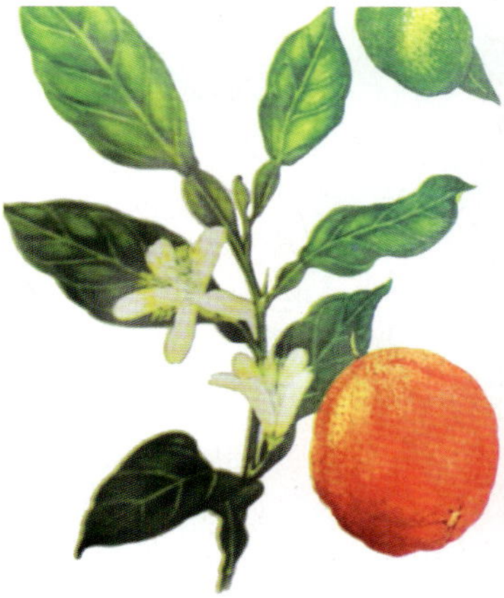
자몽꽃

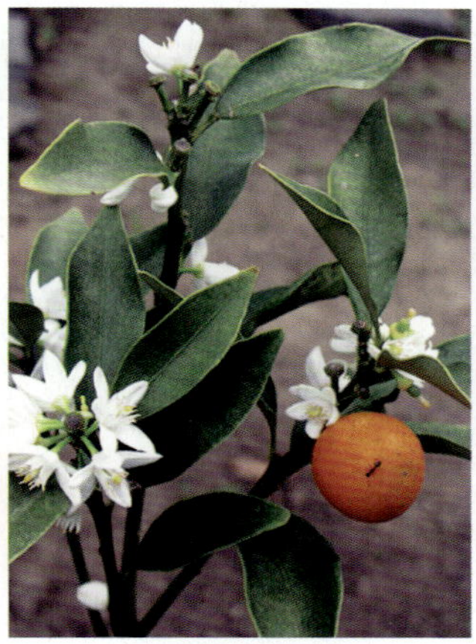
오렌지꽃

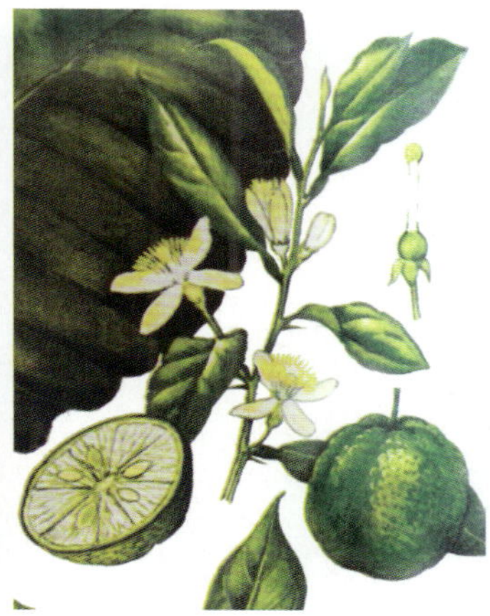
라임꽃

시트러스 블로섬(Citrus Blossoms)은 감귤속 꽃을 말하는데 대부분 모두 흰색이며 꽃의 모양도 유사하다.

감귤속 꽃(Citrus Blossoms)이란 귤(Orange), 라임(Lime), 탄제린(Tangerine), 레몬(Lemon), 자몽(Grapefruit), 유자 등 감귤속에 속하는 여러 가지 꽃 종류를 통칭한다.

이 계통의 과일은 물론이고 꽃이나 말린 과일의 껍질 등이 부인병, 생리통 혹은 피부미용에 대한 효능으로 여성에게 인기가 높지만 한방에서도 진피(혹은 귤피)라고 해서 맛은 맵고 성질은 따뜻하나 독이 없는 약재로 기 순환을 돕고 비위를 튼튼하게 한다. 감기기운이 있거나 이미 걸렸을 경우에 말린 귤껍질을 달여 먹으면 좋다. 또한 중국 요리에서도 말린 귤껍질은 진피라고 해서 향이 좋은 귀한 향료로 대접받기도 한다.

03

네스트리움

Nasturtium

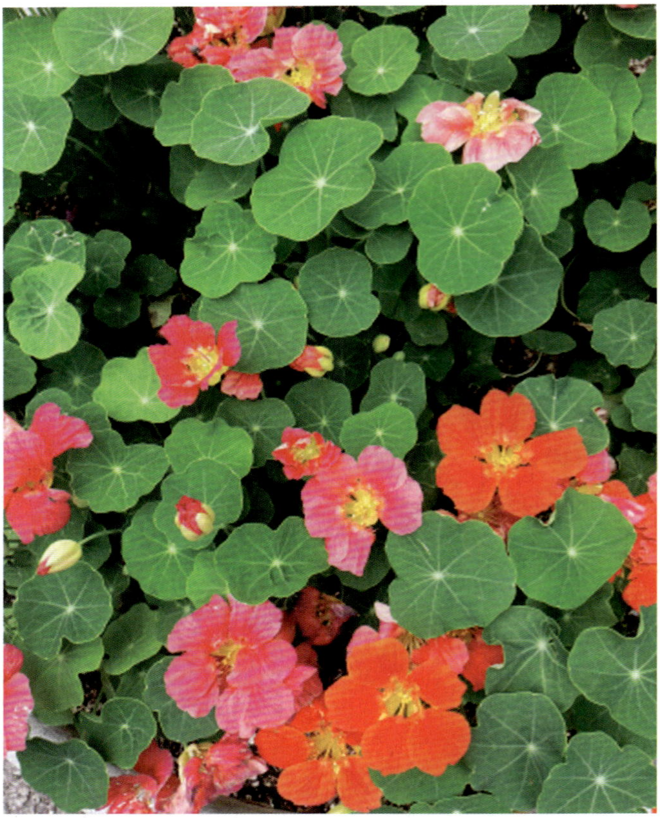

네스트리움(Nasturtium)은 라틴어로 '코를 찡끗하게 만든다'는 의미로 강하고 매워 코를 찡그리게 하는(twistednose) 맛 때문에 후추와 같은 용도의 가든허브(Garden Herb)로 이용되기도 한다.

이 허브식물은 좋은 비타민 C 공급원으로 알려져 있으며 주로 녹색 잎과 줄기를 먹지만 꽃과 종자도 모두 이용한다. 네스트리움은 큰다닥냉이(Garden Cress)나 겨자(Mustard), 고추냉이보다는 약하지만 고유의 톡 쏘는 강한 향과 얼얼한 맛(peppery taste)으로 잎을 따서 샐러드에 넣거나 햄이나 가금류를 이용한 샌드위치를 만들 때 향을 다스리고 좋은 맛을 내는 데도 이용된다. 잎은 차로도 마시지만 다른 채소류나 식용작물과 같이 재배해 병충해를 방지하는 효과도 기대할 수 있으며 한련화(Nasturtium)는 식용가능한 꽃으로도 이용됨으로써 소화를 촉진하기도 한다.

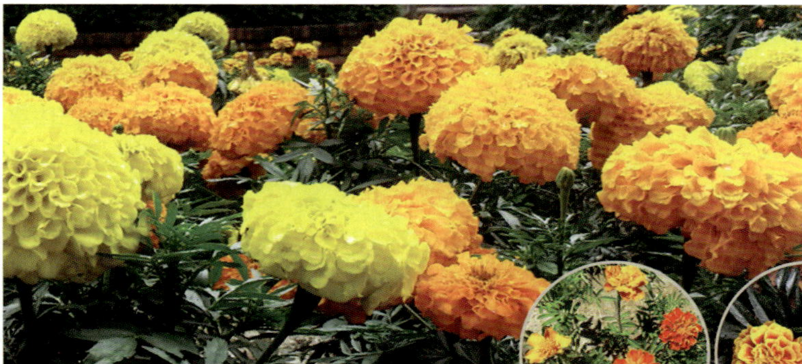

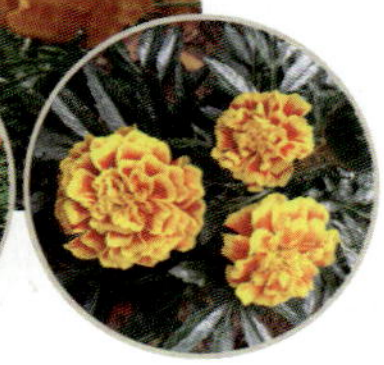

French Marigold Queen & Mix French Marigold

04 금잔화

Calendula;
Marigolds
금송화

매리골드(French&Pot Marigold:학명 Tagetes patula)는 데이지과 식물종으로 원산지는 멕시코와 과테말라이나 다른 여러 나라에도 자생종들이 있다. 다른 식용과 약용 금잔화(Calendula)는 1개월간 피는 꽃(초하루 calendae에서 유래)으로 금송화 혹은 금잔화라고 한다.

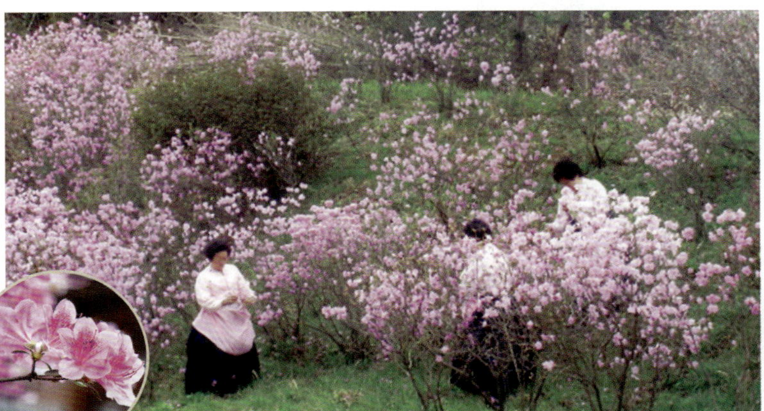

두견화를 채취하는 면천의 여인들

05 진달래

Azalea

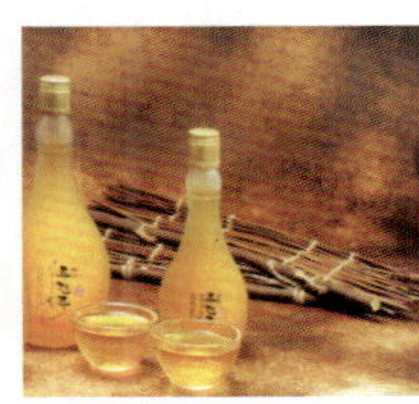

전래 민속주인 두견주

두견화 혹은 참꽃. 진달래 화전과 충남 면천의 전통주 두견주 주조에 재료로 이용된다. 매년 면천과 강화의 '진달래축제'엔 전통 먹거리와 볼거리들로 많은 관광객들이 방문하고 있다.

06

페이조아

Feijoa

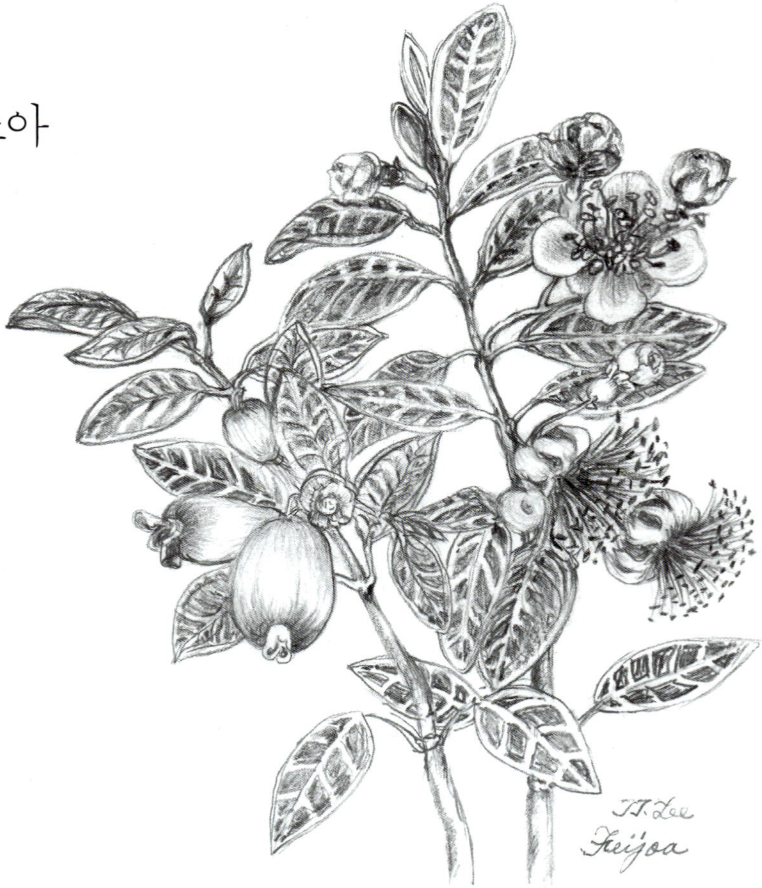

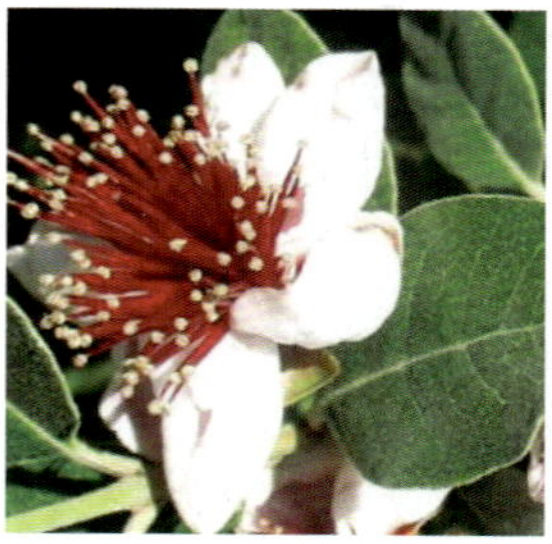

페이조아의 꽃잎은 겉은 붉고 안은 흰색인데 특히 촘촘한 진홍색 꽃술이 화려한 꽃이며 잎은 큰 타원형이다. 우리나라와 같은 온대에서도 관상수로 생육 가능하지만 아직 대량생산에는 이르지 못한 상태이다.

페이조아(Feijoa)는 파인애플과 바나나 맛이 난다는 의미로 파인애플 구아바(Pineapple Guava)라고도 하는 우루과이 및 브라질 남부 원산의 과일과 그 상록관목을 말한다. 녹색인 채로 익는 달걀 크기의 페이조아는 사과 향과 민트 맛의 달콤한 과즙이 풍부하나 숙과되면 낙과로 입는 과육의 피해를 방지하기 위해 숙과 전에 미리 채과한다. 페이조아 과목은 매끈한 잎은 물론 붉은 꽃술과 함께 자목련과 흡사한 겉은 희고 안쪽은 진자색인 화려한 꽃이 아름다워 주로 정원조경수로 많이 이용된다.

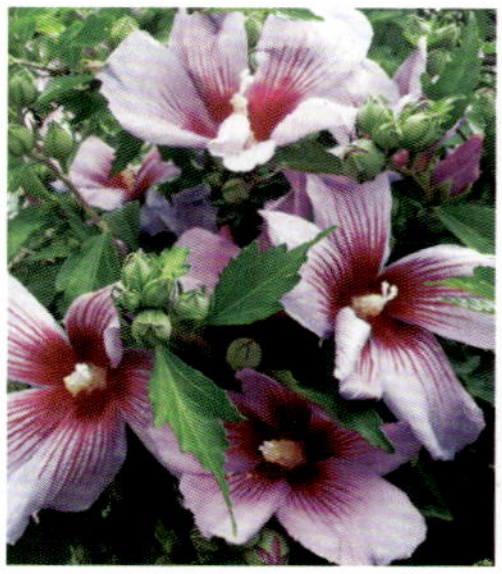

무궁화꽃(Hibiscus) 차(tea)는 우리나라의 흰색과 보라색 외에 하와이 주화, 중국의 무궁화꽃이나 이집트 등 북아프리카에서도 붉은색 계열이다. 이집트, 중동 지역에선 따뜻한 차로 마시는데 달게 하기 위해 가당을 하기도 한다.

07
무궁화꽃
Hibiscus

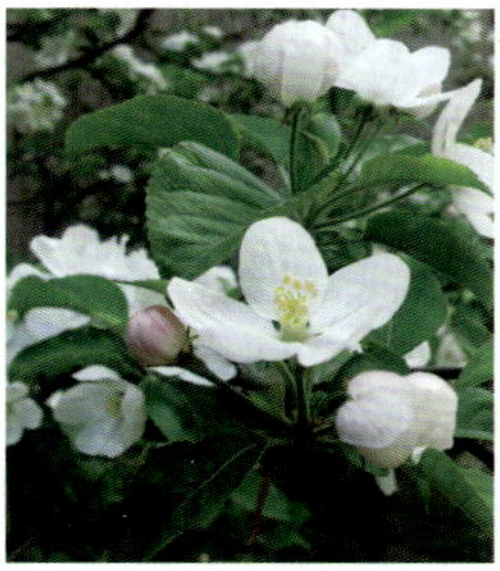

08
사과꽃
Apple Blossom

완전 흰색의 배꽃에 비해 연하거나 진한 핑크계열의 꽃이다.

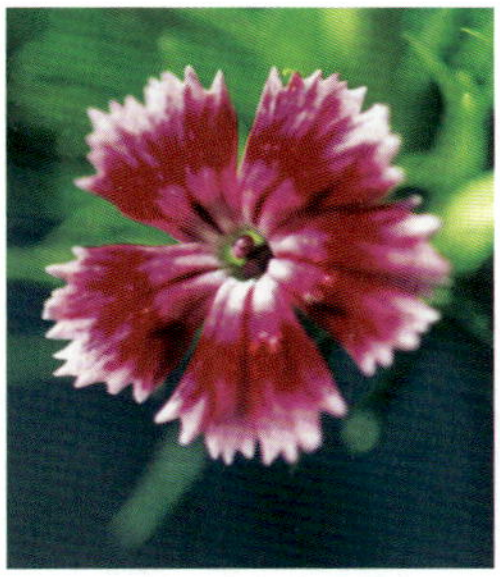

09
패랭이꽃
Dianthus

6~9월에 가지 끝에서 홍자색으로 피며, 꽃잎은 끝이 얕게 갈라진다. 일찍이 중국과 한국에서 약재로 사용되었다.

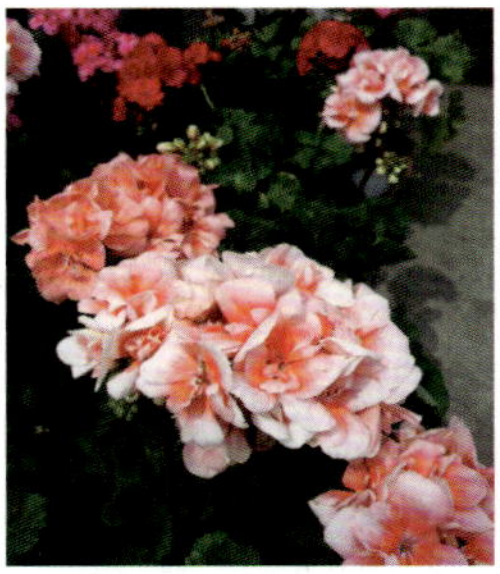

10
마사워싱턴
Martha Washington

제라늄의 일종으로 유럽에선 영국 펠라고니움(영국의 양아욱속 English Pelagonium)이라고 한다.

11
인동덩굴
Honey Suckle

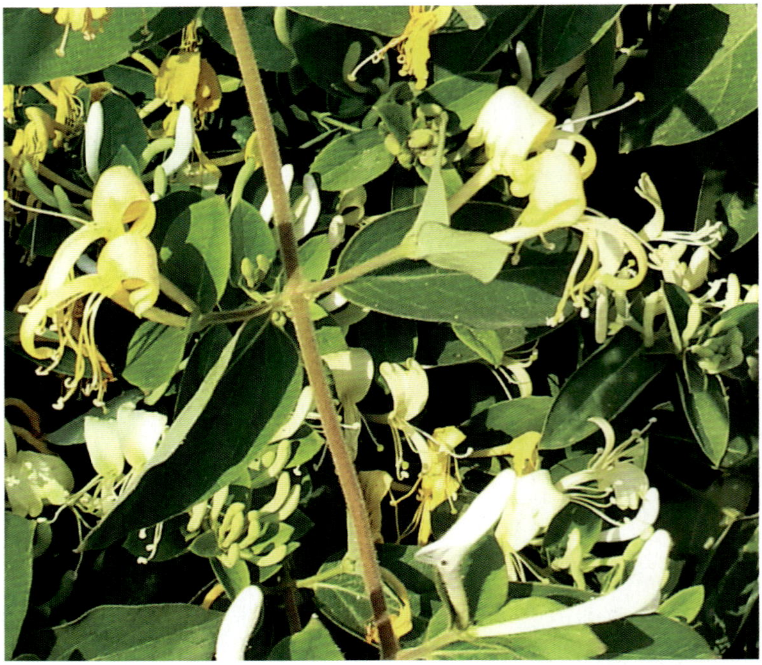

12
삼색제비꽃
Johnny-jump-up

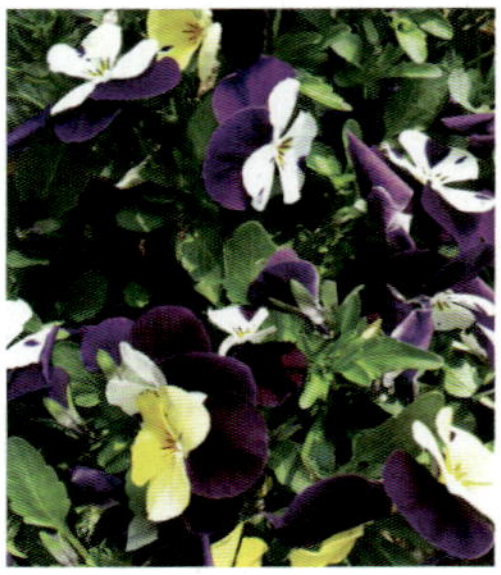

팬지(Pansies)와 같은 비올라(viola)속 제비꽃(violet)으로 내한성이 강하다.

13
프리뮬라
Primrose

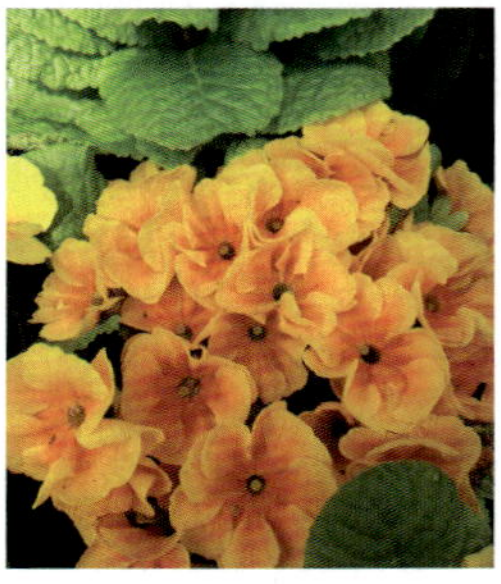

연노란색 프림로즈(Primrose)

14
국화꽃
Chrysanthemum

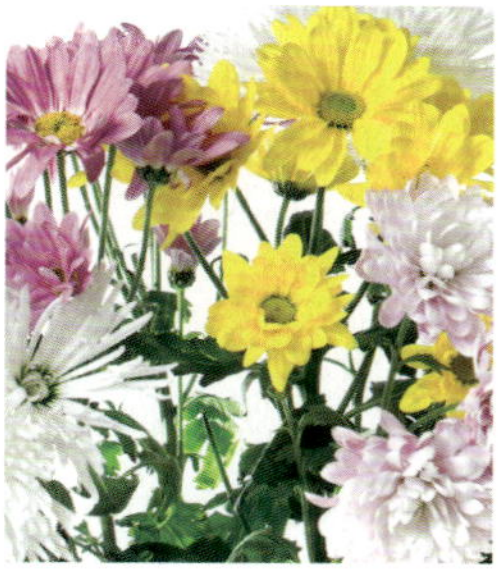

국화과의 식용 꽃(edible flower)이다.

15
쑥갓꽃
Crown Daisy

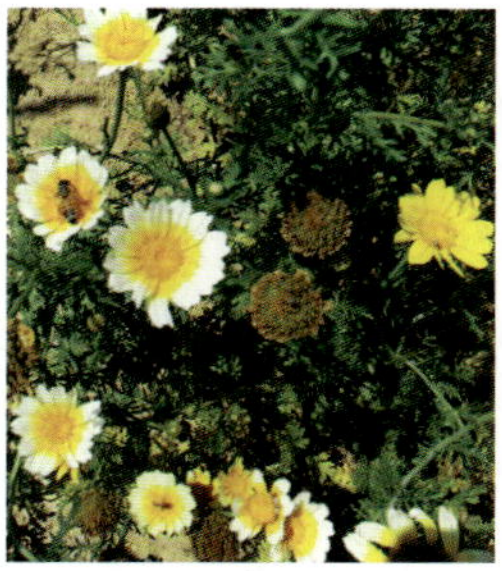

국화과의 식용 꽃(edible flower)이다.

16
제비꽃
Violets

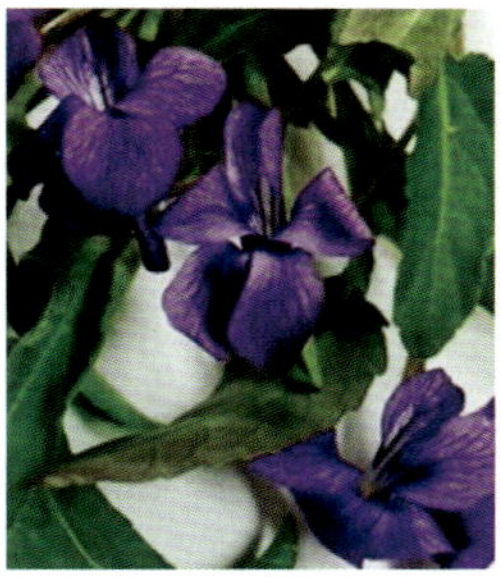

제비꽃, 삼색제비꽃, 팬지는 모두 같은 비올라속(Viola)의 제비꽃(Violet)으로 먹을 수 있는 꽃 종류들이다.

17
서양 민들레꽃
Dandelion Flowers

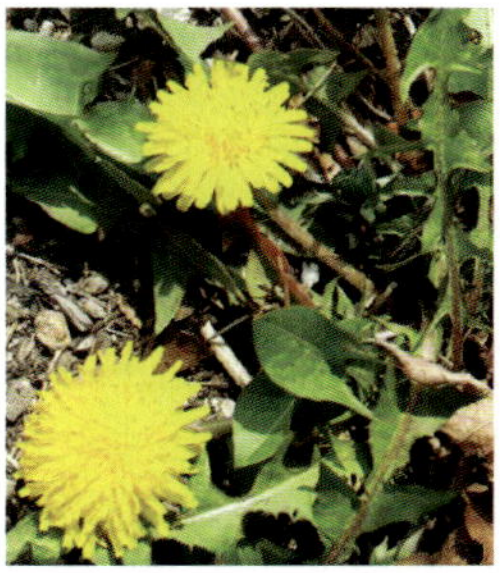

민들레꽃은 위염이나 위궤양치료 효능과 간 보호 및 해독이나 염증 제거 및 이뇨작용에 대한 효능이 있다고 한다.

18
모란
Peony

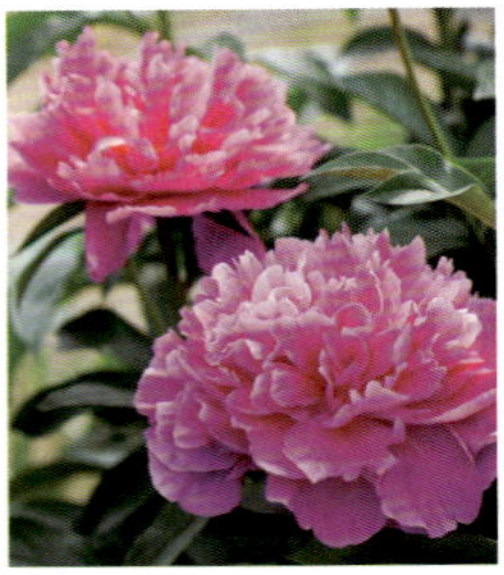

모란은 목단이라고도 불리며 낙엽관목 식물(목본성)로서 목단피는 한약재로도 쓰인다.

19
장미
Roses

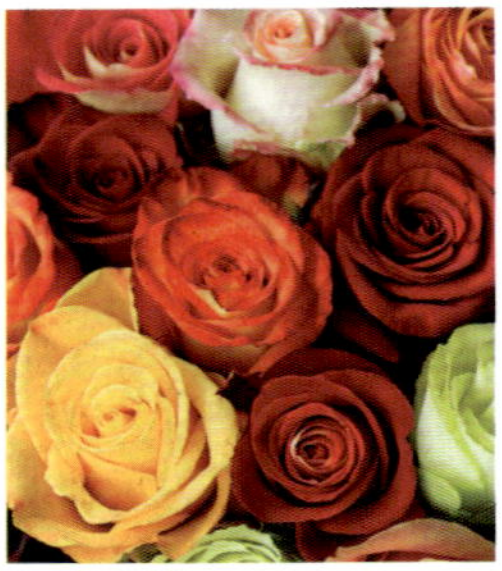

관목성의 화목으로서 관상용과 향료용으로 재배되지만 식용 꽃으로도 이용될 수 있다.

20
호박꽃
Squash Blossoms

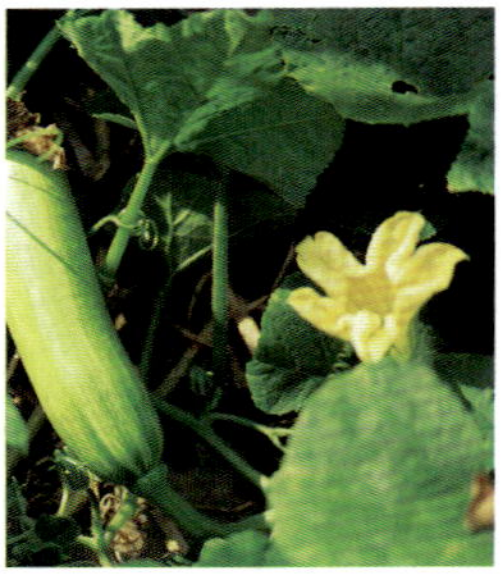

수꽃과 암꽃이 따로 피고 열대 및 북아메리카 원산지로 알려져 있다.

21
서양봉선화
Impatiens

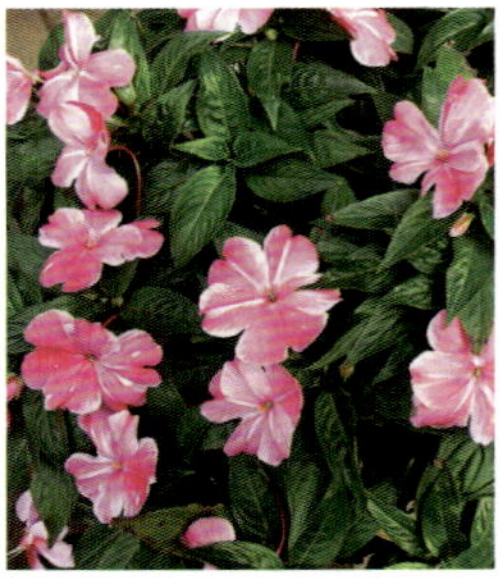

아프리카봉선화라 하는 임페이션스속 동부아프리카 원산의 가든봉선화로 샐러드(장식 겸)에 이용된다.

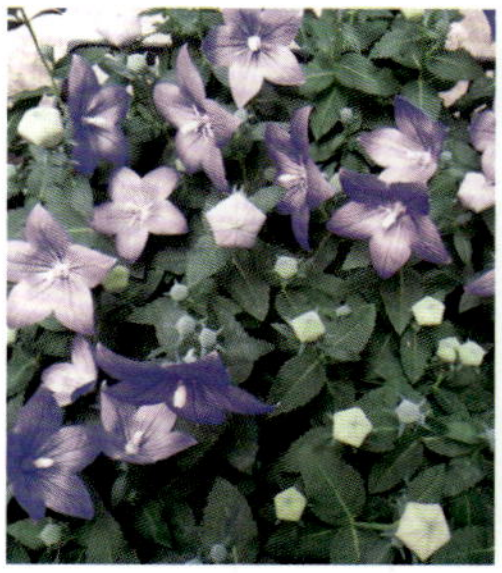 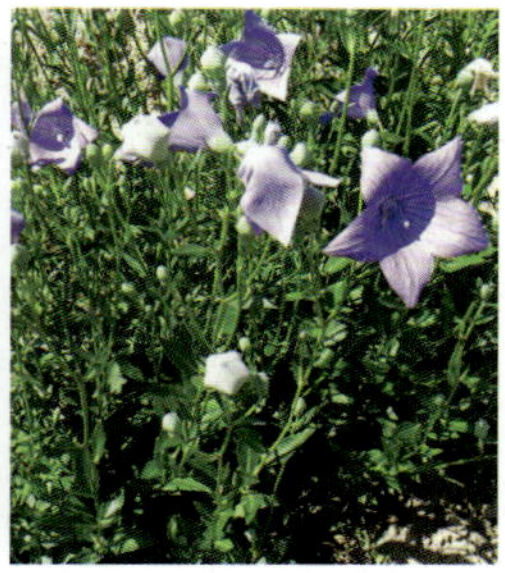

22

도라지꽃

Balloon Flower

제2절

식용화 보급과 이용시 주의점

1. 빵 · 밥이나 쌈 · 고기 · 열매를 이용한 요리, 샐러드 · 음료수 개발에 이어 최근 한국의 전통병과에도 식용 꽃을 이용한 장식이 이용되는 등 즉각적인 입맛과 감성을 일깨우는 효과로 인하여 식음료에서 식용 꽃의 적용사례가 점차 확대되는 추세이다. 간혹 식용 꽃이 허브와는 전혀 다른 것이란 주장도 있지만 식물분류학적인 시비보다는 식용 꽃의 보급과 시장확대 차원의 차별화 주장으로 보는 것이 옳을 것이다. 국내외의 차밭을 중심으로 보면 차의 분말을 이용한 차와 음식들이나 시중의 식음료에 이용되는 식용 꽃은 건강, 항노화, 미용식의 웰빙 식재료로 각광받는 사례들이 많다. 지금껏 웰빙 마니아층 중심의 니치마켓(niche market)을 겨냥한 산발적인 재배, 보급 및 이용되던 식용 꽃 시장이 점차 일상화되는 트렌드에서 식용화의 연구수요도 제고될 것으로 전망된다.

2. 식용화(edible flower)를 사용하기 위해서 선택할 때에는 유사종이나 같은 꽃이라도 색깔이 다르거나 할 경우 독성 여부 확인을 거쳐야 한다. 웰빙 식단을 즐기기 위한 식용화를 안전하게 먹을 수 있도록 유의함으로써 오감만족을 통한 심신의 치유(healing)와 항노화(anti-aging) 건강을 지속할 수 있도록 관리해야 한다.

제 4 장

세계의 여러 가지 웰빙 향과

제 1 절

배 이야기

전 세계적으로 재배되는 배는 3,000종이 넘지만 우리나라에는 오직 크고 둥근 누런색의 동양종 나시배(Nashi)뿐이다.

서양배와 비교해 보기 전까지는 우리나라에서 생산 · 유통되는 나시배(Nashi Pear)의 뛰어난 단맛과 풍부한 과즙 및 크기의 차별성이나 가치에 대해 잘 모른다.

동서양의 다양한 종류의 배가 가지고 있는 특징과 차별성 및 가치에 대한 인식은 배를 재료로 한 요리의 영역을 넓히는 데 도움이 될 것이고 다양한 방식으로 이 과일을 즐길 수 있는 길을 열어 식생활을 향상시키는 데 기여할 것이다.

서양종의 배나 아시아종의 배나 모양과 크기 및 품종이 다양하며 그 용도 또한 차이가 크지만 아시아종(Nashi Pear)들이 대체로 둥글고 크다면 서양배는 긴 병 모양이거나 작은 박 모양을 하고 있고 규격도 훨씬 작다는 것이 특색이라고 할 수 있다.

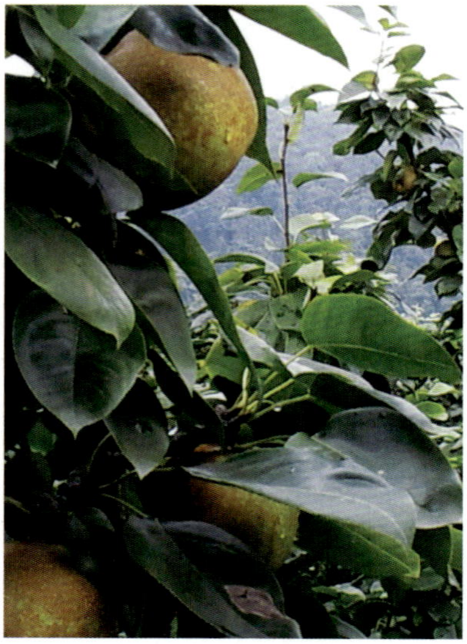
중국 절강성 소주의 배

모양뿐만 아니라 실제로 과육이나 과즙의 함유량, 저장성 및 특성, 맛과 향에도 차이가 크고 따라서 생과일 혹은 조리에도 다양한 용도로 활용될 여지가 크다.

다음은 주로 우리에게 생소하지만 다양한 서양배의 종류를 예를 들어 설명해 보겠다.

레드 바틀릿 배는 하단은 둥근 벨 모양이고 꼭지 부분은 작은 목으로 되어 있고 줄기도 길다. 숙성하면 원래 노란색 바틀릿 색상 외에도 밝고 아름다운 진한 빨간색의 레드 바틀릿 등 다양한 색상과 이름의 배들이 있다. 레드 바틀릿은 바삭바삭하고 매우 달콤한 육즙을 제공해 주는 등 서로 다른 맛과 질감을 제공해 준다.

제 2 절

서양배와 동양배

01

서양배 10종

배의 모양	이름과 내용
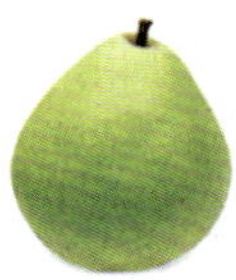 Green Pear	그린 앙주(Green Anjou)라고 하는 녹색 배(Green Pear)는 과즙이 많으며 새콤달콤하다. 흔히 이것은 얇게 썰어서 오트밀(oatmeal) 등 더운 시리얼(hot cereal)에 넣어 아침 식사용으로 먹으면 속도 편하고 영양분도 좋으므로 많이 이용된다. 타르트(tarte)용도, 굽는 용도, 포칭용도(poaching: 졸임)나 로스팅(roasting) 등 조리용으로도 좋다.
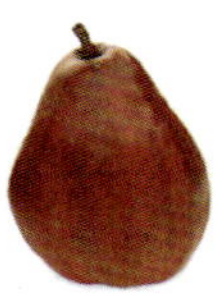 Red Anjou	Red Anjou(레드 앙주)는 그 향이 매우 좋고 맛도 신선하고 달며 과즙도 풍부하다.
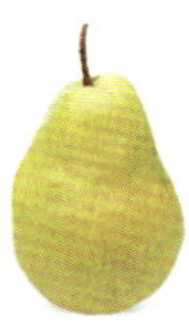 Bartlett	Bartlett(바틀릿) 배는 황금색 노랑과 밝은 녹색을 지닌 것이 있으며 과즙이 풍부하고 향이 좋은 간판급 배(Signature Pear)이다.
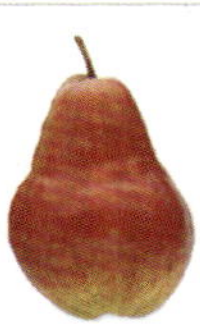 Red Barlett	Red Barlett은 즙이 많은 달콤한 과육과 꽃향기와 같은 진액을 가지고 있다. 샐러드나 후식에 화려한 색을 더하기 위한 용도로 효과가 탁월하며 갈거나 즙을 만들면 예쁜 핑크빛을 띤 주스를 얻을 수 있다.
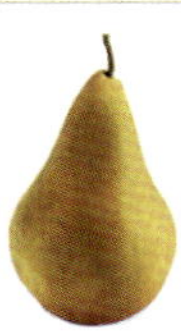 Bosc Pear	보스크 배(Bosc Pear)는 목도 줄기도 길며 배가 아삭거리지만 껍질색이 계피계 암황빛 갈색을 띠어 나무 같기도 하나 꿀맛처럼 달다. 부드러운 과육은 조밀한데 요리용보다는 식용과일로 좋다.
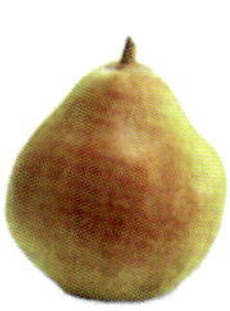 Comice Pear	코미스 배(Comice Pear)는 즙이 많고 월등하게 달다. 대부분 녹색이고 부분적으로는 약간의 붉은색을 띤다. succulent pear는 맛있는 디저트용 배(dessert pear)로 과육과 부드럽고 풍부한 단맛을 자랑한다.

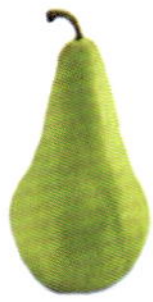	Concord Pear	콩코드 배(Concord Pear)로 황금빛의 초록색이나 황금빛의 노란색을 띠고 있다. 부분적으로는 누렇기도 한데 키가 크고 목이 길며 바닐라향의 단단하고 농도 짙은 과육으로 유명하다. 익혀도 그대로 있으며 간식용으로 좋다.
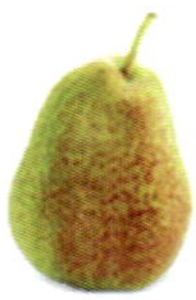	Forelle Pear	포렐러 배(Forelle종)는 크기가 작고 독특한 황녹색을 띤 진홍색의 점들이 있는 모양으로 자연스레 장식이 되어 있다. 잘 알려지지 않은 종이나 익어도 과육이 아삭아삭하므로 간식이나 조리용 및 치즈를 곁들인 와인과 같이 서브하면 좋다.
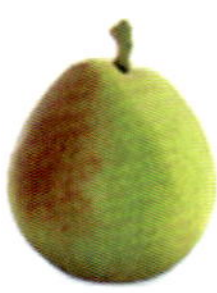	Seckel Pear	세클 배(Seckel Pears)는 크기가 작고 진홍색 빛이 도는 올리브 그린색을 띠므로 쉽게 알아볼 수 있다. 과육이 아삭아삭하고 단맛이 매우 강하며 달콤한 향으로도 알려져 있다. 아이들의 간식, 절임, 요리에 장식용 고명으로 활용해도 매우 좋다.
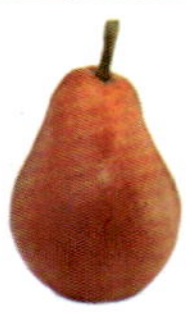	Starkrimson Pear	스타크림슨 배(Starkrimson Pear)는 색깔이 밝은 진홍색으로 꽃향기가 난다. 향기 좋고 촉촉하며 달다. 부드러운 과육으로 스낵을 만들거나 샐러드 혹은 다용도로 사용 가능하며 껍질색을 그대로 보여줄 수 있도록 이용하는 것이 보기에도 좋다.

02
동양배

배의 모양	이름과 내용
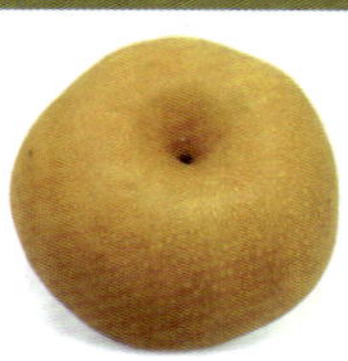	동양배(Oriental Pear) 혹은 나시 페어나 그냥 나시 혹은 나시배(Nashi Pear or Nashi)라고 한다. 물론 나시배도 여러 가지 종류로 분류되지만 비교적 접할 기회가 많기 때문에 생략했다.
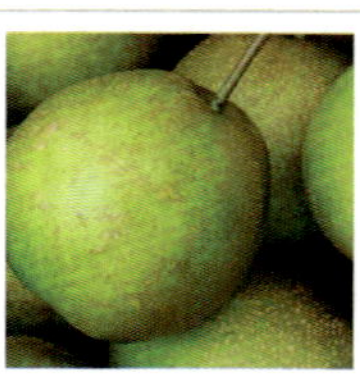	중국 중부지방에서 생산되는 배의 한 종류인데 보기보다 맛이 더 좋다.

농림축산검역본부의 배나무화상병 기주식물금수조치 발령

배나무화상병의 기주식물(배나무아과, 복숭아속식물, 나무딸기속)의 묘목, 접수, 삽수 중 재식용식물과 생과일 금수조치와 함께 연구목적(수입 · 통관)도 검역필을 요하고 있다(2015.06.26).

02-1
염소치즈타르트
Goat Cheese Tart

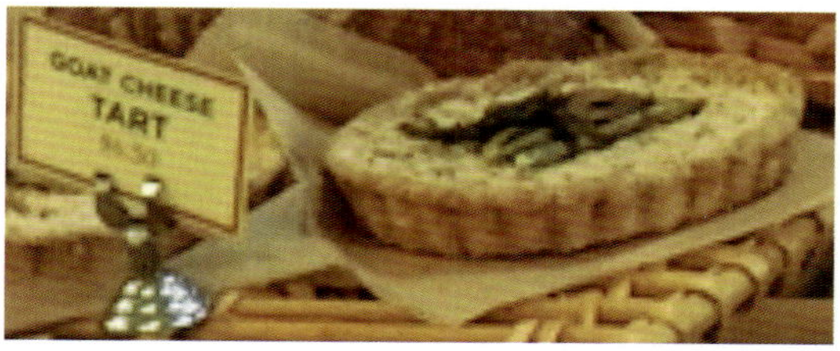

02-2
애플갈레트와 망고-패션프루트 타르트
Apple Gallet &
Mango-passion Fruit Tarte

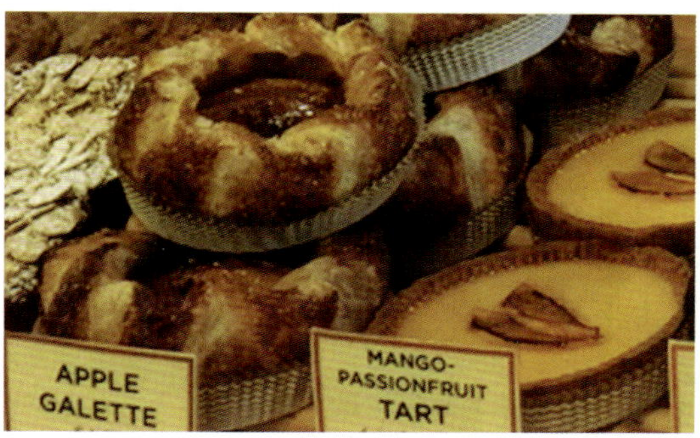

애플갈레트와 망고-패션프루트 타르트(Tarte 혹은 Tart)

타르트 요리들

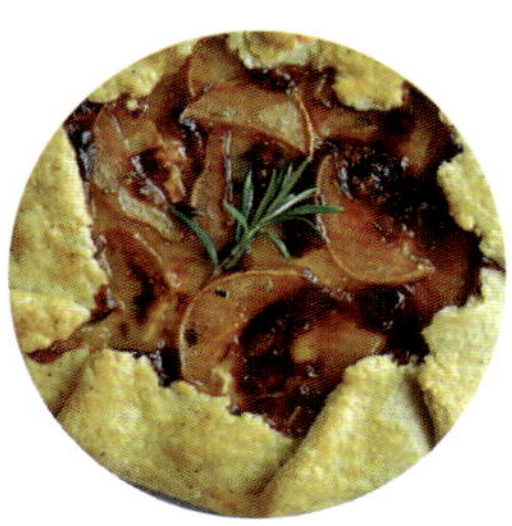

설탕에 졸인 배를 기본재료로
로스팅한 배/브리치즈Gallette

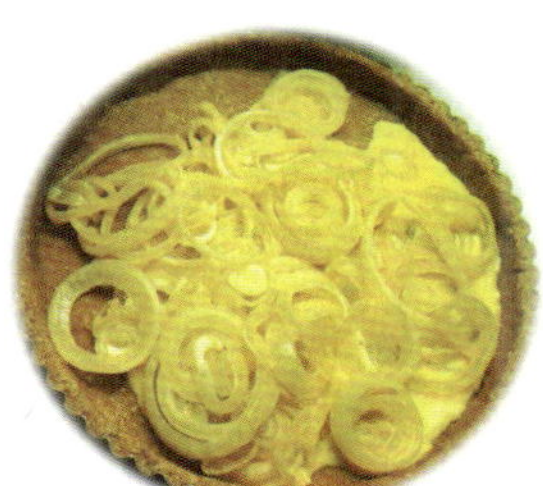

프렌치어니언타르트
(French Onion Tarte)

교양 22

갈레트(Galette)와 타르트(Tarte)요리의 유사성

갈레트(Galette)나 타르트(Tart or Tarte)는 파이껍질 반죽(pie crust) 위에 설탕 등으로 달게 졸인 과일을 얹거나 기타 달지 않게 볶거나 준비한 다른 재료들을 얹어서 만드는 빵으로 위를 덮지 않는 파이의 일종이다(아래 French Onion Tarte와 애플갈레트 및 망고-패션프루트 등 참고).

타르트(Tarte)는 반드시 마른 빵만 있는 것이 아니라 제빵, 제과 요리로 주재료로는 설탕과 녹말가루를 이용해 열을 가해 만든다. 이때 파이반죽 위에 설탕과 버터 등에 졸인 과일을 장식처럼 보기 좋게 올려놓은 후(사실 장식보다는 맛을 위한 것이기도 함) 그 위에 빵이나 반죽으로 덮지 않고 그대로 보이게 만든 요리이다.

이런 점에서 갈레트(Galette)와 타르트(Tarte)는 모두가 유사한 방식으로 만들어지는 것이라고 볼 수도 있다. 갈레트(Galette)로는 치즈갈레트도 많이 애호된다.

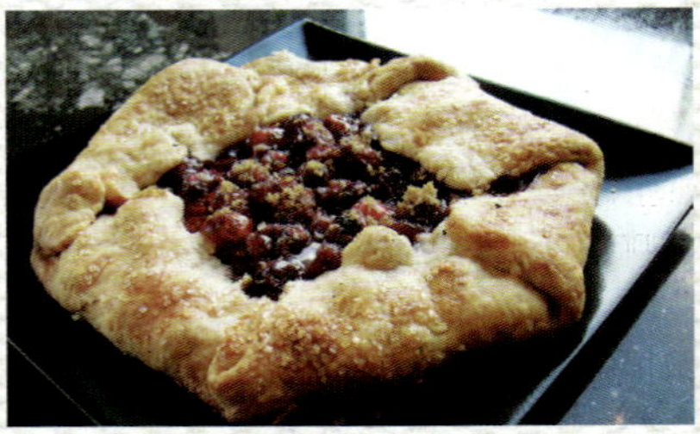

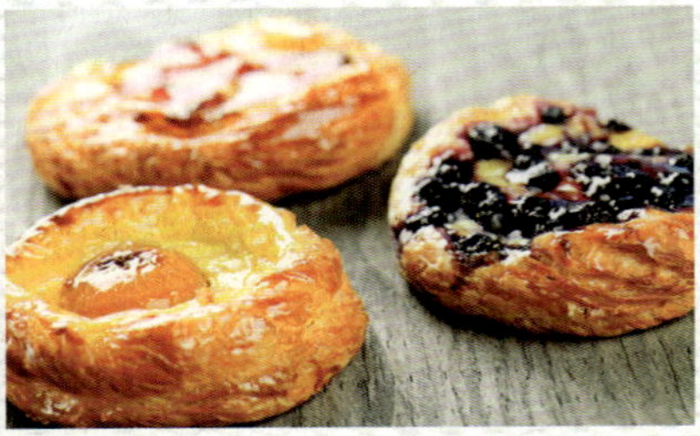

02-3
각종 과일장식과 글레이징(Glazing)

배를 이용한 음식들은 많다. 그중 글레이징(glazing)이란 투명하고 반질반질하게 윤기가 나도록 조리는 조리기법이다.

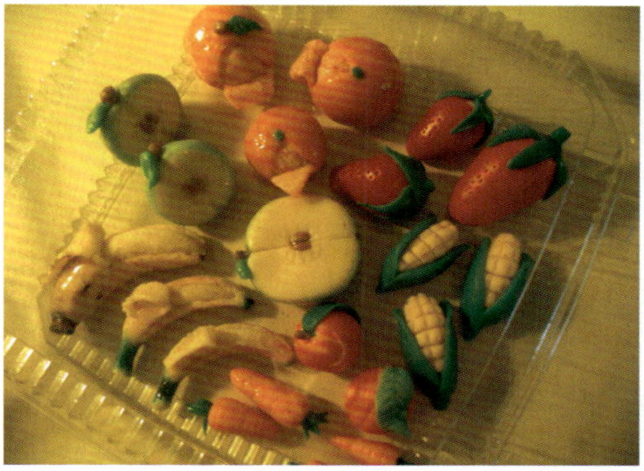

예쁘게 글레이징(glazing)해 놓은 여러 가지 과일
(Sunna's Cookies, 저자, 2000)

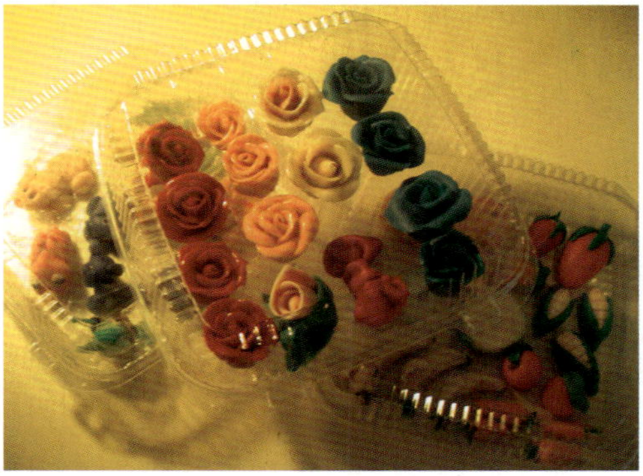

글레이징 기법을 이용한 꽃장식들
(Sunna's Cookies, 저자, 2000)

03

파파야

Papaya

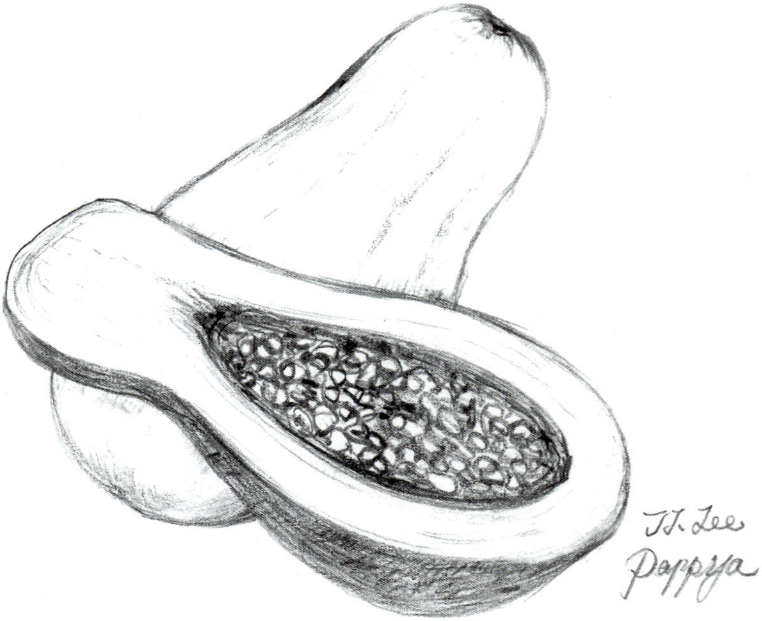

파파야(Papaya)는 나무 높이가 약 5~10m 이상인 파파야과 파파야속의 상록 관엽수의 소고목에서 열리는 열매이다. 콜럼버스는 달콤한 파파야의 맛을 '천사의 열매'라고 격찬했다고 한다.

파파야 나무는 성장하면서 줄기가 굵어져 나무로 보지만 사실은 풀과 같이 줄기가 연하여 목질화되진 않기 때문에 태풍이나 강풍에 쉽게 넘어진다.

넘어지면 곧 썩는다는 점에서 풀과 나무의 중간 성질을 지닌 나무라 하겠다.

파파야의 과일 모양과 크기는 모과와도 흡사하여 모과, 포포(pawpaw), 마마오, 트리멜론 등 다양한 이름으로 불린다. 하와이안 파파야의 경우 너무 크지 않게 보기 좋은 모양과 크기로 비교적 작지만 동남아에서는 큰 호박만한 것도 많이 생산된다.

과일색은 초록색이다가 익으면서 점차 노란색이나 주황색 톤으로 변하고 속에는 검은 알갱이의 씨가 가득 들어 있어서 씨를 제거하고 과육을 먹는다. 강한 아열대 과일 특유의 기름진 향과 함께 맛도 매우 달다. 이 씨앗은 고기의 육질을 연하고 맛있게 해주기 때문에 산지에서는 잎과 함께 고기를 싸서 찌는 데도 이용된다.

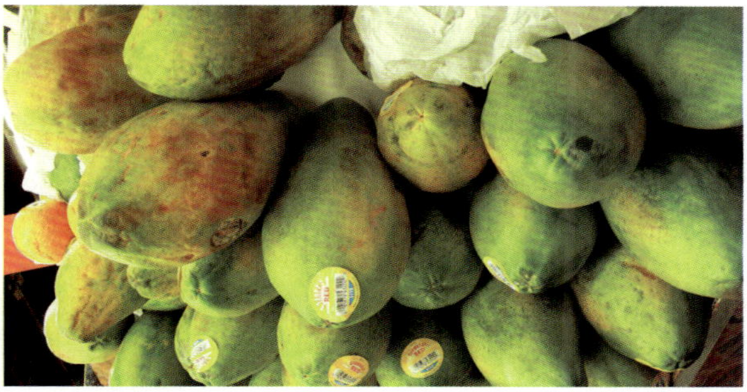

파파야 열매들

우리나라에서는 고가의 과일이나 필리핀, 태국 등지에서는 풋 파파야를 소금에 절여 사용하는 등 과일보다 채소로 이용해 만든 샐러드나 반찬들도 많다. 파파야의 원산지는 남부 멕시코지만 현재는 열대, 아열대 지방의 집 뜰이나 들에 자생하기도 하고 많이 재배되기도 한다. 일반적으로는 파파야를 생과일로 먹지만 건조시켜 저장해 두고 먹는 과일이기도 하다. 우리나라에 수입되는 파파야는 태국이나 필리핀산이 주종을 이룬다.

교양 22

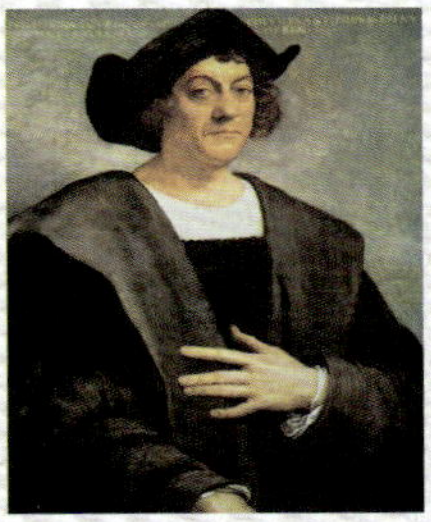

콜럼버스의 신대륙 발견과 세계 외식업계의 변혁

원래 이탈리아 탐험가인 콜럼버스(Christopher Columbus, 1451–1506)의 항해 동기에 영향을 준 것은 마르코 폴로의 『동방견문록』이었다고 한다. 당대는 유럽제국들이 경제적 이익획득을 기대하면서, 경제 및 군사력 배경의 항해지원으로 영토확장의 팽창주의 패권을 다투던 시대였다.

이슬람권의 간섭 없는 동양(인도, 중국, 일본)과의 무역거래를 통한 신천지와 물자획득을 위한 일관된 최단무역항로 개척 경쟁정책을 추진했다. 포르투갈의 지원으로 1492년(1392년 이성계의 조선 개국 1세기 후) 콜럼버스가 발견했던 신대륙은 1913년에야 아메리카대륙으로 확인되었고(발부아에 의함) 대륙명칭도 콜럼버스가 아닌 아메리고 베스푸치의 이름을 따라 명명되었다. 콜럼버스의 아메리카 신대륙 발견은 유럽과 신대륙(남북아메리카), 아시아 및 여타 모든 교역권과의 향신료, 식품을 포함한 다양한 문물의 '대교역(the Great Exchange)'을 촉진함으로써 세계 외식업계에 다대한 영향을 미쳐 외식업 발전에 일대 지각변동을 일으킨 하나의 역사적인 사건으로 평가될 만하다.

04

파인애플
Pineapple

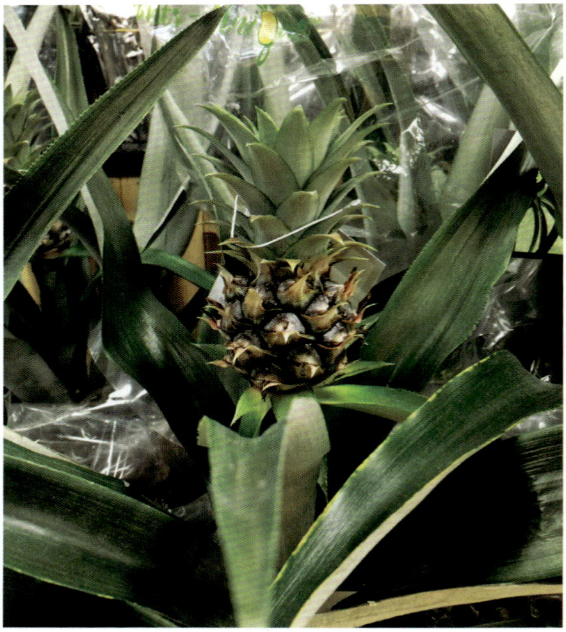

파인애플 트리

파인애플(Pineapple)은 1398년에 처음으로 영어로 기록된 것으로 알려져 있다. 파인애플과의 여러해살이 열대성 식물로 원산지는 북쪽 남아메리카이며 모양이 흡사 솔방울과도 같다. 파인애플은 신선한 상태로 이용되거나, 조리, 주스 등 광범위한 요리에 사용된다.

필리핀에서는 파인애플 잎이 바롱타갈로그(Barong Tagalog)라는 남성용 옷이나 바롯사야(Baro't Saya)라는 여성용 전통적인 정장에 이용되는 피나(pina)라는 섬유질 생산에 이용되기도 한다. 유럽에서 소비되는 60% 이상의 파인애플이 이를 산업화한 코스타리카(Costa Rica)산이다.

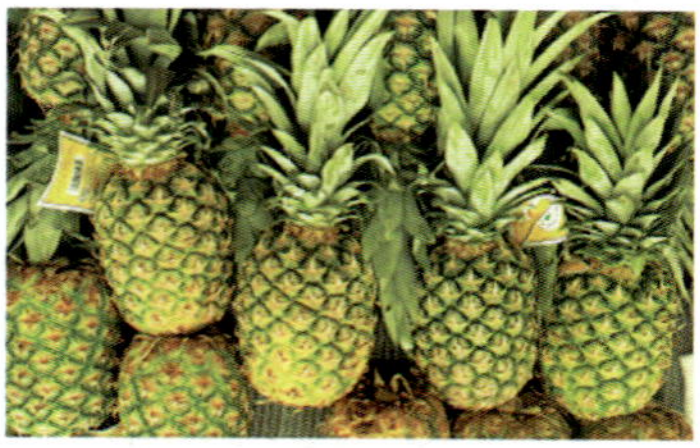

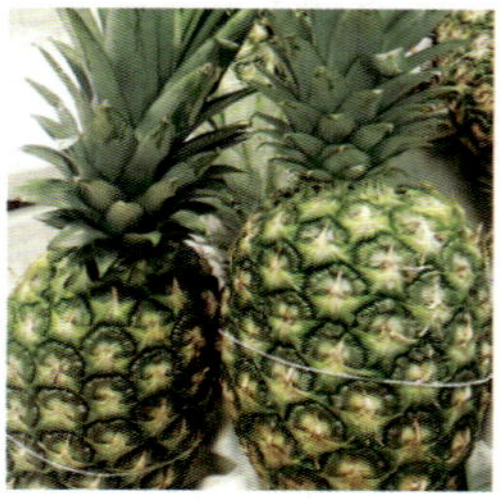

하와이(Hawaii) 같은 지역에서는 파인애플농장이 관광자원처럼 여겨진 적도 있다. 최근 세계적으로 자연자원은 말할 것도 없거니와 모든 농장, 사람들이 사는 환경, 축제 생활관습 및 지역특성과 관련된 모든 환경자원들이 관광자원으로서 각광받고 있는 여건이지만 하와이의 파인애플농장은 그보다 훨씬 전부터 관광자원시되어 왔다.

05
망고
Mango

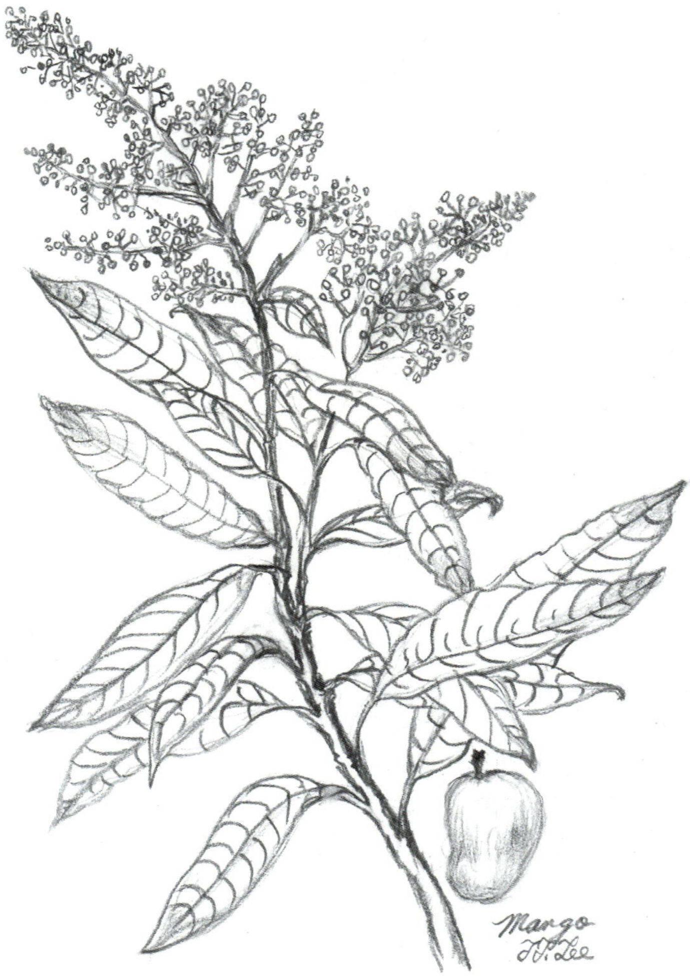

망고(Mango)는 수령이 오래도록 과일이 열리고 꽃은 화려하지 않아도 많이 달려 피므로 아름답고 향기가 진하진 않아도 은은하며 꽃차례에 달린 꽃에서는 많은 열매들이 착과된다.

망고(Mango)는 대부분의 과육이 많은 다른 열대과일처럼 매우 향긋하고 달콤한 핵과 과일로 사랑받는다. 망고나무는 특정 속(Mangifera Genus)의 핵과(Stone Fruit) 중 하나로 이 식물종 대부분이 남아시아 및 동남아시아 원산의 야생망고였으나 점차 세계에 알려지고 확산되면서 열대지방에서 가장 많이 재배되는 과목 중 하나가 되었다.

망고열매의 모양과 색깔들

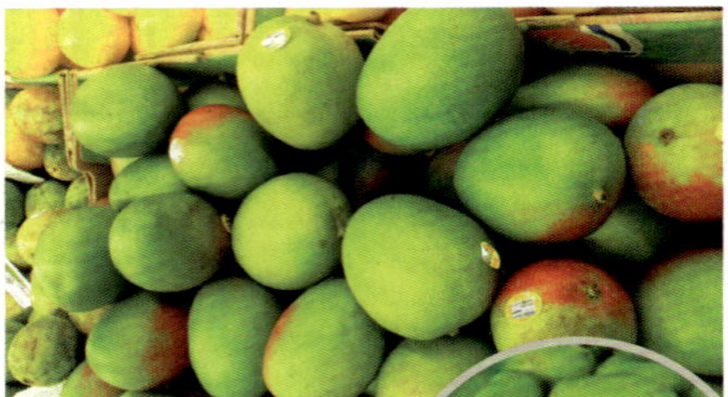

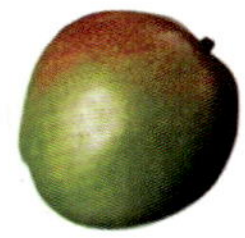

애플망고

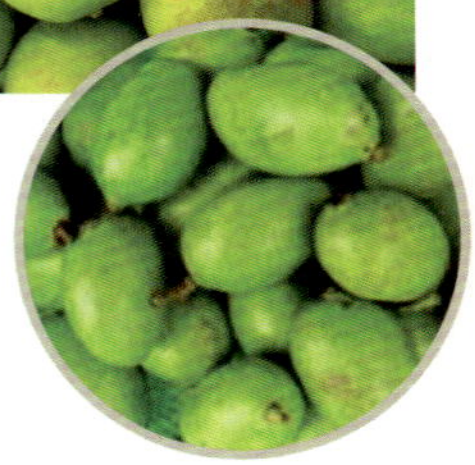

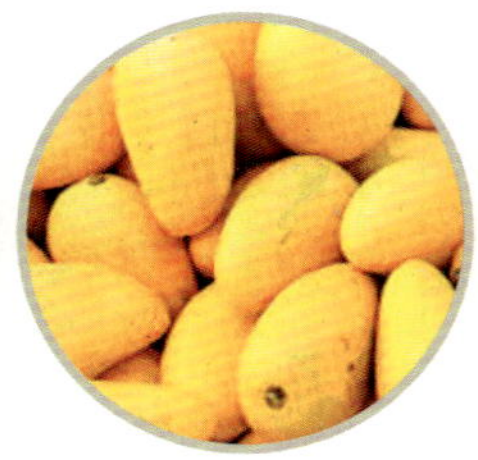

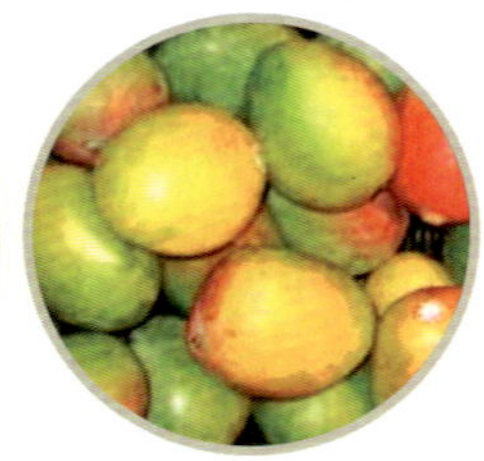

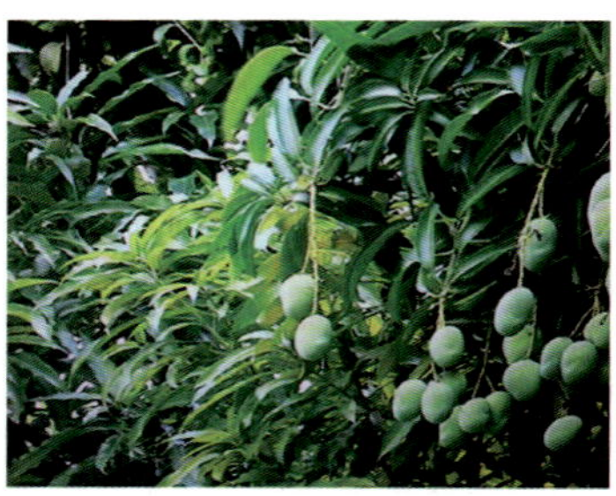

긴 꽃차례에 착과된 많은 미숙과의
망고가 줄기에 달린 모습

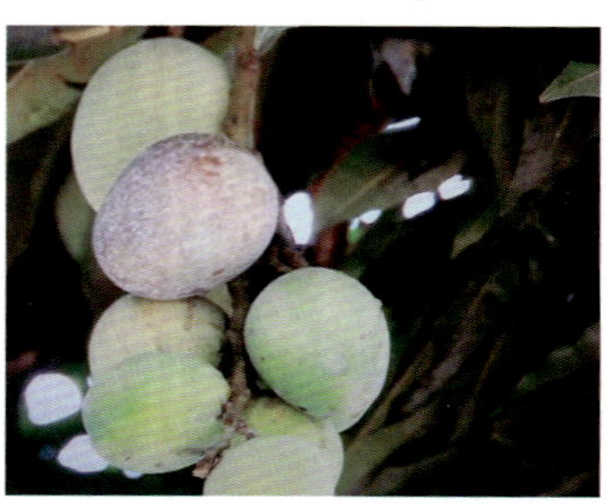

망고나무에 착과된 망고열매가
숙과되는 모양

망고나무는 40m 전후의 높이로 크게 자라지만 특징이라면 수령이 오래되어도 과일이 열리는 장수과목이라는 점을 들 수 있다. 400여 종의 망고열매는 주로 인디언 망고종에서 얻는다. 망고의 꽃줄기는 길며 거기 달린 원추형의 꽃차례(花序)에서 나오는 꽃봉오리에서 개화하는 꽃들은 화려하거나 눈에 띄는 것은 아니지만 은은한 향과 더불어 많이 달려 핀다.

망고속(Mango genus)에는 인도종(Horse Mango종)도 재배되나 흔히 세계적으로 재배되는 주 품종(Common Mango)은 인디언 망고로 그 원산지는 인도, 파키스탄 등 인도 아대륙(Indian Subcontinent)과 버마지역이라고 한다. 망고는 방글라데시의 국목(National Tree)이기도 한데 인도, 파키스탄 및 필리핀 전역에서 생산되고 있다.

사진에서 보는 바와 같이 망고의 과일색은 초록, 노랑, 붉은 종류가 있는데 동남아나 남미에 흔히 자생하듯 자라는 망고나무에는 주로 노란색 망고가 많지만 붉은색 망고는 마치 사과처럼 파란색과 붉은색이 섞였다. 붉은색을 주로 띤 애플망고(Apple Mango)는 상품성도 좋으며 브라질이나 동남아에서 많이 생산되고 있다.

많은 꽃에서는 열매가 다닥다닥 많이 착과되면서 푸른색의 열매는 하계에 숙과되는데 한 달에서 한 달 반 정도면 익으며 이모작이 가능한 경우까지 있을 정도로 생산량도 적지 않다. 익은 망고의 색깔과 크기는 다양하지만 주로 생산되는 것은 녹색, 노란색, 오렌지색, 붉은색 등이 있다. 망고는 물론 긴 망고의 상록수 잎은 많은 종교의식이나 대중적인 이벤트 및 축하장소를 장식하고 꾸미는 데 필요한 꽃장식으로도 흔히 사용된다. 망고의 어린잎과 성숙된 잎의 색은 오렌지 핑크, 붉은 빛 암녹색 등으로 차이를 보이는데 이러한 다양한 색상들이 모두 이용된다.

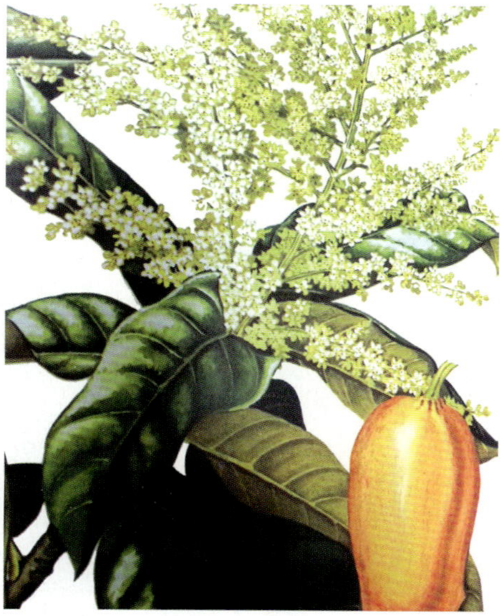

망고의 화서(꽃차례)는 그림처럼 길고 꽃도 화려하게 많이 핀다. 이들 중 착과되는 열매도 적지 않으며 한번에 한 줄기에 여러 개씩 달려서 자라고 익어간다.

06

아보카도

Avocado;
Persea Americana

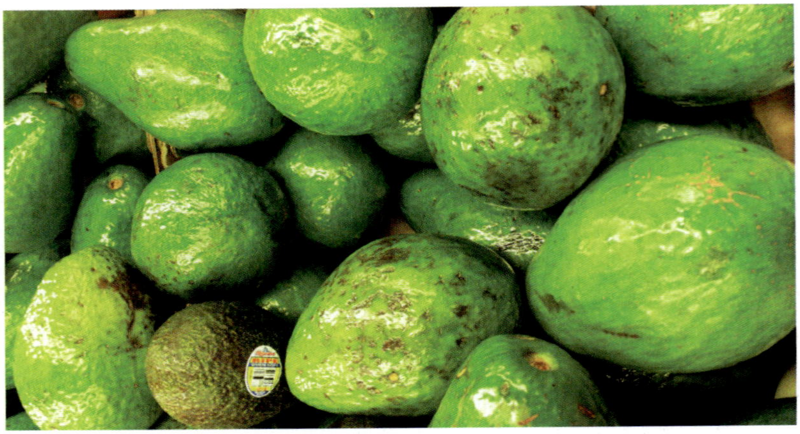

표면이 매끄러운 초록색 아보카도

아보카도(Avocado)는 1개의 큰 종자(씨)가 들어 있는 서양배 모양으로 생긴 과일로 악어배(Alligator Pear)라고도 하는데, 노란색의 기름진 과육이 부드럽고 영양가도 높은 과일이다.

아보카도(Avocado)는 과일껍질이 매끈하고 윤기가 나는 것도 있지만 주로 울퉁불퉁한 것도 많으며 색깔은 진녹색, 검녹색, 자주색 등이 있고, 모양도 뒤웅박이나 서양배를 닮아 일명 악어배(Alligator Pear)로도 불린다.

아보카도(Avocado) 나무의 원산지는 멕시코와 중앙아메리카인데 이 나무에서 채취하는 열매가 아보카도이다.

아보카도(Avocado)의 꽃은 넓고 둥글납작한 회녹색의 윤기가 흐르는 긴 아보카도 잎(20㎝ 전후)의 잎줄기들이 달려 있는 가운데 부분에서 나오는 여러 개의 꽃대에서 피는데 망고와 비슷하게 긴 줄기에 늘어진 모양으로 열매가 달리게 되지만 망고와는 달리 꽃이 듬성 듬성 피는 만큼 망고처럼 대량으로 착과되지 못해 그 생산량도 망고와는 달리 훨씬 적게 산출된다.

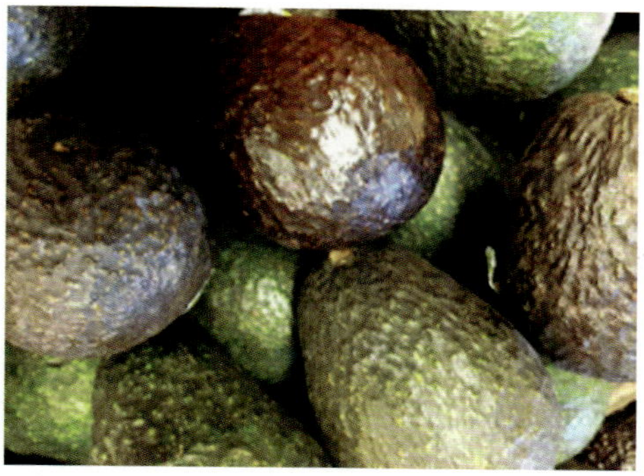
표면이 거친 자색이나 회녹색의 아보카도

아보카도(Avocado)는 과일로서뿐만 아니라 지방, 탄수화물, 단백질, 비타민 등이 함유된 높은 영양가로 인기가 높고 샐러드나 소스용, 캘리포니아 롤(California Roll)이나 빵에 넣어 먹는 등 요리에 많이 이용되거나 기름을 내서 사용하는 등 귀한 열매로 사업상 가치가 크다. 아보카도는 서리가 내리지 않는 기후에 바람이 별무한 생장조건을 요하므로 열대성 기후와 지중해성 기후대의 토양에서만 재배된다. 이런 기후대인 곳으로는 스페인, 포르투갈이나 동부 지중해 연안과 도서지방, 아프리카, 콜롬비아, 페루, 칠레 중북부 등 중남미지역과 남아시아 지역 및 뉴질랜드와 오스트레일리아, 카리브연안, 캘리포니아나 멕시코 등 아열대 기후대 등이 있지만 재배품종만은 다양해서 많은 차이를 보인다.

아보카도 열매는 배나 망고와 유사한 모양이지만 그 속에는 작은 달걀 크기 정도의 큰 씨앗이 들어 있는데 과일의 크기는 망고와 같거나 적다(15센티 전후). 아보카도 열매가 익은 다음 채과하면 과육이 물러져 과일이 상할 수 있으므로 사업목적상 아보카도(Avocado)는 딱딱할 때 열매를 따서 익히거나 유통시킨다.

아보카도(Avocado) 나무는 자가수분하고 종종 접목을 통해 나무를 번식시키고 재배하는 만큼 과일 생산량과 품질은 비교적 예측 가능하다.

대부분 식물성 지방으로 된(2/3 정도) 아보카도 열매는 비타민(B, K, C, E)이 풍부하고 소량의 포화지방과 상당량의 올레인산(적정한 혈중 콜레스테롤 유지와 관련됨)이 함유되어 있어 신진대사장애(metabolic syndrome)를 줄여주는 것으로 알려져 있다(Hass Avocado Board, 2013). 그러나 아보카도에 알레르기가 나타나는 사람도 있으므로 유의할 필요가 있다.

07

블루베리

Blueberry

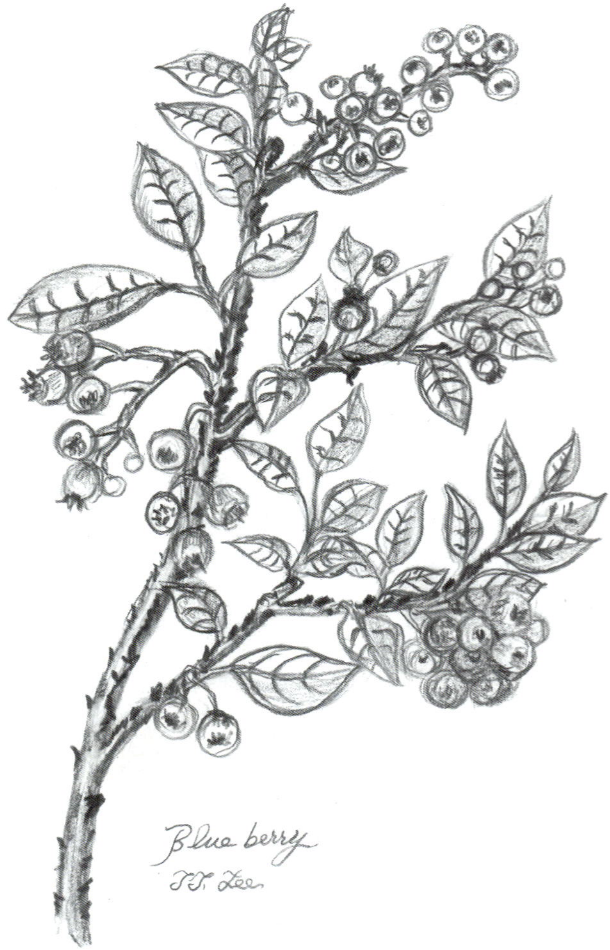

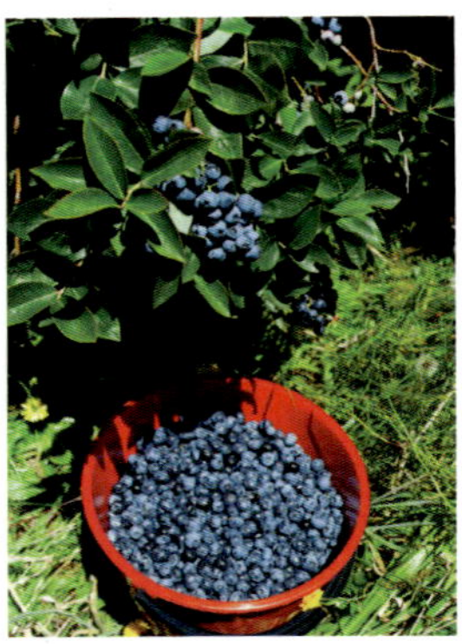

블루베리(Blueberry)는 북아메리카 원산의 크거나 작은 종이 있고 산성토양에서 잘 생육하는데 짙은 파랑이나 검붉은색의 새콤달콤한 블루베리는 특히 시력과 눈 건강에 좋은 안토시아닌(Anthocyanin), 노화방지 및 피부미용에 효능이 큰 항산화물질과 폴리페놀 성분 및 미네랄, 비타민 및 식이섬유 함유량이 높아 건강과 미용의 웰빙라이프를 추구하는 트렌드의 현대인들에게 인기가 좋다. 열매는 생과일이나 잼, 캔디, 음료수 등 외에 기능성 식의약품으로 개발되고 있다. 우리나라의 정금나무, 산앵두나무 등이 블루베리종에 속한다.

08

인기 있는 웰빙과일 패션프루트

Passion Fruit

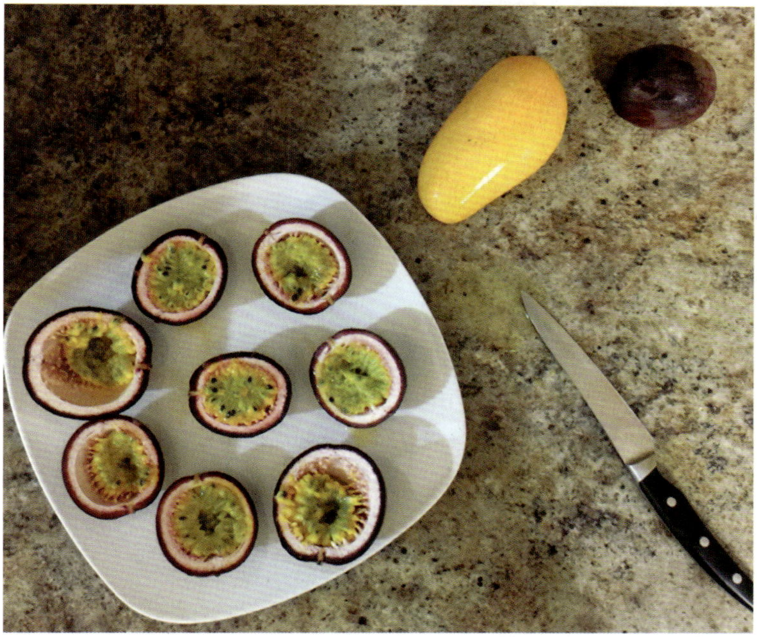

최근 서방사회의 관심을 끄는 과일 중에는 남부 브라질 원산의 아열대성 **패션프루트(Passion Fruit)**가 있다. 이 과일은 100종의 향미가 난다고 해서 백향과라고도 하는데 특히 여성에게 좋은 영양소들이 많아 여신의 과일이라 불릴 정도이다. 보습과 항산화(비타민 A: 베타카로틴), 피로회복 효과가 큰 성분을 석류보다 많이 함유하고 있어서 비타민 C는 석류의 3배 이상, 노화예방 효능으로 알려진 니아신은 석류의 5배 이상으로 월등히 많다.

과일껍질은 노랗거나 검붉은 색깔인데 반을 잘라보면 그 안에는 씹히는 맛이 특이한 씨와 새콤한 맛에 젤리 느낌의 당도 높고 향이 좋은 과육이 들어 있다.

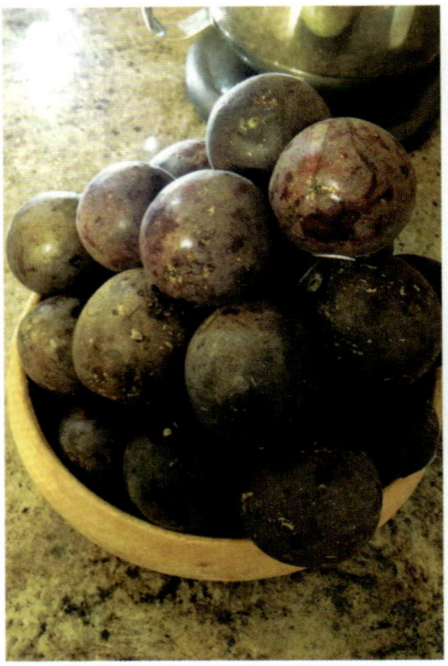
검붉은 과일껍질

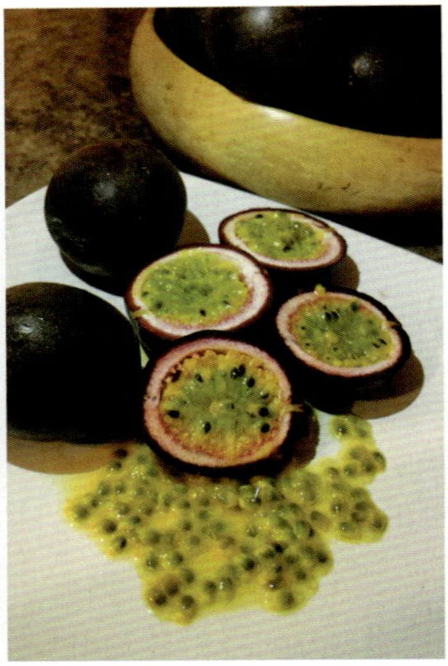
오독오독한 씨앗 & 과육(즙)

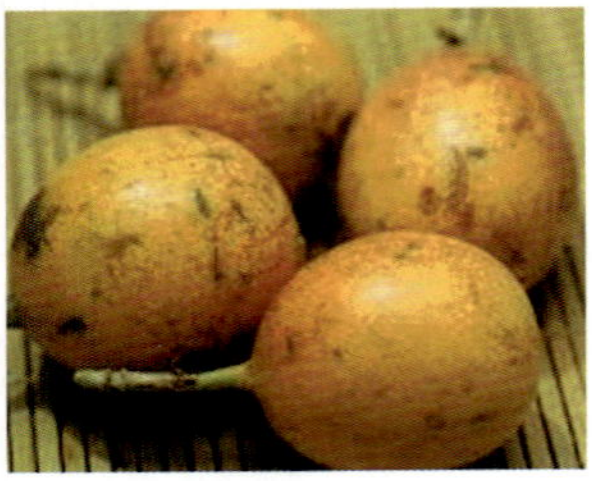
노란색의 패션프루트

이것을 생과일로 먹거나 강한 향을 이용해서 과즙을 내어 음료수 혹은 샐러드 드레싱으로 활용하거나 다른 과일이나 향 및 리커(liquor) 등과 섞어(blending) 사용해도 좋다.

이때 민트 같은 서늘하고 상쾌한 향을 돋우는 허브(Herb) 잎 한 두 개를 샐러드나 음료수 위에 얹으면 맛과 향기는 물론 시각적인 효과를 높여 더 좋은 식음료 체험을 할 수 있을 것이다.

09 토마틸로
Tomatillos

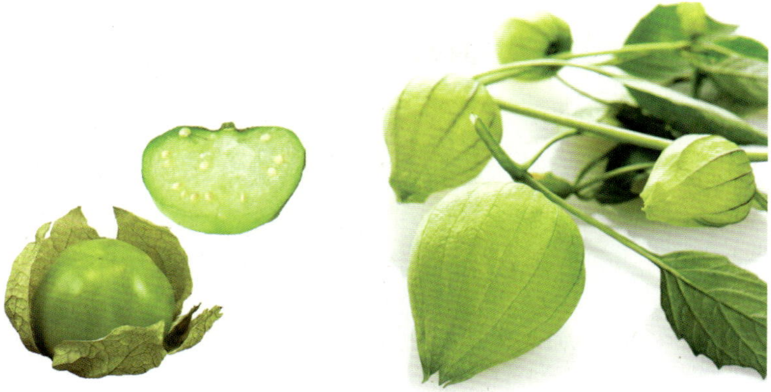

남부멕시코 원산의 가지과 꽈리속의 1년생 초본식물인 자주색 열매인데 보라색이 나는 것(숙과)은 과일로 먹고 푸르거나 누런색의 열매는 요리에 넣거나 조리해서 먹는다.

10 키위
Kiwi

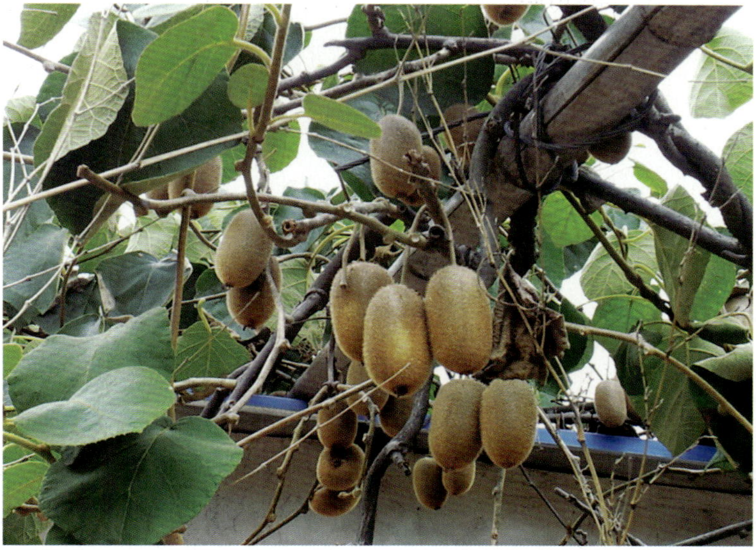

원산지가 중국이고 양도라고 하는 다래과 덩굴성 낙엽과수로 뉴질랜드로 전래된 후 개량되어 양질의 키위를 만들게 되었다.

11
감귤
Orange

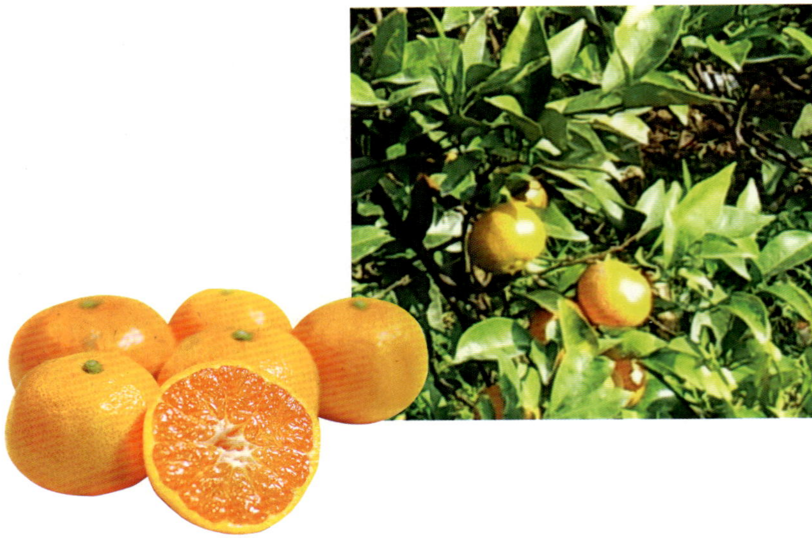

감귤은 아열대나 열대 동남아지방 원산의 운향과 감귤속의 상록 소교목을 총칭하며 자몽, 오렌지, 유자, 탱자 등이 이에 속한다. 제주감귤은 귤, 밀감, 온주밀감이지만 감귤이기도 하다. 기온에 민감한 감귤재배는 여타 조건이 충족돼도 겨울철 적정온도 유지가 관건이다.

12
금귤
Kumquats

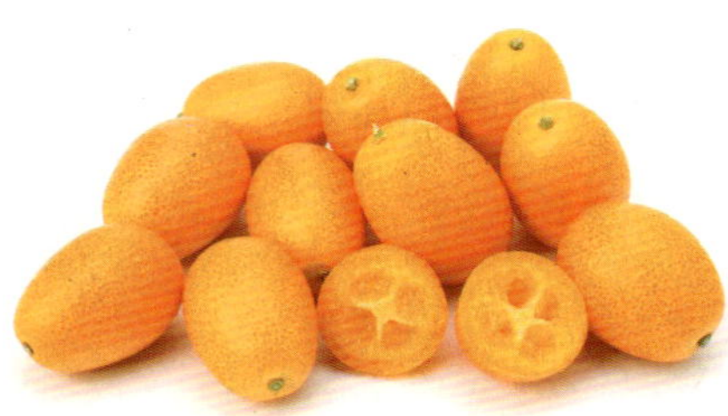

타원형 금귤(중국 원산: oval kumquat), 금감(일본산 운향과의 상록관목: round kumquat), 영파금귤, 명화금귤[중국 원산의 상록관목(Fortunella crassifolia)]에 달리는 노란 타원형의 작은 금귤 열매(meiwa kumquat) 등

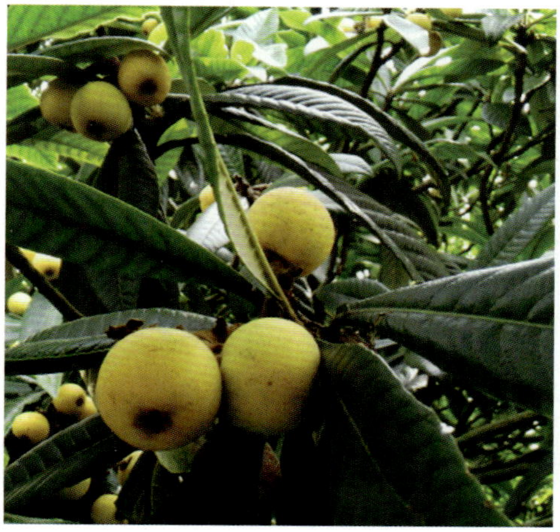

13 비파나무 열매

Loquat

비파나무는 관상용으로 식재하는 상록관목인데 비교적 따뜻한 지방에서 자란다. 우리나라 남부지방에도 심는다. 열매는 노란데 잔털이 많이 나 있고 맛도 좋지만 이것은 다른 과일에 비해 저렴하지가 않다. 비파잎은 크고 길고 윤기가 흘러 아름답다. 비파나무는 열매, 잎, 줄기가 모두 피부미용, 아동의 성장발육이나 여러 가지 질병 예방과 치료에 대한 효능이 뛰어나고 맛도 좋아 다른 과일에 비해 비싸다.

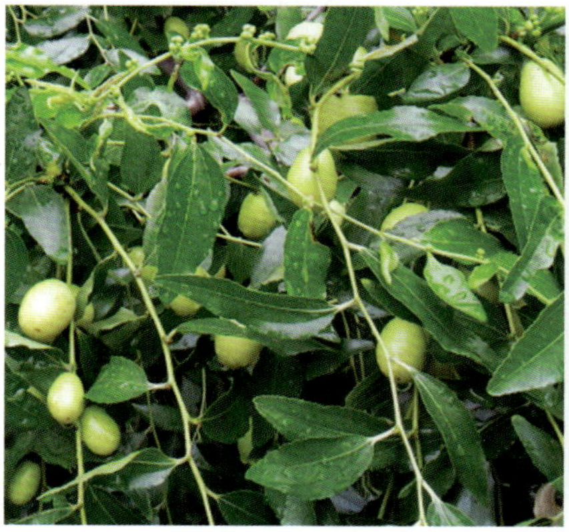

풋대추

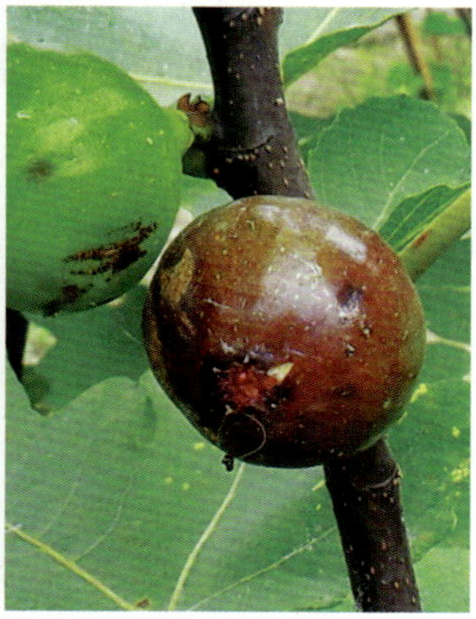

숙과되는 무화과

14 풋대추와 무화과

Jujube & Fig

15
복숭아와 석류
Peach & Pomegranate

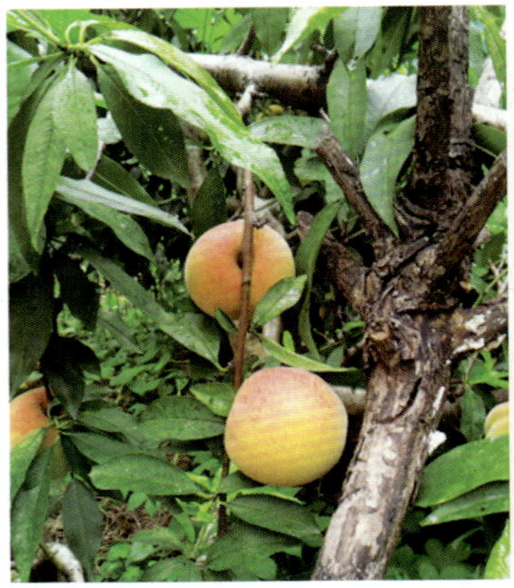

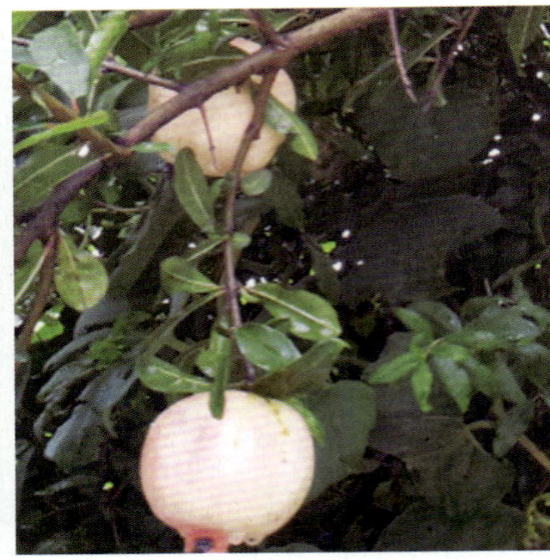

16
포도
Grape

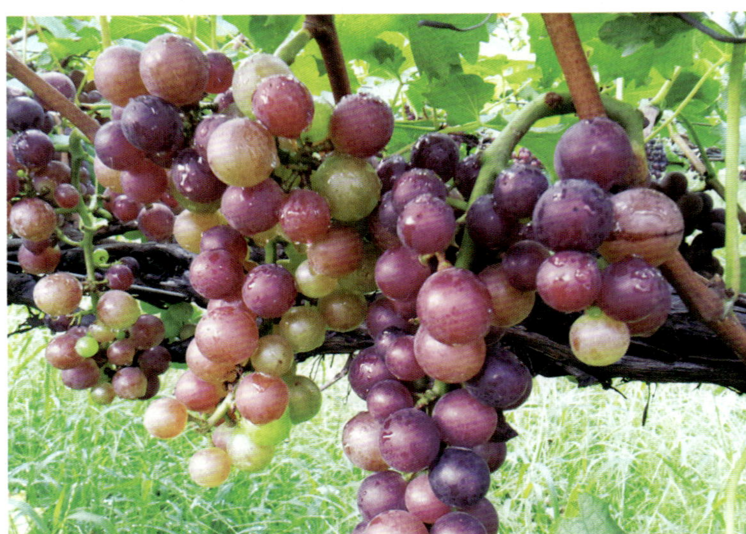

17 사랑받는 과일들

17-1 대형 과일들

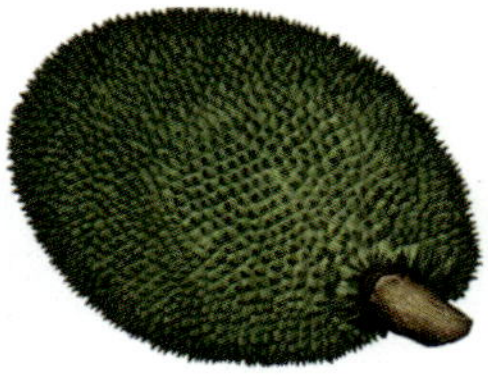

잭프루트
(Jackfruit)

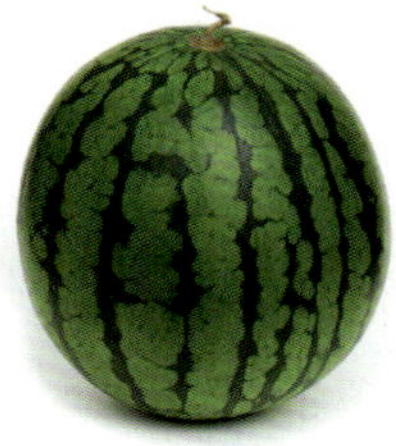

수박
(Watermelon)

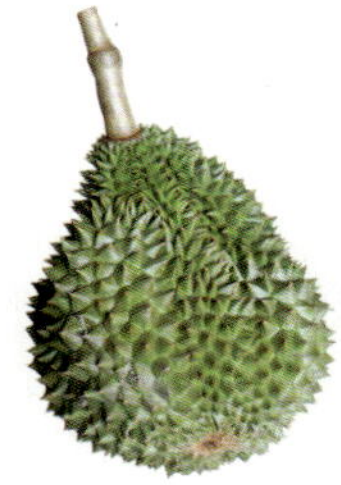

두리안
(Durian)

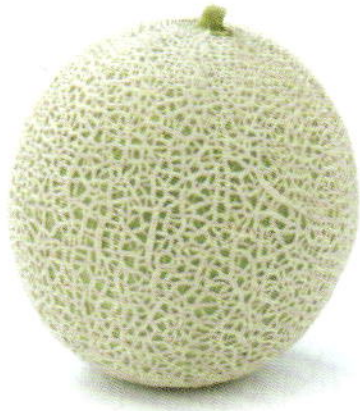

머스크멜론
(Muskmelon)

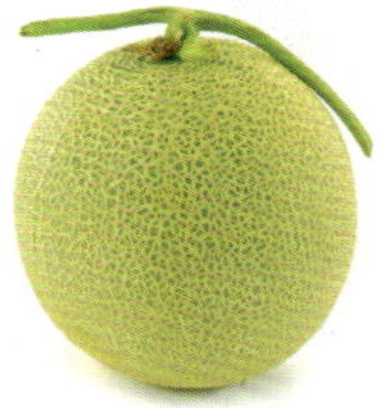

캔털루프
(Cantaloupe melon)

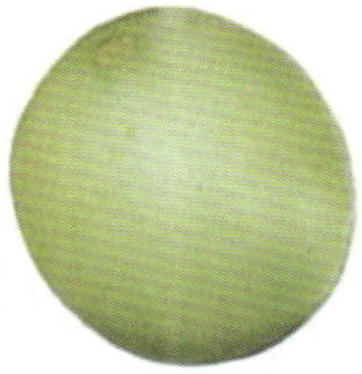

허니듀 멜론
(Honey Dew melon)

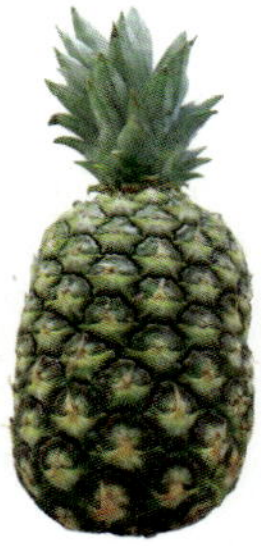

파인애플
(Pineapple)

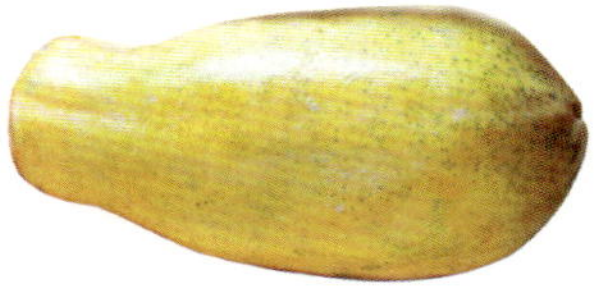

대형 파파야
(Big Papaya)

17-2

여러 가지 과일들

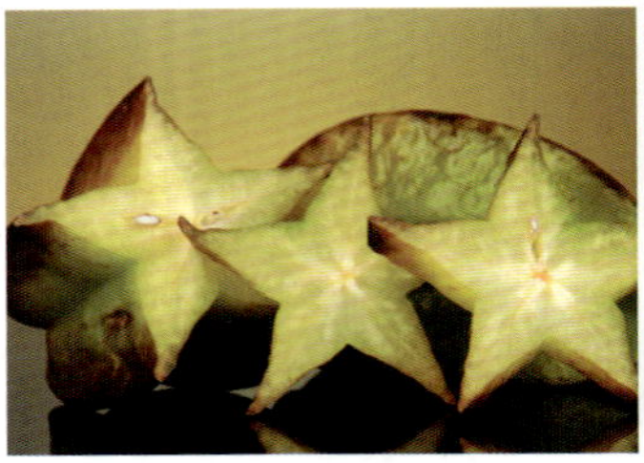
별과(스타프루트, Star Fruits)

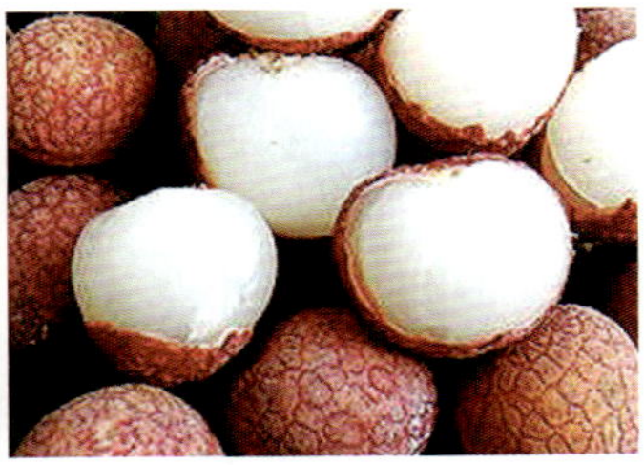
리츠(양귀비과일, Lychee)

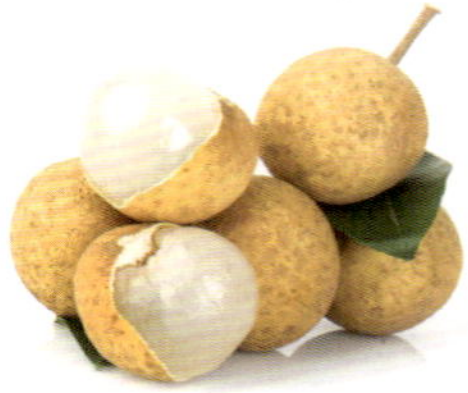
용안(Longan)

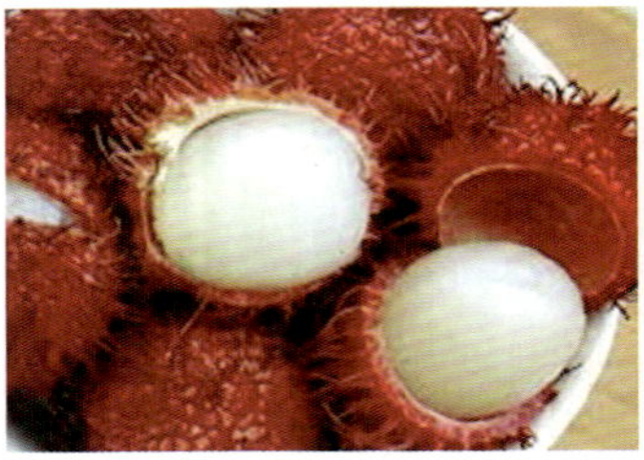
람부탄(Rambutan)

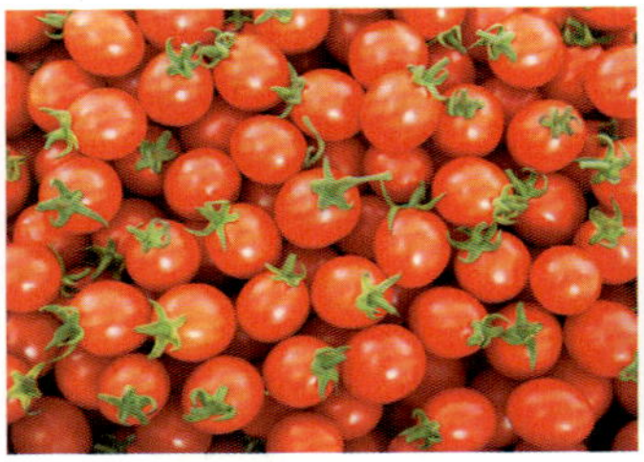
체리토마토(Cherry tomato)

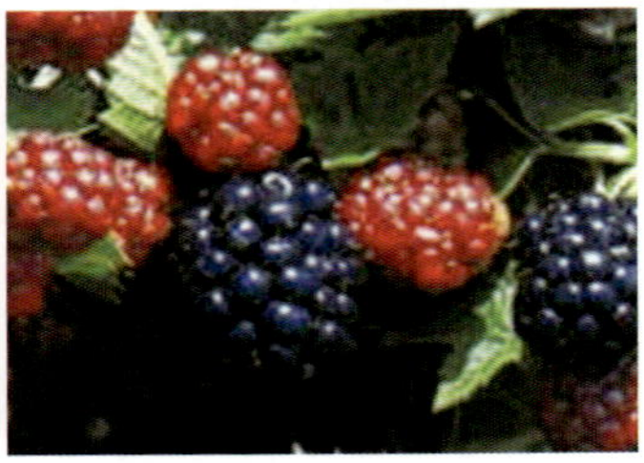
블랙베리(Blackberry)

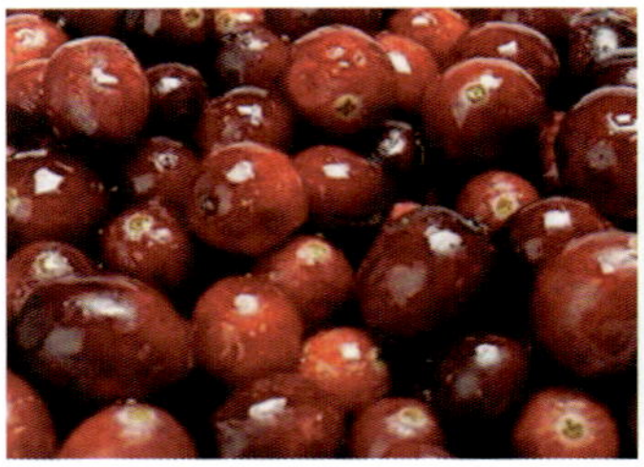
크랜베리(Cranberry)

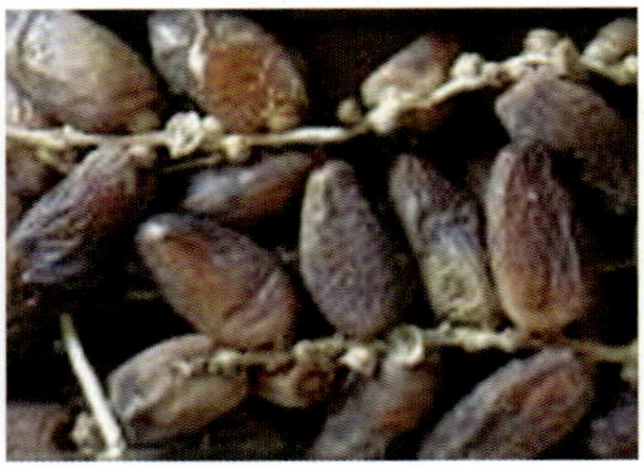
대추야자(Date palm)

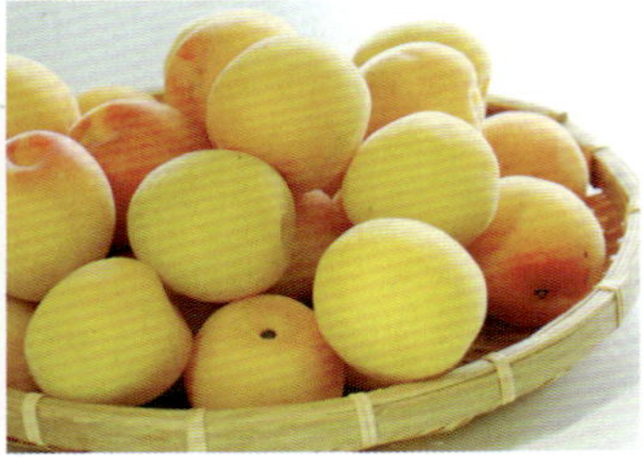
살구(Apricot)

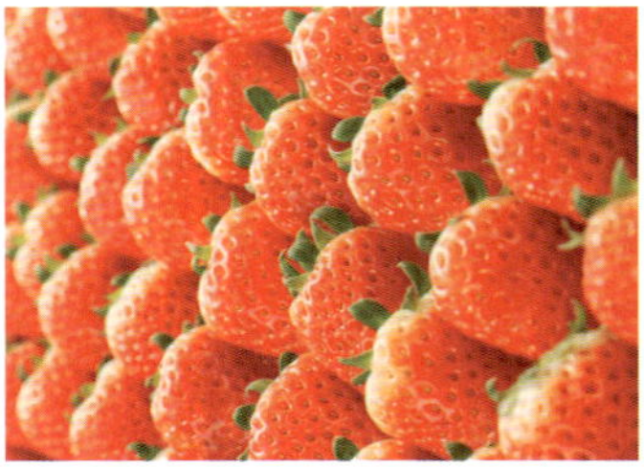
딸기(Strawberry)

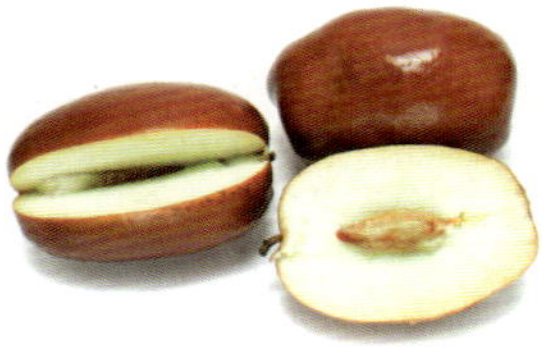
대추(Jujube)

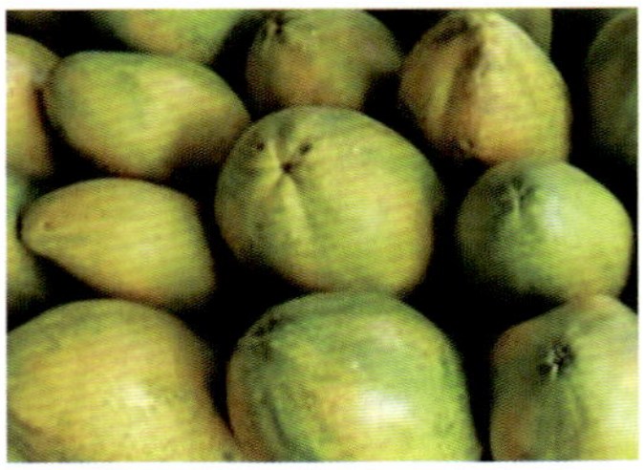
파파야(Papaya)

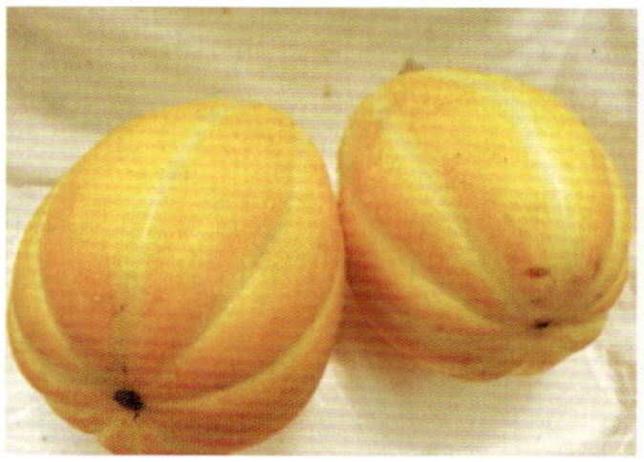
참외(Oriental melon)

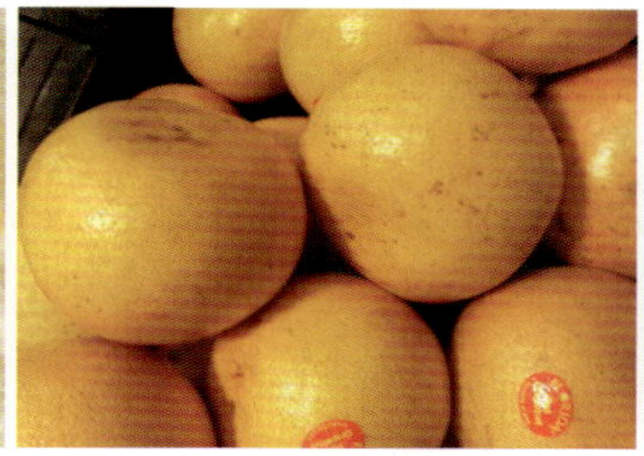
자몽(Grapefruit)

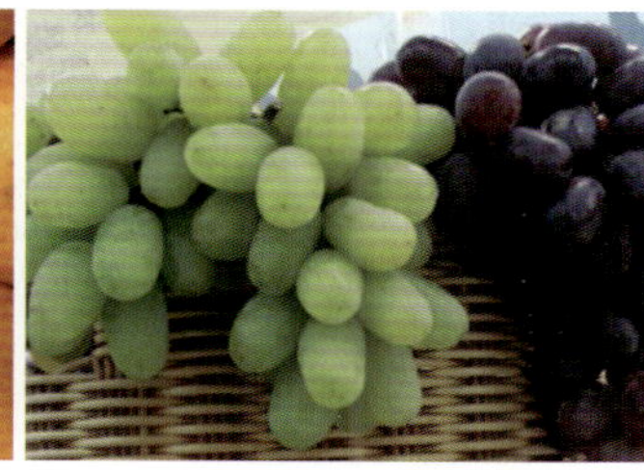
청포도(Green grape)

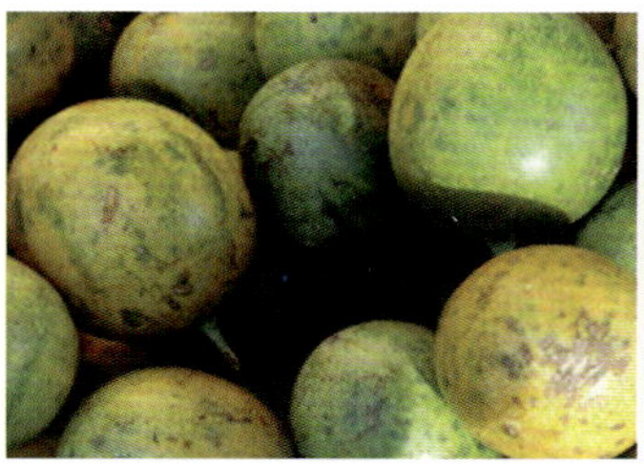
마르키사(패션과, Passion fruit)

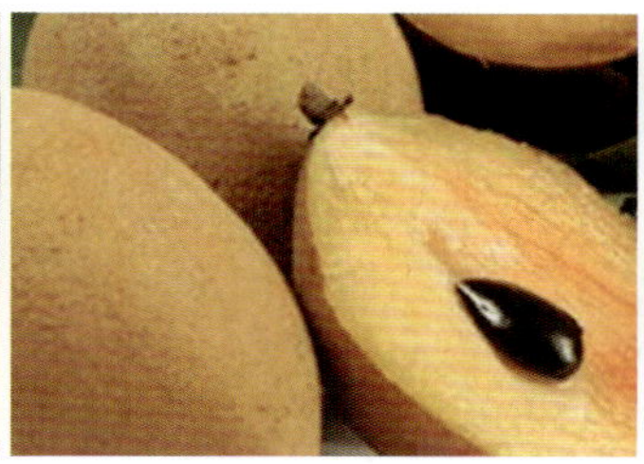
사포딜라(사오, Sapodilla)

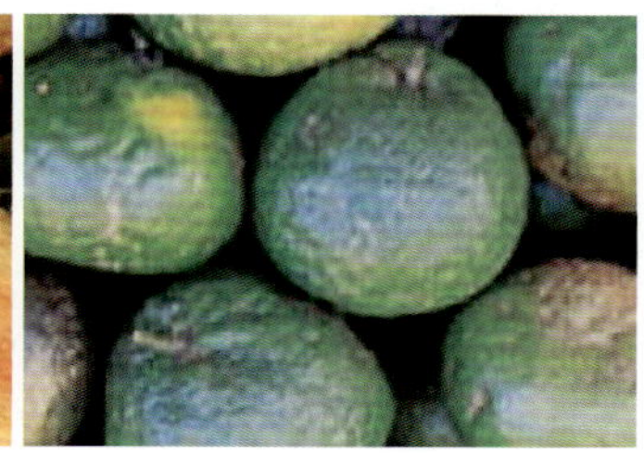
포멜로(큰 감귤, Pomelo)

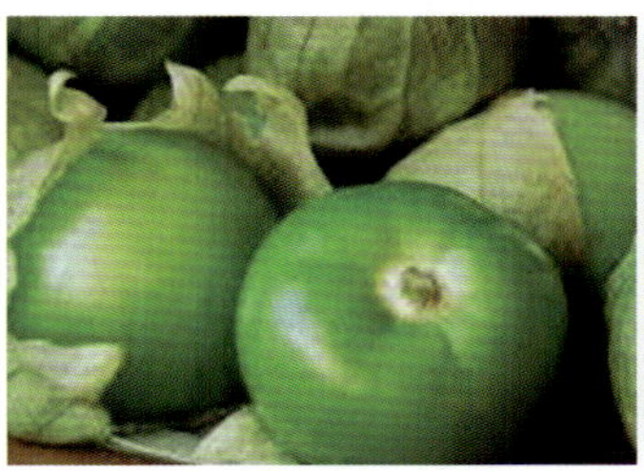
토마틸로(Tomatillo)

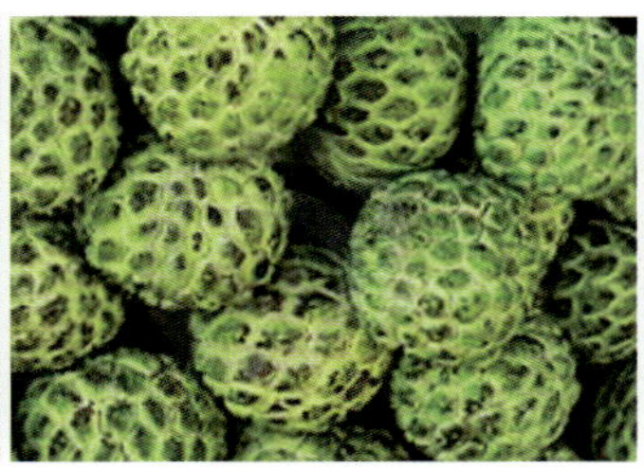
커스터드 애플(Custard apple)

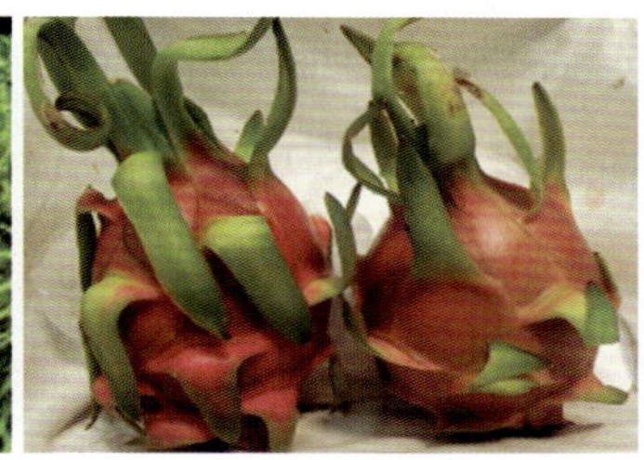
용과(Dragon fruit)

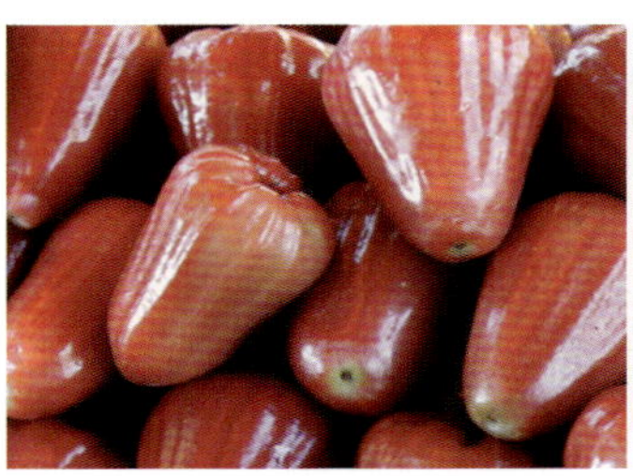
로즈(워터)애플(Rose apple)

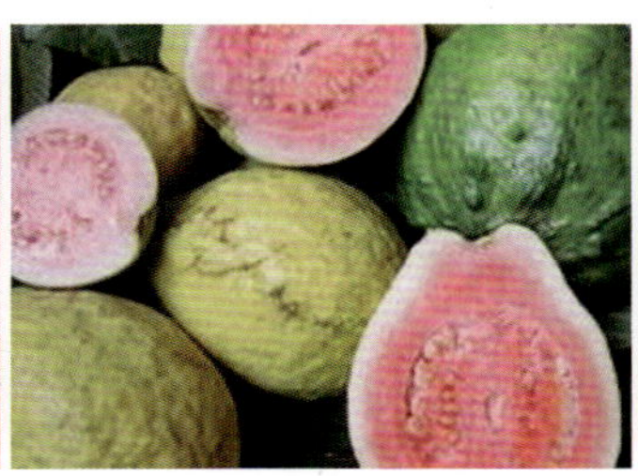
구아바(Guava)

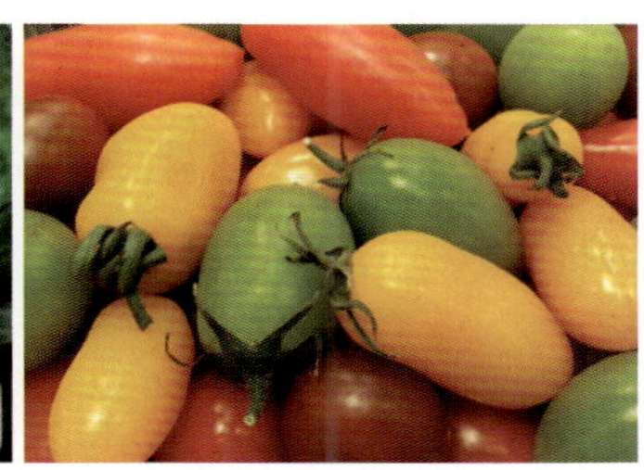
체리토마토(Cherry tomato)

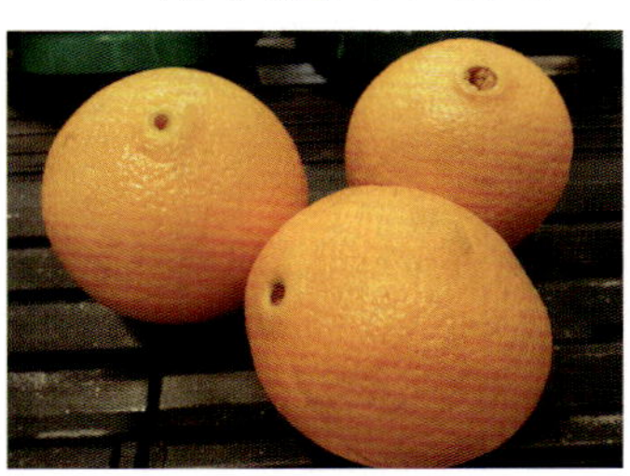
오렌지(Orange)

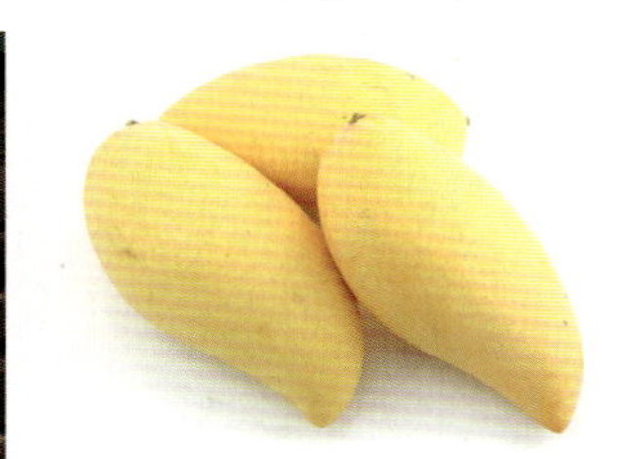
망고(Mango)

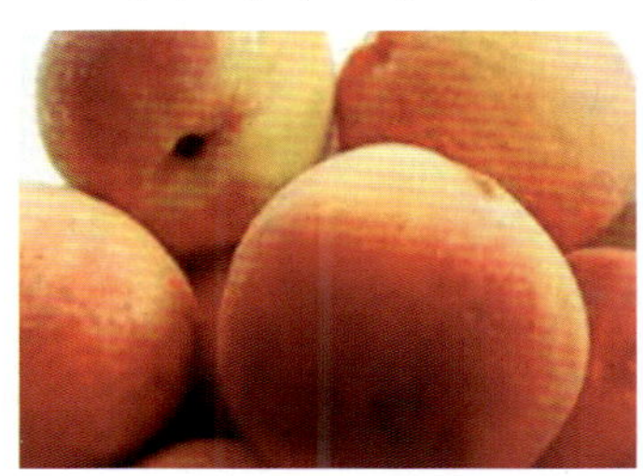
복숭아(Peach)

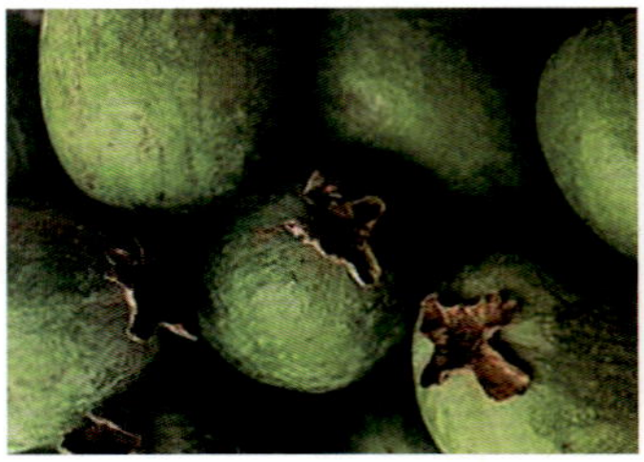

페이조아(Feijoa : Pineapple guava)

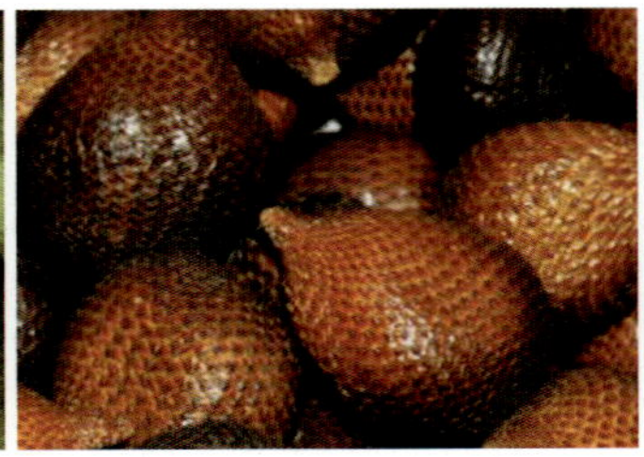

살락(뱀과일, Salak : Snake fruit)

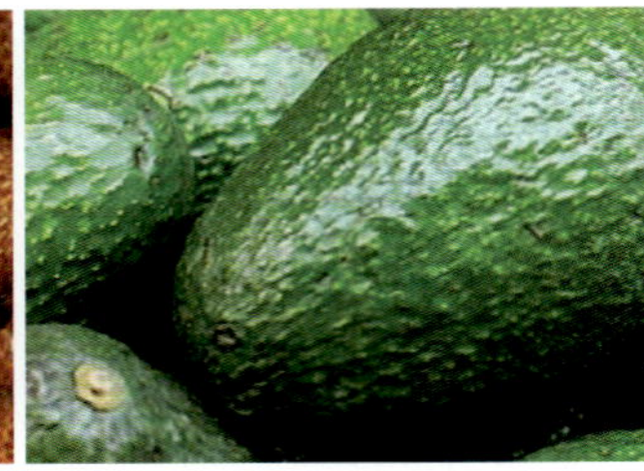

아보카도(Avocado)

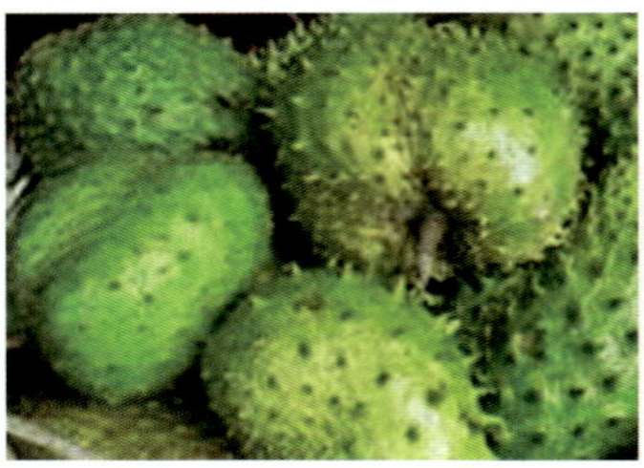

그라비올라(Graviola)

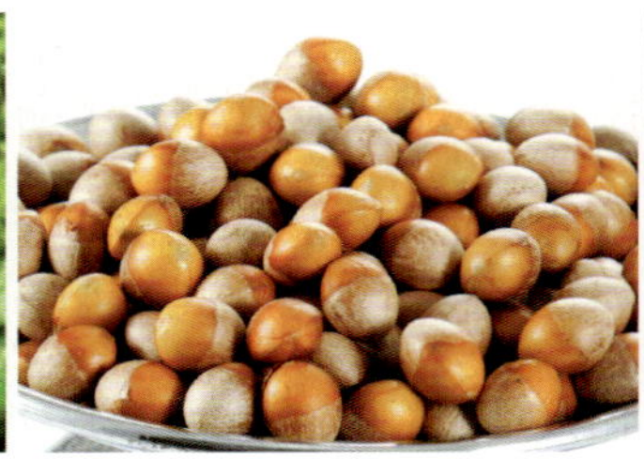

은행(Ginkgo nut)

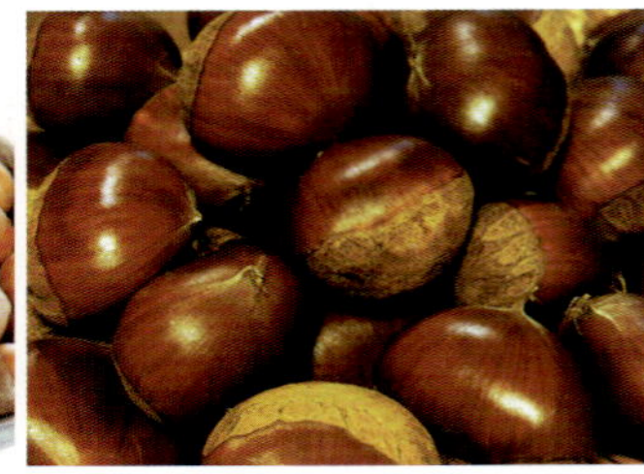

밤(Chustnut)

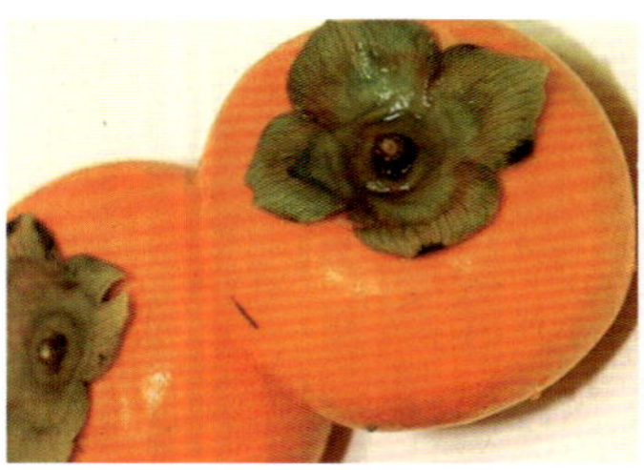

감(Persimmon)

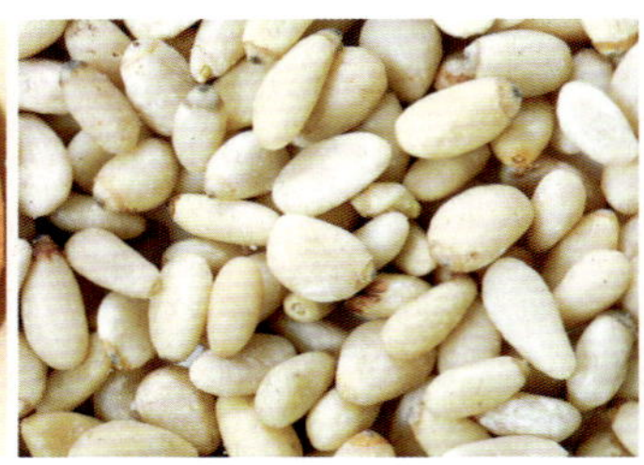

송자(Pine nut)

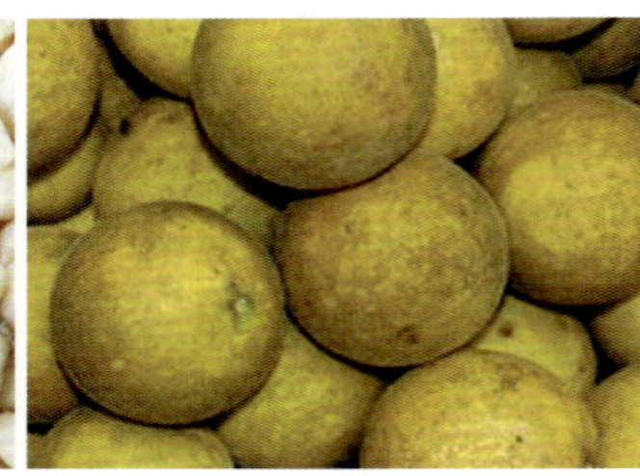

탱자(Trifoliate Orange)

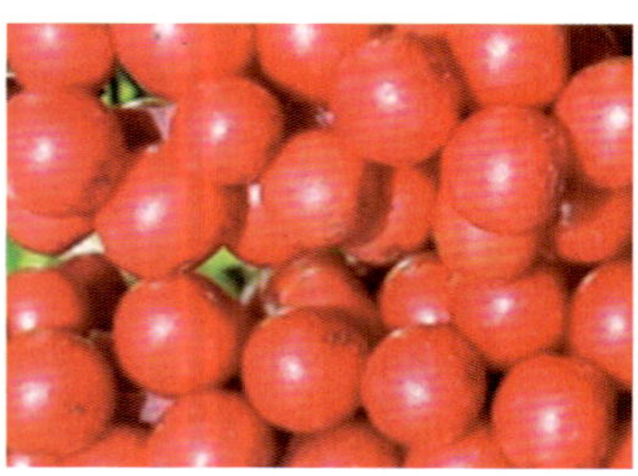

오미자(schizandra)

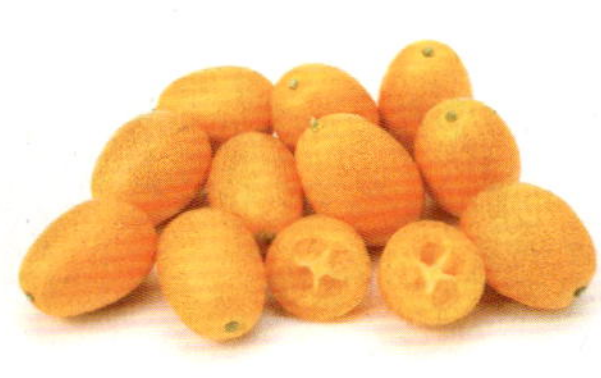

금귤(Kumquat)

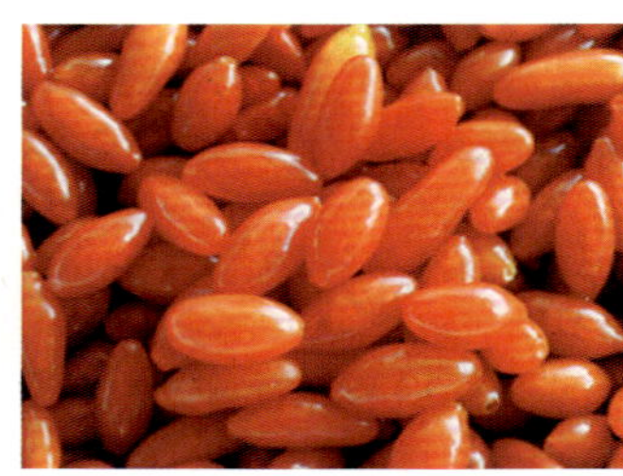

구기자(Fruit of a matrimony vine)

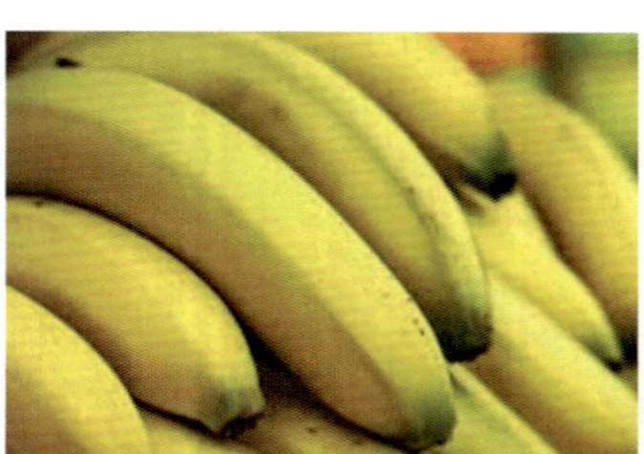

바나나(Banana)

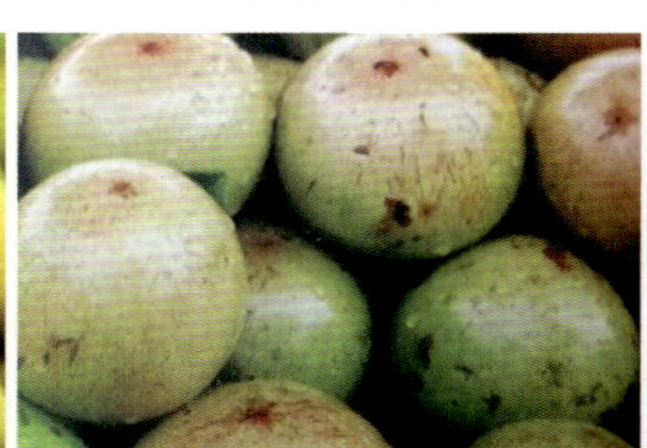

부스어(Star Apple : Milk fruit)

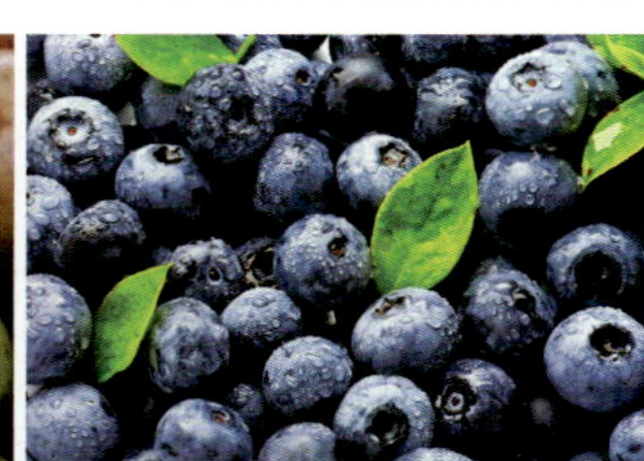

블루베리(Blueberry)

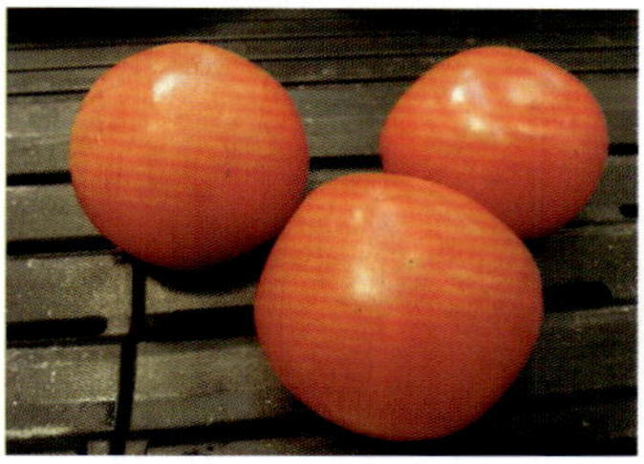
토마토(Tomato)

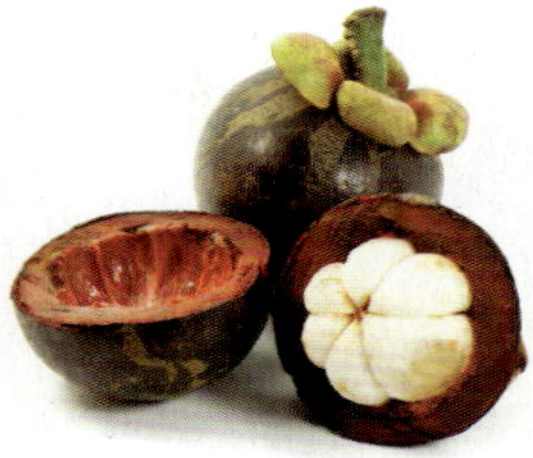
망고스틴(Mangosteen)

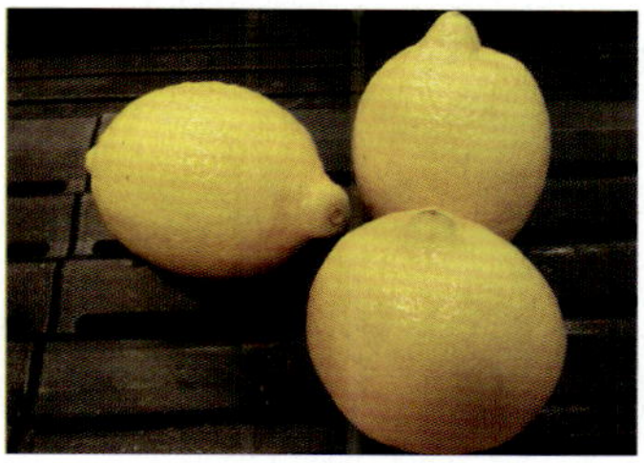
레몬(Lemon)

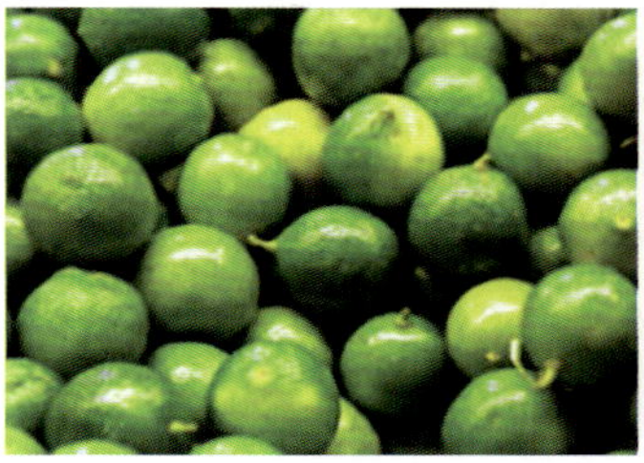
라임(Lime)

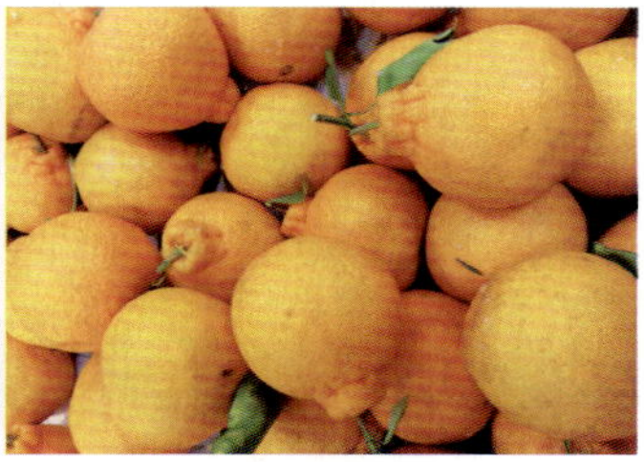
한라봉(Hallabong)

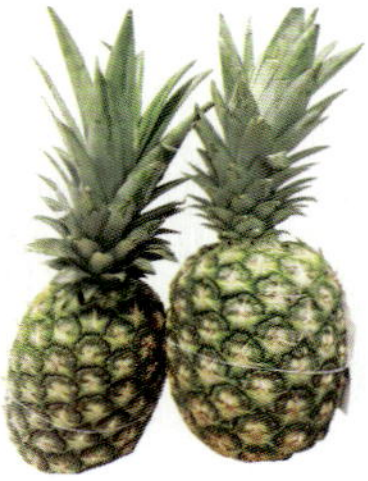
파인애플(Pineapple)

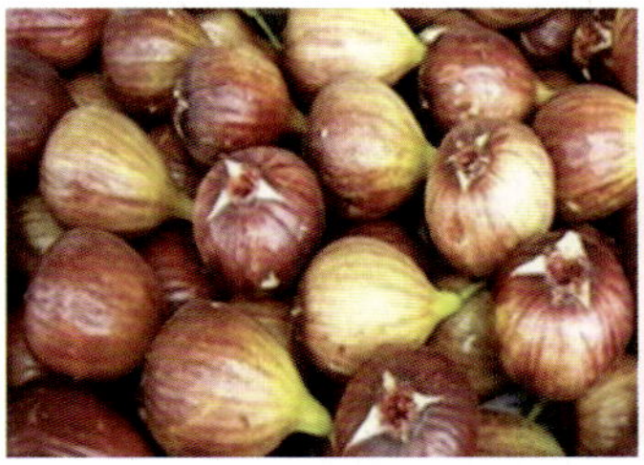
무화과(Fig)

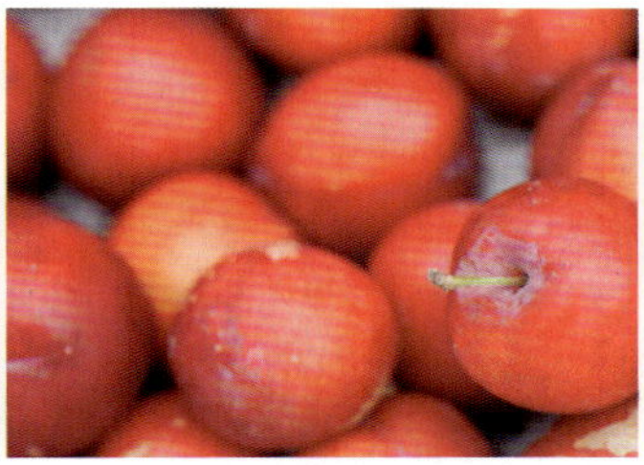
자두(Plum)

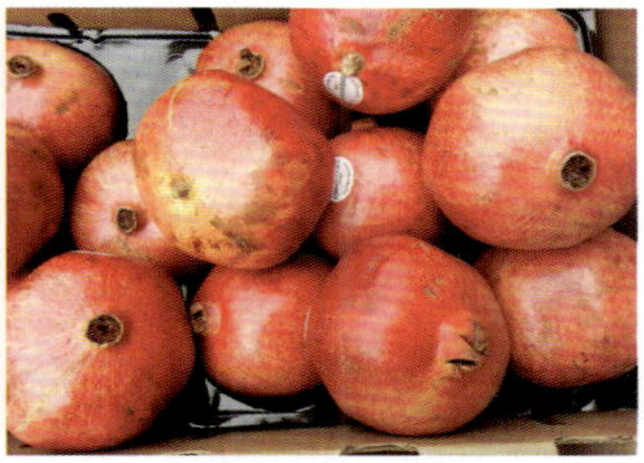
석류(Pomegranate)

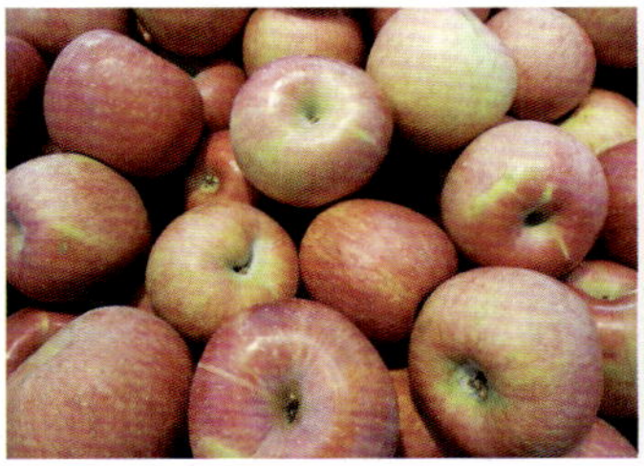
사과(Apple)

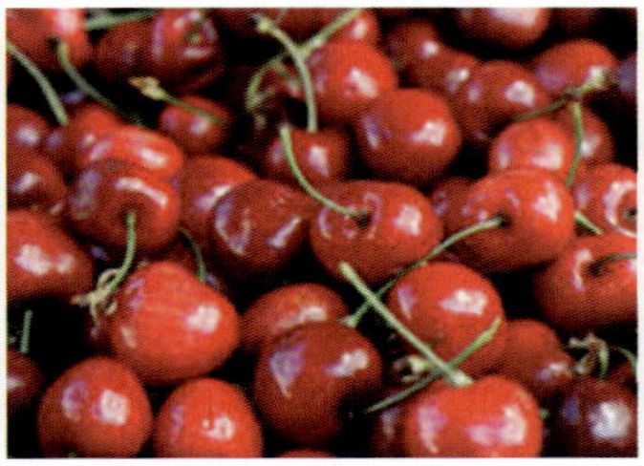
체리(Cherry)

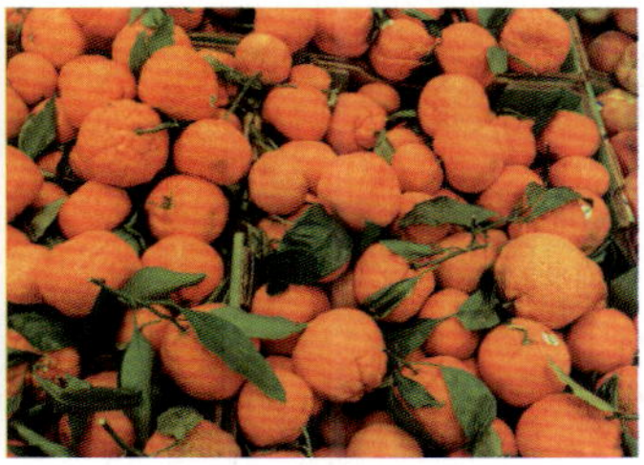
탄제린(Tangerine)

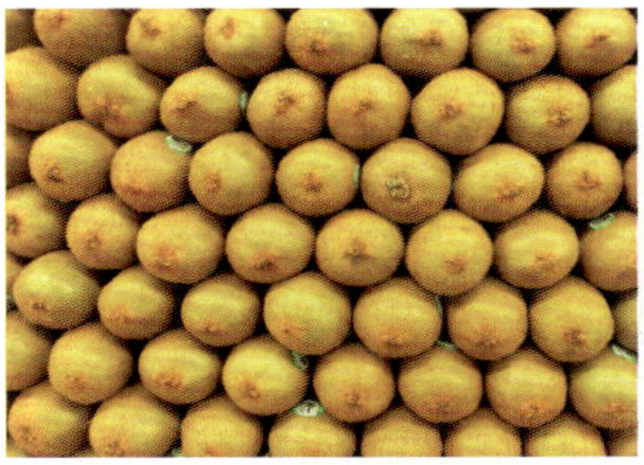
페어(Pear)

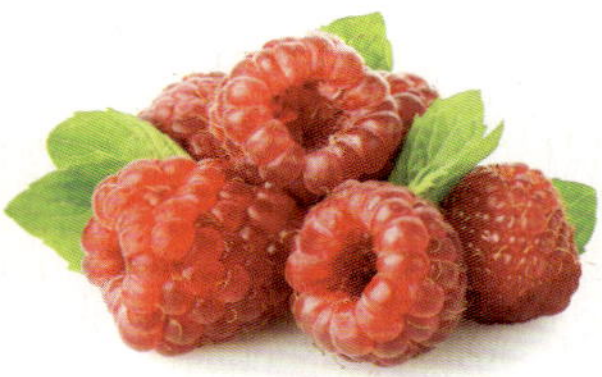
산딸기(Raspberry)

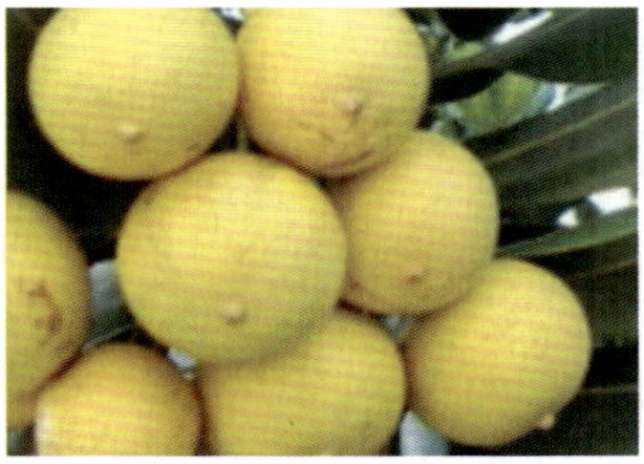
아브리코(Abrico)

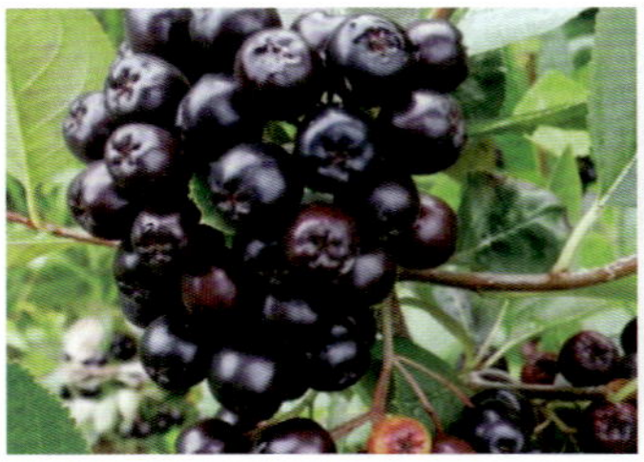

아로니아(Aronia)

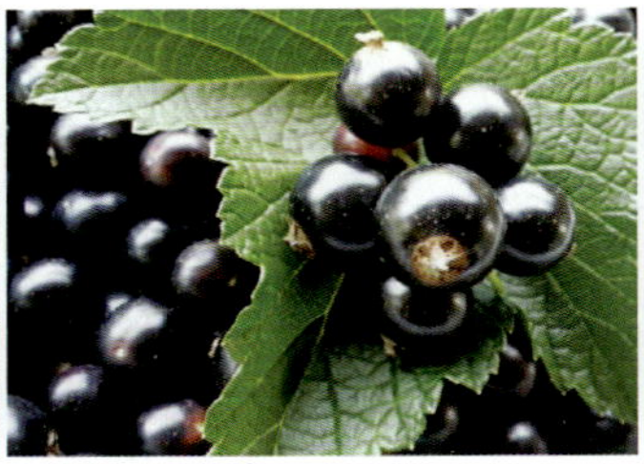

블랙커런트(Black Currant)

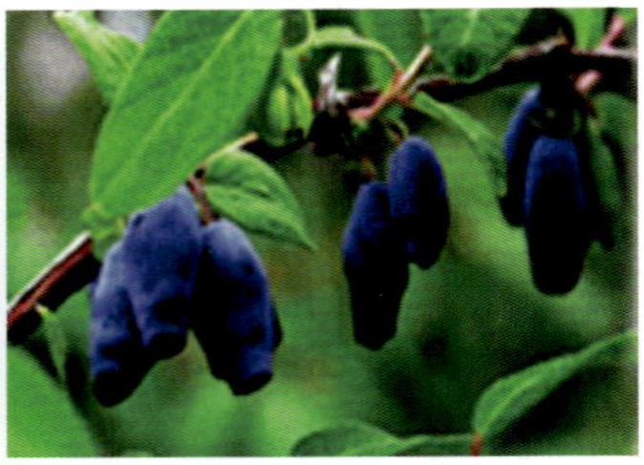

허니베리(Honey Berry)

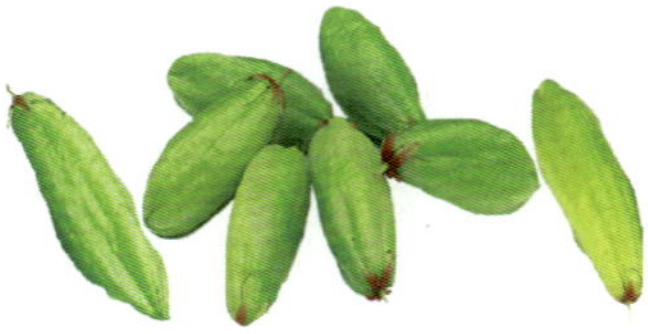

카미아스(Kamias)

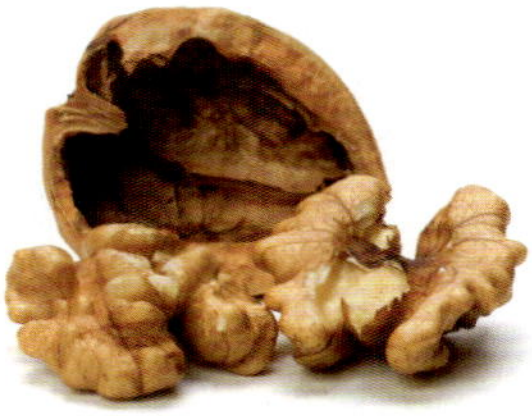

호두(Walnut)

교양 23

머스크멜론(Muskmelon)

머스크멜론(Muskmelon)이란 '향기'란 의미의 페르시아어(이란), '머스크(musk)'로 달콤한 과일향을 표현한 식물명이고, 프랑스어의 멜론(melon)은 일종의 호박종을 뜻하는 라틴어 'melopeponem(중세엔 melonem)'에서 유래됐다. 머스크멜론은 과육과 향, 모양과 규격별로 다양한 종류가 있다. 가령 캔털루프(Cantaloupe)는 머스크멜론 중 하나지만 모든 머스크멜론이 캔털루프가 될 수는 없다.

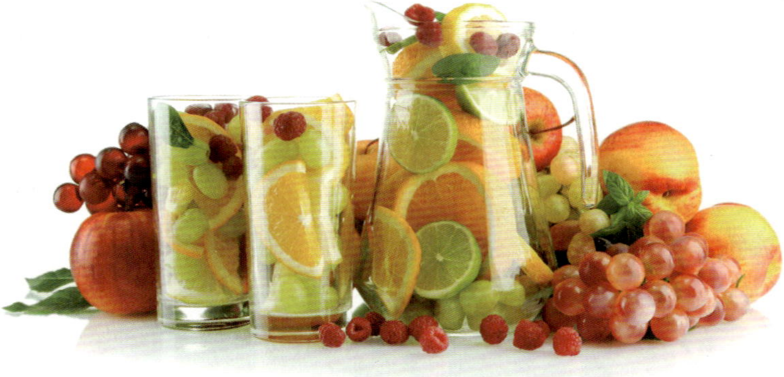

• 사과(Apples)	• 배(Pears)
• 망고(Mango)	• 탄제린(Tangerines)
• 파인애플(Pineapples)	• 블랙베리(Blackberry)
• 아보카도(Avocado)	• 체리(Cherries)
• 블루베리(Blueberries)	• 로즈애플(Rose Apple)
• 방울토마토(Cherry tomatoes)	• 석류(Pomegranate)
• 자몽(Grapefruit)	• 라임(Limes)
• 포도(Grapes)	• 레몬(Lemon)이나 메이어 레몬(Meyer Lemon)
• 딸기(Strawberries)	• 수박(Watermelon)
• 가보 토마토(Heirloom Tomatoes)	• 구아바(Guava)
• 용과(Dragon Fruit)	• 두리안(Durian)
• 부스어(Star Apple : Milk Fruit)	• 스타프루트(Star Fruits)
• 망고스틴(Mangosteen)	• 람부탄(Rambutan)
• 리치(Lychee)	• 큰 과일 잭프루트(Jackfruit)
• 잭프루트(Jackfruit)	• 페이조아(Feijoa: Pineapple Guava)
• 커스터드애플(Custard Apple)	• 마르키사(Markisa: Passion Fruit)
• 그라비올라(Graviola)	• 살락(Salak: Snake Fruit)
• 살구(Apricot)	• 크랜베리(Cranberry)
• 코코넛(Coconut)	• 캔털루프(Cantaloupe)
• 멜론(Melon)	• 감(Persimmon)
• 키위(Kiwi)	• 무화과(Fig)
• 금귤(Kumquat)	• 자두(Plum)
• 파파야(Papaya)	• 대추야자(Date Palm)
• 복숭아(Peach)	• 바나나(Banana)
• 오미자(Schizandra)	• 구기자(Fruit of a Matrimony Vine)
• 토마토(Tomato)	• 부스어후르트(Bu Sua Fruit: Star Apple: Milk Fruit)
• 호두(Walnut)	• 은행(Ginkgo Nut)
• 밤(Chustnut)	• 탱자(Trifoliate Orange)
• 산딸기(Raspberry)	

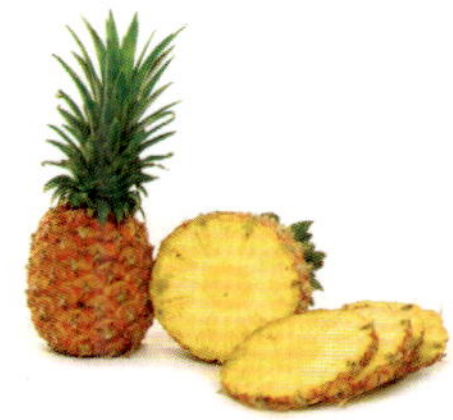

이상에서 보여준 여러 종류의 과일들은 나무가 자라는 데 필요한 온도나 생장조건의 구별 없이, 그리고 온대, 열대, 아열대 등 기후대 구분 없이 열거한 것이다. 실제로 국내에서는 물론이고 해외 여행을 통하여 이 중 여러 가지 과일을 시식해 본 경험이 있을 것이다. 또 외국과의 식품교역이 증대되면서 열대, 아열대 지방에서 채과되는 과

일들도 상당수 수입되어 시판되고 있다. 여러 나라와 체결한 FTA 전보다는 다양한 맛의 과일을 즐길 수 있는 여건이 형성되고는 있다.

그러나 대부분 본 적이 있거나 자주 먹어 보았더라도 우리나라 토종과일이 아니면 그 이름을 알기가 쉽진 않지만 필요한 생활교양이 되고 있다.

각각의 과일들이 지닌 향과 맛과 건강에 대한 효능들을 이해하면서 먹는다면 그 경험은 더욱 특별해질 수도 있을 것이다.

또 좋은 외식서비스를 위해서는 각각의 음식에 조화될 수 있는 맛과 색과 질감과 향은 물론 식품의 성질을 따져서 식음료를 준비하고 식사를 할 수 있으면 좋을 것이다.

소위 궁합이 잘 맞는 음식과 과일을 분위기에 맞춰서 서비스하고 식사하는 서비스스케이프를 고려하여 서비스하려면 이런 과일에 대한 지식이 필요하다는 점에서 잘 살펴보시면 좋을 것이다. 이런 즐거운 식사자리라야만 서로들 소통하고 좋은 관계 형성에도 직접 혹은 간접적으로 기여될 소지가 크고 외국 문화에 대한 소양을 기를 수 있는 기회가 될 수도 있을 것이다.

매일 먹는 음식과 과일도 의미를 두면서 알고 먹는다면 격조 있는 식생활도 영위하고 스스로 심신의 피로를 힐링하는 시간도 될 것이다. 심신안정과 정서의 치유는 새로운 활동력과 의욕을 줄 것이다. 이런 태도로 음식과 사람들을 대한다면 예절, 문화적 소양, 경험, 성과의 질을 높일 수 있을 것이다.

이것이 노화를 더디게 하는 항노화(anti-aging)의 식생활을 통하여 건강하고 기쁘고 행복한 삶의 질을 높이는 방법이 될 수 있을 것이다.

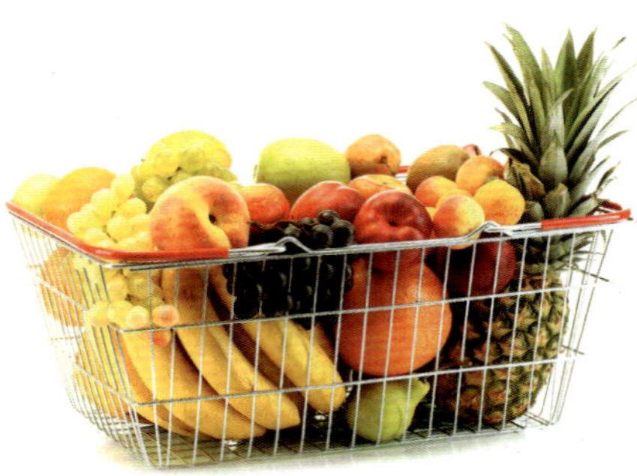

제5장
향신료의 활용

01 향신료의 활용과 식품 개발

익숙한 한국요리를 할 때에도 음식의 풍미와 품격을 좌우하는 요소 중에는 솜씨나 기술 외에 어떤 양념을 얼마만큼 어느 단계에서 넣고 어떤 향을 내도록 조절해야 하는가에 따라 상당한 차이를 보일 수 있다.

마찬가지로 서양요리나 기타 다른 나라 민속요리(ethnic food)를 할 때에도 적정 향신료(Herb)와 재료배합의 여지가 기대하던 본래의 요리 맛을 좌우하게 된다. 간단해 보이는 스파게티나 피자요리에도 향신료가 빠지거나 제대로 들어가지 못하면 고유의 풍미가 달라지거나 제맛을 얻지 못할 것이다.

특히 서양요리를 주식으로 하지 않는 경우 이런 요리를 하거나 기타 다른 지역이나 나라의 민속요리에서도 이런 점에 유의하면서 빠지면 안될 주요 향신료가 무엇인지를 어느 정도 이해하고 터득하는 것은 가정식이나 외식업의 기본일 것이다. 당연히 상식의 식음료가 아닐 경우 거기에 필요한 허브(Herb) 수요도 별무할 것이므로 시중에서 이런 허브들을 찾기조차 쉽지 않고 특별한 경우가 아니면 사용할 기회도 없을 것이다. 어디서나 외국요리에 들어갈 허브가 생소함은 지극히 당연한 일이나 국제 간 내왕과 사업상 만남이 다양해지는 글로벌 사회에서 국제적 신사숙녀의 매너나 경쟁역량으로는 부족한 측면이 된다. 그러므로 허브를 알면 국제 음식과 문화가 보이고 그들의 생활양태 이해도 촉진될 것이므로 허브는 국제화의 기본소양과 무관할 수가 없다. 허브라이프는 이런 수요충족을 통하여 발전과 행복을 도모하는 운동이다.

사회, 문화, 경제 및 정치외교적인 성과는 인간관계를 통해서 도출되므로 관계증진을 위해서도 허브는 개인의 문화적 및 사업상 교류에 긴요하다. 이처럼 허브에 대한 이해와 지식은 교양이면서 소통

(communication) 증진의 중요 매개체로서 삶의 질과 성과차원의 역량 제고에 기여하게 된다. 각국의 민속요리는 문화전통의 구성요소로서 그들의 고유 음식과 향신료에 대한 이해는 확실히 문화차이를 단축시킬 요소로 작용할 것이다. 허브도감과 사진을 곁들인 해설은 독서를 통한 독학과 사람들과의 대화만으로도 학습효과 제고의 방안제시라고 보시면 된다. 외식이 잦은 생활여건에서 이런 지식과 실무력은 독자들의 잠재력 개발과 풍요로운 삶의 질을 제고하는 한편 외식경영의 경쟁역량이 될 것이다. 아는 것이 힘, 스스로 배우는 자세는 가장 완벽한 지식을 향한 노력이고 이로써 허브지식과 삶의 역동성을 체험하여 함께 젊고 건강하고 행복해지자.

02 향신료(Herbs & Spices)와 식품군별 용도

① 바질, 베이리프, 딜, 마조람

요리의 향신료명	달걀 및 치즈	육류 및 가금류	어패류	채소 및 과일
01 **바질** Basill	오믈렛 발라 먹는 치즈	쇠고기, 양고기, 송아지고기, 로스트, 햄버거, 소시지, 스파게티, 램촙(lamb chop) 스튜	새우, 참치, 게, 연어	토마토요리 당근, 콩, 양파, 콩깍지, 가지
02 **베이리프** Bay leaf		삶은 고기, 수프, 스튜, 치킨, 칠면조	굽거나 찐 생선	토마토, 쌀, 당근, 그린빈
03 **딜** Dill	커티지 치즈	램촙(lamb chop)	생선	양배추, 콜리플라워양배추, 그린빈스
04 **마조람** Marjoram	수플레	쇠고기, 양고기, 송아지고기, 로스트, 고깃덩어리요리	굽거나 크림 바른 생선	당근, 양파, 어린 새싹, 어린 콩, 감자, 서양호박, 속 넣는 것, 국물

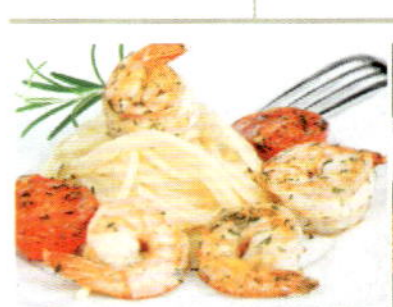
새우요리

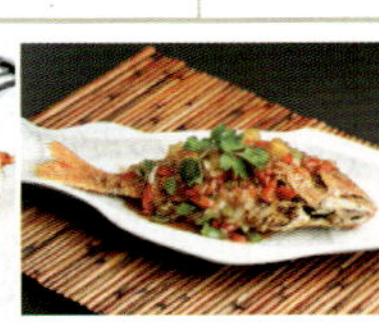
찐 생선요리

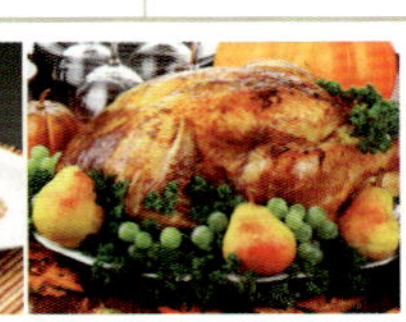
칠면조(turkey)

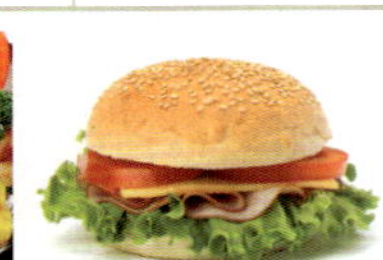
햄버거

② 민트, 오레가노, 파슬리, 로즈메리

요리의 향신료명	달걀 및 치즈	육류 및 가금류	어패류	채소 및 과일
05 민트 Mint	크림치즈	양, 송아지고기	불에 구운 생선	당근, 어린 콩, 시금치, 그린빈
06 오레가노 Oregano	발라 먹는 치즈, 오믈렛	포크, 송아지, 양고기, 고깃덩이, 햄버거, 치킨, 꿩고기(pheasant), 속 넣는 것		감자, 양파, 어린 콩, 버섯, 그린빈, 토마토 생선 속 넣은 것
07 파슬리 Parsley	달걀요리, 발라 먹는 치즈	쇠고기, 양고기, 돼지고기, 송아지고기, 스튜, 스튜 캐서롤, 가금류 요리	모든 어패류	모든 채소요리, 밥
08 로즈메리 Rosemary	오믈렛	돼지고기요리, 치킨프리가스, 칠면조, 오리	불에 구운 연어	콜리플라워, 양배추, 쌀, 당근, 토마토, 사우어크라우트

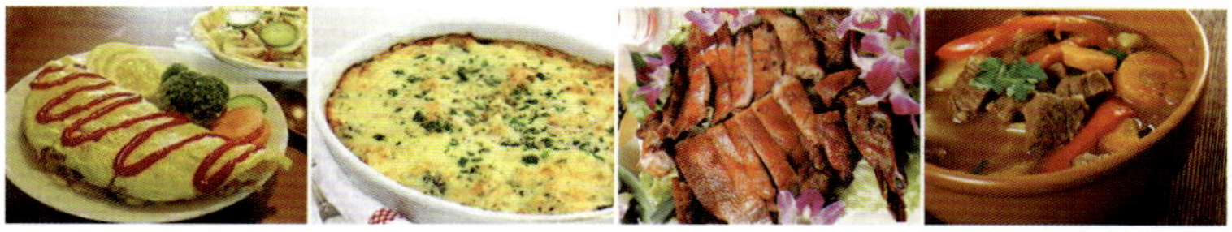

오믈렛 캐서롤요리 오리고기 양고기스튜

③ 세이지, 세이보리, 타임, 타라곤

요리의 향신료명	달걀 및 치즈	육류 및 가금류	어패류	채소 및 과일
09 세이지 Sage	치즈류 (체더, 크림, 커티지)		차우더(chowder) 속에 넣는 것	가지, 납작한 콩, 양파, 어린 콩, 토마토
10 세이보리 Savory	모든 달걀요리	모든 육류 및 가금류	생선(버터 혹은 속 채우는 것)	콩, 어린 콩, 양배추, 쌀, 당근, 토마토, 사우어크라우트
11 타임 Thyme	달걀, 치즈 커티지, 크림	비프, 포크, 램스튜, 치킨, 칠면조	로브스터, 조개, 새우	빨간 무, 당근, 그린빈, 토마토, 버섯

12 **타라곤** Tarragon		치킨, 오리, 칠면조, 거위간 다진 것	오븐에 구운 연어, 게살, 로브스터, 새우, 찐 생선	아스파라거스, 콩, 빨간 무, 토마토, 시금치

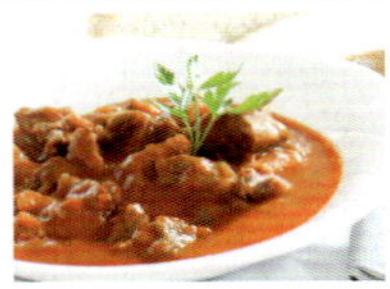
굴라시수프

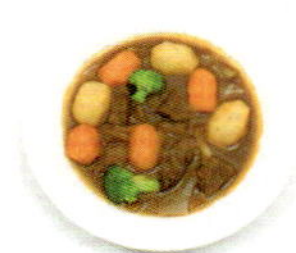
쇠고기스튜

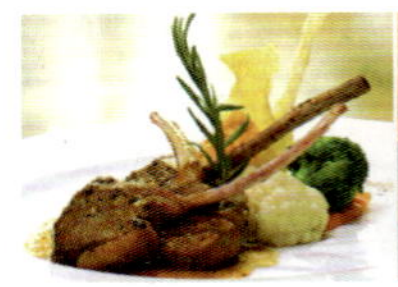
양고기스테이크

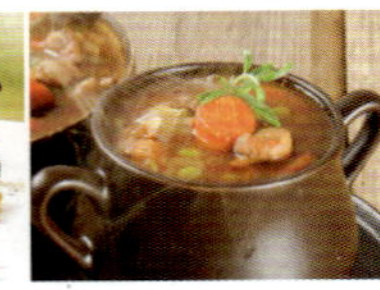
양고기스튜

④ 올스파이스, 아니스시드, 캐러웨이, 셀러리시드

요리의 향신료명	달걀 및 치즈	육류 및 가금류	어패류	채소 및 과일	빵류 및 후식
13 **올스파이스** Allspice		포트로스트, 양념한 쇠고 기, 소시지, 양고기, 포크, 송아지고기	찐 생선	사과, 복숭아, 양배추, 토마토	케이크, 과일파이, 오이, 푸딩
14 **아니스시드** Anise Seed			찐 생선	당근	과자
15 **캐러웨이** Caraway	발라 먹는 치즈	스튜, 굴라시, 포트로스트, 스튜, 간, 돼지고기, 쇠고기, 포크, 송아지고기	찐 생선	사과, 비트, 양배추	라이빵, 과자, 케이크, 비스킷, 패스트리
16 **셀러리시드** Celery Seed	발라 먹는 치즈	가금류		감자, 양배추, 샐러드 드 레싱	

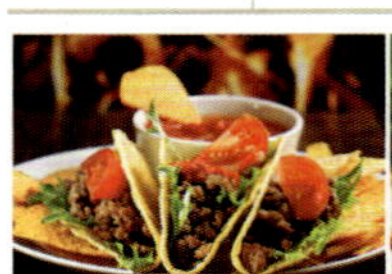
멕시칸요리

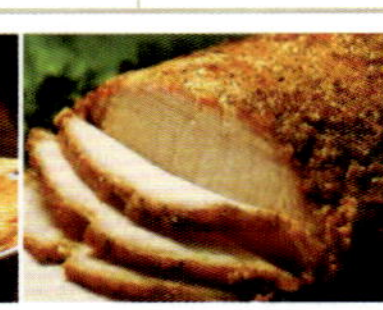
포크로스트

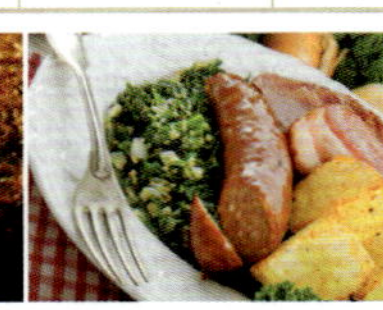
소시지요리

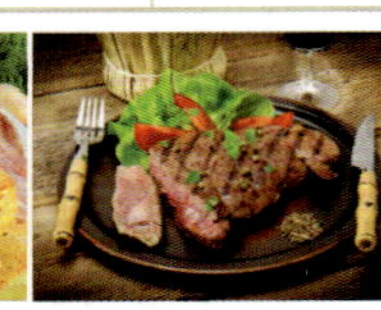
송아지고기

⑤ 진저, 메이스, 머스터드, 너트메그

요리의 향신료명	달걀 및 치즈	육류 및 가금류	어패류	채소 및 과일	빵류 및 후식
17 **진저** Ginger		스테이크, 포트로스트, 가금류, 중국 요리		사과, 무화과, 배, 토마토수프, 고구마	생강빵, 케이크, 과자, 파이
18 **메이스** Mace	커스터드	스테이크, 고기완자, 햄, 소시지, 송아지고기		당근, 콜리플라워, 양배추	약과, 황색 케이크, 과자, 빵
19 **머스터드** Mustard	양념한 달걀	수프, 햄, 포크, 비프, 치킨	불에 굽거나 찐 해산물	대부분의 채소 및 소스류	비스킷, 이스트 넣어 구운 것들
20 **너트메그** Nutmeg	에그노그, 커스터드, 크림치즈	고기완자, 소시지, 쇠고기	찌거나 튀긴 생선	당근, 시금치, 고구마	빵, 케이크, 과자

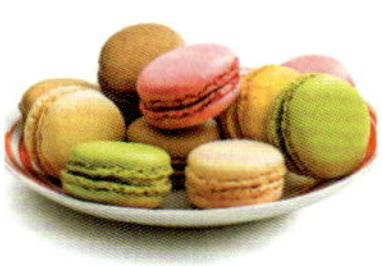
마카롱 (Macaron)

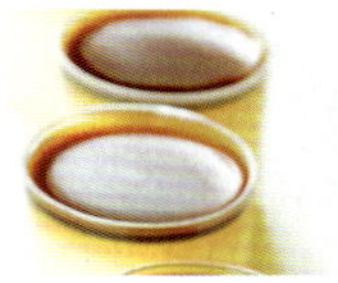
커스터드 (슈크림/Custard)

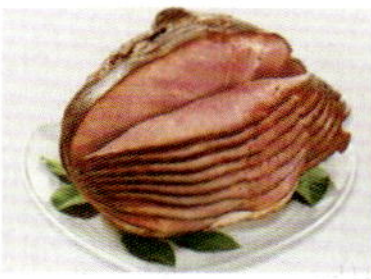
햄 (Ham)

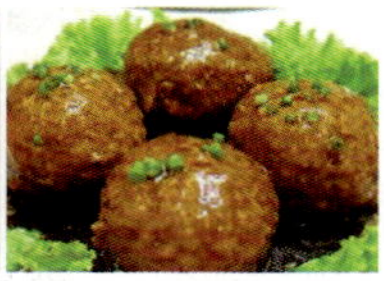
고기완자 (Meat Ball)

⑥ 파프리카, 페퍼, 카엔페퍼, 포피시드

요리의 향신료명	달걀 및 치즈	육류 및 가금류	어패류	채소 및 과일	빵류 및 후식
21 **파프리카** Paprika	찐 달걀	송아지고기, 치킨	찌거나 튀기고 찐 생선	아스파라거스, 시금치	빵, 크래커
22 **페퍼/백색 or 흑색** Pepper, black or white	달걀류	모든 가금류, 고기 속 넣기	찐 생선, 모든 생선	모든 채소	반죽 속에 고기 넣은 빵, 과자
23 **카엔페퍼** Cayenne pepper		양념 맛이 진한 스튜	오븐에 구운 생선	옥수수, 양파	

24 **포피시드** Poppy Seeds	치즈에 넣고 섞을 때, 달걀요리	크림수프, 육류, 가금류 속 넣기	오븐에 구운 생선, 찐 생선		빵, 롤(단것), 케이크

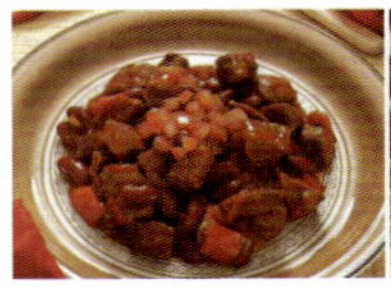
칠리비프스튜 (Chili Beef Stew)

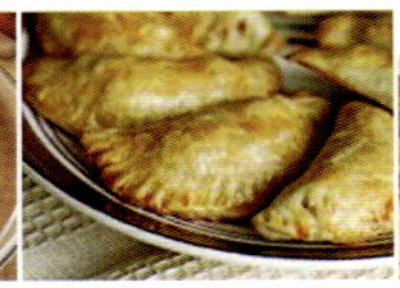
라비올리(Ravioli: 고기 속은 Meat Stuffed)

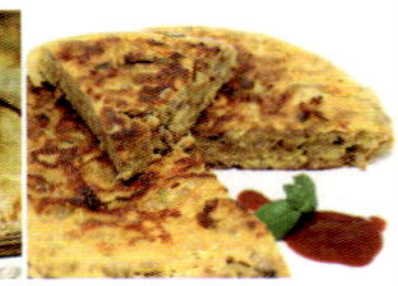
고기 든 빵 (Meat Stuffed Bread)

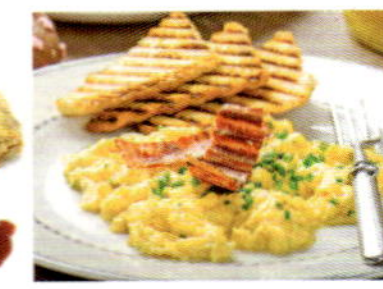
스크램블드에그 (Scrambled Egg)

⑦ 세서미시드, 샤프란, 아니스, 팔각, 카더먼

요리의 향신료명	육류 및 가금류	어패류	채소 및 과일	빵류 및 후식
25 **세서미시드** Sesame Seeds	불고기		채소 무침	떡쌀, 떡고물, 한과, 약식, 빵
26 **샤프란** Saffron	송아지고기, 가금류	수프, 크림 바른 생선	요리의 장식용, 착색제	
27 **아니스** Anise	스튜, 찜요리	생선, 패류 냄새 제거	카레 향, 목캔디 향	빵, 과자, 케이크, 젤리, 음료, 와인
28 **팔각** Star Anise	돈육, 쇠고기 삶을 때, 찜, 스튜요리, 닭, 기타 수프, 오향장육	각종 해산물 요리	릭(Leek), 근채류, 호박요리	중국요리의 대표적 향료, 빵, 과자
29 **카더먼** Cardamon	소시지		카레	아랍의 카더먼 커피, 머핀, 케이크, 과자, 아이스크림

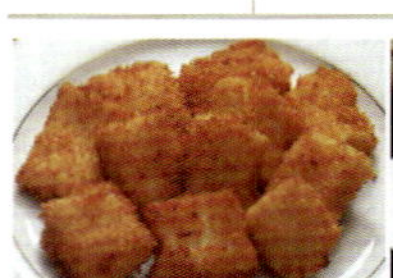
큐빅 생선튀김

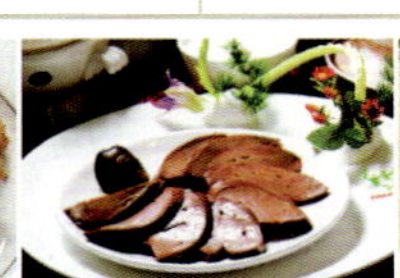
오향장육

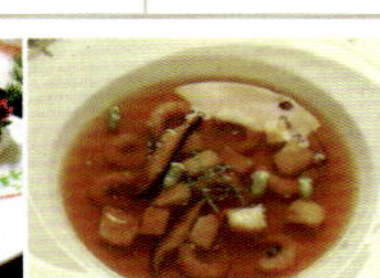
해물수프

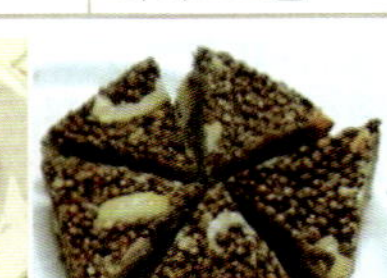
참깨강정

H e r b · L i f e

제 5 편

지속가능한 건강 식생활과 착한 허브총람

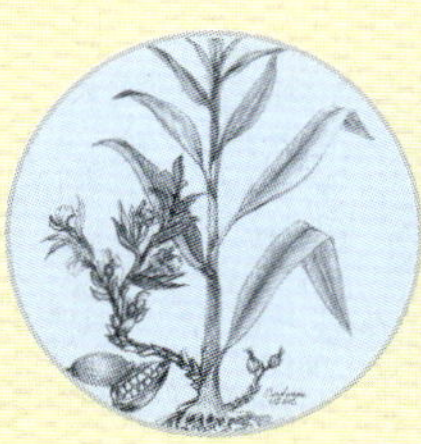
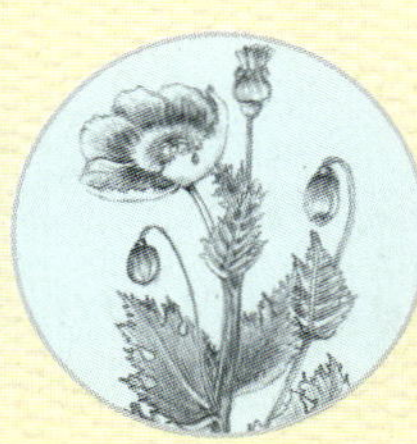
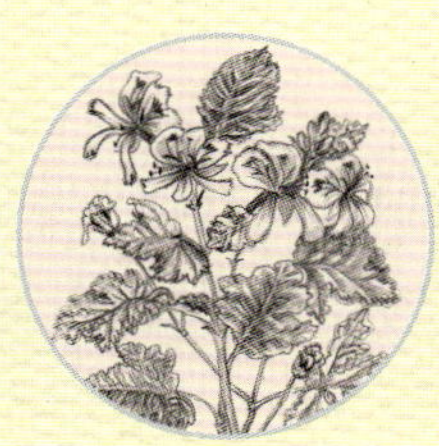
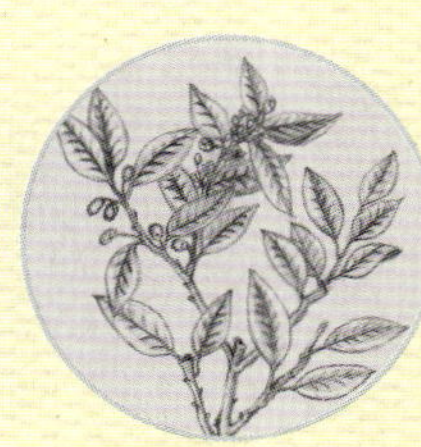

제 1 장

허브의 생활화 실천에 대한 이야기

1. 희미한 것을 명확히 하는 과정

지금껏 다룬 허브들은 상당부분 이미 들었거나 친숙한 것들일 수 있다. 다만 명확한 지식이 결여됐을 뿐이다. 차제에 허브의 맛, 향, 효능 등 기본지식과 생산 및 사용의 경제성 혹은 창의적인 식음료 개발에 미칠 영향들을 알아보려는 관심은 자연스레 발견으로 이어지리라 본다.

2. 사회적 관심사 도입과 정보기반의 계획 증진

TV, 신문, 잡지 등 대중매체들이 다루는 주요 주제들은 이 시대 지구촌 사람들(시장)의 관심사의 흐름을 반영한다. 식품과 식재료, 허브 등 작물재배의 경제성과 친환경유기농, 녹색 자연식품이나 인체와 라이프에 대한 긍부정적 영향과 효능관련 프로그램들은 사회적 트렌드와 필요성의 표출이므로 진지하게 주목해 볼 가치가 크다. 지식과 정보를 기반으로 한 관심과 탐구는 일상생활과 사업적 발전에 잠재력 혹은 경쟁력이 될 것이다.

3. QWL을 향한 실천력 증진

뜰, 기타 생활공간에 대한 허브나 식물의 시험재배 시도는 향미의 감상과 실제 활용을 통한 다양한 혜택 수혜를 실현하게 해준다. 이러한 계획과 실천사조의 생활리듬은 지속가능한 건강 식생활문화 창출로 승화될 수 있어서 점차 로하스효과 수혜로 삶의 질에 수직상승 곡선을 그려줄 것이다. 이것이 근로생활의 질(Quality of Working Life) 제고를 이끌 잠재력이 될 것이다.

4. 지식의 자기화가 초래할 기쁨

소박한 생활동기의 현실적 시나리오에 의미를 둔 허브라이프의 이해는 허브지식의 자기화를 촉진할 것이다. 습득한 향신료와 채소, 과일, 식용 가능한 꽃(edible flower)이 역사연대표처럼 정리되었다면 활용단계 진입준비가 완료된 상태이다.

5. 식품과 미적 가치의 균형성

화려하고 특이한 꽃식물이 주종인 아름다운 허브식물원은 상당수 있다. 내방객의 심신을 위로해 주지만 모양과 색이 덜 예쁜 허브식물 재배 경쟁력은 비교적 약하다. 상당수 허브종이 있긴 해도 눈에 덜 띄고 한자리에서 볼 기회는 거의 없다. 같은 속이나 과의 허브초본이나 잎은 유사한 것이 많아 전문가들조차 유관으로 쉽게 분별하기가 어려워 생활인이 경험할 혼동과 실수는 다반사이다. 부끄러울 것이 아니라 이런 노력에 대한 도전이 아름다울 뿐이다.

6. 경계를 넘는 활용과 창의력 개발

어떤 허브나 채소는 채소면서 향신료이고 채소면서 향신료처럼 이용되고 있다. 식용 꽃(edible flower)도 식용과 약재로 동시에 이용되기도 하고 그중 하나로 이용될 수도 있다. 그러므로 허브, 향신료(양념과 향료), 채소, 과일, 꽃의 명확한 용도구분은 쉽지 않다. 허브도 잎, 줄기, 뿌리나 씨의 용도별 구분이 일률적으로 되기 어렵다. 신선하게 이용되는 허브(Herb)도 비수기에 대비한 건조나 기타 저장방식을 이용하게 된다. 종자(seed)도 그 자체가 식용이거나 혹은 요리나 식품 제조용 향신, 향미, 조미 재료로만 이용되기도 한다.

식음료 관점에서는 식물분류학적인 식재료의 조명과 구분보다는 식물학 영역의 전문지식을 원용하면서 다양한 효용을 위한 맛과 품질의 식음료 창출에 중점을 둔 식품개발 및 활용도를 목표로 한 연구가 바람직하다. 예컨대 화훼재배와 농원관광 및 특색 있는 산물을 이용한 웰빙식품 생산과 외식사업에 초점을 둔 사업성공의 실례들은 적지 않다. 관광 및 농림축수산식품 관련 부처의 정책수립과 시행 및 행정지도가 식품산업과 작지만 허브관련(주로 약재) 발전과 성과를 이루고 있는 만큼 다양한 지원수혜의 가능성도 열려 있다.

7. 천 리 길도 한 걸음부터

식품과 식음료의 경쟁우위 달성을 목표로 한 계획과 시행과정에서 직면하는 여건 불비의 환경(SWOT)은 병가상사이다. 작은 화단이나 거실 한 귀퉁이 공간에서 시도하는 한두 개의 허브분재도 충분히 실행 가능한 방안으로 모색될 수 있다. 인터넷을 통한 비산업적(가정용) 허브공급 경로로 씨앗이나 묘목을 구한다면 진일보된 허브라이프의 시도가 될 것이다. 문제는 약간의 허브지식과 재배노하우도 생활의 지혜로 활용될 때 기쁨으로 전환될 것이란 사실 인식이다. 허브명 사용과 향미와 효능확인의 실험정신이야말로 다양한 식생활과 삶의 영역확장으로 지식기반 생활교양과 문화수준을 상승시켜 줄 확실한 태도가 될 것이다.

8. 반복의 학습원리 적용과 행복 추구

허브라이프는 학습하는 삶과 태도 연마의 과정이 될 것이다. 기회가 되는 대로 아는 허브명을 말하고 활용하는 태도는 실생활을 통한 실효성 검증경험 공유로 기쁨을 나누게 해줄 것이다. 이처럼 허브는 정서적 · 신체적 건강과 행복추구 생활의 궤도 확립으로 인간관계 증진에 기여할 것이다. 또한 산업적으로는 생산성을 높여 경제적 성과 향상을 기반으로 공헌될 성장과 발전의 잠재력에 대한 기대를 할 만하다.

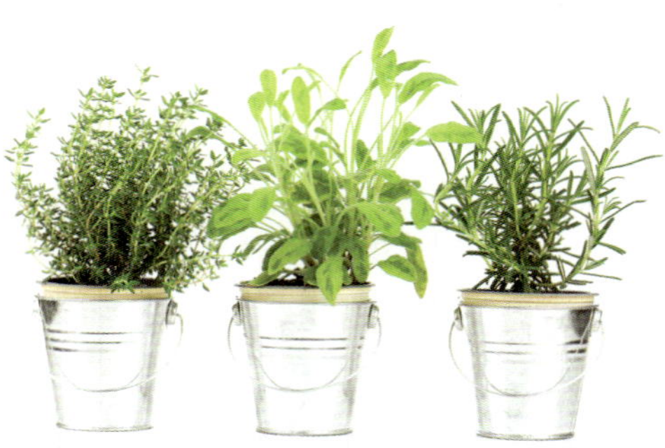

제 2 장

허브의 대중화 촉진과 미래경쟁력

1. 알아야 행(行)하고 싶어지고 그래야 경쟁력도 생긴다!

우리의 행동은 우리의 지식과 경험을 반영하는 것이다.

입맛이 없을 때 우리는 무얼 먹으면 입맛이 돌아올까 생각하게 된다. 또 지루하면 어떤 일이나 놀이를 해야 우울증에서 벗어날 수 있을까도 생각하게 된다. 생활하면서 사람들은 제각기 심리적 기제를 생각하면서 자신을 위로하고 어려움을 잊거나 치유하려 한다. 그런 경험이 있었기 때문에 그걸 해봐야겠단 생각이나 결심 혹은 행동도 나올 수 있게 되는 것이다.

일국이 농업이나 관광과 관련된 식품이나 한류 혹은 농산물 수출 증진 같은 걸 생각하려면 거기에 대한 지식을 미리 축적하는 것이 곧 미래전망이고 정책전략이며 또 목표성과를 달성하는 경쟁전략으로서 성공을 기대할 수 있게 된다.

당장 어떤 놀랄 만한 전략이 나오길 기대하는 건 연목구어, 우물에서 숭늉 찾기이다.

정부정책이 주로 이런 준비 없이 부상되고 다른 나라나 지역들과 경쟁하게 되었을 때에야 이를 준비하고 시행하려니 그야말로 주마간산, 사상누각의 졸속행정도 불가피해진 게 어디 하루 이틀 된 일은 아니며 비단 행정부뿐 아니라 학계, 실무계, 업계 할 것 없이 예산을 이유로 그렇게들 하고 있다. 또 그럴 수밖에 없는 사유들은 그보다 더 많다고 해도 과언이 아니다.

학계는 예측과 미래전망에 밝아야 한다. 실무는 실무계보다 앞서기 힘든 부분이고 또 그걸 연구할 필요도 없다고 본다. 알아야 먹고 싶은 것이 떠올라 당면한 문제를 해결할 여지가 생기듯이 무언가 경쟁력 있게 나가려면 우선 아는 방법에 얼마간 시간과 노력과 예산을 투입해야 한다는 말을 하는 것이다. 그러니 미래를 준비하려면 어떤 것을 알아야 할 것인지가 전략의 시작이라는 것을 알고 나가자는 것이다.

2. 허브의 대중화 촉진과 수혜영역의 확대

우리나라 경제발전과 생활수준의 고양으로 높아지는 인간적인 삶과 행복한 생활에의 일반화된 노력들이 어느 사이 생활의 질과 관련된 웰빙 수요로 나타나기 시작했다.

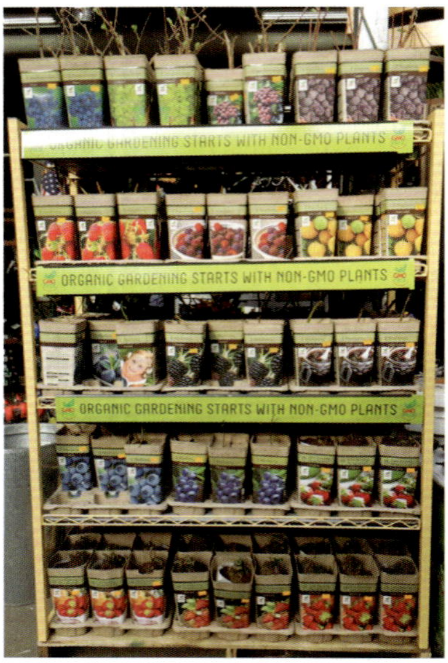

우리나라에서도 매년 봄철만 되면 슈퍼에서 향신료 화분이나 화초들과 관련 물품들을 정례적으로 판매하고 있음을 볼 수 있다. 사진은 선진국의 허브종자 판매대이다.

봄철 식물의 씨앗을 파종할 시기나 나무식재 적기가 도래하면 비교적 한시적이나마(상시적인 경우도 있고) 대형 슈퍼마켓의 한쪽 마당 가득히 쇼핑객들은 그들이 원하는 것을 고르느라 분주한 장면을 볼 수 있었다. 크고 작은 향신료들의 화분과 재료들이며 나무 묘목들로 빼곡히 들어서 있다. 머잖아 문화생활 수준을 누리는 로하스 지향 국민이 될 우리의 진행형 미래를 그려보면서 변화되는 삶의 양태와 트렌드를 기쁘게 바라보고 촉진해 보기로 하자.

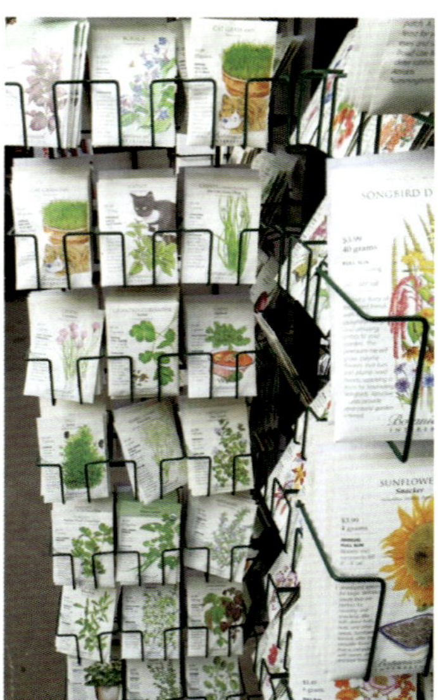

허브 종자(Seeds) 판매대

봄철이 되면 많은 사람들이 허브정원을 가꾸거나 분재목적으로 허브종자를 구입한다. 이런 계절이면 으레이 이런 판매대(rack)를 이리저리 돌려보며 구입할 씨앗이나 종류를 결정하게 된다.
그러므로 이런 랙은 흔히 가정용품 전문점이나 가옥의 내외부 장식이나 가구 등을 취급하는 점포 혹은 백화점 등에 놓이게 된다.

3. 저변 확대로 이루어질 대형 경쟁 잠재력

주식시장에는 개미군단들이 큰 손 못지않게 활동하고 있다. 우리나라는 토지면적이 비교적 큰 나라는 아니다. 그러니 논농사를 지어도 대체로 평야지대가 아니면 다랑이논 정도로 근근이 몇 마지기의 농사에 불과한 규모의 소규모 농업이 주를 이루어왔다. 무얼 하나 경쟁력 있게 해보려면 활용 가능한 대규모 토지가 소요된다. 어떤 작물을 일시에 경쟁력 있게 재배하려 해도 사정은 같다. 그렇다면 안된다고만 하고 있을 순 없다. 개미군단 같은 소작농민들이 힘을 합치는 방법도 있기 때문이다. 이런 삼단논법이나 논리전개도 전략적으로 바람직한 접근이 된다는 것을 말한다. 여기서 논문처럼 구체적으로 그런 방안 제시는 하지 않을 것이지만 원래 큰 것도 있지만 작은 것들을 모아도 커지기는 마찬가지라는 평범한 원리를 적용할 방안강구에 대한 문제제기 정도의 의견이다.

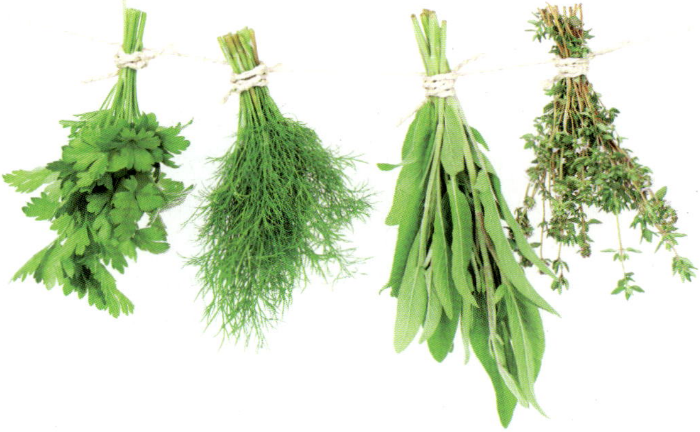

제 3 장

세계에서 사랑받는 식용 향신료(Herbs)

허브, 향채, 향과, 식용 꽃

1. 리스트를 접하기 위한 오리엔테이션

1) 허브의 진가 이해하기

지구상에 자생하는 많은 초목들 중 유익하게 이용되는 허브들은 꿀풀과, 지치과, 국화과, 미나리과, 백합과 등 약 2,500종~3,000여 종이 있다고 한다. 최근 이것들은 약용, 미용, 식용 및 공예 목적으로 점차 더 다양하게 이용되는 추세이다. 허브차, 예부터 전래되어 온 유익한 효능은 물론 향과 맛이 뛰어난 음식을 만드는 데 기여하기 위한 노력들이 더해지면서 많은 허브(Herb)가 개발되어 왔다. 또한 이러한 식용목적보다도 더 오랜 역사를 가지고 있다고 할 수 있는 것이 자연약재로서 허브(Herb)가 사용되어 왔다는 사실이다.

애초에 식물학자와 약의학 관계자들이 이 허브에 대한 연구를 시작하고 발전시켜 온 것은 예나 지금이나 마찬가지일 것이다. 웰빙과 감성 중시의 현대사회에서 사람들은 점차 더 많은 아름답고 좋은 것들을 추구하면서 허브의 중요성은 그만큼 급상승곡선을 그리고 있다. 미용재료, 화장품과 건강피부를 위한 많은 허브의 연구와 사용은 연구자나 개발업자들에게 그야말로 크나큰 경제적인 부를 안겨주기도 한다. 새로운 미용재의 효능이 알려지면서 대중들은 환호하고 너나없이 구입하여 사용하기에 바쁜 세상이다. 비누, 향수, 목욕에 사용됨으로써 심신안정과 피부진정, 곱고 윤기 있고 아름답고 건강한 피부와 이를 뒷받침해 줄 신체적인 기능과 건강을 지켜줄 묘약처럼 현대에 와서 허브는 각광받는 자원식물이 되었다. 이들을 아주 작게라도 이해하면서 곁에 두고 기르고 감상할 수 있다면 이러한 많은 효능들에 그만큼 접근하는 것이 된다. 이러한 허브의 기능들은 다음과 같이 요약될 수 있지만 이것도 현재 연구된 범주 내의 것일 뿐 사용에서의 창조적인 역량 또한 다른 연구에서와 다름없이 인류 문명의 지속가능한 발전에 긴요한 능력이요 노력이다.

첫째, 건강의 기본은 심신 안정인데 이런 기능에 대한 허브의 효능은 무엇보다도 중요하다. 좋은 향이 기분을 건전하고 편안하게 해주며 신체기능을 활성화시켜 건강하게 생각하고 움직이는 것을 도와준다. 뿐만 아니라 어떤 허브들은 체내의 독소를 제거하거나 완화시키는 기능을 해준다. 그러므로 약초로서도 이용가치를 제공하는 허브의 잠재력은 거의 무궁무진한 것이라 하겠다.

둘째, 미적 감각에 대한 허브의 기여도가 기대된다. 사람들을 건강하고 아름답게 해주기 위한 많은 요소들을 허브가 지니고 있다. 뿐만 아니라 음식을 준비할 때에도 신선미를 주고 요리의 풍미를 높이면서 또 실질적으로 효능 있는 허브 초본의 잎이나 특정 부위를 아주 조금만 사용해도 아름다운 음식이 탄생될 수도 있다.

셋째, 허브는 인류의 먹거리에 대한 잠재력의 식물이다. 사람들의 먹거리의 대부분은 식물이다. 육류요리를 할 때도 결국 식물을 채소나 허브나 양념이란 상태로 이용해야 제대로 맛이 나고 소화도 잘 될 수 있는 향미 높은 요리가 만들어진다. 그러므로 채소나 주식 형태의 제대로 된 본격적인 식량이 될 수도 있고 이런 것들을 허브를 가지고 새로운 식음료를 새롭게 만들어낼 수 있기 때문에 인류의 건강과 허브는 직결되어 있다고 볼 수 있다.

2) 창조적 작물로 허브를 조명하는 진솔한 태도

신세대들은 지루한 것을 싫어한다. 기성세대들은 그것이 다르고 적응하기 힘들기도 하지만 인내심이 부족하여 비판적일 때가 많다.

그런데 연구태도는 본질적으로 지루한 것을 싫어해야 하는 속성이 있어서 창조적인 작업에서는 환영될 만한 특성이 되기도 한다. 저자는 먹거리와 음식과 허브에 대해서 생각할 때 무언가 창조적인 역량을 크게 요하는 영역이라고 확신하면서 그렇게 되었을 경우 큰 성과로 보답이 될 수 있는 영역이란 생각에 이를 알리고 싶어 한다.

한국의 농업정책 중 먹거리에 대한 나의 생각도 다르지 않다.

기왕에 재배하는 먹거리—농 · 축 · 임 · 수산 등—라면 좀 더 창조적으로 경제성 작물로 직시하면서 좀 더 적극적인 연구개발이 필요하다고 본다. 거기다가 인류의 심신건강을 지켜주고 미적 감각을 통하여 식사의 경험을 최고(peak experience)로 해줄 수 있는 방안에 대한 연구 차원에서의 허브연구는 여가시대라고 하는 현세기에서 행복 추구의 최고기법으로서도 추구해 볼 가치가 크다. 이런 차원에서 허브연구는 금세기 최고의 도전영역 중 하나가 되고 있다고 본다.

그러므로 대상이 채소인지, 꽃인지, 과일인지 혹은 흔히 우리가 알아온 방식의 허브(Herbs)나 향신료인지의 구분에 관한 분류학적 시각보다는 이와 관련된 지식의 융복합적인 활용방안과 중요성에 대한 문제제기와 연구가 더 시급한 문제라고 본다. 그래서 이 책에서는 이런 분류학적인 기준은 혼용되고 있다. 식물학이나 농학적인 연구들이 허브연구의 질적 수준 제고에 기여할 것은 분명하고 또 긴요한 것이지만 음식을 중심에 놓고 하는 연구에선 그런 업적의 원용과 융합적 활용만으로도 벅차다.

그러나 역으로 식음료 관련 허브의 활용 측면에서 제기될 문제 혹은 지적 수요로 인해 식물 혹은 작물로서의 허브연구의 활성화 요구들이 증진되고 활성화될 전망이다.

저자는 이런 관점에서 준비해 온 다음의 목록들을 다양한 분야의 연구에 우선시될 식물들로 요약해 제시해 보려는 것이다.

언제 어디서 어떤 종류의 허브를 접할 기회가 있을지 모른다. 향료, 향채, 향과, 식용 꽃들을 포함하는 허브 식물명들을 부담 없이 가볍게 보며 지나가더라도 다시 이름을 접할 때 친숙하게 다가가 인색하지 않게 그 진가를 올바르게 인식 · 평가하려는 태도가 학습효과를 제고해 줄 것이라고 보기 때문이다. 인류의 지속가능한 역사 속에서 허브들이 얼마나 효과적이고 가치 있는 식물인가를 진지하게 알고 대하려는 진솔한 태도야말로 웰빙 라이프를 지켜주고 로하스를 파수해 줄 것이다.

3) 좋은 것은 오랜 시간의 결실

건강도 성공도 갑자기 신기루처럼 다가오는 것이 아니다. 또 그렇게 된다고 해도 지속성이나 그 가치를 신뢰할 수 없는 일의 진행에 그칠 것이므로(moral hazard처럼) 우리를 어지럽게 만들어 온전한 생활태도를 방해할 것이다. 꾸준한 정진과 생활화하려는 실천 노력 끝에 오는 성과만이 숨길 것 없이 당당하고 떳떳한 도덕적인

(투명한) 성과가 될 것이다. 이는 사회적으로 장려할 만하고 만인에게 전수해 줄 만한 가치가 충만한 생활태도이며 바른생활의 도덕교본이 될 만도 하다. 진솔하고 즐거운 마음으로 향신료의 이름을 기억하고 사용해 보려고 해보자.

2. 창조적인 음식 연구와 웰빙, 로하스 실현의 기반 구축

1) 교양을 넘어 전문적인 향신료 메뉴 찾기

- 체빌(Chervil: French parsley)
- 초콜릿민트(Chocolate mint)
- 실란트로 델피노(Cilantro delfino)
- 커민(Cumin)
- 셀러리시드(Celery seed)
- 로즈메리(Rosemary)
- 윈터세이지(Winter sage)
- 차이브(Chives)
- 레드페퍼(Red pepper)
- 갈릭(Garlic)
- 시나몬(Cinnamon)
- 올스파이스(Allspice)
- 메이스(Mace)
- 호스래디시(Horseradish)
- 딜과 딜시드(Dill and Dill seed)
- 민트(Mint)
- 마조람(Marjoram)
- 세서미시드(Sesame seed)
- 라임타임(Lime thyme)
- 서머 세이지(Summer sage)
- 레드리프바질(red leaf basil)
- 호프(Hop)
- 치커리(Chicory)
- 실란트로(Cilantro)
- 코리앤더 시드(Coriander seed)
- 포피시드(Poppy seed)
- 머스터드(Mustard)
- 타임(Thyme)
- 클로브(Cloves)
- 파프리카(Paprika)
- 스위트페퍼(Sweet pepper)
- 세이보리(Savory)
- 베이리프(Bay leaf)
- 너트메그(Nutmeg)
- 진저(Ginger)
- 올리브(Olive)
- 오레가노(Oregano)
- 페퍼민트(Peppermint)
- 파슬리(Parsley)
- 바질(Basil)
- 파인애플(Pineapple)
- 바질(Basil)
- 셀러리(Celery)
- 샤프란(Saffron)

- 어니언(Onion)
- 터메릭(Turmeric)
- 이탤리언 파슬리(Italian parsley)
- 사향초(Creeping thyme)
- 가람 마살라(Garam masala)
- 네피텔라(Nepitella)
- 라즈베리 식초(Raspberry vinegar)
- 루(Rue)
- 말라브(Mahlab)
- 러비지(Lovage)
- 버주스(Verjuice)
- 살람 잎(Salam leaf)
- 쉬토(Sheto)
- 모로컨 민트(Moroccan mint)
- 아요완(Ajowan)
- 암추르(Amchur)
- 에파소테(Epazote)
- 오향분(Chinese five spice)
- 쿨란트로(Culantro)
- 차조기 잎(Shiso leaf)
- 홀리바질(Holy basil)
- 캐서리프(Cassareep)
- 칼라 나마크(Kala namak)
- 큐베브 후추(Cubeb pepper)
- 프렌치 타라곤(French tarragon)
- 레몬 머틀(Lemon myrtle)
- 판치 포론(Panch phoron)
- 피칼릴리(Piccalilli)
- 하바네로 칠리(Habanero Chilli)
- 캐모마일(Chamomile or camomile)
- 타라곤(Tarragon)
- 카더먼시드(Cardamon seed)
- 부케가르니(Bouquet Garni)
- 강황(Turmeric root)
- 골파(Chive)
- 달마시아 세이지(Dalmatian sage)
- 모로컨 민트(Moroccan mint)
- 리구리안 바질(Ligurian basil)
- 망고 처트니(Mango chutney)
- 몰레(Mole)
- 아나르다나(Anardana)
- 아이바르(Ajvar)
- 스미르나 월계수 잎(Smyrna bay leaf)
- 치미추리(Chimichurri)
- 타프나드(Tapenade)
- 에르브 드 프로방스(Herbes de Provence)
- 블랙 라임(Black lime)
- 옻(Sumac)
- 제노바 페스토(Genoese pesto)
- 라우 람(Rau ram)
- 후무스(Hummus)
- 필레(File)
- 우메보시(Umeboshi)
- 타르타르 소스(Tartare sauce)
- 타히니(Tahini)
- 테라시(Terasi)
- 카피르 라임 잎(Kaffir lime leaf)
- 서양고추냉이(Horseradish)
- 호로파(Fenugreek)
- 비밤(Bee balm 또는 Lemon balm)

- 레몬버베나(Lemon verbena)
- 레몬타임(Lemon thyme)
- 레드루빈바질(Red rubin basil)
- 실란트로(Cilantro 또는 타이바질 Thai basil)
- 샐러드브루넷(Salad brunet)
- 샬롯(Shallot)
- 세이보리 소사이어티 갈릭(Savory society garlic: Tulbaghia violacea)
- 스피어민트(Spearmint)
- 화이트 세이지(White sage)
- 오미자(Schizandra)
- 라벤더(Lavender)
- 프렌치라벤더(French Lavender)
  - Spanish Lavender
  - Fridged Lavender
  - English Lavender
  - Lady Lavender
- 부추(Chinese chives)
- 산사나무 열매(Hawthorne berry)
- 히솝(Hyssop)
- 재스민(Jasmine)
- 무스카리(Muscari)
- 미나리(Water Dropwort)
- 크랜베리(Cranberry)
- 레몬그라스(Lemon grass)
- 솔잎(Pine leaves)
- 치자(Gardenia seeds)
- 도라지(Balloon flower)
- 대추(Jujube)
- 살구(Apricot)
- 매실(Japanese apricot)
- 고추냉이(Wasabi)
- 칼롱지(Kalongi 또는 Nigella)
- 네스트리움(Nasturtium)
- 보리지(Borage)
- 은행(Ginko)
- 실백(Pine nut)
- 스테비아(Stevia)

2) 식생활의 균형과 미각을 깨워줄 향채

- 아티초크(Artichokes)
- 아스파라거스(Asparagus)
- 비트(Beets)
- 워터크레스(Watercress)
- 버터호두호박(Butternut squash)
- 가지(Eggplant)
- 회향(Fennel)
- 호박(Pumpkins)
- 뚱딴지(Jerusalem artichokes or sunchokes)
- 콜라비(Kohlrabi)
- 각종 식용버섯류(Mushrooms)
- 감자(Potatoes)
- 덩쿨제비콩(Pole beans): 꼬투리콩

- 깍지째 먹는 콩류(Rutabagas sugar snap peas)
- 서머 스콰시(Summer squash)
- 순무(Turnips)
- 고구마(Sweet potato)
- 마이크로그린(Microleaf)
- 꽃상추(Frisee)
- 동과(Winter melon)
- 미역(Seaweed)
- 루미냐노 완두콩(Lumignano pea)
- 에이콘 스쿼시(Acorn squash)
- 마(Japanese yam)
- 블랙 페리고르 트러플(Black perigord truffle)
- 멜로키아(Melokhia)
- 아라카차(Arracacha)
- 무이 초이(Mui choy)
- 물냉이(Watercress)
- 파카야(Pacaya)
- 모로코 스타일 올리브(Moroccan-style olive)
- 벨라 디 체리뇰라 올리브(Bella di cerignola olive)
- 보라색 싹 브로콜리(Purple sprouting broccoli)
- 블뢰 드 솔레이스 릭(Bleu de solaise leek)
- 서양쐐기풀(Nettle)
- 초록 제비콩(Green flageolet)
- 샐서피(Salsify)
- 우엉(Gobo)
- 쇠비름(Purslane)
- 이루(Iru)
- 아마란스(Amaranth)
- 톳(Hijiki)
- 야생 루콜라(Wild rocket)
- 연근(Lotus root)
- 오크라(Okra)
- 카르둔(Cardoon)
- 원추리(Golden needle)
- 핫초 미소(Hatcho miso)
- 사우어크라우트(Sauerkraut)
- 저지 샬롯(Jersey shallot)
- 죽순(Bamboo Shoot)
- 칼라마타 올리브(Kalamata olive)
- 템페 무르니(Tempeh murni)
- 록 삼피어(Rock Samphire)
- 근대(Swiss chard)
- 토란(Eddo, Taro)
- 자 초이(Ja choy)
- 아키(Ackee)
- 프타이 콩(Petai bean)
- 화이트 알바 트러플(White alba truffle)
- 홉 줄기(Hop shoot)
- 코니숑(Cornichon)
- 청나래고사리(Fiddlehead)
- 위틀라코체(Huitlacoche)
- 키오자 비트뿌리(Chioggia beetroot)
- 적채(Red cabbage)

- 칼솟(Calcot)
- 델리카타호박(Delicata winter squash)
- 아루굴라 상추(Arugula; rocket lettuce; rucola)
- 대황(루바르브 Rhubarb, 소리쟁이)
- 스위트페퍼(Sweet peppers)
- 파프리카(헝가리의 paprika 등)
- 파스닙(Parsnips)
- 부드럽고 잎 넓은 상추(Black seeded simpson lettuce)
- 잎이 부드러운 양상추(Butter lettuce)
- 회녹색의 케일 잎(Collard greens kale)
- 메스클룅 샐러드용 녹엽채(mesclun greens)
- 겨자잎(Mustard greens)
- 시금치(Spinach)
- 우엉(Gobo)
- 동과(Winter melon)
- 초록 제비콩(Green flageolet)
- 멜로키아(Melokhia)
- 카르둔(Cardoon)
- 수영(Sorrel)
- 새싹(Sprouts)
- 적근대(Swiss chard)

3) 색감체험의 식용 꽃(Edible Flowers) 알아보기

- 향제라늄 종류(Scented geranium)
  - 흰향제라늄(Nutmeg geranium)
  - 마사워싱턴(Martha washington)
- 삼색제비꽃(Johnny-jump-up)
- 국화꽃(Chrysanthemum)
- 쑥갓꽃(Crown daisy)
- 제비꽃(Violets)
- 한련화(Nasturtium)
- 시트러스 블로섬(Citrus blossoms)
- 서양 민들레꽃(Dandelion flowers)
- 팬지(Pansies)
- 모란(Peony)
- 장미(Roses)
- 인동속(Honeysuckle) 꽃
- 호박꽃(Squash blossoms)
- 금잔화(금송화: Calendula; Marigolds)
- 진달래(Azalea)
- 서양봉선화(Impatiens)
- 페이조아(Feijoa)
- 무궁화꽃(Hibiscus)
- 사과꽃(Apple blossom)
- 패랭이꽃(Dianthus)
- 원추리꽃(Daylily)

제 4 장

세계의 향과들

- 그린페어(Green Pear)
- 바틀릿(Bartlett)
- 보스크 배(Bosc Pear)
- 콩코드 배(Concord Pear)
- 세클 배(Seckel Pear)
- 나시배(Nashi Pear)
- 배(Pears)
- 파파야(Papaya)
- 탄제린(Tangerines)
- 블랙베리(Blackberries)
- 체리(Cherries)
- 가보 캔털루프(Heirloom cantaloupes)
- 로즈애플(Rose Apple)
- 석류(Pomegranate)
- 라임(Limes)
- 레몬(Lemons)
- 사포딜라: 플럼: 푸르트(Sapodilla)
- 수박(Watermelon)
- 구아바(Guava)
- 두리안(Durian)
- 스타프루츠(Star Fruits)
- 람부탄(Rambutan)
- 용과(Dragon fruits)
- 페이조아(Feijoa: 구아바스틴)
- 리치(Lychees: 일명 양귀비 과일)
- 레드앙주(Red Anjou)
- 레드바틀릿(Red Bartlett)
- 코미스 배(Comice Pear)
- 포렐러 배(Forelle Pear)
- 스타크림슨 배(Starkrimson Pear)
- 사과(Apples)
- 망고(Mango)
- 파인애플(Pineapples)
- 아보카도(Avocados)
- 블루베리(Blueberries)
- 방울토마토(Cherry tomatoes)
- 자몽(Grapefruit)
- 포도(Grapes)
- 딸기(Strawberries)
- 가보 토마토(Heirloom tomatoes)
- 블루베리(Blueberry)
- 부스어(Star Apple: milk fruit)
- 망고스틴(Mangosteen)
- 데이빗슨플럼(Davidson's plum)
- 잭프루츠(Jackfruits)
- 커스터드애플(Custard apple)
- 그라비올라(Graviola): 항암효과
- 살구(Apricot)
- 블랙베리(Blackberry)
- 코코넛(Coconut)

- 마르키사(Markisa: Passion Fruit)
- 살락(Snake fruit)
- 크랜베리(Cranberry)
- 캔털루프(Cantaloupe)
- 감(Persimmon)
- 시트론(Citron)
- 아그발루모(Agbalumo)
- 아세롤라(Acerola)
- 두쿠(Duku)
- 라이베리(Riberry)
- 자보티카바(Jabuticaba)
- 체리모야(Cherimoya)
- 카람볼라(Carambola)
- 캐슈애플(Cashew apple)
- 타마린드(Tamarind)
- 페쉬 드 비뉴(Peche de vigne)
- 클레멘타인(Clementine)
- 복숭아(Peach)
- 자문(Jamun)
- 파파야(Papaya)
- 멜론(Melon)
- 키위(Kiwi)
- 메이어 레몬(Meyer lemons)
- 아보카도(Avocado)
- 구스베리(Gooseberry)
- 그리오트(Griotte)
- 금귤(Kumquat)
- 나랑히야(Naranjilla)
- 암바렐라(Ambarella)
- 엘더플라워(Elderflower)
- 와일드 라스베리(Wild raspberry)
- 칼라만시(Calamansi)
- 칼라사 대추야자(Khalasah date)
- 퀸스(Quince)
- 페키(Pequi)
- 클라우드베리(Cloudberry)
- 대추야자(Date Palm)
- 무화과(Fig)
- 자두(Plum)

참고문헌

김지홍 · 정상훈 편(2014), 백두대간의 산림생물다양성, 고려출판사.

대암송 · 이정자(2015), 레스토랑의 로하스이미지, 고객의 지각된 품질, 지각된 가치, 태도 간의 관계 연구, 한국호텔외식관광경영학회 발표 논집.

동려민 · 이정자(2014), 커피점의 서비스스케이프, KASHA논문집.

로라 클라인(Klein, L.), 친환경 식품 및 허브이야기(http://www.familyfoodsummit.com/speakers/laura-klein).

박누리 역, 프랜시스 케이스 저, 죽기 전에 꼭 먹어야 할 세계음식재료 1001, 마로니에북스, 2009.

박선아(2000~2015), 향신료 및 채소류 사진자료집.

박선아(2000~2015), 케이크 및 쿠키 베이킹 및 장식.

박선아(2000~2015), 요리의 조리, 플레이팅, 프레젠테이션.

박선아(2000~2015), 식품재료 연구 및 푸드 스타일링.

박선아 · 이정자(2010), 친환경이야기-저탄소 녹색성장, 강연회노트.

박선아 · 이정자(2014), 지속가능성과 관광, 강의노트.

이정자 · 박선아(2015), 외식서비스(원고집필 중).

이정자(1996), 메뉴관리-메뉴엔지니어링, 기문사.

이정자(1981~12판), 호텔식음료 원가관리, 형설출판사.

이정자(2010), 호텔 · 식당을 위한 관리회계, 백산출판사.

이정자 · 윤태환(2000), 주방관리, 백산출판사, 2000.

이지연(2014), 피터딜 저, Zero to One, 한국경제신문.

홍사중 역(2007), 토인비 저, 역사의 연구, 동서문화사.

하혜순(2006), 허브도감, 아카데미서적.

구글Wikipedia(www.google.com)

네이버지식백과(www.naver.com)

Baker, J.(1987). "The Role of the Environment in Marketing Services: The Consumer Perspective". in The Services Challenge: Integrating for Competitive Advantage. Czepiel, J. A., Congram, C. A., & Shanahan, J.(1987). *American Marketing Association*, Chicago, pp. 79-84.

Bitner, M. J.(1992). Servicescapes: The Impact of Physical Surroundings on Customers and Employees. *Journal of Marketing*, 56(2): 57-71.

Chevallier, A.(2000), Encyclopedia of Herbal Medicine: The Definitive Home Reference Guide to 550 Key Herbs, DK Adult.

Fornell, C.(1992). A National Customer Satisfaction Barometer: The Swedish Experience. *Journal of Marketing*, 56(1): 6-21.

Hass Avocado Board(2013).

Hunting, T. Holt, S., & Gladstar, R.(2011), Homegrown Herbs: A Complete Guide to Growing, Using, and Enjoying More than 100 Herbs, Storey Publishing.

Ji, Sayer, 16 More Reasons Black Seed is the Remedy for everything But Death. November 29th, 2013(posted on Google).

Jin Sam Yang et al(2015). Korean Food Taste. Baeksan Publishing Co.

Mehrabian, A., & Russell, J. A.(1974). An Approach to Environmental Psychology. Cambridge, MA, US: The MIT Press.

Oliver, R. L.(1980). A Cognitive Model of the Antecedents and Consequences of Satisfaction Decisions. *Journal of Marketing Research*, 17(4): 460-469.

Zohary, Daniel & Hopf, Maria(2000). Domestication of Plants in the Old World. 3rd ed. Oxford University Press.

찾아보기

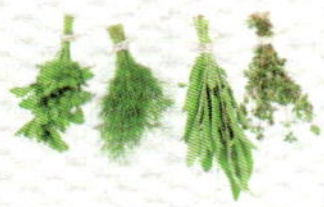

ㅎ

저|자|약|력

박선아 | 푸드스타일링/외식연구가

미국에서 요리와 미술공부를 하였다. 현재 미각과 시각 등 오감을 동원한 건강-미용-행복의 로하스(LOHAS)지향 식재료 플랫폼 구축을 위해 고구하고 있으며 실제 감성체험을 중시한다. 이런 과정에서 물리적 환경과 관계된 웰빙 푸드스타일링(Well-being Food Styling)의 서비스스케이프(Servicescape) 성과에도 관심을 가지고 접근하고 있다.

이정자 | 강원대학교 교수

한국 최초로 식음료관리 전문서(식음료원가관리)를 저술하였다. 메뉴엔지니어링, 호텔 · 식당관리회계 외 다수 저술 등 초기 외식사업경영연구를 시작해, 현재까지 대학에서 이론-실무계 대상 외식사업론을 강의하고 있다. 아시안게임의 선수급식관리와 IOC평가대비 평창동계올림픽 숙식(#13 Lodging and Food & Beverage)분야 프로젝트를 수행했다.

허브라이프

2015년 5월 25일 초판 1쇄 인쇄
2015년 5월 30일 초판 1쇄 발행

지은이 박선아 · 이정자
펴낸이 진욱상 · 진성원
펴낸곳 백산출판사
교　정 편집부
본문디자인 박채린
표지디자인 오정은

등　록 1974년 1월 9일 제1-72호
주　소 경기도 파주시 회동길 370(백산빌딩 3층)
전　화 02-914-1621(代)
팩　스 031-955-9911
이메일 editbsp@naver.com
홈페이지 www.ibaeksan.kr

ISBN 979-11-5763-084-4
값 28,000원

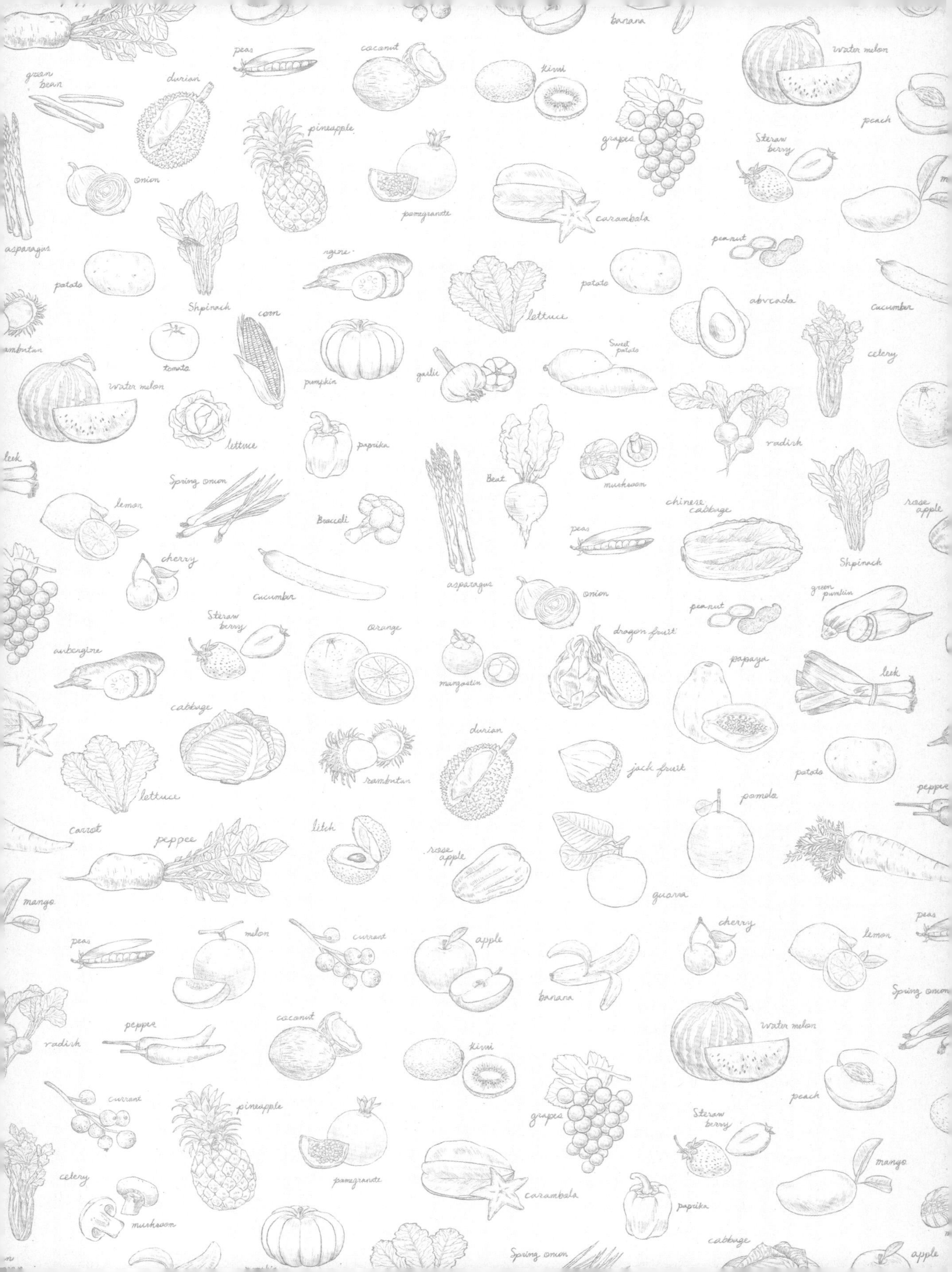
banana
peas
caconut
water melon
green bean
durian
kiwi
pineapple
grapes
peach
Steraw berry
onion
pomegranate
carambola
asparagus
peanut
egine
potato
potato
abvcado
cucumber
Shpinach
corn
lettuce
celery
rambutan
tomato
Sweet patato
pumpkin
garlic
water melon
lettuce
radish
paprika
leek
Spring onion
Beat
mushroom
chinese cabbage
lemon
rose apple
Broccoli
peas
Shpinach
cherry
asparagus
onion
green punkin
cucumber
peanut
Steraw berry
orange
dragon fruit
aubergine
mangostin
papaya
leek
cabbage
durian
jack fruit
potato
lettuce
rambutan
pamela
pepper
carrot
litch
peppee
rose apple
guava
mango
peas
cherry
melon
currant
apple
lemon
peas
banana
Spring onion
peppe
coconut
water melon
radish
kiwi
currant
peach
pineapple
grapes
Steraw berry
mango
celery
pomegranate
carambola
paprika
mushroom
cabbage
Spring onion
apple

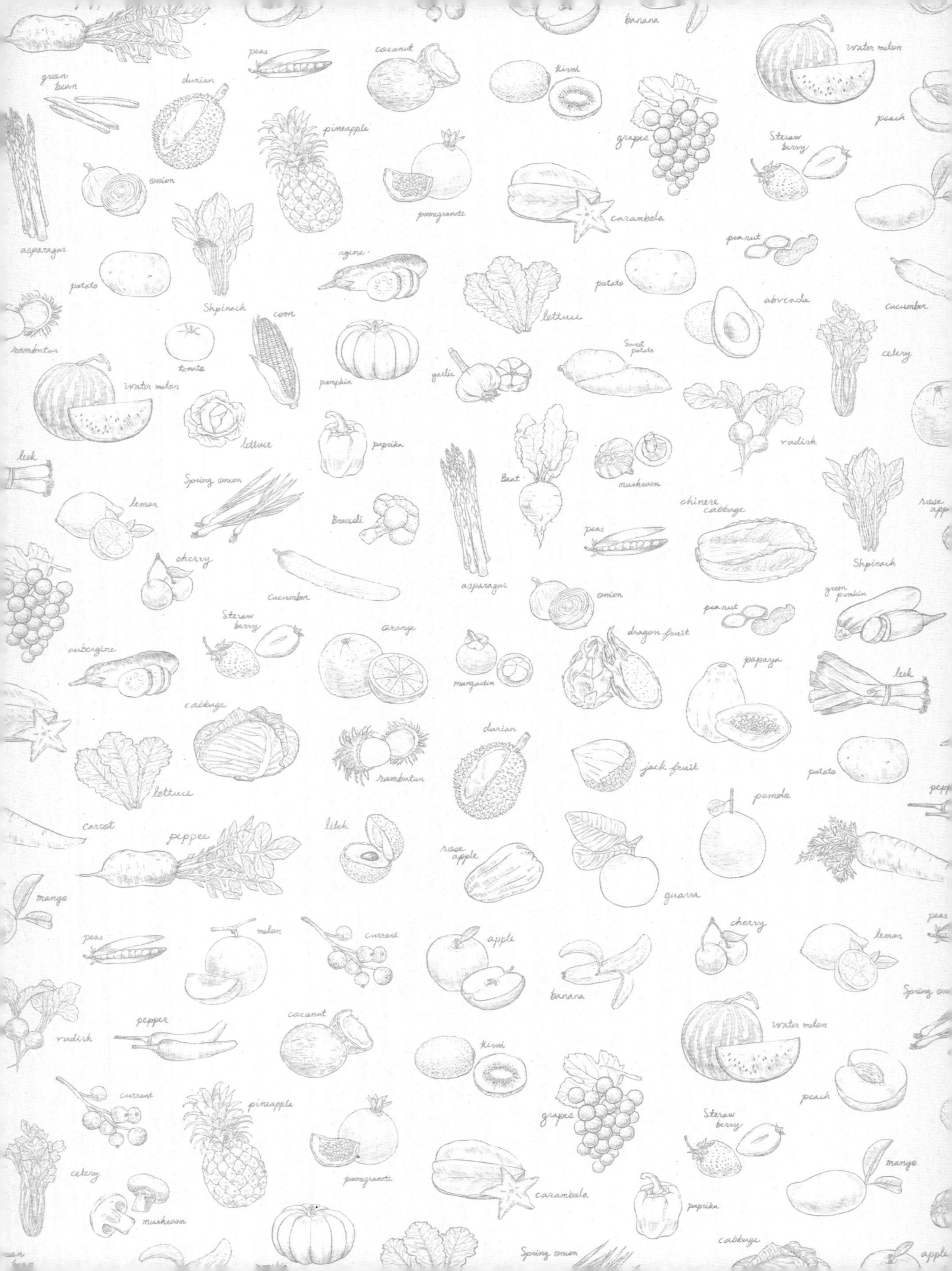
banana
peas
cocanut
water melon
green bean
durian
kiwi
pineapple
peach
grapes
Steraw berry
onion
pomegranate
carambola
asparagus
peanut
potato
Shpinach
potato
corn
lettuce
abvcado
cucumber
ramboutan
tomato
Sweet potato
celery
water melon
pumpkin
garlic
lettuce
paprika
radish
leek
Spring onion
Beat
mushroom
lemon
Braccoli
chinese cabbage
cherry
peas
Shpinach
cucumber
asparagus
onion
green pumkin
peanut
Steraw berry
orange
dragon fruit
aubergine
mangostin
papaya
leek
cabbage
durian
lettuce
ramboutan
jack fruit
potato
pamela
carrot
peppee
litch
rose apple
guava
mango
peas
melon
currant
apple
cherry
lemon
banana
peppee
cocanut
radish
water melon
kiwi
currant
pineapple
peach
grapes
Steraw berry
mango
celery
pomegranate
carambola
paprika
mushroom
cabbage
Spring onion
apple